LeberMetastasen
Diagnose – Intervention – Therapie

Springer

Berlin
Heidelberg
New York
Barcelona
Hongkong
London
Mailand
Paris
Tokio

T. J. Vogl
M. G. Mack
J. O. Balzer
(Hrsg.)

LeberMetastasen

Diagnose – Intervention – Therapie

Mit 141 Abbildungen und 48 Tabellen

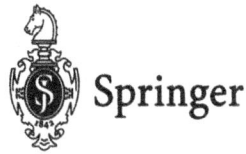 Springer

Prof. Dr. Thomas J. Vogl

Dr. Martin G. Mack

Dr. Jörn O. Balzer

Johann-Wolfgang-Goethe-Universität
Institut für Diagnostische
und Interventionelle Radiologie
Theodor-Stern-Kai 7
60590 Frankfurt

ISBN-13: 978-3-642-63958-6   e-ISBN-13: 978-3-642-59385-7
DOI: 10.1007/978-3-642-59385-7

Die Deutsche Bibliothek – CIP-Einheitsaufnahme

Lebermetastasen : Diagnose – Intervention – Therapie / Hrsg. : Thomas J. Vogl... – Berlin ; Heidelberg ; New York ; Barcelona ;
Hongkong ; London ; Mailand ; Paris ; Singapur ; Tokio : Springer, 2001
  ISBN-13: 978-3-642-63958-6

Springer-Verlag Berlin Heidelberg New York
ein Unternehmen der BertelsmannSpringer Science+Business Media GmbH

http://www.springer.de/medizin

© Springer-Verlag Berlin Heidelberg 2002
Softcover reprint of the hardcover 1st edition 2002

Herstellung: PRO EDIT GmbH, 69126 Heidelberg
Umschlaggestaltung: design & production GmbH, 69121 Heidelberg
Satz: Hagedorn Kommunikation, 68519 Viernheim
Gedruckt auf säurefreiem Papier   SPIN 10837857   21/3130So-5 4 3 2 1 0

Vorwort

Für unser erstes Frankfurter Symposium haben wir bewusst das Thema Lebermetastasen gewählt, da hier diagnostische Verfahren, interventionelle Techniken und eine Vielzahl an therapeutischen Verfahren zum Einsatz kommen.

Angeregt durch Erfahrungen am Virchow-Klinikum, der Charité in Berlin, haben wir uns als Frankfurter Arbeitsgruppe weiter intensiv mit der Fragestellung *Lebermetastasen* auseinandergesetzt. Nicht zuletzt aufgrund unserer täglichen Arbeit, der kritischen Diskussion mit Kollegen und unseren Patienten selbst, die oft mehr Hoffnung auf uns setzen, als wir versprechen und erfüllen können, möchten wir uns auf der Basis dieses Buches mit diesem Thema weiterhin kritisch auseinandersetzen und gemeinsam Diagnostik- und Therapiekonzepte entwickeln.

Die besondere klinische Wertigkeit von Lebermetastasen z. B. des kolorektalen Karzinoms liegt darin, dass es häufig in beiden Geschlechtern vorkommt und bezüglich der Todesursachenstatistik die zweithäufigste maligne Erkrankung darstellt. Hinzu kommt die hohe Mortalität, die sich seit mehreren Dekaden im Wesentlichen nicht geändert hat, sowie die bislang unbefriedigenden Ergebnisse bezüglich der Prävention und des Managements.

Wir hoffen, dass durch die initiierte kritische, fachübergreifende Diskussion weitere Entwicklungsschritte eingeleitet werden, um durch weitere Standardisierung und Optimierung der Diagnostik Krankheitsverlauf und Prognose für die betroffenen Patienten nachhaltig zu verbessern.

An dieser Stelle gilt unser Dank all den Mitarbeitern und Autoren, die bereit waren, ihre Ergebnisse und Erfahrungen interdisziplinär zu präsentieren und zu diskutieren.

Frankfurt, im November 2001   THOMAS J. VOGL

Inhaltsverzeichnis

Autorenverzeichnis

ALBRECHT, T., Dr. med.
Institut für Radiologie, Universitätsklinikum Benjamin Franklin,
Hindenburgdamm 30, 12200 Berlin

BAHNER, M. L.,
Deutsches Krebsforschungszentrum, Im Neuenheimer Feld 280, 69120 Heidelberg

BALZER, J. O., Dr. med.
Zentrum der Radiologie, Institut für Diagnostische und Interventionelle Radiologie,
Klinikum der J.-W.-Goethe-Universität Frankfurt, Theodor-Stern-Kai 7,
60590 Frankfurt am Main

BALZER, T., Dr.
Schering AG, Müllerstr. 178, 13342 Berlin

BETT, G.,
Siemens AG, Bereich Medizintechnik, Rödelheimer Landstr. 17–19,
60487 Frankfurt/Main

BÖTTGER, M.,
Zentrum der Radiologie, Institut für Diagnostische und Interventionelle Radiologie,
Klinikum der J.-W.-Goethe-Universität Frankfurt, Theodor-Stern-Kai 7,
60590 Frankfurt am Main

BROELSCH, C. E., Prof. Dr. med.
Universitätsklinikum Essen, Allgemeinchirurgie, Hufelandstr. 55, 45122 Essen

BUHR, H. J.,
Abteilung für Allgemein-, Gefäß- und Thoraxchirurgie, Universitätsklinikum
Benjamin Franklin, Freie Universität Berlin, Hindenburgdamm 30, 12200 Berlin

DEBUS, J., Prof. Dr.
Deutsches Krebsforschungszentrum, Im Neuenheimer Feld 280, 69120 Heidelberg

DERESKEWITZ, C., Dr.
Universitätsklinikum Essen, Allgemeinchirurgie, Hufelandstr. 55, 45122 Essen

EICHLER, K.,
Zentrum der Radiologie, Institut für Diagnostische und Interventionelle Radiologie,
Klinikum der J.-W.-Goethe-Universität Frankfurt, Theodor-Stern-Kai 7,
60590 Frankfurt am Main

EICKMEYER, F., Dr. med.
Institut für Röntgendiagnostik, Klinikum Krefeld, Lutherplatz 40, 47805 Krefeld

ENCKE, A., Prof. Dr. med.
Klinik für Allgemein- und Gefäßchirurgie, J.-W.-Goethe-Universität Frankfurt,
Theodor-Stern-Kai 7, 60590 Frankfurt am Main

ENGELS, K., Dr.
Senckenbergisches Institut für Pathologie, Klinikum der J.-W.-Goethe-Universität
Frankfurt, Theodor-Stern-Kai 7, 60590 Frankfurt am Main

FIEDLER, V.U., Prof. Dr. med.
Institut für Röntgendiagnostik, Klinikum Krefeld, Lutherplatz 40, 47805 Krefeld

FRILLING, A., Prof. Dr.
Universitätsklinikum Essen, Allgemeinchirurgie, Hufelandstr. 55, 45122 Essen

GAA, J., PD Dr. med.
Institut für klinische Radiologie, Klinikum Mannheim, Universitätsklinikum Fakultät
für klin. Medizin Mannheim der Universität Heidelberg, Theodor-Kutzer-Ufer 1–3,
68167 Mannheim

GERMER, C.-T., PD Dr. med.
Universitätsklinikum Benjamin Franklin, Chirurgische Abteilung,
Hindenburgdamm 30, 12200 Berlin

GOG, C., Dr. med.
Klinik für Allgemein- und Gefäßchirurgie, J.-W.-Goethe-Universität Frankfurt,
Theodor-Stern-Kai 7, 60590 Frankfurt am Main

GRÜNWALD, F., Prof. Dr. med.
Zentrum der Radiologie – Klinik für Nuklearmedizin, Klinikum der
J.-W.-Goethe-Universität Frankfurt, Theodor-Stern-Kai 7, 60590 Frankfurt am Main

HAMMERSTINGL, R.,
Institut für Diagnostische und Interventionelle Radiologie,
Klinikum der J.-W.-Goethe-Universität Frankfurt, Theodor-Stern-Kai 7,
60590 Frankfurt am Main

HANSMANN, M.L., Prof. Dr. med.
Senckenbergisches Institut für Pathologie, Klinikum der J.-W.-Goethe-Universität
Frankfurt, Theodor-Stern-Kai 7, 60590 Frankfurt am Main

HEINRICH, S., Dr. med.
Klinik fürAllgemein- und Gefäßchirurgie, J.-W.-Goethe-Universität Frankfurt,
Theodor-Stern-Kai 7, 60590 Frankfurt am Main

HELMBERGER, T., PD Dr. med.
Institut für Klinische Radiologie, Universität München, Klinikum Großhadern,
Marchioninistr. 15, 81377 München

HERFARTH, K., Dr. med.
Deutsches Krebsforschungszentrum, Im Neuenheimer Feld 280, 69120 Heidelberg

HERTL, M., Dr. med.
Universitätsklinikum Essen, Allgemeinchirurgie, Hufelandstr. 55, 45122 Essen

ISBERT, C., Dr. med.
Abteilung für Allgemein-, Gefäß- und Thoraxchirurgie, Universitätsklinikum
Benjamin Franklin, Freie Universität Berlin, Hindenburgdamm 30, 12200 Berlin

JACOBI, V., Prof. Dr. med.
Institut für Diagnostische und Interventionelle Radiologie,
Klinikum der J.-W.-Goethe-Universität Frankfurt, Theodor-Stern-Kai 7,
60590 Frankfurt am Main

JONAS, S., PD Dr. med.
Klinik für Allgemein-, Viszeral- und Transplantationschirugie,
Charité – Campus Virchow-Klinikum, Humboldt-Universität Berlin,
Augustenburger Platz 1, 13353 Berlin

JUNGINGER, TH., Prof. Dr. med.
Johannes-Gutenberg-Universität Mainz, Klinik und Poliklinik für Allgemein-
und Abdominalchirurgie, Langenbeckstraße 1, 55131 Mainz

KAUFMANN, M., Prof. Dr. med.
Zentrum der Frauenheilkunde und Geburtshilfe, Klinikum der
J.-W.-Goethe-Universität Frankfurt, Theodor-Stern-Kai 7, 60590 Frankfurt am Main

KRIENER, S., Dr. med.
Senckenbergisches Institut für Pathologie, Klinikum der J.-W.-Goethe-Universität
Frankfurt, Theodor-Stern-Kai 7, 60590 Frankfurt am Main

KULINNA, C., Dr. med.
Institut für Klinische Radiologie, Universität München, Klinikum Großhadern,
Marchioninistr. 15, 81377 München

LANIADO, M., Prof. Dr. med.
Institut und Poliklinik für Radiologische Diagnostik, Universitätsklinikum
Carl Gustav Carus Dresden an der Technischen Universität Dresden,
Fetscherstr. 74, 01307 Dresden

LEHMANN, K., Dr. med.
Abteilung für Allgemein-, Gefäß- und Thoraxchirurgie, Universitätsklinikum
Benjamin Franklin, Freie Universität Berlin, Hindenburgdamm 30, 12200 Berlin

LOHR, F., Dr. med.
Deutsches Krebsforschungszentrum, Im Neuenheimer Feld 280, 69120 Heidelberg

LOIBL, S., Dr. med.
Zentrum der Frauenheilkunde und Geburtshilfe, Klinikum der
J.-W.-Goethe-Universität Frankfurt, Theodor-Stern-Kai 7, 60590 Frankfurt am Main

LORENZ, M., Prof. Dr. med.
Zentrum der Chirurgie, Klinikum der J.-W.-Goethe-Universität Frankfurt,
Theodor-Stern-Kai 7, 60590 Frankfurt am Main

LOTZ, H.,
Zentrum der Radiologie, Institut für Diagnostische und Interventionelle Radiologie,
Klinikum der J.-W.-Goethe-Universität Frankfurt, Theodor-Stern-Kai 7,
60590 Frankfurt am Main

MACK, M. G., Dr. med.
Zentrum der Radiologie, Institut für Diagnostische und Interventionelle Radiologie,
Klinikum der J.-W.-Goethe-Universität Frankfurt, Theodor-Stern-Kai 7,
60590 Frankfurt am Main

MALAGO, M., Dr. med.
Universitätsklinikum Essen, Allgemeinchirurgie, Hufelandstr. 55, 45122 Essen

MÜLLER, G., Prof. Dr.
Institut für Medizinisch/Technische Physik und Lasermedizin, Universitätsklinikum
Benjamin Franklin, Freie Universität Berlin, Hindenburgdamm 30, 12200 Berlin

MÜLLER, F. P., Prof. Dr. med.
Klinik für Allgemein- und Viszeralchirurgie, Klinikum Krefeld, Lutherplatz 40,
47805 Krefeld

NEUHAUS, P., Prof. Dr. med.
Direktor der Klinik für Allgemein-, Viszeral- und Transplantationschirurgie, Charité –
Campus Virchow-Klinikum, Humboldt-Universität Berlin, Augustenburger Platz 1,
13353 Berlin

OPPELT, A., Dr.
Siemens AG, Henkelstr. 127, 91052 Erlangen

REISER, M., Prof. Dr. med.
Institut für Klinische Radiologie, Universität München, Klinikum Großhadern,
Marchioninistr. 15, 81377 München

RISSE, J. H., Dr. med.
Zentrum der Radiologie – Klinik für Nuklearmedizin, Klinikum der
J.-W.-Goethe-Universität Frankfurt, Theodor-Stern-Kai 7, 60590 Frankfurt am Main

RITZ, J.-P., Dr. med.
Abteilung für Allgemein-, Gefäß- und Thoraxchirurgie, Universitätsklinikum
Benjamin Franklin, Freie Universität Berlin, Hindenburgdamm 30, 12200 Berlin

ROGGAN, A., Dr. rer. nat.
Institut für Medizinisch/Technische Physik und Lasermedizin, Universitätsklinikum
Benjamin Franklin, Freie Universität Berlin, Hindenburgdamm 30, 12200 Berlin

RUMMENY, E.J., Prof. Dr. med.
Institut für Röntgendiagnostik der TU München, Ismaninger Str. 22, 81675 München

SCHNEIDER, G., Dr. rer. nat.
Universitätskliniken des Saarlandes, Gebäude 50.1, Kernspintomographie,
66421 Homburg/Saar

SCHOEPP, C., Dr. med.
Klinik für Allgemein- und Viszeralchirurgie, Klinikum Krefeld, Lutherplatz 40,
47805 Krefeld

SCHWARZ, W.,
Zentrum der Radiologie, Institut für Diagnostische und Interventionelle Radiologie,
Klinikum der J.-W.-Goethe-Universität Frankfurt, Theodor-Stern-Kai 7,
60590 Frankfurt am Main

SCHWARZMAIER, H.-J., Dr.
Stabsstelle Medizintechnologie, Klinikum Krefeld, Lutherplatz 40, 47805 Krefeld

SEIDEL, R., Dr. med.
Abt. für Radiodiagnostik, Universitätskliniken des Saarlandes, 66421 Homburg/Saar

SEIFERT, J.K., PD Dr. med.
Universitätsklinikum Mainz, Klinik und Poliklinik für Allgemeinchirurgie, Bau 505,
Langenbeckstr. 1, 55101 Mainz

SPECK, U., Prof. Dr. rer. nat.
Charité Mitte, Institut für Radiologie, Schumannstr. 20/21, 10117 Berlin

STAIB-SEBLER, E., Dr. med.
Klinik für Allgemein- und Gefäßchirurgie, J.-W.-Goethe-Universität Frankfurt,
Theodor-Stern-Kai 7, 60590 Frankfurt am Main

STEINMÜLLER, T., PD Dr. med.
Klinik für Allgemein-, Viszeral- und Transplantationschirugie,
Charité – Campus Virchow-Klinikum, Humboldt-Universität Berlin,
Augustenburger Platz 1, 13353 Berlin

STRAUB, R., Dr. med.
Zentrum der Radiologie, Institut für Diagnostische und Interventionelle Radiologie,
Klinikum der J.-W.-Goethe-Universität Frankfurt, Theodor-Stern-Kai 7,
60590 Frankfurt am Main

TESTA, G., Dr. med.
Universitätsklinikum Essen, Allgemeinchirurgie, Hufelandstr. 55, 45122 Essen

THALHAMMER, A., Dr. med.
Institut für Diagnostische und Interventionelle Radiologie,
Klinikum der J.-W.-Goethe-Universität Frankfurt, Theodor-Stern-Kai 7,
60590 Frankfurt am Main

VOGL, T. J., Prof. Dr. med.
Zentrum der Radiologie, Institut für Diagnostische und Interventionelle Radiologie,
Klinikum der J.-W.-Goethe-Universität Frankfurt, Theodor-Stern-Kai 7,
60590 Frankfurt am Main

VERREET, P. R., Prof. Dr. med.
Klinik für Allgemein- und Viszeralchirurgie, Klinikum Krefeld, Lutherplatz 40,
47805 Krefeld

WANNENMACHER, M., Prof. Dr. med.
Deutsches Krebsforschungszentrum, Im Neuenheimer Feld 280, 69120 Heidelberg

WOITASCHEK, D.,
Zentrum der Radiologie, Institut für Diagnostische und Interventionelle Radiologie,
Klinikum der J.-W.-Goethe-Universität Frankfurt, Theodor-Stern-Kai 7,
60590 Frankfurt am Main

Epidemiologie und Pathologie von Lebermetastasen

K. Engels, S. Kriener, M. L. Hansmann

1.1
Einführung

Die Bildung von Metastasen ist ein entscheidender Schritt in der Entwicklung eines malignen Tumors, stellt häufig den Übergang von einer lokal begrenzten Erkrankung zu einem systemischen Prozess dar und führt somit im Allgemeinen zu einer Prognoseverschlechterung des Patienten.

Die Leber ist der häufigste Ort einer hämatogenen Metastasierung. Die Verfeinerung bildgebender Verfahren hat Möglichkeiten eröffnet, auch kleine Lebermetastasen in einem relativ frühen Krankheitsstadium zu entdecken, sodass der Primärtumor zu diesem Zeitpunkt häufiger unbekannt ist. Die Biopsie derartiger Herde sowie deren histologische und immunhistochemische Aufarbeitung kann in vielen Fällen wegweisende Aussagen über den Sitz des Primärtumors und somit Entscheidungshilfen für die Therapieplanung erbringen.

1.2
Epidemiologie

Im Krankheitsverlauf maligner Tumoren treten je nach Lokalisation des Primärtumors in 25–50 % der Fälle Lebermetastasen auf. Die Leber steht nach Befall lokaler Lymphknoten nach statistischer Häufigkeit an zweiter Stelle als Metastasierungsort. Die häufigsten Primärtumoren bei Lebermetastasen sind Tumoren des Gastrointestinaltrakts, der Lunge, der Mamma und das maligne Melanom. Kolorektale Karzinome stellen hier die größte und die am besten untersuchte Gruppe dar. Etwa 35 % aller Patienten mit Kolonkarzinomen entwickeln im Verlauf ihrer Erkrankung Lebermetastasen. 60–80 % der Kolonkarzinompatienten in einem fortgeschrittenen Erkrankungsstadium zeigen eine Lebermetastasierung. In ca. 15 % der Fälle ist die Leber der Ort des ersten Tumorrezidivs (Levitan u. Hughes 1990). Weniger häufig sind Prostatakarzinome, Schilddrüsenkarzinome sowie Karzinome der Haut für Lebermetastasen verantwortlich.

Primärtumoren außerhalb des Gastrointestinaltrakts mit Lebermetastasen sind meist nur in kleinen Studien zusammengefasst. Daher sind diese Patientenkollektive unter statistischen Gesichtspunkten oft nur schwer vergleichbar. Tabelle 1.1 listet einen Teil der Literatur zu diesem Thema auf.

Tabelle 1.1. Epidemiologie von Lebermetastasen (Literatur)

	Autor	Inzidenz
Mammakarzinom	Bässler 1978	59 % der Fernmetastasen
Kolonkarzinom	Stelzner 1985	33 % der Obduktionsfälle von Kolon-karzinomen
	Otto u. Remmele 1996	59–66 % der hämatogenen Fern-metastasen sind nach primär kurativer Operation in der Leber
Analkarzinom	Gebbers u. Remmele 1996	Selten und spät
Kloakogenes Karzinom	Gebbers u. Remmele, 1996, Levin et al. 1977	Hämatogene Metastasen am häufigsten in der Leber, 20 % der Patienten
Magenkarzinom	Remmele 1996	40–50 % der hämatogenen Metastasen in der Leber
Ösophaguskarzinom	Bornhöft u. Stein 1990	22 % (häufigster hämatogener Metastasierungsort)
Bronchialkarzinom	Shields et al. 1972	Plattenepithelkarzinom: 30,5 % kleinzelliges Karzinom: 61,9 % Adenokarzinom: 44,8 % großzelliges Karzinom: 39,6 %
	Muggia et al. 1977	Plattenepithelkarzinom: 8 % kleinzelliges Karzinom: 40 % Adenokarzinom: 12,5 % großzelliges Karzinom: 6 %
Karzinom der Cervix uteri	Kim et al. 1998	20 von 1.665 Patienten
Endometriumkarzinom	Plentl u. Friedman 1971	5,9 % (8,3 % in die Lunge)
Prostatakarzinom	Bubendorf et al. 2000	35 % mit hämatogenen Metastasen; hiervon in der Leber 25 % (dritthäufigste Lokalisation)
Hodentumoren (Keimzelltumor)	Bredael et al. 1982	73 % Lebermetastasen (zweithäufigste Lokalisation nach der Lunge)

Im Folgenden wird über Daten des eigenen Untersuchungsgutes berichtet. Im Senckenbergischen Institut für Pathologie des Universitätsklinikums Frankfurt/Main wurde von November 1996 bis März 2000 Gewebe von 138 Fällen von Metastasen der Leber untersucht. Mit insgesamt 87 Fällen (63 %) sind Metastasen von kolorektalen Karzinomen am häufigsten. In der Häufigkeit folgen Pankreaskarzinome (11 Patienten, 8 %), neuroendokrine Tumoren (9 Patienten, 6,5 %), Mammakarzinome (8 Patienten, 5,8 %) und mit je einem Fall Magen-, Ovarial-, Endometrium-, Bronchial-, Nierenzell-, Transitionalzell- und Nebennierenkarzinome. Bei 7 Adenokarzinommetastasen war kein Rückschluss auf die Lokalisation des Primärtumors möglich, bei 5 Fällen von Lebermetastasen wurde ausschließlich die Diagnose „Karzinommetastase" gestellt, ohne dass eine weitere Einteilung durchgeführt werden konnte. Bei zwei Patienten bildeten Melanomzellen die Lebermetastasen. Je ein Fall einer Lebermetastase war eine Absiedelung eines Liposarkoms bzw. eines gastrointestinalen Stromatumors (GIST).

Tabelle 1.2. Im Senckenbergischen Institut für Pathologie diagnostizierte Lebermetastasen (November 1996 bis März 2000)

	Biopsie Primärtumor		Resektat Primärtumor	
	bekannt	unbekannt	bekannt	unbekannt
Karzinommetastasen (n=138)				
Kolon-/Rektumkarzinom	1	–	78	8
Magenkarzinom	–	–	1	–
Pankreas-/Gallengangskarzinom	2	5	4	–
Adenokarzinom	–	4	–	3
Ovarialkarzinom	–	1	–	–
Endometriumkarzinom	–	–	1	–
Mammakarzinom	2	–	5	1
Lungenkarzinom	–	–	1	–
Nierenkarzinom	–	–	1	–
Transitionalzellkarzinom	1	–	–	–
Nebennierenkarzinom	–	–	1	–
Neuroendokriner Tumor	–	6	1	2
Unklar	–	–	1	4
Metastasen von Weichteiltumoren und Melanomen etc. (n=4)				
GIST	–	–	1	–
Liposarkom	–	–	1	–
Malignes Melanom	–	–	2	–

Maligne hämatologische und lymphatische Erkrankungen, die eine Leberinfiltration und keine Metastasierung im eigentlichen Sinne verursachen, haben aufgrund der hämatopathologischen Konsiliartätigkeit in unserem Patientengut mit 28 Fällen einen relativ hohen Anteil (Tabelle 1.2).

1.3
Diagnostik

Die pathologische Diagnostik umfasst die histopathologische Beurteilung von Lebermetastasen und bei Leberteilresektaten die Beurteilung der chirurgischen Resektionsränder.

1.3.1
Histopathologische Diagnostik von Leberrundherden

Die histopathologische Diagnostik von Leberrundherden soll mehrere Fragestellungen beantworten:

1. die Differenzierung zwischen einem benignen und einem malignen Prozess,
2. die Unterscheidung zwischen einem primären in der Leber entstandenen und einem sekundären bzw. metastastischen Prozess,

3. liegt ein metastastischer Prozess vor, und ist die Lokalisation des verursachenden Primärtumors unbekannt, sollte die Histologie oder die Immunhistologie einen Hinweis auf die Lokalisation des Primärtumors geben,
4. ist der Primärtumor der Lebermetastase bekannt, sollte diese morphologisch mit diesem verglichen werden, um eine zweite Tumorerkrankung auszuschließen und die Diagnose einer Lebermetastase zu sichern.

In der vorliegenden Arbeit wird vorwiegend über die Diagnostik von Lebermetastasen bei klinisch unbekannter Lokalisation des Primärtumors berichtet. Ist durch eine ausschließlich morphologische Untersuchung der Lebermetastase keine Aussage über den möglichen Sitz des Primärtumors möglich, ergibt sich durch den immunhistochemischen Nachweis bestimmter Antigene der Tumorzellen mit mono- bzw. polyklonalen Antikörpern am formalinfixierten und paraffineingebetteten Gewebe eine weitere Identifikations- und Lokalisationsmöglichkeit des Primärtumors (Übersicht der wichtigsten Antikörper in Tabelle 1.3).

Zu dieser Fragestellung existieren mehrere Studien, wobei Krüger et al. (1992) einen besonders umfangreichen Überblick geben. In dieser Studie wurden 200 Fälle von Metastasen unbekannter Primärtumoren unter Verwendung 36 verschiedender Primärantikörper untersucht und die immunhistochemischen Färbeergebnisse mit

Tabelle 1.3. Antikörper in der immunhistochemischen Diagnostik

	Klon	Hersteller
Zytokeratine		
PanCK	MNF116	DAKO
CK7	OV-TL 12/30	DAKO
CK13	Ks 13.1	Progen
CK14	LL002	Biotrend
CK18	Ks 18.04	Progen
CK19	Ks 19.1	Progen
CK20	IT-Ks 20.8	Progen
Tumormarker		
CA12-5	OC125	Signet
CA19-9	1116-NS-19-9	Signet
CEA	Polyklonal	DAKO
CA15-3	115D88	Signet
Hormone/Rezeptoren		
Thyreoglobulin	Polyklonal	DAKO
Östrogenrezeptor	6F11	Novocastra
Progesteronrezeptor	1A6	Novocastra
Neurologische Marker		
Chromogranin A	Polyklonal	DAKO
Chromogranin A	PHE-5	Enzo
Synaptophysin	Polyklonal	DAKO
S100	polyklonal	DAKO
Neuronspezifische Enolase	BBS/NC/VI-H14	DAKO
Andere		
Anti-human-Melanoma	HMB.45	DAKO
Vimentin	Vim 3B4	DAKO
Prostata-saure-Phosphatase	Polyklonal	DAKO
Prostata spezifisches Antigen	polyklonal	DAKO

der Morphologie der Metastasen korreliert. Aufgrund unterschiedlicher Spezifitäten der einzelnen verwendeten Antikörper für den Nachweis bestimmter Gewebetypen bildeten Krüger et al. bezüglich der diagnostischen Aussagekraft des Untersuchungsergebnisses 5 verschiedene Tumorgruppen:

1. Aufgrund des Nachweises eines spezifischen Tumormarkers ist eine sichere Diagnose des Primärtumors möglich. Zu dieser Gruppe gehört das Prostatakarzinom, das durch den Nachweis der Prostata-sauren-Phosphatase (PSAP) in Metastasen gesichert wird (Nadji et al. 1980).
   Der Nachweis von Thyreoglobulin in Metastasen weist relativ sicher auf ein primäres Schilddrüsenkarzinom hin. Allerdings kann mit zunehmender Entdifferenzierung des Schilddrüsenkarzinoms die Thyreoglobulinexpression abnehmen oder sogar vollständig fehlen (Seifert 1987).
   Der Nachweis von Aktin und/oder Desmin ermöglicht bei morphologisch mesenchymal gebauten Tumoren die Zuordnung einer Metastase zu einem Rhabdo- oder Leiomyosarkom (Brooks 1982; Debus et al. 1983).
   Maligne Lymphome, die nicht Metastasen im eigentlichen Sinne, sondern eine Organinfiltration bedingen, exprimieren in den meisten Fällen LCA („leukocyte common antigen"; Warnke et al. 1983) bei Negativität für epitheliale Antigene.
2. Eine typische Markerkonstellation mehrerer verschiedener Antigene ermöglicht eine relativ sichere Bestimmung des Primärtumors. In diese Gruppe gehören das kleinzellige Bronchialkarzinom, das neuroendokrine Karzinom und das maligne Melanom.
   Eine kleinzellige undifferenzierte Metastase mit Nachweis eines neuroendokrinen Tumorcharakters (Expression der neuronspezifischen Enolase/NSE) sowie Expression epithelialer Antigene bei einer Negativität für LCA spricht mit hoher Wahrscheinlichkeit für das Vorliegen eines primären kleinzelligen Bronchialkarzinoms. Eine tubulär bzw. trabekulär gebaute Metastase mit positivem Nachweis von Synaptophysin, Chromogranin A (PHE5) und NSE spricht für ein primäres neuroendokrines Karzinom (Abb. 1.1).
   Das maligne Melanom zeigt in Primärtumoren und Metastasen eine positive Reaktion für das S-100-Protein, unabhängig von der Differenzierung und Pigmentbildung des Melanoms (Kindblom et al. 1984), wobei eine S-100-Expression allerdings nicht spezifisch für Zellen eines malignen Melanoms ist (Kahn et al. 1983). Melanomzellen zeigen eine negative Reaktion mit Anti-Zytokeratin-Antikörpern. Der Antikörper HMB.45, der in der Studie von Krüger et al. nicht untersucht wurde, reagiert positiv mit aktivierten Melanozyten und kann zusätzlich die Diagnose eines metastasierten malignen Melanoms unterstützen (Gown et al. 1986).
3. In der dritten Gruppe erfolgt die Diagnose in erster Linie morphologisch und wird durch das immunhistologische Untersuchungsergebnis zusätzlich unterstützt. In diese Gruppe gehören das Mesotheliom, das Ovarial-, das Mamma- sowie das Magen- bzw. Kolonkarzinom. Mesotheliome zeigen eine Positivität für Zytokeratine und Vimentin (Blobel et al. 1985). Demgegenüber zeigt eine Karzinommetastase (z. B. durch ein Ovarialkarzinom) eine Positivität für EMA („epithelial membrane antigen") kombiniert mit einer Negativität für Vimentin. Metastasen schleimbildender Adenokarzinome mit einer Expression des karzinoembryonalen Antigens (CEA) stammen häufig von primären Magen- oder Kolonkarzinomen. Bei Metasta-

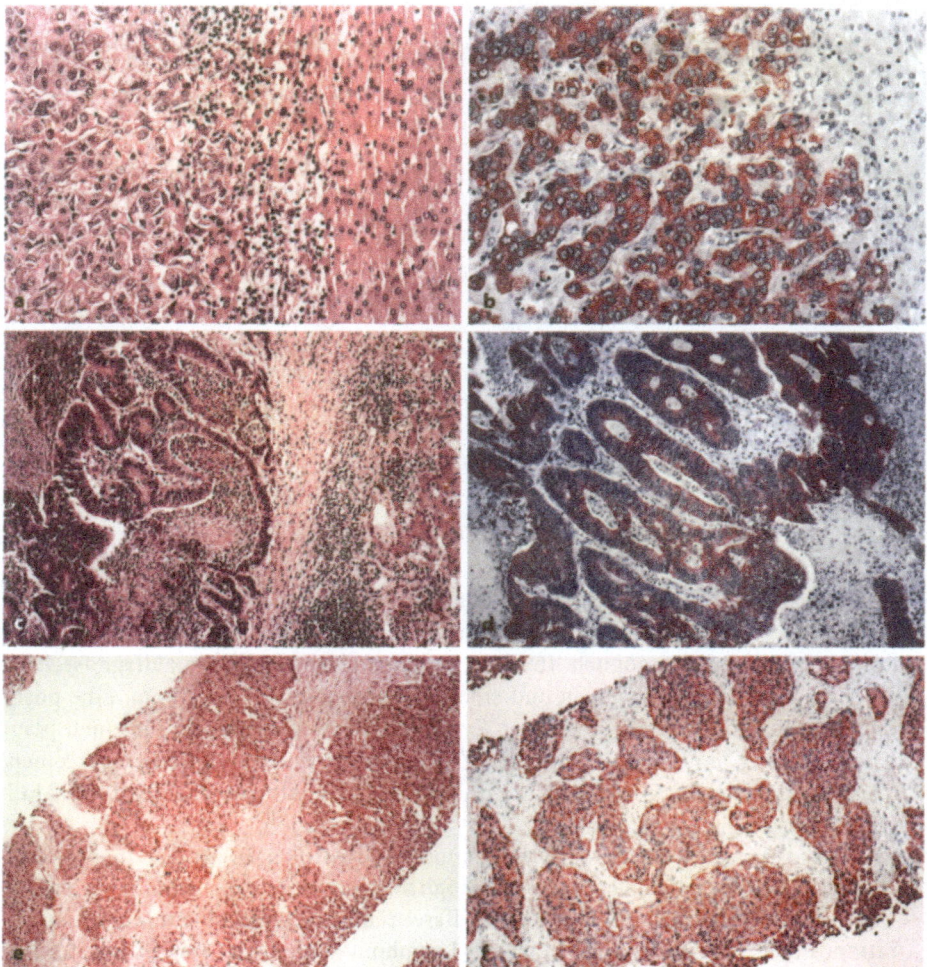

Abb. 1.1 a–f. Metastase eines invasiven duktalen Mammakarzinoms in der HE-Färbung, 200x (a) und in der Anti-CK7-Färbung, 200x (b); Metastase eines Magenkarzinoms in der HE-Färbung, 100x (c) und in der Anti-CK20-Färbung, 100x (d); Stanzbiopsie einer Metastase eines neuroendokrinen Karzinoms in der HE-Färbung, 100x (e) und in der Anti-Chromogranin-A-Färbung, 100x (f)

sen solider Karzinome ist diese Zuordnung nicht möglich, da auch Ovarial-, Mamma- und Schilddrüsenkarzinome CEA exprimieren können. Die in zahlreichen späteren Studien beschriebenen Antikörper gegen Zytokeratin-(CK-)7 und 20 können bei dieser Differenzialdiagnose weitere Informationen geben. Zum Beispiel sind kolorektale Karzinome meist CK20-positiv und CK7-negativ während Mammakarzinome CK7 exprimieren bei einer Negativität für CK20 (Wang et al. 1995; vgl. Abb. 1.1). Die verschiedenen Expressionsmuster von CK7 und CK20 können Hinweise auf unterschiedliche Primärkarzinome geben (Tabelle 1.4).

Tabelle 1.4. Interpretation der Expressionsmuster der Zytokeratine 7 und 20

Zytokeratin 7	Zytokeratin 20	Tumoren
–	–	Hepatozelluläres Karzinom
		Prostata-Adeno-Karzinom
		Nierenzellkarzinom
		kleinzellige neuroendokrine Lungenkarzinome
		Plattenepithelkarzinom der Lunge
+	+	Ovarialkarzinom (muzinöser Typ)
		Pankreaskarzinom
		Übergangszellkarzinom
		Merkel-Zellkarzinom
–	+	colorectale Ca.
+	–	Mammakarzinom
		Bronchioalveoläres Karzinom
		Endometriumkarzinom
		malignes Mesotheliom
		nicht-kleinzelliges Adenokarzinom der Lunge
		Ovarialkarzinom (nicht-muzinöse Typen)

4. Bei Metastasen der vierten Gruppe kann das Tumorgewebe immunhistologisch typisiert werden, eine Zuordnung zu einem Primärtumor einer bestimmten Lokalisation ist aber nicht möglich. In diese Gruppe fällt die Differenzialdiagnose zwischen einem plattenepithelialen und einem adenosquamösen Karzinom. Eine positive Reaktion mit Antikörpern gegen Zytokeratin 7 und 13 spricht für einen plattenepithelialen, mit Antikörper gegen Zytokeratin 8 und 18 zusätzlich für einen drüsenepithelialen Ursprung der Karzinommetastase (Altmannsberger 1988; Moll et al. 1982).

5. In dieser Gruppe ist die immunhistochemische Identifikation als Karzinom durch eine Expression epithelialer Antigene möglich, eine weitere Zuordnung zu einem Organsystem kann nicht erfolgen. Die Differenzialdiagnose zu einem selten zytokeratinpositiven großzellig-anaplastischen Lymphom kann durch eine Positivität des Lymphoms für CD30 gestellt werden. In der Studie von Krüger et al. finden sich in dieser Metastasengruppe häufig nekrotische Metastasen und Metastasen undifferenzierter Karzinome ohne markante histologische Merkmale. Wichtig war der Ausschluss einer Metastase durch ein malignes Melanom oder einen mesenchymalen Tumor bzw. eine Infiltration durch ein malignes Lymphom.

Bei der Untersuchung von ausschließlich Adenokarzinommetastasen unbekannter Primärtumoren nutzten Brown et al. (1997) lediglich 8 verschiedene Primärantikörper. Mittels vier der verwendeten Antikörper (BCA225, CEA, CA12-5, CA19-9) konnte in 66% der untersuchten Fälle der Primärtumor lokalisiert werden, wenn dieser in der Mamma, im Ovar, in der Lunge oder im Gastrointestinaltrakt lag.

Die Wahrscheinlichkeit, mit der die Primärtumoren letztendlich lokalisiert werden können, ist allerdings nicht nur durch die Spezifität der verwandten Primärantikörper bedingt, sondern auch durch die klinisch-diagnostische Zugänglichkeit dieser Tumoren. So ist die Trefferquote bei Mamma- und Ovarialkarzinomen trotz des Fehlens spezifischer immunhistochemischer Marker relativ hoch.

Im Untersuchungsgut des Senckenbergischen Instituts für Pathologie konnte bei klinisch unbekanntem Primärtumor in nahezu allen Fällen rein morphologisch ohne die Verwendung immunhistologischer Untersuchungen eine Zuordnung zu einem möglichen Primärtumor erfolgen. Eine Ausnahme stellten die neuroendokrinen Karzinome dar, bei denen zum Beweis des neuroendokrinen Tumorcharakters in 7 von 9 Fällen immunhistologische Untersuchungen durchgeführt wurden.

Die immunhistologische Bestimmung des Hormonrezeptorstatus (Östrogen- und Progesteronrezeptor) bei Lebermetastasen durch Mammakarzinome erfolgte nicht wegen der Zuordnung zu einem unbekannten Primärtumor, sondern auf Anforderung der die Patientinnen betreuenden Klinik zur Indikationsstellung einer antihormonalen Therapie.

1.3.2
Beurteilung des chirurgischen Resektionsrandes

Diese erfolgt in der Diagnostik von Leberteilresektaten makroskopisch und histologisch. Zur Vereinfachung der histologischen Beurteilung des Resektionsrandes wird u. U. während der makroskopischen Präparation ein histologisch sichtbarer der Geweberverarbeitung standhaltender Farbstoff auf den Resektionsrand aufgetragen. Beur-

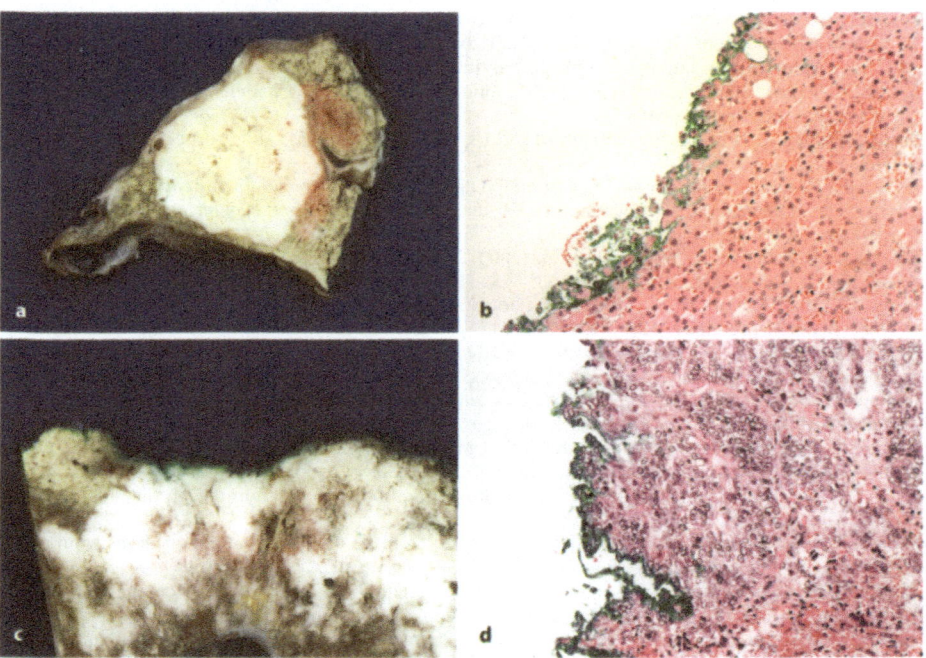

Abb. 1.2 a–d. Leberteilresektat mit einer Metastase eines Kolonkarzinoms. Der mit grüner Tusche markierte chirurgische Resektionsrand ist makroskopisch (a) und histologisch (b; HE, 200x) tumorfrei. Leberteilresektat mit einer Metastase eines Magenkarzinoms; die Metastase reicht makroskopisch (c) und histologisch (d; HE, 200x) in den Resektionsrand hinein

teilt werden die Tumorfreiheit des Resektionsrandes und der Abstand der Metastase vom Resektionsrand (Abb. 1.2 a–d). Diese Bestimmung ist wichtig, da eine Leberteil-resektion als radikal gilt, wenn der Abstand der entfernten Karzinommetastase vom chirurgischen Resektionsrand mindestens 1 cm beträgt (Gennari et al. 1998).

1.4
Schlussbemerkung

Die histopathologische Diagnostik von Lebermetastasen kann durch morphologische und immunhistochemische Untersuchungen bei klinisch unbekannter Lokalisation des Primärtumors entscheidende Hinweise zum Sitz des Primärtumors und somit zur Therapieplanung geben. Die Farbmarkierung von Metastasenresektionspräpara-ten ist ein wichtiges Hilfsmittel zur Beurteilung des Resektionsrandes.

Literatur

Altmannsberger M (1988) Intermediate filament proteins as markers in tumor diagnosis. Veroff Pathol 127: 1–105
Bässler R (1978) Pathologie der Brustdrüse, Bd XI. Spezielle pathologische Anatomie. Springer, Berlin Heidelberg New York
Blobel GA, Moll R Franke WW, Kayser KW, Gould VE (1985) The intermediate filament cytoskeleton of malignant mesotheliomas and its diagnostic significance. Am J Pathol 121: 235–247
Bornhöft G, Stein H (1990) Pathologie, Ausbreitungswege und Präkanzerosen des Plattenepithelkar-zioms des Ösophagus. In: Langhans P, Schreiber HW, Häring R, Reding R, Siewert JR, Bünte H (Hrsg) Aktuelle Therapie des Ösophaguskarzinoms. Springer, Berlin Heidelberg New York Tokyo
Bredael JJ, Vugrin D, Whitmore WF Jr (1982) Autopsy findings in 154 patients with germ cell tumors of the testis. Cancer 50: 548–551
Brooks JJ (1982) Immunohistochemistry of soft tissue tumors: Progress and prospects. Hum Pathol 13: 969–974
Brown RW, Campagna LB, Dunn JK, Cagle PT (1997) Immunohistochemical identification of tumor markers in metastatic adenocarcinoma. A diagnostic adjunct in the determination of primary site. Am J Clin Pathol 107: 12–19
Bubendorf L, Schopfer A, Wagner U et al. (2000) Metastatic patterns of prostate cancer: An autopsy study of 1,589 patients. Hum Pathol 31: 578–583
Debus E, Weber K, Osborn M (1983) Monoclonal antibodies to desmin, the muscle-specific interme-diate filament protein. EMBO J 2: 2305–2312
Gebbers JO, Remmele W (1996) Analregion. In: Remmele W (Hrsg) Verdauungstrakt, Bd 2, Pathologie. Springer, Berlin Heidelberg New York Tokyo, S 677–703
Gennari L, Doci R, Bignami P (1998) Staging and prognostic factors. In: Garden OJ, Geraghty JG, Nagorney DM (eds) Liver metastases. Springer, New York, pp 37–43
Gown AM, Vogel AM, Hoak D, Gough F, McNutt MA (1986) Monoclonal antibodies specific for mela-nocytic tumors distinguish subpopulations of melanocytes. Am J Pathol 123: 195–203
Kahn HJ, Marks A, Thom H, Baumal R (1983) Role of antibody to S100 protein in diagnostic patho-logy. Am J Clin Pathol 79: 341–347
Kim GE, Lee SW, Suh CO, Park TK, Kim JW, Park JT, Shim JU (1998) Hepatic metastases from carci-noma of the uterine cervix. Gynecol Oncol 70: 56–60
Kindblom LG, Lodding P, Rosengren L, Baudier J, Haglid K (1984) S-100 protein in melanocytic tumors. An immunohistochemical investigation of benign and malignant melanocytic tumors and metastases of malignant melanoma and a characterization of the antigen in comparison to human brain. Acta Pathol Microbiol Immunol Scand [A] 92: 219–230
Krüger R, de Leon F, Maihoff J (1992) The value of immunohistochemistry in routine histologic diag-nosis of metastases of unknown primary tumors. Pathologe 13: 65–72
Levin SE, Cooperman H, Freilich M, Lomas M, Kaplan L (1977) Transitional cloacogenic carcinoma of the anus. Dis Colon Rectum 20: 17–23

Levitan N, Hughes KS (1990) Management of non-resectable liver metastases from colorectal cancer. Oncology (Huntingt) 4: 77–84 (discussion 84, 89, 92)

Moll R, Franke WW, Schiller DL, Geiger B, Krepler R (1982) The catalog of human cytokeratins: Patterns of expression in normal epithelia, tumors and cultured cells. Cell 31: 11–24

Muggia FM, Hansen HH, Chervu LR (1977) Diagnosis in metastatic sites. In: Straus MJ (ed) Lung cancer. Grune & Stratton, New York

Nadji M, Tabei SZ, Castro A, Chu TM, Morales AR (1980) Prostatic origin of tumors. An immuno-histochemical study. Am J Clin Pathol 73: 735–739

Otto HF, Remmele W (1996) Kolon und Rektum. In: Remmele W (Hrsg) Verdauungstrakt, Bd 2, Pathologie. Springer, Berlin Heidelberg New York Tokyo, pp 533–676

Plentl AA, Friedman EA (1971) Lymphatic system of the female genitalia. Saunders, Philadelphia

Remmele W (1996) Magen. In: Remmele W (Hrsg) Verdauungstrakt, Bd 2, Pathologie. Springer, Berlin Heidelberg New York Tokyo, S 154–379

Seifert G (1987) Morphological tumormarkers, general aspects and diagnostic relevance. Springer, Berlin Heidelberg New York Tokyo

Shields TW, Higgins GA, Keehn RJ (1972) Factors influencing survival after resection for bronchial carcinoma. J Thorac Cardiovasc Surg 64: 391–399

Stelzner F (1985) Tumoren des Dickdarms einschließlich des Rektums und des Afters. In: Gross R, Schmidt CG (Hrsg) Klinische Onkologie. Thieme, Stuttgart New York, S 27.1–27.18

Wang NP, Zee S, Zarbo RJ, Bacchi CE, Gown AM (1995) Coordinate expression of cytokeratins 7 and 20 defines unique subsets of carcinomas. Appl Immunohistochemistry 2: 99–107

Warnke RA, Gatter KC, Falini B et al. (1983) Diagnosis of human lymphoma with monoclonal antileukocyte antibodies. N Engl J Med 309: 1275–81

Lebermetastasen: Chirurgische Therapie

S. Jonas, T. Steinmüller, P. Neuhaus

2.1
Einleitung

Die chirurgische Therapie von Lebermetastasen ist am umfangreichsten für Metastasen kolorektaler Karzinome untersucht worden. Als bislang einzige potenziell kurative Therapieoption stellt die Leberteilresektion heutzutage das Standardverfahren dar. Lebermetastasen kolorektaler Karzinome gelten häufig wegen der vergleichsweise hohen Wahrscheinlichkeit eines auf die Leber begrenzten Wachstums als formal kurativ resektabel. Umgekehrt spiegelt der metastatische Befall der Leber bei einer Reihe anderer primärer Malignome nur einen Ausschnitt des Spektrums weiterer Absiedelungen in andere Organe wider. Aufgrund der portalvenösen Drainage handelt es sich häufig um gastroenteropankreatische Tumoren, deren Prognose dann grundsätzlich als ungünstig angesehen wird. Weitere Ausnahmen hiervon sind neben kolorektalen Tumoren vor allem Hypernephrome, Nebennierenkarzinome, gonadale Teratome und in einer zunehmenden Zahl von Berichten auch Mammakarzinome (Lemmens et al. 1994; Pocard et al. 2000).

Neuroendokrine Tumoren stellen einen Sonderfall dar und können auch nach nicht formal kurativer, also palliativer resezierender Therapie mit einer eher hohen Überlebenswahrscheinlichkeit einhergehen (Que et al. 1995). Zudem steht hier gelegentlich die symptomatische Therapie im Vordergrund. Lebermetastasen können die erste oder einzige Manifestation eines bislang unbekannten Primärtumors darstellen und dann entweder dessen Diagnose begründen oder auch in Unkenntnis des Primarius zur Resektion führen.

Die therapeutischen Optionen umfassen Leberresektionen und totale Hepatektomie mit Lebertransplantation sowie Verfahren zur In-situ-Destruktion sekundärer Lebertumoren. Ein zunehmendes Verständnis anatomischer und physiologischer Grundlagen, insbesondere von Segmentanatomie und Regenerationsfähigkeit der Leber, sowie anästhesiologische und chirurgisch-technische Fortschritte haben in den vergangenen 30 Jahren eine Zunahme von Gesamtrate und Sicherheit resezierender Eingriffe vor allem an der nichtzirrhotischen Leber begründet. Verfahren unterschiedlichen Resektionsausmaßes – von Subsegmentektomien bis zu erweiterten Leberteilresektionen – kommen bei unterschiedlichen primären und sekundären Lebertumoren als Ausgleich zwischen Parenchymreserve und Tumorausmaß ohne standardisierte Leitlinien zur Anwendung. Darüber hinaus konnten durch totale Hepatektomie und Lebertransplantation in der Therapie von Malignomen der Leber höhere Resektionsraten erreicht werden, die aber abgesehen von wenigen Ausnahmen nicht mit einem dauerhaften Therapieerfolg einhergingen. Als wesentlicher Risikofaktor gilt eine insgesamt noch unklare Langzeitprognose und zwar nur z. T. aufgrund einer vielfältigen transplantationsassoziierten Morbidität, vor allem aber wegen der kaum kalkulierbaren, erhöhten Rezidivrate unter Immunsuppression (Yokoyama et al. 1991).

Im Folgenden soll auf die chirurgischen Verfahren am Beispiel der Leberresektion bei kolorektalen Metastasen eingegangen werden.

2.2
Resektion von Lebermetastasen kolorektaler Karzinome

In Autopsiestudien wurde die Leber als einzige Lokalisation einer Fernmetastasierung kolorektaler Karzinome in 40 % der Fälle beschrieben (Grinnell 1942; Weiss et al. 1986). Damit stellt die Leber beim kolorektalen Karzinom den Hauptmanifestationsort hämatogener Metastasen dar. Umgekehrt bilden kolorektale Lebermetastasen die größte Gruppe sekundärer Malignome der Leber. Zumeist bestimmen sie die Langzeitprognose dieser Patienten. Während im Spontanverlauf kein Langzeitüberleben beobachtet werden kann, bieten chirurgische Resektionen als einziges therapeutisches Verfahren die Möglichkeit einer kurativen Behandlung. Die in der Literatur angegebenen Fünfjahresüberlebensraten resezierter Patienten liegen zwischen 15 und 50 % (Sugihara et al. 1993; Gayowski et al. 1994; Scheele et al. 1996 ; Beckurts et al. 1997; Fong et al. 1999).

Selektionseffekte hinsichtlich Ausmaß des Leberbefalls und des Primärtumors sowie unterschiedliche, z. T. mehrere Jahrzehnte zurückreichende Beobachtungszeiträume können für die reletive Breite der angegebenen Überlebensraten ursächlich sein. Die Resektion von Lebermetastasen gilt beim kolorektalen Karzinom nach kurativer Behandlung des Primärtumors zwar als Therapie der Wahl, erscheint aber derzeit nur für etwa 20 % dieser Patienten möglich.

2.2.1
Prognosefaktoren

Im Gegensatz zu einer ganzen Reihe gastrointestinaler Primärtumoren besteht für die Resektion kolorektaler Lebermetastasen keine einheitliche operationstechnische Leitlinie. Es gilt im Wesentlichen, dass vollständig, d. h. formal kurativ resektable Lebermetastasen auch reseziert werden sollten, sofern sie die einzige Tumormanifestation darstellen. Hinsichtlich des anzustrebenden Umfangs einer Leberteilresektion gibt es keine gesicherten Daten. Auch die Kriterien für eine formal kurative Resektion sind nicht einheitlich. Die Berechtigung einer lange Zeit geltenden Richtlinie eines tumorfreien Resektionsrandes von 1 cm kann derzeit angezweifelt werden. In einer Analyse von Scheele et al. (1996) zeigten sich im Langzeitverlauf keine unterschiedlichen Überlebensraten bei Patienten mit tumorfreien Resektionsrändern von unter 4 mm, 5–9 mm oder mehr als 10 mm. Darüber hinaus ist die Beurteilung der Breite eines tumorfreien Resektionsrandes nicht ohne weiteres möglich, da die Leberteilresektion nicht mit einem scharfen Messer und einer Schnittbreite im Mikrometerbereich durchgeführt wird. Stattdessen erfolgt die Resektion heute in der Regel mit einem Ultraschalldissektor (CUSA), der zu einer Schnittbreite von etwa 2–4 mm Breite führt. Anschließend erfolgt häufig die ebenfalls einige Millimeter breite Koagulation der verbliebenen Schnittfläche mittels Infrarotkontakt. Beide Verfahren führen zu einer Verbreiterung des tumorfreien Schnittrandes, die am Resektat nicht beurteilbar ist und daher in der Literatur auch nicht erscheint. Die Kriterien einer formal kurativen Resektion können daher vermutlich erheblich weiter gefasst werden als bislang angenommen. Wesentlich ist in erster Linie, dass keine Präparation im Tumorgewebe mit der Gefahr eines Resttumors oder einer Tumorzelldissemination erfolgt.

Eine Reihe von Analysen nach Resektion kolorektaler Lebermetastasen führte nicht zu einer einheitlichen Identifikation von Prognosefaktoren (Doci et al. 1991; Rosen et al. 1992; Gayowski et al. 1994; Nordlinger et al. 1996; Scheele et al. 1996; Fong et al. 1999). Günstig wurden u. a. Solitärmetastasen der Leber mit Knotengrößen unter 5 cm und fehlende extrahepatische Tumormanifestationen angesehen. Während Metastasengröße und -anzahl nur in einigen Studien signifikanten Einfluss auf das postoperative Überleben zeigten, identifizierten nahezu alle Studien jedoch Eigenschaften des kolorektalen Primärtumors als relevant für die spätere Prognose nach Resektion von Lebermetastasen.

Molekulargenetische Veränderungen kolorektaler Karzinome gehören zu den am umfassendsten analysierten des Spektrums menschlicher Malignome. Mutationen des p53-Tumorsuppressorgens gehören zu den häufigsten genetischen Alterationen humaner Malignome und wurden als spätes Ereignis der kolorektalen Adenom-Karzinom-Sequenz nachgewiesen, aber erst kürzlich hinsichtlich ihrer Bedeutung für die hepatische Metastasierung untersucht (Bertorelle et al. 1995; Kastrinakis et al. 1995). Dabei handelt es sich wie bei kolorektalen Primärtumoren vor allem um Transitionen in CpG-Bereichen, die auf den bereits zuvor beschriebenen „hot-spots" lokalisiert sind und gegenüber lokal begrenzten kolorektalen Karzinomen signifikant häufiger in Lebermetastasen sowie metastasierenden Primärtumoren auftreten. Im eigenen Krankengut wurden Alterationen des p53-Genes in 14 (67 %) von 21 untersuchten Lebermetastasen kolorektaler Karzinome nachgewiesen. Nahezu alle Mutationen waren Missense-Transitionen (n=12) und korrelierten nicht mit der Resektabilität oder den Überlebensraten der Patienten nach Resektion.

Während molekulargenetische Veränderungen derzeit keinen erkennbaren prognostischen Einfluss besitzen, konnte kürzlich in einer japanischen Serie von 81 Patienten die makroskopische Wachstumsform als unabhängiger Prognosefaktor identifiziert werden (Yasui et al. 1997). Die Fünfjahresüberlebensraten von Patienten mit einfach nodulären Metastasen unterschieden sich von denen mit multipel konfluierenden Tumoren signifikant und betrugen 42 bzw. 23 %; die Rezidivraten wurden mit 56 bzw. 79 % beschrieben. Der klinische Nutzen dieser Studie bleibt angesichts der begrenzten Möglichkeiten bildgebender Verfahren hinsichtlich einer präoperativen Differenzialdiagnose einfach nodulärer und multipel konfluierender Lebermetastasen jedoch abzuwarten.

2.2.2
Resektionsausmaß

Formal kurative Resektionen können je nach Anzahl, Größe und Lokalisation der Metastasen durch eine Vielzahl von chirurgischen Verfahren mit z. T. erheblichen Unterschieden im Ausmaß der Resektion durchgeführt werden. Eine Kategorisierung dieser Verfahren wird im Zusammenhang mit der Metastasenchirurgie als sog. kleine und größere Resektionen, im englischsprachigen Schrifttum „minor/major resections", bzw. atypische oder anatomische Resektionen vorgenommen. Da nicht alle sog. kleinen Resektionen auch atypische Resektionen sind und nicht alle größeren Resektionen anatomischen Grenzen folgen, wurden diese Bezeichnungen nicht immer eindeutig oder synonym verwendet. Hemihepatektomien sowie erweiterte Leberteilresektionen bis hin zur Trisektorektomie gelten als größere Resektionen. Unisegment- und Subsegmentresektionen gelten als kleine Resektionen ebenso wie Resektionen des linkslateralen Sektors. Atypische Resektionen meinen zumeist Keil- oder „Wedge-Resektionen", die ebenfalls zu den kleinen Resektionen zählen. Es gibt auch ausgedehntere atypische Resektionen oder Bisegmentektomien, die sehr ausgedehnte Eingriffe darstellen, aber außerhalb der japanischen Literatur eher selten Erwähnung finden.

Die Langzeitprognose nach kurativer Resektion kolorektaler Metastasen wird durch das Rezidiv bestimmt. Rezidive treten wiederum am häufigsten in der Leber auf und können u. U. erneut und mit dem Ersteingriff vergleichbaren Überlebensraten reseziert werden (Bozzetti et al. 1992; Elias et al. 1993; Fowler et al. 1993; Vaillant et al. 1993; Scheele et al. 1995). In der bislang größten Einzelserie von Reresektionen kolorektaler Lebermetastasenrezidive erwiesen sich anatomische gegenüber atypischen Erstresektionen als Verfahren mit signifikant überlegener Prognose (Scheele et al. 1995). Ähnlich wie beim hepatozellulären Karzinom deuten einzelne Berichte auf fehlerhaft günstige Einschätzungen des intrahepatischen Metastasierungsausmaßes anhand von Leberteilresektaten nach atypischen Segmentektomien hin, die insbesondere radiologisch und sonographisch nicht erfasste Satellitenknoten im Leberrest nicht in die Stadieneinteilung einbeziehen (Gall et al. 1986).

Ein Einfluss des Resektionsausmaßes, d. h. von anatomischen und erweiterten Resektionen gegenüber atypischen Resektionen, auf das Überleben der Patienten wurde bisher kaum beschrieben oder erreichte nicht Signifikanzniveau. Eine Ausnahme stellt eine Studie mit günstigeren Überlebensraten nach anatomischen und erweiterten Resektionen dar, die allerdings nur nach Entfernung kolorektaler Lebermetastasen mit einem Durchmesser über 4 cm beobachtet wurden und als Hinweis auf einen größeren Sicherheitsabstand zum Resektionsrand galten (August et al. 1985). Im eigenen Krankengut zeigten sich in einer früheren Analyse tendenziell häufiger intrahepatische Rezidive nach sog. kleinen Resektionen als nach ausgedehnten Resektionen, während sich die Rate von Lokalrezidiven des Primärtumors sowie anderer extrahepatischer Rezidive nicht unterschied (Jonas et al. 1994). Das Fünfjahresüberleben war ebenfalls nicht unterschiedlich mit 33 % nach kleinen sowie 35 % nach ausgedehnten Resektionen und ebenso nicht der durchschnittliche Abstand zum Resektionsrand. Hingegen war der durchschnittliche maximale Knotendurchmesser in der Gruppe ausgedehnter Resektionen signifikant größer und spiegelte am ehesten die Selektion bei der Verfahrenswahl wider. Die weitere Analye intrahepatischer Rezidive ergab für kleine Solitärmetastasen (<4 cm) signifikant höhere Raten nach kleinen als nach ausgedehnten Resektionen (75 vs. 25 %), während intrahepatische Rezidive multipler (67 vs. 54 %) oder größerer (>4 cm) kolorektaler Metastasen (43 vs. 42 %) etwa mit gleicher Häufigkeit auftraten.

Randomisierte Studien zum Vergleich kleiner und ausgedehnter Leberteilresektionen kolorektaler Lebermetastasen wurden bislang nicht durchgeführt, sodass ihre Bedeutung in der chirurgischen Therapie vorerst ungeklärt bleibt. Intrahepatische Tumorlokalisation und -ausdehnung stellen möglicherweise Selektionskriterien für die Verfahrenswahl dar, da im Allgemeinen nur bei wenigen Patienten eine eingeschränkte Parenchymreserve vorliegt. Eine Verfahrenswahl, die kleine Resektionen bei kleinen Metastasen vorsieht, erscheint aufgrund einer möglicherweise höheren intrahepatischen Rezidivrate sowie der von Scheele et al. (1995) beschriebenen ungünstigeren Pronose nach Reresektion von Rezidiven eher nicht gerechtfertigt. Eine Ausdehnung des Resektionsausmaßes ist angesichts der niedrigen perioperativen Letalität vertretbar (im eigenen Krankengut 1,3 %), auch wenn Komplikationen nach ausgedehnten Resektionen signifikant häufiger auftreten können. Nach unserer Erfahrung beträgt die Morbidität 16 %, liegt damit innerhalb der in der Literatur beschriebenen Häufigkeitsskala von 15–43 %, und bleibt ohne Einfluss auf die Langzeitprognose (Hughes et al. 1987; Vetto et al. 1990).

Ein erweitertes Resektionsausmaß durch die Kombination von totaler Hepatektomie und Lebertransplantation wurde für eine Reihe primärer und sekundärer intrahepatischer Malignome beschrieben. Die günstigsten Ergebnisse und auch die größte Erfahrung stammen aus der Therapie des hepatozellulären Karzinoms in Zirrhose. Die Wiener Arbeitsgruppe besitzt die größte Erfahrung eines einzelnen Zentrums mit der Lebertransplantation als Therapie nichtresektabler kolorektaler Lebermetastasen (Mühlbacher et al. 1991). Die Beobachtung einzelner Heilungsverläufe sowie eines Langzeitüberlebens nach 5 Jahren von etwa 20 % der Patienten ohne Berücksichtigung postoperativer Todesfälle entspricht der Erfahrung anderer Berichte (Penn 1991; Pichlmayr et al. 1995). Der Vergleich mit dem natürlichen Krankheitsverlauf oder auch mit palliativen Maßnahmen zeigt den Vorteil dieser Methode. Umgekehrt erscheint die Berechtigung dieser Verfahrenswahl angesichts der guten Ergebnisse bei anderen Transplantationsindikationen, für die derzeit kein ausreichendes Organangebot zur Verfügung steht, eher fraglich.

Die besondere Bedeutung eines Lymphknotenbefalls im Bereich des Lig. hepatoduodenale ist erst in den vergangenen Jahren deutlich geworden. Die Rate infiltrierter Lymphknoten des Lig. hepatoduodenale lag in einer Studie bei 28 % (Beckurts et al. 1997). Der Lymphknotenbefall wurde in einer multivariaten Analyse als prognostischer Faktor identifiziert. Eine therapeutische Rolle der Lymphadenektomie über das Staging hinaus oder eine Ausdehnung der Dissektion auf weitere Lymphknotenstationen muss noch untersucht werden.

2.3
Perspektiven

Das therapeutische Hauptproblem besteht in der derzeit auf nur etwa 20 % geschätzten Resektionsrate aller Patienten mit kolorektalen Lebermetastasen. Ansätze zur Erhöhung der Resektionsrate bestehen in der Kombination mit Methoden der In-situ-Destruktion von Tumoren sowie neoadjuvanten Therapien.

Die In-situ-Destruktion von Tumoren kann mit einer Vielzahl von Methoden, die in der Regel auf einer thermischen Tumorablation beruhen (Cryotherapie, laserinduzierte Thermotherapie, Radiofrequenztherapie), durchgeführt werden, die untereinander kaum kontrolliert evaluiert wurden. Auf diese Verfahren wird an anderer Stelle dieses Bandes eingegangen. Als intraoperative Kombination mit der Resektion hat die Radiofrequenztherapie in eine Reihe chirurgischer Abteilungen Eingang gefunden. Hierdurch wird es vor allem bei multiplen Metastasen möglich, einzelne kleine Tumorknoten, die mit dem möglichen Resektionsausmaß nicht mehr zu erfassen sind, in situ zu behandeln, anstatt den Einfriff als nicht formal-kurative Resektion oder als Probelaparotomie abschließen zu müssen. Ein wesentlicher Nachteil ist der histologisch nicht zu beweisende Therapieerfolg bei In-situ-Ablationen. In der Regel fehlen daher auch valide Literaturangaben zu Rezidiven im Bereich behandelter Metastasen. Selbst eine Tumornekrose von 99,9 %, die bildmorphologisch ohnehin nicht zu quantifizieren wäre, hieße bei einem Tumorvolumen von 10 cm^3 mit einer geschätzten Zellzahl von 10^{10}, dass immer noch 10^7 vitale Zellen verblieben sind. Darüber hinaus sind Anzahl und Größe der Metastasen, die mit diesen Methoden behandelt werden, limitiert auf den geringeren Teil der Patienten mit eher wenig fortgeschrittenen Metastasen. Unklar sind auch die Auswirkungen der in der Regel thermischen Leberschädigung auf die Regeneration des Parenchyms, aber auch der u. U. verbliebenen Tumorzellen.

Neoadjuvante Strategien werden z. T. in Studien evaluiert und umfassen neben der Chemotherapie als Maßnahme zur Tumorreduktion oder zum „downstaging" auch operationstechnische Strategien wie die präoperative unilaterle Pfortaderembolisation zur Induktion einer kontralateralen Lappenhypertrophie und die zweizeitige Leberteilresektion. Diese operationstechnischen Strategien beruhen im Wesentlichen auf der hohen Regenerationsfähigkeit des bei metastatischer Tumorerkrankung in der Regel funktionell normalen Leberparenchyms im Gegensatz zur zirrhotischen Leber beim hepatozellulären Karzinom oder zum cholestatisch alterierten Parenchym beim Gallengangs- oder Gallenblasenkarzinom mit Verschlussikterus.

In der Literatur beschriebene Erfahrungen mit einer neoadjuvanten Chemotherapie sind nicht sehr umfangreich und beruhen z. T. auf Einzelfallberichten. Die bislang größte Zentrumserfahrung mit 53 Patienten stammt von der Gruppe um Bismuth in Paris (Bismuth et al. 1996). Hier wurde eine systemische Kombinationschemotherapie mit 5-Fluorouracil(-FU)/Folinsäure und Oxaliplatin als neoadjuvante Behandlungsoption nichtresektabler Lebermetastasen kolorektaler Karzinome beschrieben. Nach einem Downstaging bei ungünstiger Lokalisation oder Größe sowie bei Multizentrizität oder extrahepatischen Tumormanifestationen konnten bei 53 von 330 Patienten, deren Lebermetastasen zuvor als nichtresektabel eingestuft worden waren, Resektionen mit einer Fünfjahresüberlebensrate von 40 % durchgeführt werden. Patienten, deren Tumor zuvor wegen ungünstiger Lage („ill located") oder seiner Größe nicht resektabel erschienen, hatten nach neoadjuvanter Chemotherapie und Resektion mit 60 bzw. 75 % die günstigsten Fünfjahresüberlebensraten. Kontrollierte Studien zur Klärung der grundsätzlichen Bedeutung einer neoadjuvanten Chemotherapie bei kolorektalen Lebermetastasen liegen allerdings nicht vor, werden aber beispielsweise von der Arbeitsgemeinschaft Lebermetastasen im Rahmen der EORTC (European Organization for Research and Treatment of Cancer) durchgeführt.

Im Gegensatz zum Downstaging des Tumors wird bei der unilateralen Pfortaderembolisation versucht, eine zunächst aufgrund der als unzureichend antizipierten postoperativen Parenchymreserve nicht bestehende Resektabilität durch eine selektive Erhöhung des Anteils funktionellen Restparenchyms zu erreichen. Hierdurch werden ausgedehnte Resektionen, vor allem rechtsseitige Trisektorektomien, ermöglicht. Diese unilaterale Embolisation der Pfortader zur Induktion einer Hypertrophie der kontralateralen Segmente wurde 1990 von Makuuchi als ein Verfahren zur Vorbeugung eines postoperativen Leberversagens vor allem bei Gallengangskarzinomen beschrieben (Makuuchi et al. 1990). Die umfangreichste publizierte Erfahrung mit dieser Methode bei 30 Patienten mit nichtresektablen kolorektalen Lebermetastasen stammt ebenfalls von der Pariser Arbeitsgruppe (Azoulay et al. 2000). In dieser Studie betrug das computertomographisch-volumetrisch geschätzte postoperative Restparenchym bei einer geplanten Leberteilresektion von mehr als drei Segmenten weniger als 40 % des Gesamtvolumens. Die Durchführung der perkutanen unilateralen Pfortaderembolisation führte nicht zu letalen Komplikationen. Das geschätzte Volumen des Restparenchyms nahm signifikant von im Mittel 26 auf 37 % des Gesamtvolumens zu. Dadurch wurde die ursprünglich geplante und zunächst nicht durchgeführte Resektion bei 19 der 30 Patienten möglich. Die postoperative Letalität betrug 4 % und lag damit trotz der ausgedehnten Resektionsverfahren innerhalb der publizierten Spannweite von 1–4 % (Rosen et al. 1992; Gayowski et al. 1994). Die Fünfjahresüberlebensrate lag bei 40 % und unterschied sich damit nicht von der anderer Patienten nach Resektion.

Die zweizeitige Leberteilresektion beruht auf einem ähnlichen Prinzip und kommt für Patienten mit multiplen, nicht in einem operativem Eingriff resektablen Lebermetastasen in Betracht. Dabei wird bei einer ersten, nicht formal-kurativen Operation eine möglichst hohe Tumorlast entfernt. Die verbleibenden Tumorknoten werden nach einer Phase der Regeneration in einem zweiten Schritt reseziert. Adam et al. (2000) berichteten von 16 Patienten (4 %) aus einer Gruppe von 398 mit nichtresektablen kolorektalen Lebermetastasen. Eine zweizeitige Resektion konnte bei 13 dieser 16 Patienten durchgeführt werden. Die postoperative Letalität betrug 15 % nach dem zweiten Eingriff und lag damit deutlich höher als bei einzeitigen Resektionen. Die Dreijahresüberlebensrate betrug 35 % und das mediane Überleben 31 Monate nach Resektion bzw. 44 Monate nach Diagnose.

Diese Methoden bedürfen noch einer genaueren Evaluierung in Studien und stellen derzeit noch keinen therapeutischen Standard dar. Aufgrund der bislang vorliegenden Daten wird davon ausgegangen, dass eine Zunahme der Resektionsrate um etwa die Hälfte, d. h. auf etwa 30 %, möglich ist.

Literatur

Adam R, Laurent A, Azoulay D, Castaing D, Bismuth H (2000) Two-stage hepatectomy: A planned strategy to treat irresectable liver tumors. Ann Surg 232: 777–785

August DA, Sugarbaker PH, Ottow RT (1985) Hepatic resection of colorectal metastases. Ann Surg 201: 210–218

Azoulay D, Castaing D, Smail A et al. (2000) Resection of nonresectable liver metastases from colorectal cancer after percutaneous portal vein embolization. Ann Surg 231: 480–486

Beckurts KT, Holscher AH, Thorban S, Bollschweiler E, Siewert JR (1997) Significance of lymph node involvement at the hepatic hilum in the resection of colorectal liver metastases. Br J Surg 84: 1081–1084

Bertorelle R, Esposito G, DelMistro A, Belluco C, Nitti D, Lise M, Chieco-Bianchi L (1995) Association of p53 gene and protein alterations with metastases in colorectal cancer. Am J Surg Pathol 19: 463–471

Bismuth H, Adam R, Lvi F et al. (1996) Resection of nonresectable liver metastases from colorectal cancer after neoadjuvant chemotherapy. Ann Surg 224: 509–520

Bozzetti F, Bignami P, Montealto F, Doci R, Gennari L (1992) Repeated hepatic resection for recurrent metastases from colorectal cancer. Br J Surg 79: 146–148

Doci R, Gennari L, Bignami P, Montalto F, Morabito A, Bozzetti F (1991) One hundred patients with hepatic metastases from colorectal cancer treated by resection: Analysis of prognostic determinants. Br J Surg 78: 797–801

Elias D, Lasser P, Hoang JM et al. (1993) Repeat hepatectomy for cancer. Br J Surg 80: 1557–1562

Fong Y, Fortner J, Sun RL, Brennan MF, Blumgart LH (1999) Clinical score for predicting recurrence after hepatic resection for metastatic colorectal cancer: Analysis of 1001 consecutive cases. Ann Surg 230: 309–318

Fowler WC, Hoffman JP, Eisenberg BL (1993) Redo hepatic resection for metastatic colorectal carcinoma. World J Surg 17: 658–661

Gall FP, Scheele J, Altendorf-Hofmann A (1986) Typical and atypical resection techniques of hepatic metastases. In: Herfarth C, Schlag P, Hohenberger P (eds) Therapeutic strategies in primary and metastatic liver cancer. Springer, Berlin Heidelberg New York Tokyo, pp 212–224 (Recent results in cancer research, vol 100)

Gayowski TJ, Iwatsuki S, Madariaga JR, Selby R, Todo S, Irish W, Starzl TE,(1994) Experience in hepatic resection for metastatic colorectal cancer: Analysis of clinical and pathologic risk factors. Surgery 116: 703–710

Grinnell RS (1942) The lymphatic and venous spread of carcinoma of the rectum. Ann Surg 116: 200–208

Hughes KS, Sugarbaker PH (1987) Resection of the liver for metastatic solid tumors. In: Rosenberg SA (ed) Surgical treatment of metastatic cancer. JB Lippincott, Philadelphia, pp 411–422

Jonas S, Kling N, Bechstein WO, Kley C, Rayes N, Schumacher G, Neuhaus P (1994) Minor versus major hepatic resections for colorectal metastases. Br J Surg 81 (Suppl): 87

Kastrinakis WV, Ramchurren N, Rieger KM, Hess DT, Loda M, Steele G, Summerhayes IC (1995) Increased incidence of p53 mutations is associated with hepatic metastasis in colorectal neoplastic progression. Oncogene 17: 647–652

Lemmens HP, Kling N, Lohmann R, Bechstein WO, Keck H, Blumhardt G, Neuhaus P (1994) Results of liver resection of non-colorectal carcinoma. Br J Surg 81 (Suppl): 88

Makuuchi M, Thai BL, Takayasu K et al. (1990) Preoperative portal vein embolization to increase safety of major hepatectomy for hilar bile duct carcinoma: A preliminary report. Surgery 107: 521–527

Mühlbacher F, Huk I, Steininger R et al. (1991) Is orthotopic liver transplantation a feasible treatment for secondary cancer of the liver. Transpl Proc 23: 1567–1568

Nordlinger B, Guiguet M, Vaillant JC, Balladur P, Boudjema K, Bachellier P, Jaeck D (1996) Surgical resection of colorectal carcinoma metastases to the liver. A prognostic scoring system to improve case selection, based on 1568 patients. Cancer 77: 1254–1262

Penn I (1991) Hepatic transplantation for primary and metastatic cancers of the liver. Surgery 110: 726–734

Pichlmayr R, Weimann A, Oldhafer KJ, Schlitt HJ, Ringe B (1995) Role of liver transplantation in the treatment of unresectable liver cancer. World J Surg 19: 807–813

Pocard M, Puillart P, Asselain B, Salmon RJ (2000) Hepatic resection in metastatic breast cancer: Results and prognostic factors. Eur J Surg Oncol 26: 155–159

Que FG, Nagorney DM, Batts KP, Linz LJ, Kvols LK (1995) Hepatic resection for metastatic neuroendocrine carcinomas. Am J Surg 169: 36–42

Rosen CB, Nagorney DM, Taswell HF, Helgeson SL, Ilstrup DM, van Heerden JA, Adson MA (1992) Perioperative blood transfusion and determinants of survival after liver resection for metastatic colorectal carcinoma. Ann Surg 216: 493–504

Scheele J, Stangl R, Schmidt K, Altendorf-Hofmann A (1995) Das Tumorrezidiv nach R0-Resektion colorectaler Lebermetastasen. Häufigkeit, Resektabilität und Prognose. Chirurg 66: 965–973

Scheele J, Altendorf-Hofmann A, Stangl R, Schmidt K (1996) Surgical resection of colorectal liver metastases: Gold standard for solitary and radically resectable lesions. Swiss Surg Suppl 4: 4–17

Sugihara K, Hojo K, Moriya Y, Yamasaki S, Kosuge T, Takayama T (1993) Pattern of recurrence after hepatic resection for colorectal metastases. Br J Surg 80: 1032–1035

Vaillant JC, Balladur P, Nordlinger B, Karaitianos I, Hannoun L, Huguet C, Parc R (1993) Repeat liver resection for recurrent colorectal metastases. Br J Surg 80: 340–344

Vetto JT, Hughes KS, Rosenstein R, Sugarbaker PH (1990) Morbidity and mortality of hepatic resection for metastatic colorectal carcinoma. Dis Colon Rectum 33: 408–413

Weiss L, Grundmann E, Torhorst J et al. (1986) Haematogenous metastatic patterns in colonic carcinoma: An analysis of 1541 necropsies. J Pathol 150: 195–203

Yasui K, Hirai T, Kato T et al. (1997) A new macroscopic classification predicts prognosis for patient with liver metastases. Ann Surg 226: 582–586

Yokoyama I, Carr B, Saitsu H, Iwatsuki S, Starzl TE (1991) Accelerated growth rates of recurrent hepatocellular carcinoma after liver transplantation. Cancer 68: 2095–2100

Aktuelle Therapie von Lebermetastasen in der Gynäkologie

S. LOIBL, M. KAUFMANN

3.1
Einleitung

Lebermetastasen im Bereich der Gynäkologie bilden keine Einheit. Vielmehr sind Inzidenz, Diagnostik und Therapie von Tumorentität zu Tumorentität unterschiedlich. Die Therapie der Lebermetastasierung richtet sich nach der Primärerkrankung.

3.2
Inzidenz

3.2.1
Mammakarzinom

Das Mammakarzinom metastasiert am häufigsten zuerst in die Knochen. Die Leber steht als Erstmanifestationsort einer Metastasierung mit 5-15% an vierter Stelle. Im Autopsiegut liegt eine Lebermetastasierung bei 50-75% der Fälle vor (Tabelle 3.1; Hayes 1996).

Tabelle 3.1. Inzidenz der Lebermetastasierung. (Aus Hayes 1996)

Organ	Erstmanifestation (%)	Obduktionsgut (%)
Knochen	20–60	60–90
Lunge/Pleura	15–25	50–75
Leber	5–15	50–75
Lokal	20–40	30–50
ZNS	5–10	30–50
Endokrinum		40–60
Perikard/Herz		25–40
Gastrointestinaltrakt		30–40

3.2.2
Gynäkologische Karzinome

Die gynäkologischen Karzinome metastasieren sehr viel seltener in die Leber. Beim Ovarialkarzinom liegt die Inzidenz der Lebermetastasierung bei 5–10 %, das Zervixkarzinom metastasiert in weniger als 5 % in die Leber. Hier steht das Lokalrezidiv im Vordergrund der Metastasierung.

Bei 2–4 % der Trophoblasttumoren (Chorionkarzinom) liegen Lebermetastasen bei der Erstdiagnose vor. Häufiger metastasieren diese in die Lunge.

3.3
Diagnostik

Die Diagnostik der Lebermetastasierung in der Gynäkologie ist symptomorientiert, d. h. bei Beschwerden oder im Rahmen des Stagings bei neu aufgetretener Metastasierung wird die Leber in der Regel zunächst sonographisch untersucht. Bei Verdacht schließt sich eine Computertomographie der Leber an. In seltenen Fällen ist die histologische Sicherung notwendig.

3.4
Therapie

3.4.1
Mammakarzinom

Befindet sich die Mammakarzinomerkrankung im Stadium der Metastasierung, gilt sie als nicht mehr heilbar. Die mediane Überlebenszeit ist abhängig von der Metastasierung (Tabelle 3.2; Heidemann et al. 1993). Ziel der Behandlung ist es zum einen, eine Stabilisierung der Metastasierung zu erreichen, zum anderen die Symptomlinderung. Die eingesetzte Therapie sollte daher wirksam und dennoch gut verträglich sein. Je nach Metastasenlokalisation und -ausprägung stehen verschiedene Behandlungskonzepte im Vordergrund. Die nebenwirkungsarme Hormontherapie ist der Chemotherapie dabei vorzuziehen.

Tabelle 3.2. Überleben des Mammakarzinoms in Abhängigkeit von der Metastasierung

Lokalisation	Mediane Überlebenszeit (Monate)
Knochen	27
Lunge	25
Leber	19
Leber und Knochen	17
Leber und >3 andere Organe	12

Hormontherapie

Patientinnen mit einer Metastasierung, die bereits zuvor auf eine endokrine Therapie angesprochen haben, können von einer weiteren endokrinen Therapie profitieren. Auf diese Weise kann der Einsatz einer nebenwirkungsreichen Chemotherapie vertagt werden. Eine asymptomatische Lebermetastasierung ohne Transaminasenanstieg kann bei einem rezeptorpositiven Mammakarzinom endokrin behandelt werden. Therapie der ersten Wahl ist das Antiöstrogen Tamoxifen. Mehr als 50 % der Patientinnen sind jedoch adjuvant bereits mit Tamoxifen behandelt worden.

Nach Tamoxifenversagen sind die Aromatasehemmer der dritten Generation (Anastrozol, Letrozol und Exemestan) der nächste Therapieschritt in der hormonellen Sequenz. Anastrozol zeigt im Vergleich zu Megestrolazetat ein vergleichbares Ansprechen (34 vs. 33 %) bei geringeren Nebenwirkungen (Jonat et al. 1996). Die Ergebnisse zu Letrozol sind vergleichbar. Der sog. „clinical benefit" (CR+PR+NC>6 Monate) beträgt bei Letrozol 34,5 % und bei Megestrolazetat 31,7 % (Dombernowsky et al. 1998). Exemestan, der erste orale steroidale Aromatasehemmer zeigt einen Clinical benefit von 37 % im Vergleich zu Megestrolazetat (35 %). In dieser Phase-III-Studie zeigt sich eine signifikant längere Zeit bis zur Progression und ein längeres Gesamtüberleben (Kaufmann et al. 2000). Exemestan hatte bei einer alleinigen Lebermetastasierung ein Ansprechen von 19 %. Megestrolazetat zeigte ein Ansprechen von 11 % (Tabelle 3.3).

Neuere Daten zum Vergleich Letrozol mit Tamoxifen in der „First-line-Therapie" des metastasierten Mammakarzinom zeigen eine Verbesserung sowohl des Clinical benefit (38 vs. 49 %) als auch der Zeit bis zur Progression (6 vs. 9,4 Monate). In dieser doppelblinden „Cross-over-Studie" zur First-line-Therapie des postmenopausalen, rezeptorpositiven Mammakarzinom wurden 907 Patientinnen behandelt, darunter 44 % mit viszeraler Metastasierung. Sollten sich diese Daten bestätigen, muss die Sequenz der endokrinen Therapie beim metastasierten Mammakarzinom überdacht werden.

ICI 182780 ist ein Antiöstrogen ohne agonistische, östrogene Partialwirkung. Im Vergleich zu Anastrozol beim metastaierten Mammakarzinom nach Tamoxifenversagen ergeben sich keine Unterschiede in Bezug auf das Clinical benefit [44,6 % (ICI) vs. 45 % (Anastrozol)] bei vergleichbarem Nebenwirkungsprofil (Howell et al. 2000). In dieser Studie hatten ca. 25 % aller Patientinnen Lebermetastasen.

Der letzte endokrine Therapieschritt sind die Gestagene. Im fortgeschrittenen Krankheitsstadium macht man sich die ruborierende und appetitsteigernde Wirkung zunutze.

Die Therapiesequenz ist bei der prämenopausalen Frau ähnlich. Um die Ovarialfunktion auszuschalten, werden zusätzlich GnRH-Analoga (z. B. Goserelin) verabreicht.

Tabelle 3.3. Ansprechraten von Exemestan und Megestrolazetat bei viszeraler Metastasierung im Vergleich

Organ	Objektives Ansprechen bei Therapie	
	Exemestan (%)	Megestrolazetat (%)
Leber und Lunge	22	14
Lunge	25	17
Leber	19	11

Chemotherapie

Das zweite Standbein der systemischen Therapie des Mammakarzinoms stellt die Chemotherapie dar. Die wirksamsten Substanzen in der Behandlung des Mammakarzinoms sind die Taxane (Docetaxel und Paclitaxel) und die Anthrazykline (Epirubicin und Adriamycin; Chan et al. 1999). Beide Substanzgruppen haben jedoch ausgeprägte Nebenwirkungen (z. B. Leukopenie Grad III/IV, Übelkeit und Erbrechen, Alopezie, Kardiotoxizität, Neurotoxizität, Nagelveränderungen, Wassereinlagerungen).

Hochrisikopatientinnen nach dem ABC-Schema (nach Heidemann et al. 1992; Abb. 3.1), u. a. Patientinnen mit einer Lebermetastasierung, werden in einer First-line-Studie der Interdisziplinären Mammakarzinomarbeitsgruppe (IMA) mit einem Anthracen (Mitoxantron) und einem Taxan (Docetaxel) behandelt. Mitoxantron als gut verträgliche Monotherapie wird mit einer Kombinationschemotherapie aus Mitoxantron und Docetaxel verglichen. Ziel dieser Studie ist es, die Wirksamkeit im Vergleich zu den Nebenwirkungen zu sehen. Bisher wurden 150 Patientinnen in diese Studie eingeschlossen. Vorausgegangen war eine Studie in der Mitoxantron mit FEC (5-Fluorouracil/5-FU, Epribicin, Cyclophosphamid) verglichen wurde. Die Monotherapie war in ihrer Wirkung vergleichbar mit der Polychemotherapie, jedoch zeigte sich eine signifikant bessere Lebensqualität unter der Monotherapie (Heidemann et al. 2000).

In der Second- und Third-line-Therapie des Mammakarzinom versucht man, Substanzen mit geringeren Nebenwirkungen einzusetzen. Neben dem klassischen CMF kommen neuere Substanzen und Kombinationen zum Einsatz. Modernere Antimetabolite wie Gemcitabine oder das oral verfügbare Capecitabine werden zunehmend eingesetzt. Zu einer im Dezember 2000 abgeschlossenen Phase-II-Studie mit Capecitabine (3 g/Tag) nach Taxanversagen liegen erste Daten vor. Die Ansprechrate (CR+PR) der schwer vorbehandelten Patientinnen beträgt 16 % bei moderaten Nebenwirkungen. Die einzige Grad-III-Nebenwirkung, die bei mehr als 5 % auftrat, ist das sog. „Hand-foot-Syndrom" mit einer Epitheliolyse der Haut bei 13 % der Patientinnen (Reichardt et al. 2000).

Vinorelbin eine Substanz, die ähnlich wie die Taxane am Tubulinsystem angreift, ist gut verträglich und zeigt auch nach vorausgegangener zytotoxischer Therapie noch ein Ansprechen von 25–30 % (Gasparini et al. 1994). Vinorelbin wird wöchentlich intravenös verabreicht. Eine Alopezie tritt nur bei ca. 12 % der Patientinnen auf.

Ein weiterer Therapieansatz stellt die Behandlung mit liposomalen Anthrazyklinen dar. Durch den Einsatz von Liposomen als Trägersubstanz wird versucht, eine zielge-

Abb. 3.1. High-risk-ABC-Schema.
(Nach Heidemann et al. 1992)

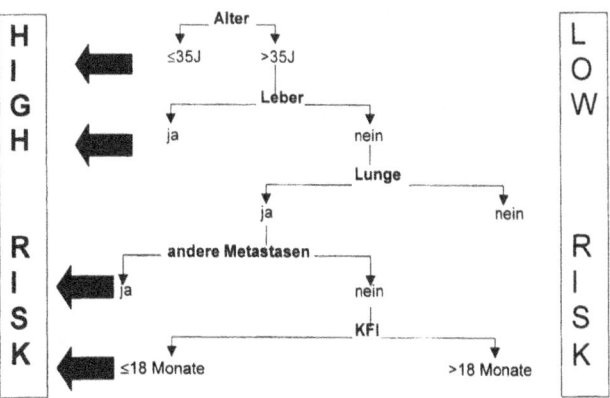

richtetere Wirkung zu fördern und somit das Kardiotoxizitätsrisiko, das beim Einsatz von Anthrazyklinen zwischen 7 und 42 % nach einer Gesamtdosis von 550 mg/m^2 bzw 900 mg/m^2 liegt (Shan et al. 1996), zu senken. Doxil$^®$/Caelyx$^®$ zeigt eine geringe Myelosuppression. Im Vordergrund steht die Mukositis und Hauttoxizität.

Bei einer fortgeschrittenen Lebermetastasierung mit Transaminasen- und Bilirubinanstieg sollte Docetaxel nicht mehr eingesetzt werden, da dies zu Todesfällen unter Therapie geführt hat. In unserer Klinik haben wir bei dieser Konstellation gute Erfahrungen mit einer Kombinationschemotherpie aus Mitomycin C, Folinat und 5-FU gemacht. Das Therapieansprechen wird anhand der Transaminasen und des Bilirubins kontrolliert.

Immuntherapie

Die Entwicklung eines Antikörpers als spezifischere und damit möglicherweise verträglichere Therapie ist mit Trastuzumab (Herceptin) gelungen. Etwa 18 % aller Mammakarzinome weisen eine Überexpression des humanen epidermalen Wachstumsrezeptor 2 (Her-2/neu) auf (Tabelle 3.4). Die Überexpression von Her-2/neu ist mit einem agressiveren Krankheitsverlauf und einer schlechteren Prognose assoziiert. Das Ansprechen auf Trastuzumab ist abhängig von der Her-2/neu-Expression (Tabelle 3.5). Gute Ergebnisse wurden in der Kombination mit AC und Paclitaxel erzielt (Tabelle 3.6). Aufgrund der erhöhten Kardiotoxizität (Grad III/IV 16 %) in der Kombination mit AC wird diese Therapie nicht mehr empfohlen. In Deutschland ist Herceptin zur Behandlung des metastasierten Mammakarzinoms in der Kombination mit Paclitaxel zugelassen. Die Wirkungsverstärkung scheint hierbei additiv zu sein, während neuere Kombinationen mit Docetaxel und Cisplatin einen synergistischen Effekt vermuten lassen. Ansprechraten bis zu 75 % (Nabholtz et al. 2000) wurden in zwei Phase-II-Studien (mit Docetaxel, Cisplatin/Carboplatin, Herceptin) erreicht. Aber auch die Monotherapie mit Herceptin zeigt ein Ansprechen in 23 % (Vogel et al. 2001) bei hervorragender Verträglichkeit.

Symptomatische Therapie

Eine fortgeschrittene Lebermetastasierung kann zu Übelkeit und Erbrechen, Völlegefühl, Schmerzen (Leberkapselschmerz) und Aszites führen. Die zytostatische Therapie führt zu einer Linderung der Symptome. Zusätzlich werden Antiemetika eingesetzt. Eine Leberbestrahlung und der Einsatz von Glukokortikoiden können den Leberkapselschmerz verringern. Wichtig ist es, frühzeitig mit einer effektiven Schmerztherapie zu beginnen, evtl. in Zusammenarbeit mit einem Schmerztherapeuten.

Klinische Studien

Wir behandeln ca. 50 % unserer onkologischen Patientinnen in klinischen Studien. Dies ist ein großer Vorteil für die Patientin. Sie hat so die Möglichkeit, unter kontrollierten Bedingungen neu Substanzen und Kombinationen zu erhalten. Zudem hat sich gezeigt, dass Karzinompatientinnen, die in klinischen Studien therapiert wurden, ein signifikant besseres Überleben haben (Gnant et al. 2000). Klinische Studien werden in Zukunft durch eine garantierte Qualitätsüberprüfung und -sicherung und aufgrund der Therapiekosten interessanter werden.

In Tabelle 3.7 und 3.8 sind die an der Universitäts-Frauenklinik Frankfurt laufenden Studien zusammengefasst.

Tabelle 3.4. Her-2/neu-Expression in % bei verschiedenen Karzinomen

Karzinom	(%)
Inflammatorisches Mammakarzinom	50
Mammakarzinom	18
Ovarialkarzinom	4–8
Bronchialkarzinom	7
Pankreaskarzinom	4
Kolonkarzinom	3

Tabelle 3.5. Therapieansprechen von Herceptin bei Patientinnen mit ungünstiger Prognose

	Patientinnen (n)	CR+PR (%)	CR+PR+SD>6 M (%)
Gesamt	112	23	31
Lebermetastasen	44	25	27
3+Her2	85	31	41
Nach Doxo	59	25	32
Nach HD-CHT	13	38	46

Tabelle 3.6. Ansprechraten von Herceptin und Zytostatikum

Studie	Regime	RR (%)	n
Slamon et al. 2001	H+P	38	92
	P	15	96
	H+AC	50	143
	AC	38	138
Burstein et al. 1999	H+Vinorelbin	71	34
Burris et al. 1999	H+Docetaxel	63	16
Nabholtz et al. 2000	TCH	76	55 (34)

Tabelle 3.7. Aktuelle Therapiestudien beim Mammakarzinom (eine Auswahl)

Vortherapie	Risikosituation niedrig	mittel	hoch
First line	SERM3 vs. Tam	Bendamustin	N vs. NDoc
	Anastrozol+Herc	vs. Epirakicin	GemTax vs. Tax
Second line	vs. Anastrozol	Vinorelbine/	MTA
		Capecitabine	
			Fol-FOX
			(5-Fu-Fol-Oxaliplatin)

Tabelle 3.8. Aktuelle Therapien beim Ovarialkarzinom

Vortherapie		
First line	Stadium IIb-IV: AGO 7	
	Carbo-Taxol vs. Carbo-Taxol → Topotecan	
Rezidiv nach PT	Frührezidiv	Spätrezidiv
	Topo vs. Treo	Carbo vs. Carbo-Gemc
Rezidiv Nach P	PNU 159548 (Anthrazyklin)	

Lokaltherapie

Lokale Chemotherapien und chirurgische Therapien haben sich bei der Lebermetastasierung des Mammakarzinoms nicht bewährt. In den letzten 50 Jahren hat sich die Theorie des Mammakarzinoms geändert. Früher glaubte man, durch radikale Operationen an der Brust die Patientin zu heilen. Heute weiß man, dass das Mammakarzinom eine Systemerkrankung ist und daher auch als solche behandelt werden muss. Dies gilt gleichermaßen für die adjuvante und die palliative Therapie.

3.4.2
Ovarialkarzinom

Eine Lebermetastasierung beim Ovarialkarzinom ist sehr viel seltener. Die Peritonealkarzinose und das lokoregionäre Rezidiv stellen die Hauptmanifestationen des fortgeschrittenen Ovarialkarzinoms dar. Auch hier steht die systemische zytostatische Chemotherapie im Vordergrund. Die Therapiemöglichkeiten sind jedoch geringer als beim Mammakarzinom (vgl. Tabelle 3.8).

3.4.3
Zervix- und Korpuskarzinom

Was für das Ovarialkarzinom bereits erwähnt wurde, gilt in noch stärkerem Maße für die Uteruskarzinome.

Zervixkarzinom

Die Primärtherapie des Zervixkarzinoms besteht in Abhängigkeit vom Stadium in der Operation und/oder der Bestrahlung. Nur wenige zytostatische Therapien sind für die Behandlung des Zervixkarzinoms geeignet. Als Monotherapie oder Kombination werden Platinsubstanzen, Ifosfamid und Antimetabolite eingesetzt.

Korpuskarzinom

Das Korpuskarzinom ist das Karzinom der älteren Frau und wird in erster Linie lokal therapiert. Bei einer Metastasierung werden Anthrazykline und Hormone (Gestagene, selektive Östrogenrezeptormodulatoren) eingesetzt, wobei Ansprechraten bis 30 % erzielt werden.

Literatur

Burris HA, Raefsky E, Albain K, Huntignotn M, Jones SF, Hainsworth JD, Greco FA (1999) Docetaxel and Herceptin as first- or second line therapy for women with Her2 overexpressing metastatic breast cancer. Breast Cancer Res Treat 57: abstr 518

Burstein HU, Kuter I, Richardson PG, Campos SM, Parker LM, Matulonis UA (1999) Herceptin and Vinorelbin as second-line therapy for Her-2 positive (Her2+) metastatic breast cancer: Aphase II-study. Breast Cancer Res Treat 57: abstr 17

Chan S, Friedrichs K, Noel D et al. for the study 303 group (1999) Prospective randomized trial of Docetaxel versus Doxorubixin in patients with metastatic breast cancer. J Clin Oncol 17: 2341–2354

Dombernowsky P, Smith I, Falkson G (1998) Letrozole, a new oral aromatase inhibitor for advanced breast cancer: Double-blind, randomized trial showing a dose effect and improved efficacy and tolerability compared with megestrol acetate. J Clin Oncol 16: 453–461

Gasparini G, Caffo O, Barni S (1994) Vinorelbine is an active antiproliferative agent in pretreated advanced breast cancer patients: A phase II-study. J Clin Oncol 12: 2094–2101

Gnant M on behalf of the ABCSG (2000) Impact on participation in randomized clinical trials on survival of women with early-stage breast cancer – an analysis of 7985 patients. J Clin Oncol 19: abstr 287

Hayes D (1996) Breast cancer. In: Sharkin AT (ed) Atlas of diagnostic oncology, 2nd edn. Mosby-Wolfe, St. Louis, pp 239–275

Heidemann E, Steinke B, Hartlapp J et al. (1992) Metastasierendes Mammakarzinom – Prognostische Faktoren bestimmen den Verlauf stärker als die Wahl des Therapieschemas. Aktuelle Onkologie 66: 71–80

Heidemann E, Steinke B, Hartlapp J et al. (1993) Prognostic subgroups: The key factor for treatment outcome in metastatic breast cancer. Onkologie 16: 344–353

Heidemann E, Stoeger H, Souchon R et al. (2000) Balance of time to progression, quality of life, and overall survival: More gain from treatment in single agent treatment with mitoxantrone than with the combination of fluorouracil, epirubicin, cyclophosphamide. Results of a multicenter randomized trial in high risk metastatic breast cancer. J Clin Oncol 19: abstr 284

Howell A, Robertson JFR, Quaresma AJ et al. (2000) Comparison of efficacy and tolerability of Faslodex® with Anstrozol in postmenopausal women with advanced breast cancer – preliminary results. Breast Cancer Res Treat 64: abstr 6

Jonat W, Howell A, Blomquist C (1996) A randomized trial comparing two doses of the new selective aromatase inhibitor anastrozole with megestrol acetate in postmenpausal patients with advanced breast cancer. Eur J Cncer 32: 404–412

Kaufmann M, Bajetta E, Dirix LY et al. (2000) Exemestane is superior to megestrolacetate after tamoxifen failure in postmenopausal women with advanced breast cancer: Results of a Phase III randomized double-blind trial. J Clin Oncol 18: 1399–1411

Nabholtz JM, Crown J, Yonemoto L et al., Breast Cancer International Research Group (BCIRG) (2000) Preliminary results of two open-label multicenter pilot phase II trials with Herceptin® in combination with docetaxel and platinum salts (cis- or carboplatin (TCH) as therapy for advanced breast cancer in women overexpressing HER2/neu. Investigator Meeting, San Antonio

Reichardt P, von Minckwitz G, Lück HJ et al. (2000) An active and well tolerated treatment option for patients with metastatic breast cancer recurring after taxane-containing chemotherapy. Results of a multicenter phase II-trial. Breast Cancer Res Treat 64: abstr 331

Shan K, Lincoff AM, Young JB (1996) Anthracycline-induced cardiotoxicity. Ann Intern Med 125: 47–58

Slamon DJ, Leyland-Jones B, Shak S (2001) Use of chemotherapy plus monoclonal antibody against HER2 for metastatic breast cancer that overexpresses HER2. New Engl J Med 344: 783–792

Smith R, Sun Y, Garin A et al. (2000) Letrozole showed significant improvement in efficacy over tamoxifen as first-line treatment in postmenopausal women with advanced breast cancer. Breast Cancer Res Treat 64: 8 (abstract)

Vogel CL, Cobleigh MA, Tripathy D et al. (2001) First-line, single-agent Herceptin(R) (trastuzumab) in metastatic breast cancer. A preliminary report. Eur J Cancer 37 Suppl 1: 25–29

Interventionelle Therapie von Lebermetastasen – gestern, heute, morgen

T. J. Vogl, M. G. Mack, R. Straub, K. Eichler, S. Zangos

4.1
Allgemeine Gesichtspunkte zu Lebermetastasen

Unabhängig vom Primärtumor und der Biologie eines Tumors stellt die Leber ein prinzipielles Reservoir für Metastasen dar. Die relevanten Studien und klinischen Projekte zum Thema Lebermetastasen fokussieren dabei auf Metastasen kolorektaler Primärtumoren (CRC). Weitere Primärtumoren betreffen das Mammakarzinom, das Sarkom, das Nierenzellkarzinom sowie neuroendokrine Tumoren.

Die klinische Relevanz der Lebermetastasen beruht darauf, dass im Rahmen des onkologischen Gesamterkrankungsbildes bei Vorliegen von Lebermetastasen daraus eine Verschlechterung der Prognose sowie die Reduktion der Wahrscheinlichkeit einer Heilung resultiert.

4.2
Inzidenz von Lebermetastasen

Beim kolorektalen Karzinom wie auch bei anderen Primärtumoren wird prinzipiell das Vorliegen synchroner sowie metachroner Metastasen differenziert.

Synchrone Metastasen werden bereits bei einer Primärevaluierung des Tumors diagnostiziert und beim CRC in einer Häufigkeit von 19 % beschrieben.

Metachrone Metastasen, die nach der Diagnostik des Primärtumors in Erscheinung treten, sind in der Regel bereits mikroskopisch bei der initialen Präsentation des Primärtumors vorhanden, oder werden im Rahmen der Resektion des Primärtumors gestreut, und imponieren klinisch wie auch bildgebend nach einer Latenzzeit.

4.3
Wachstumsrate

Bislang wurden wenige Studien durchgeführt, um die Wachstumsrate z. B. des kolorektalen Karzinoms und seiner Lebermetastasen zu bestimmen. Die Tumorverdopplungsrate zeigt dabei enorme Variationen zwischen 48–321 Tagen, bei einem Mittelwert von 155 Tagen. Bei okkulten Metastasen werden niedrige Werte zwischen 30 und 192 Tagen angegeben; der Mittelwert beträgt dabei 86 Tage (Tabelle 4.1). Die Kal-

Tabelle 4.1. Lebermetastasen

Tumorverdopplungsrate	48–321 Tage
	$\bar{x}$ = 155 Tage
Okkulte Metastasen	30–192 Tage
	$\bar{x}$ = 86 Tage

kulation des Tumoralters anhand dieser Daten gestaltet sich jedoch aufgrund der fehlenden Uniformität problematisch. Die Wachstumsrate biologischer Systeme unterliegt einer besonderen Komplexität, da hier verschiedene Faktoren Einfluss ausüben. Dazu kommen einmal Faktoren wie die Teilungsrate, der Zeitpunkt der Teilung, das Angebot an Energie, die Rate des Zelltods sowie die Rate von „promoting-" oder „inhibitory factors". Weiterhin kann Tumorwachstum gestört werden durch Abwehrreaktionen des Körpers, Therapien und Hormoneinflüsse (s. Übersicht).

Lebermetastasen: Einflussfaktoren
- Teilungsrate
- Zeitpunkt der Teilung
- Angebot an Energie
- Zelltodrate
- „promoting-inhibiting factors"
- Abwehrreaktionen (Körper)
- Therapie: Zytostatika/Hormone.

Als wesentlicher Gesichtspunkt muss festgehalten werden, dass die Leber den ersten Filter des Blutflusses aus den Darmgefäßen darstellt. Tumoren müssen dabei das umgebende Struma infiltrieren, einen Anschluss an das Lymph- oder Gefäßsystem entwickeln, die körpereigene Immunabwehr überwinden, eine Fixation im Zielorgan erreichen, die eigene Gefäßversorgung aufbauen und das Wachstum beginnen.

Zahlreiche Studien konnten zeigen, dass Tumorzellen, die in das Pfortadersystem von Ratten implantiert werden, die Leber häufiger erreichen, wenn ein Trauma der Leber oder eine Resorption stattfindet. Diese Vorgänge beruhen auf der Konzeption, dass Verletzungen des Leberparenchyms unter Freisetzung von Gewebefaktoren die Wachstumsregeneration der Leber fördern. Diese Faktoren beschleunigen andererseits auch die Kolonisation und das Wachstum von Metastasenzellen, die Rezeptoren für diese Wachstumsfaktoren aufweisen.

4.4
Definition lokaler/lokoregionärer Therapieverfahren

Prinzipiell gilt für sämtliche interventionelle Verfahren zur Therapie von Lebermetastasen, dass onkologisch strenge Konzepte evaluiert werden müssen, wie der kurative/palliative Therapieansatz sowie adjuvante und neoadjuvante Therapiemethoden. Für lokale/lokoregionäre Therapieverfahren richtet sich der Augenmerk der Diagnostik insbesondere auf die Evaluierung des lokalen Tumorrezidivs. Dies betrifft Lebermetastasen mit Lagebeziehung zur Kapsel, der V. hepatica, V. portae und des biliären Systems. Davon muss die „De-novo-intrahepatische-Metastasierung", die in Regionen auftritt, die zuvor nicht therapiert wurden, streng getrennt werden.

4.5
Prognosefaktoren zu Lebermetastasen des kolorektalen Karzinoms

Das von einer interdisziplinären Arbeitsgruppe therapierte, von Nordlinger et al. (1996) publizierte Patientenkollektiv erlaubt die Definition unterschiedlicher Prognosefaktoren mit verschiedener Wertigkeit für die chirurgische Therapie von Lebermetastasen eines CRC (s. die folgende Übersicht).

Nordlinger Prognosefaktoren

1./2. Primärtumor:
- – positiver Lymphknotenstatus
- – Serosainfiltration des Primärtumors
3. Zeitabstand Primärtumor-Lebermetastasen ≤ 2 Jahre
4. Sicherheitsabstand ≤ 1 cm bei Leberresektion
5. Anzahl der Lebermetastasen ≥ 4
6. Patientenalter ≥ 60 Jahre
7. Lebermetastasen > 5 cm im Durchmesser
8. CEA-Wert ≤ 30 µg/ml vs. ≥ 30 µg/ml

Den Daten von Nordlinger zufolge ergibt sich kein Einfluss der Lokalisation des Primärtumors, der intrahepatischen Verteilung der Metastasen oder der Operationstechnik.

Bezüglich der vergleichenden Wertigkeit von Leberresektion und interventionellen Verfahren bei Lebermetastasen gelten folgende kontroverse Aussagen (Lorenz u. Waldeyer 1997):

1. Nur jeder 3. Patient profitiert langfristig von einer Leberresektion aufgrund von häufigen Rezidiven innerhalb von 12 Monaten.
2. Patienten mit unbehandelten resektablen und solitären Lebermetastasen zeigen im Mittel eine mediane Überlebenszeit von 24 Monaten.

Zu entwickelnde Prognosefaktoren sollen dabei eine Abschätzung der zu erwartenden Überlebensrate erlauben, mit dem Vorteil der präoperativen Bestimmung aller prognostischen Faktoren der Resektion, mit Ausnahme des Sicherheitsabstandes. Damit erlauben diese eine Gegenüberstellung des möglichen Operationsgewinnes gegenüber den Überlebensvorteilen.

Des Weiteren ermöglichen derartige Prognosefaktoren eine sinnvolle Definition von Ein- und Ausschlusskriterien für eine rationale Stratifizierung innerhalb von Studien. Somit können insbesondere für adjuvante und neoadjuvante Therapiekonzepte exakte Studienplanungen erfolgen.

Die Basisvoraussetzungen für interventionelle Therapieverfahren von Lebermetastasen eines kolorektalen Karzinoms stellen folgende Gesichtspunkte dar:

1. Patienten mit kolorektalem Karzinom zeigen eine hohe lokale Rezidivrate.
2. Häufig finden sich metachrone Metastasen sowie die Entwicklung eines neuen Primärtumors an einer unterschiedlichen Lokalisation.

Damit kommt dem Screening und auch der standardisierten Nachsorge beim kolorektalen Karzinom eine hohe Bedeutung zu. Die bildgebende Diagnostik und die klinische Nachsorge werden argumentativ dadurch unterstützt, dass das kolorektale Karzinomrezidiv lokal noch eine kurable Entität darstellen kann und auch bei Vorliegen von Lebermetastasen prinzipiell eine Heilung möglich ist, sodass nach der Entwicklung neuer Primärtumoren gefahndet werden muss.

Die Nachteile bisheriger therapeutischen Konzepte liegen darin, dass bezüglich der Nachsorge von Patienten mit kolorektalem Karzinom und dem Vorhandensein von Lebermetastasen bislang keine statistisch signifikanten Daten vorliegen.

Die folgenden Therapiekonzepte betreffen die den Lebermetastasen zugrunde liegenden Primärtumoren:

- das kolorektale Karzinom,
- das Mammakarzinom,
- neuroendokrine Tumoren,
- Melanome.

4.6
Therapieoptionen bei Lebermetastasen

Die aktuelle therapeutische Strategie bei Lebermetastasen umfasst aus kurativer Intention im Wesentlichen die chirurgischen Therapieverfahren, wie die Leberresektion, die intraoperative Ablation von Tumoren und, unter experimentell-klinischen Bedingungen, auch die Lebertransplantation (Abb. 4.1).

Abb. 4.1. Lebermetastasen: Therapieoptionen

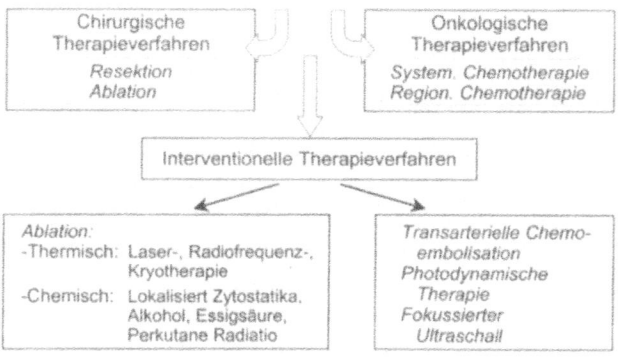

Die *onkologischen Therapieverfahren* beruhen heute im Wesentlichen auf dem Einsatz der systemischen Chemotherapie; die regionale Chemotherapie erfolgt derzeit nur im Rahmen kontrollierter klinischer Studien.

Bei den *interventionellen Therapieverfahren* steht heute die Tumorablation im Vordergrund. Diese beruht auf thermischen Techniken wie der Laserablation, der Radiofrequenzablation, der Kryotherapie und dem fokussierten Ultraschall mit Gewebeablation. Den interventionellen Therapieverfahren wird auch das Vorgehen der transarteriellen Chemoembolisation („*transarterial chemoembolization*"/TACE) sowie neuere Techniken der photodynamischen Therapie zugerechnet (Tabelle 4.2, 4.3, 4.4).

Zu den *chemischen Ablationen* wird gerechnet: die lokalisierte Zytostatikaapplikation sowie die Medikamenteninstallation von Substanzen wie Ethanol oder Essigsäure.

Bei der Gegenüberstellung der wesentlichen Therapieverfahren der Lebermetastasentherapie stellt derzeit die Leberresektion den kurativen Goldstandard dar, einhergehend mit einem in der Regel großen Leberparenchymverlust und einer möglichen Stimulation des Tumorwachstums aufgrund der induzierten Leberregeneration (vgl. Tabelle 4.2; zur Leberregeneration s. folgende Übersicht).

Leberregeneration. (Nach Michalopoulos 1990)
* Traumatisierung des Leberparenchyms:
Freisetzung von Faktoren:
- Wachstum
- Regeneration
- Reparatur
Kolonisation und Wachstum:
- metastatische Tumorzellen
- Expression von Rezeptoren.

Die tumorablativen Verfahren, sei es intraoperativ oder perkutan, sind durch einen geringen Leberparenchymverlust sowie eine daraus resultierende geringere Stimulation der Leberregeneration charakterisiert.

Tabelle 4.2. Lokale Therapie von Lebermetastasen

Technik	Kurativ	Multipel	Größe	Aufwand	Toxizität
Laser (LITT)	+(–)	≤5	≤5 cm	+++	+
Hochfrequenz (HFTT)	+(–)	≤5	≤5 cm	+	+
Chemoembolisation	–	++	30 % LV	++	+
Lokale Chemotherapie	–	++		+++	–
Alkohol	–(+)	Ja	<3 cm	–	+
RITA	+	≤5	≤5 cm	+	+
Kryotherapie	–	Ja	≤5 cm	++	+

Tabelle 4.3. Lokale Therapie von Lebermetastasen

Technik	Komplikationen (%)	Ergebnisse (Fünfjahresüberleben)
Laser (LITT)	5	34 %
Hochfrequenz (HFTT)	3–4	~
Chemoembolisation	3–4	Dreijahresüberleben 10 %
Lokale Chemotherapie	20	~
Alkohol	<1	30 %, 50 % (HCC)
RITA	5	30 %
Kryotherapie	3	

Tabelle 4.4. Lebermetastasen: Lokale Ablation

	Laser	Radio-frequenz	Mikro-welle	Kryo-therapie	Alkohol	Zyto-statika
Monitoring	MR/US	US+	US	US++	US++	US/CT
Lokale Tumorkontrolle	+++	+	+	++	Ø/+	Ø/+
Fünfjahresüberleben – Daten vorhanden	Ja	Ø	Ø	Ja	Ø	Ø
Komplikationsraten	1.5 %	2 %	2 %	5–7 %	1–2 %	0–1 %

4.7
Lokalablative Therapieverfahren

Abbildung 4.1 belegt im Vergleich die heute zum Einsatz gebrachten gewebeablativen Verfahren bezüglich des Monitorings, der lokalen Tumorkontrolle, der Fünfjahres-überlebensdaten sowie der Komplikationsraten. In der vergleichenden Bewertung soll im Rahmen der Diskussion der einzelnen Therapieverfahren darauf Bezug genommen werden.

Im Folgenden sollen an interventionellen Therapieverfahren die Radiofrequenz-ablation, die Mikrowellentherapie, die lokalisierte Zytostatikainjektion sowie die LITT vorgestellt werden (vgl. Tabelle 4.2 bis 4.4). Abschließend werden neue experimentelle Ansätze wie die fokussierte Ultraschalltherapie und die photodynamische Therapie diskutiert.

4.7.1
Radiofrequenzablation von Lebermetastasen

Die Applikation im Rahmen der Radiofrequenzablation von Lebermetastasen erfolgt prinzipiell perkutan oder operativ. An Techniken werden monopolare von bipolaren Radiofrequenzablationen differenziert; die Frequenzen variieren dabei zwischen 400 und 12.500 MHz. Es stehen verschiedene Elektroden zur Verfügung. Der Wirkungs-mechanismus beruht auf der Agitation sowie ionischen Veränderungen, resultierend in einer Hitzedestruktion sowie Austrocknung. Als Nachteile des Verfahrens muss eine Zunahme der Impedanz, abhängig von den Gewebeeigenschaften, dokumentiert werden.

Bisherige Datenlage zum Einsatz der Radiofrequenzablation von Lebermalignomen
Bei einem Patientenkollektiv von 123 Patienten mit 169 Tumoren führte Curley et al. (1995) Radiofrequenzablationen bei hepatozellulärem Karzinom (HCC) und Metastasen durch. Dabei wurde die Radiofrequenztherapie perkutan (NS 31) sowie operativ (NS 92) durchgeführt. Über das Gesamtkollektiv mit inhomogenen Einschlusskriterien konnte eine Lokalrezidivrate von 1,8 % sowie eine De-novo-Metastasierung von 27,6 % dokumentiert werden.

4.7.2
Kryoablation

Die Kryoablation von Lebermetastasen wird derzeit im Wesentlichen unter intraoperativen Bedingungen durchgeführt. Perkutane Applikationsformen sind gegenwärtig in der Entwicklungsphase und im Beginn der klinischen Evaluation.

Vergleichende Studien publizierten im Vergleich der Kryoablation gegenüber der Radiofrequenzablation extrem niedrige Komplikationsraten für die Radiofrequenzablation mit 3,3 % gegenüber der Kryoablation mit 40,7 %, und eine geringe Lokalrezidivrate von 2,2 % gegenüber 13,6 % für die Kryoablation.

4.7.3
Mikrowellentherapie von Lebermetastasen

Eine Sonderform im Bereich der Frequenztherapien stellt die Mikrowellentherapie dar. Auch diese Applikation kann perkutan oder operativ erfolgen. An technischen Parametern erfolgt die Mikrowellentherapie dabei in der Regel in einer Frequenz von 2.450 MHz, bei einer Zeitdauer 60 s. Der Wirkungsmechanismus ist in der Regel eine Koagulation mit lokaler Hitzeerzeugung.

Nachteile der Mikrowellentherapie sind das insgesamt kleine Abtragungsvolumen, sodass bei Tumoren >2 cm multiple Applikationen notwendig sind. Für die Anwendung bei Lebermetastasen liegen derzeit keine größeren klinischen bzw. randomisierten Studien vor.

4.7.4
Photodynamische Therapien

Die Wirkungsweise der photodynamischen Therapie beruht auf der Aktivierung photosensitiver Substanzen, die sich in malignen Tumoren nach intravenöser Applikation akkumulieren. Dabei erfolgt die Aktivierung dieser photosensitiven Substanzen durch die Anwendung von Laserlicht. Das zu applizierende Pharmakon disseminiert dabei in allen Zellen, zeigt aber im Bereich der Tumorzellen eine höhere Konzentration. Die

Absorption von Licht und Energie führt zu einer photochemischen Reaktion, mit dem Resultat einer Destruktion von Biomolekülen und subzellulären Organellen. Zur Behandlung von Lebermetastasen wird derzeit im Rahmen einer Phase-I-Studie die Substanz SQN400 in einer Dosierung von 0,6 mg/kg Körpergewicht eingesetzt. Dabei wird über 15 min die Substanz intravenös injiziert. Zielsetzung der Studie ist die Überprüfung der Patientenverträglichkeit sowie der örtlichen Wirksamkeit der Behandlung. Über interventionelle Techniken werden in Lokalanästhesie interstitielle Laserfasern (739 nm) über perkutane Applikationssysteme eingebracht. Die Applikation erfolgt dabei sonographisch oder computertomographisch gesteuert. Die ersten Behandlungsdaten an drei europäischen Zentren belegen dabei eine hohe lokale Effektivität, mit dem Nachteil photodynamischer Therapien des Vermeidens von Lichtexposition für mehrere Wochen, sowie der daraus resultierenden möglichen Einschränkung der Lebensqualität.

4.7.5
Lokalisierte Zytostatikaapplikation

Die Ergebnisse der Behandlung sekundärer Lebertumoren mit systemischer Chemotherapie sind nicht befriedigend. Derzeit können kaum Verlängerungen des Überlebens erreicht werden, toxische unerwünschte Wirkungen werden häufig beschrieben (Ravoet et al. 1993; Mayer 1992).

Die regionale Chemotherapie jedoch bietet die Möglichkeit, höhere lokale Chemotherapeutikakonzentrationen und ein besseres Ansprechen bei geringerer systemischer Toxizität zu erreichen (Collins 1984). Die direkte selektive, intratumorale Chemotherapeutikaapplikation ist ambulant durchführbar und führt zur Induktion einer lokalen Nekrose (Curley et al. 1995).

Ein Cisplatin-haltiges, lokal applizierbares Gel wurde von der Firma Matrix (Matrix Parmaceutical Inc., Fremont/CA) entwickelt. Dieses Gel auf Kollagenbasis enthält Cisplatin als chemotherapeutisches Agens und Adrenalin als vasokonstriktorisches Adjuvans. Durch diese Rezeptur können hohe lokale vs. geringere systemische Zytostatikakonzentrationen durch langsames Abfluten vom Injektionsort erreicht werden. In präklinischen Studien zeigten sich höhere lokale Zytostatikakonzentrationen und ein gesteigerter antitumoraler Effekt nach intratumoraler Applikation konventioneller Chemotherapeutika wie Cisplatin, Fluorouracil oder Vinblastin als Gel im Gegensatz zur systemischen Gabe (Curley et al. 1995). Zytostatikahaltige Gels wurden bereits zur Behandlung verschiedener Tumoren, wie dem Basalzellkarzinom, dem Plattenepithelkarzinom („squamous cell carcinoma") oder anderen soliden Tumoren verschiedener Histologien sowie in der Veterinärmedizin angewendet (Miller et al. 1997; Burris et al. 1998). Eine neuere französische Studie konnte die Entwicklung von therapieinduzierten Nekrosen nach perkutanen intratumoralen Injektionen von Mitoxantrone bei primären und sekundären Lebertumoren zeigen (Farrs et al. 1998).

Patienten

In der Zeit von Juni 1997 bis Januar 1999 wurden 17 Patienten mit nichtresektablem primären HCC (n=9) oder nichtresektablen kolorektalen Lebermetastasen (n=8) in die Studie eingeschlossen; die Histologien waren durch Biopsie gesichert worden. Es wurden 17 kolorektale Lebermetastasen bei 8 Patienten mit durchschnittlich 5,1 Injektionen (range: 1–8), und 13 HCC-Herde bei 9 Patienten mit durchschnittlich 3,1 Injektionen (range: 1–4) behandelt.

Eingeschlossen wurden Patienten mit bis zu 3 intrahepatischen Tumoren, mit einem maximalen Durchmesser von 7 cm oder einem Gesamtvolumen von bis zu 200 cm^3; der klinische Allgemeinzustand sollte dabei nicht zu stark reduziert sein und die Laborwerte im akzeptablen Bereich liegen (Ein- und Ausschlusskriterien). Alle Patienten hatten vor der ersten Behandlung nach ausführlichem Aufklärungsgespräch durch einen Prüfarzt ein von der zuständigen Ethikkommission bewilligtes Patientenaufklärungsblatt unterzeichnet.

Injektionstechnik

Zunächst wurde eine native CT der Leber durchgeführt. Nach Markierung der Läsion mit auf der Haut applizierten Markierungsdrähten erfolgte die Punktion der Läsion unter Lokalanästhesie mit Lidocain 1 % mittels einer speziellen 19,5-gg.-Therapienadel (Somatex, Berlin). Diese besitzt 6 spiralig angeordnete Öffnungen an der Spitze, zur besseren Verteilung des Gels im Tumor. Zur exakten Injektion in alle gewünschten Bereiche des Tumors wurde die Injektion mit Hilfe der CT-Fluoroskopie durchgeführt (CARE Vision CT, Siemens, Erlangen). Hiermit gelingt eine Darstellung mit bis zu 6 Bildern pro Sekunde (Froelich et al. 1997).

Während der Behandlung wurden Puls und Blutdruck des Patienten engmaschig überwacht. Es folgte eine 6-stündige Überwachungsphase mit Bettruhe. Vor jeder Behandlung erfolgte eine Hydrierung des Patienten mit 500–1.000 ml 0,9 %iger NaCl-Lösung. Das zu untersuchende Medikament, Intradose Injectable gel (Matrix Pharmaceutical Inc., Fremont/CA) ist ein visköses, injizierbares Gel, welches vom Körper abgebaut werden kann. Es enthält Cisplatin als zytotoxische Substanz (CDDP, 4 mg/ml), den Vasokonstriktor Adrenalin (0,1 mg/ml, maximal 1 mg pro Injektion), als Trägersubstanz gereinigtes Rinderkollagen (2 mg/ml) sowie andere inaktive Substanzen. Die verschiedenen Komponenten werden innerhalb von 2 h vor Gebrauch gemischt. Bei Raumtemperatur hat das gebrauchsfertige Gel eine visköse Konsistenz und lässt sich leicht über eine 19,5-gg.-Nadel direkt intratumoral applizieren.

Ergebnisse

Die initiale prätherapeutische CT-Volumetrie ergab ein mittleres Tumorvolumen von 42 ml für die kolorektalen Metastasen (range: 2–125 ml, Median: 19 ml) und 22,1 ml für das HCC (range: 1–113 ml, Median: 11 ml). Die Messung der initialen Tumornekrose in den kontrastmittelverstärkten CT-Serien ergab im Mittel 12,65 % des gesamten Tumorvolumens bei den Metastasen, und 0,6 % bei den HCC-Herden. Nach der intratumoralen Chemotherapie zeigten die kontrastverstärkten CT-Messungen eine Zunahme des Nekroseanteils bei allen Patienten im Vergleich zu den initialen Aufnahmen.

Die CT-Untersuchungen ergaben in der Gruppe der Lebermetastasen lediglich bei 3 Patienten mit 5 Läsionen eine lokale Tumorkontrolle (lokale Tumorkontrollrate

37,5 %). Bei 6 Patienten (75 %) wurden neu aufgetretene Lebermetastasen detektiert. Lokale Tumorkontrollrate bedeutet hierbei die komplette Abtragung des lokal behandelten Tumors, ohne Anzeichen auf weiter bestehende Tumoraktivität in den Kontrolluntersuchungen.

Die Überlebenskurven wurden nach der Kaplan-Meier-Methode berechnet. Die gesamte kumulative Überlebensrate der behandelten Patienten ergab 13,39 Monate (Median 10,17 Monate; 95 % Konfidenzintervall 9,27–17,51 Monate). Die kumulative Überlebensrate der Patienten mit kolorektalen Lebermetastasen ergab 14,48 Monate (Median 10,58 Monate; 95 % Konfidenzintervall 9,8–19,15 Monate), die der Patienten mit HCC 12,32 Monate (Median 7,2 Monate; 95 % Konfidenzintervall 5,39–19,25 Monate).

4.7.6
Chemoembolisation

Die Methodik der TACE zur regionären Behandlung von Lebermetastasen unterschiedlicher Primärtumoren, wie dem CRC, dem Mammakarzinom u. a., werden in nachfolgenden Kapiteln vorgestellt. Die Indikationen umfassen dabei palliative Therapiekonzepte sowie eine neoadjuvante Indikationsstellung zur Therapie großvolumiger oder hypervaskularisierter Lebermetastasen.

4.7.7
LITT

Die MR-gesteuerte LITT wird in den folgenden Kapiteln von unserer Frankfurter Arbeitsgruppe vorgestellt.

Derzeit stellt die LITT die am breitesten evaluierte Therapieform für Lebermetastasen dar, mit folgenden Indikationsstellungen (Abb. 4.2 a–h, 4.3 a–h):

* Lebermetastasen unterschiedlicher Primärtumoren,
* Anzahl ≤ 5,
* Größe ≤ 5 cm.

4.7.8
Neue Therapiekonzepte

Neue Therapiekonzepte für lokal-ablative interventionelle Verfahren bei Lebermetastasen beruhen auf perfusionsmodulierten Tumorablationen. Dabei ergeben sich bei hepatischen Metastasen mehrere Möglichkeiten: Im Rahmen der arteriellen perfusionsmodulierten Ablationen besteht prinzipiell die Möglichkeit der Ballonokklusion, der Embolisation mit Partikeln, im Rahmen einer permanenten oder temporären Okklusion mittels Coils. Zu den Chemookklusionsverfahren eignen sich prinzipiell ölige Kontrastmittel oder die parallele Applikation von Zytostatika.

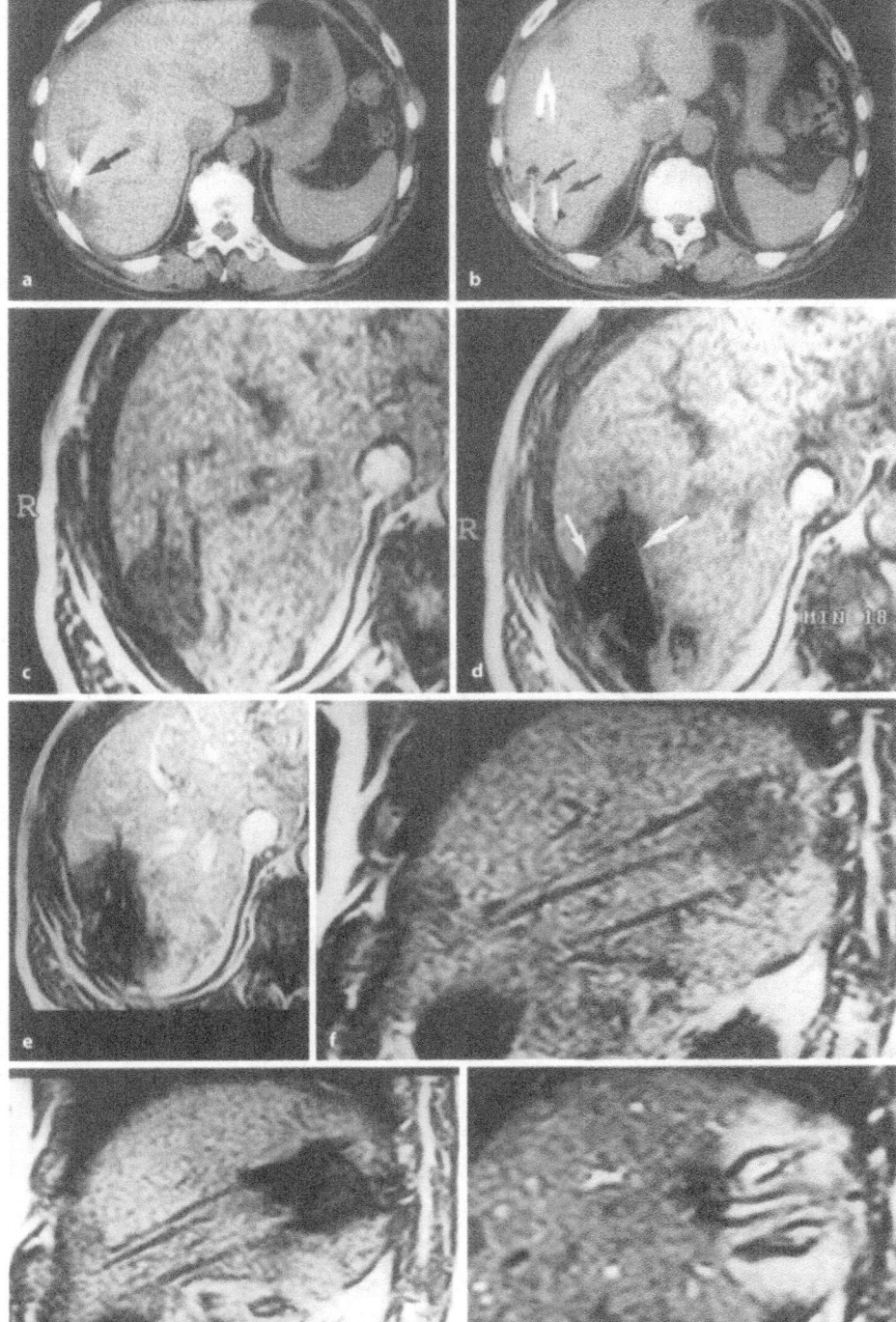

Abb. 4.2. a Computertomographische Verifikation der Lage der Metastase im Lebersegment 7 mit Dokumentation der Nadelposition (*Pfeil*) vor Punktion der Metastase. **b** Computertomographische Einbringung von insgesamt 3 Lasersonden in der Lagebeziehung im lateralen Randbereich der Metastase. Verifikation der eingeführten Laserapplikationssysteme (*Pfeile*). **c** MRT, Gradientenechosequenz vor LITT mit Demonstration von Lage: Metastase und Laserapplikationskatheter. **d** MR-Thermometrie, 18 min, während der LITT. Dokumentation des Signalverlustes zirkulär um die Metastase in den zentralen Bezirken sowie auch peripher, als Verifikation der Temperaturerhöhung (*Pfeile*). **e** Gradientenechosequenz, Gadolinium-DTPA, post LITT. Im Rahmen der T_1-gewichteten Gradientenechosequenz post LITT Verifikation der konfluierenden Nekrose im Lebersegment 7/8, als signalarme Strukturen imponierend. Mäßiges peripheres Enhancement zirkulär. **f** Gradientenechosequenz, sagittal. Verifikation der Lagebeziehung der Metastase sowie der 3 eingebrachten Applikationssysteme. **g** MR-Thermometrie, 19 min, während LITT. Dokumentation des massiven Signalverlustes, homogen innerhalb der Metastase sowie in den peripheren Bezirken. **h** Kontrastverstärkte MR-Thermometrie post Gadolinium-DTPA. Verifikation einer fokalen Einblutung innerhalb der Metastase. Dokumentation der nahezu kompletten Nekrotisierung. Insgesamt ist damit eine lokale Ortskontrolle erzielt worden

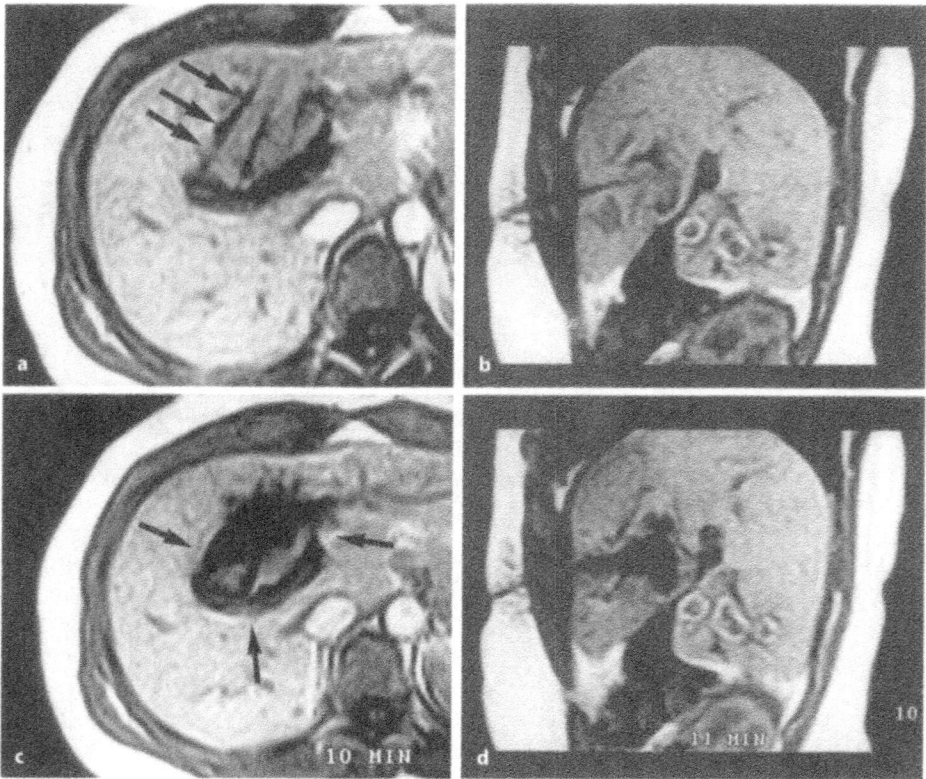

Abb. 4.3. a,b 50-jährige Patientin mit 3 Lebertumoren. LITT der Tumoren im 4. Segment der Leber. MR-Sequenz nach CT-gesteuerter Einführung von 3 Laserfasern (*Pfeile*; Queransicht: **a**, Schrägansicht: **b**). **c,d** Thermo-FLASH-2D-Sequenz. Die Temperaturmessung während der LITT zeigt eine Abnahme der Kernspinsignalintensität um die Applikatorsysteme und des angrenzenden Tumorgewebes (*Pfeile*).

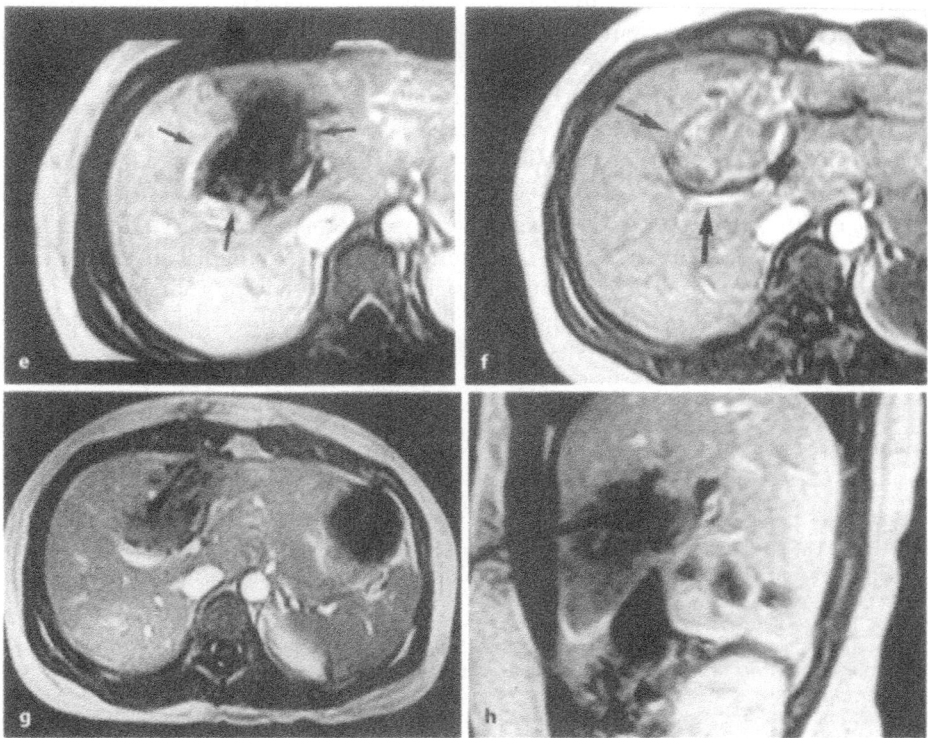

Abb. 4.3. e,f Die Endkontrolle mit MR zeigt das Ausmaß der laserinduzierten Nekrose (*Pfeile*). **g,h** Endkontrollaufnahmen nach LITT-Therapie zur Dokumentation des Therapieerfolgs

4.8
Diskussion

Trotz der steten Entwicklung neuer Chemotherapeutika zeigt die systemische Behandlung sekundärer Lebermalignome wenig erfolgversprechende Fortschritte. Die Ansprechraten sekundärer Lebermalignome belaufen sich selten über 20 %, die systemischen, unerwünschten toxischen Wirkungen sind dosislimitierend und wirken beschränkend auf die Lebensqualität. Einige neuere Studien berichten allerdings von Ansprechraten fortgeschrittener kolorektaler Tumoren auf systemische 5-FU-Therapieschemata von bis zu 40–50 % (de Gramont et al. 1997; Kohne et al. 1998). Weitere Studien zeigen eindrückliche Effekte adjuvanter systemischer und intraarterieller Chemotherapie nach Leberresektion.

Die Radiofrequenztherapie (RF) stellt ein weiteres lokal ablatives Verfahren zur hitzeinduzierten Gewebekoagulation dar. Rossi et al. (1996) behandelten 50 Patienten mit HCC und Lebermetastasen verschiedener Primärtumoren mit mono- und bipolarer RF-Therapie, die mittlere Überlebensrate lag bei 44 Monaten. Auch andere Studie zeigten gute Ergebnisse bei Tumoren unter 3 cm Durchmesser, z. T. unter Anwendung von gekühlten Systemen (Lencioni et al. 1998; Solbiati et al. 1997).

Zum Vergleich zeigte eine große deutsche Studie eine mittlere Überlebensrate von 7,5 Monaten für Patienten mit kolorektalen Lebermetastasen ohne Behandlung, nach einem Jahr lebten noch 31,3 % der 484 Patienten, nach 2 Jahren noch 7,9 %, nach 3 Jahren 2,6 %, nach 4–5 Jahren 0,9 %. Signifikanten Einfluss auf das Überleben hatten Faktoren wie Tumorgröße, Anzahl der hepatischen Läsionen, der Karnofsky-Status, das Ausmaß des Lymphknotenbefalls und das histologische Tumorgrading (Stangl et al. 1994).

Eine effektive und innovative Behandlung für nichtresektable Lebertumoren ist die MR-gesteuerte laserinduzierte Lasertherapie (LITT). Dieses minimal invasive lokale Ablationsverfahren erreicht eine zuverlässige lokale Tumorkontrollrate von über 98 % bei Läsionen mit einem Durchmesser ≤ 5 cm bei einer mittleren Überlebenszeit von 40,8 Monaten (Vogl et al. 1998).

Literatur

August DA, Sugarbaker PH, Ottow RT (1985) Hepatic resection of colorectal metastases. Ann Surg 201: 210–218

Burris HA, Vogel CL, Castro D et al. (1998) Intratumoral cisplatin/epinephrine-injectable gel as a palliative treatment for accessible solid tumors: A multicenter pilot study. Head Neck Surg 118: 496–503

Collins JM (1984) Pharmacologic rationale for regional drug delivery. J Clin Oncol 2: 498–504

Curley SA, Fuhrman GM, Siddik ZH, Davidson BS, Cleary KR, Cromeens DM (1995) Direct intratumoral injection of a novel collagen matrix gel and cisplatin effectively controls experimental liver tumors. Cancer Res Ther Control 4: 247–254

Cvitkovic E, Spaulding J, Bethune V, Martin J, Whitmore WF (1977) Improvement of Cis-dichloro-diammineplatinum (NSC 119875): Therapeutic index in an animal model. Cancer 39: 1357–1361

Davidson BS, Fuhrman GM, Siddik ZH, Curley SA (1998) Matrix therapeutic implant increases intratumoral cisplatin levels and enhances tumoricidal activity. Surgical Forum, Surgical Oncology 5: 466–468

Farrs MT, de Baere T, Lagrange C et al. (1998) Percutaneous mitoxantrone injection for primary and secondary liver tumors: Preliminary results. Cardiovasc Intervent Radiol 21: 399–403

Froelich JJ, Regn J, Ishaque N et al. (1997) Steuerung non-vaskulärer interventionsradiologischer Eingriffe mittels Echtzeit CT-Fluoroskopie. Electromedica 65: 50–55

Gramont A de, Bosset JF, Milan C et al. (1997) Randomized trial comparing monthly low-dose leucovorin and fluorouracil bolus with bimonthly high-dose leucovorin and fluorouracil bolus plus continuous infusion for advanced colorectal cancer: A French intergroup study. J Clin Oncol 15: 808–815

Hayes DM, Cvitkovic E, Golbey RB, Scheiner E, Helson L, Krakoff IH (1977) High dose cis-platinum diammine dichloride, amelioration of renal toxicity by mannitol diuresis. Cancer 39: 1372–1381

Hughes K, Foster J (1991) The role of adjuvant chemotherapy following curative hepatic resection of colorectal metastases. Proc ASCO 10: 145 (abstract)

Kemeny NE (1995) Regional chemotherapy of colorectal cancer. Eur J Cancer 31 A: 1271–1276

Kohne CH, Lorenz M, Herrmann R (1998) Colorectal cancer liver metastasis: Local treatment for a systemic disease? Ann Oncol 9: 967–971

Lencioni R, Goletti O, Armillotta N et al. (1998) Radio-frequency thermal ablation of liver metastases with a cooled-tip electrode needle: Results of a pilot clinical trial. Eur Radiol 8: 1205–1211

Livraghi T (1992) Percutaneous ethanol injection of hepatocellular carcinoma: Survival after 3 years in 70 patients. Ital J Gastroenterol 24: 72–74

Lorenz M, Waldeyer M (1997) The resection of the liver metastases of primary colorectal tumors. The development of a scoring system to determine the individual prognosis based on an assessment of 1568 patients. Strahlenther Onkol 173: 118–119

Lorenz M, Staib-Sebler E, Gog C, Waldeyer M, Encke A (1997) Adjuvante und neoadjuvante Therapie bei sekundären Lebertumoren. Chir Gastroenterol 13: 22–36

Mayer RJ (1992) Chemotherapy for metastatic colorectal cancer. Cancer 70: 1414–1424

Michalopoulos GK (1990) Liver regeneration: Molecular mechanisms of growth control. FASEB J 4: 176–187

Miller BH, Shavin JS, Cognetta A (1997) Nonsurgical treatment approach for basal cell carcinomas with intralesional fluorouracil/epinephrine injectable gel. J Am Acad Dermatol 36: 72–77

Nordlinger B, Guiguet M, Vaillant JC, Balladur P, Boudjema K, Bachellier P, Jaeck D (1996) Surgical resection of colorectal carcinoma metastases to the liver. A prognostic scoring system to improve case selection, based on 1568 patients. Association Francaise de Chirurgie. Cancer 77: 1254–1262

Ravoet C, Bleiberg H, Gerard B (1993) Non-surgical treatment of hepatocarcinoma. J Surg Oncol Suppl 3: 104–111

Rossi S, Di Stasi M, Buscarini E et al. (1996) Percutaneous RF interstitial thermal ablation in the treatment of hepatic cancer. AJR Am J Roentgenol 167: 759–768

Schlag P, Hohenberger P, Herfarth C (1991) Operative Möglichkeiten und therapeutische Chancen bei Lebermetastasen. Chirurg 62: 715

Solbiati L, Goldberg SN, Ierace T et al. (1997) Hepatic metastases: Percoutaneous radio-frequency ablation with cooled-tip electrodes. Radiology 205: 367–373

Stangl R, Altendorf Hofmann A, Charnley RM, Scheele J (1994) Factors influencing the natural history of colorectal liver metastases. Lancet 343: 1405–1410

Takayasu K, Muramatsu Y, Moriyama N, Hasegawa H, Tsugane S (1989) Clinical and radiologic assessments of the results of hepatectomy for small hepatocellular carcinoma and therapeutic arterial embolization for postoperative recurrence. Cancer 64: 1848–1852

Venook AP (1997) Update on hepatic intra-arterial chemotherapy [see comments]. Oncology (Huntingt) 11: 947–957 (discussion 961–962, 964, 970)

Vogl TJ, Mack MG, Straub R et al. (1998) MR-guided laser-induced thermotherapy of malignant liver lesions: Technique and results. Onkologie 21: 412–419

Kontrastmittel in der Leberdiagnostik: Grundlagen

U. Speck

5.1
Einleitung

Die Leber ist der Verstärkung von Kontrasten zwischen dem gesunden Gewebe und fokalen Läsionen gut zugänglich. Arterielle und venöse Perfusion, das Lückenendothel der Kapillaren, die Transportfunktion der Hepatozyten und die Speicherfunktion der Kupffer-Sternzellen erlauben den differenzierten Einsatz von Kontrastmitteln zur Erkennung und Charakterisierung fokaler Läsionen. Die verfügbaren Kontrastmittel umfassen die gut verträglichen Marker der Perfusion und des extrazellulären Raumes für Computertomographie (CT), Magnetresonanztomographie (MRT) und Ultraschall, die hepatozytenspezifischen Kontrastmittel für MRT und die RES-(retikuloendotheliales System-)spezifischen Kontrastmittel für MRT und eingeschränkt eventuell auch Ultraschall. Die lebereigenen benignen oder malignen Tumoren können wegen der Leberzellanteile auch mit den heutigen Kontrastmitteln nur schwer erkennbar sein. Für die Interventionen sind deutlichere und anhaltendere Kontraste wünschenswert als für die vorangehende Diagnostik.

Die Leber ist neben den Nieren das der Kontrastmittelanreicherung am besten zugängliche Organ. Die Leber ist groß, sie erhält ca. ein Viertel des Herzminutenvolumens an Blut. Das Blut ist nicht durch ein kontinuierliches Endothel von den Leberzellen abgetrennt, die Leber kann Substanzen aus dem Blut über spezielle, sehr wirkungsvolle Transportmechanismen rasch und gegen ein Konzentrationsgefälle aufnehmen, ist stoffwechselaktiv und neben den Nieren das Hauptausscheidungsorgan für endogene Substanzen und Fremdstoffe nahezu aller Art.

Es ist daher nicht verwunderlich, dass die Darstellung der Gallenblase neben der Darstellung der ableitenden Harnwege zu den ersten Kontrastmittelanwendungen gehörte, die eine aktive Transportleistung des Körpers erforderten. Anders als bei den Nieren war die Ausscheidungsleistung der Leber für die Kontrastdarstellung des Organs selbst oder seiner Pathologie nicht nützlich. Die ersten Kontrastmittel zur Darstellung des Lebergewebes, die Suspension des Thoriumdioxids, Thorotrast, und eine Emulsion eines jodierten Öls basierten auf der Phagozytose und Speicherfunktion eines kleinen Teils der Leberzellen, des RES.

Insbesondere seit Einführung der CT in den 70er Jahren sind zahllose Versuche unternommen worden, leberspezifische Kontrastmittel zu entwickeln. Geprüft wurden die gebräuchlichen Cholegraphika und daraus abgeleitete Produkte, Suspension, Emulsionen und in Liposomen eingeschlossene urographische Kontrastmittel.

Keiner dieser Versuche hat bisher zu einem im Handel verfügbaren Produkt geführt.

Die Ursache ist in der im Gegensatz zu einigen Tierarten beim Menschen geringen Anreicherung biliär ausgeschiedener, wasserlöslicher Kontrastmittel im Leberparenchym zu sehen sowie in den pharmazeutischen Problemen und der schlechten Verträglichkeit hochdosierter partikulärer Kontrastmittel (Suspensionen, Emulsionen, Liposomen).

Anstelle der aktiv transportierten oder spezifisch gespeicherten Kontrastmittel haben sich die urographischen Produkte als Marker der Blutversorgung und des extrazellulären Raumes bewährt. Sie nutzen die komplexe Blutversorgung der Leber, um pathologische Prozesse von gesundem Gewebe zu unterscheiden.

5.2
Neue bildgebende Verfahren

Die Einführung der MRT und die Verbesserungen der Ultraschalldiagnostik haben grundsätzlich günstigere Voraussetzungen für die kontrastmittelgestützte Leberdiagnostik gebracht. Beide Verfahren weisen eine gegenüber dem Röntgen deutlich höhere Nachweisempfindlichkeit auf (Tabelle 5.1), was sich in jeder Hinsicht positiv auswirkt:

- An die Transport- und Speicherfähigkeit der Leber werden wesentlich geringere Ansprüche gestellt.
- Bei niedrigerer Dosis treten weniger Verträglichkeitsprobleme auf.
- Die Herstellungskosten aufwendiger Substanzen und Zubereitungen fallen nicht so ins Gewicht.

Während in der MRT sowohl wasserlösliche als auch partikuläre Kontrastmittel verwendet werden können, bleibt der Ultraschall wegen der notwendigen Schallreflektion, Streuung oder Schallgenerierung durch Schwingungen auf den Nachweis von Gasblasen, d.h. letztlich Partikeln beschränkt.

5.3
Leberfunktion und Kontrastmittel

Die Leber unterscheidet sich in mehreren für die Kontrastmittelaufnahme wichtigen Eigenschaften von anderen Geweben, aber auch von häufig in der Leber anzutreffenden fokalen Läsionen (Tabelle 5.2 und 5.3).

Die derzeit für die Kontrastmitteldarstellung mit Abstand meistgenutzte Eigenschaft der Leber ist deren spezifische Blutversorgung. Das normale Lebergewebe wird zu 25%, bei erhöhtem Sauerstoffbedarf auch mehr, arteriell versorgt und zu ca. 75% venös durch die Pfortader (Abb. 5.1). Intravenös injiziertes Kontrastmittel erreicht daher die Leber zeitversetzt in 2 Wellen: Zuerst über die A. hepatica und 10–20 s später über die Pfortader. Bei genügender zeitlicher Auflösung des bildgebenden Systems können Läsionen in der normalen Leber daher aufgrund des Ausmaßes

Tabelle 5.1. Wirksame Konzentration in vivo

Kontrastgebende Substanz	Konzentration
Jod (CT)	1 mg/ml
Magnevist	0,04 mg Gd/ml
Magnetit	0,02 mg Fe/ml

Tabelle 5.2. Mechanismen der Kontrastmittelaufnahme in der gesunden Leber

Morphologisches Substrat	Aufnahme
Arterielle und venöse Blutversorgung	
Vergrößertes Blutvolumen durch diskontinuierliches Kapillarendothel (~20%)	Sofortiger Zugang von Makromolekülen und Partikeln zum interstitiellen Raum
Leberparenchym mit Ausscheidungsfunktion (~70%)	Hepatobiliäre Kontrastmittel
RES mit Phagozytosefunktion (~3–5%)	Aufnahme von Partikeln im Laufe von Minuten bis Stunden

Tabelle 5.3. Strukturen im Vergleich zur gesunden Leber

	Hämangiom	Fokale noduläre Hyperplasie	Adenom	Hepatozelluläres Karzinom	Cholangiozelluläres Karzinom	Metastasen
Vaskularisierung, Blutversorgung	↑	↑	↑	↑ (arteriell)	=	↑↓
Gefäßpermeabilität	–	↓	↓	↓	↓	↓
Hepatozyten	+	+	+	+	–	–
RES	+	+	+	+	–	–

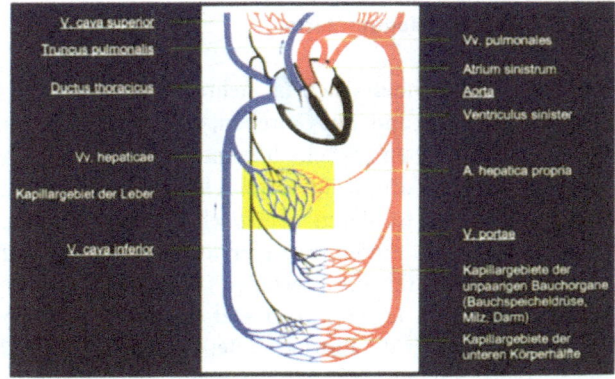

Abb. 5.1. Schema des Blutkreislaufs und der Lymphableitung

Abb. 5.2. Lückenendothel
(Leber, Milz, Lymphknoten)

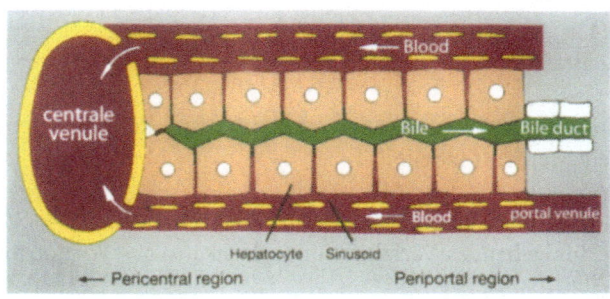

der arteriellen Versorgung, der venösen Versorgung und der Gesamtdurchblutung erkannt werden.

Die Leberkapillaren enthalten kein kontinuierliches Endothel und keine Basalmembran (Abb. 5.2). Sie sind wesentlich durchlässiger als die Kapillaren nahezu aller übrigen Gewebe. Selbst Blutzellen und Plasmaeiweiße sowie partikuläre und hochmolekulare Kontrastmittel füllen sofort den gesamten interstitiellen Raum aus und kommen in direkten Kontakt mit den Leberzellen. Blutvolumen und Interstitium nehmen in der Leber mit ca. 20 % einen ungewöhnlich hohen Anteil des gesamten Volumens ein.

Den größten Anteil an der Leber haben die Parenchymzellen, die u. a. für den aktiven Transport wasserlöslicher Kontrastmittelmoleküle in die Galle verantwortlich sind. Der Transport wird durch relativ unspezifische Mechanismen geleistet. Die Anforderungen des leistungsfähigsten Transportsystems sind inzwischen gut bekannt: Die (Kontrastmittel-)Moleküle müssen mindestens eine Säurefunktion enthalten, nicht kleiner sein als ein organisches Molekül mit einem Molekulargewicht von 350 (Jod und Gadolinium nicht gerechnet, da diese schwer, aber nicht groß sind) und zumindest ein lipophiles Strukturelement enthalten. Viele wasserlösliche Kontrastmittel (z. B. orale und intravenöse Cholegraphika) erfüllen diese Voraussetzungen, reichern sich aber dennoch nicht ausreichend im Leberparenchym an (Hosoki u. Mori 1985). Als Ursache wird eine im Vergleich zur Aufnahme in die Zellen zu rasche biliäre Ausscheidung angenommen.

Schließlich ist die gesunde Leber durch einen kleinen, aber sehr aktiven Anteil phagozytärer Zellen, die Kupffer-Sternzellen, ausgezeichnet, die Bestandteil der RES sind. Diese Zellen nehmen Partikel nahezu jeder Art aus dem Blut auf und haben ein hohes Speichervermögen. Sie speichern Eisenkolloide (Größe: 20 nm) ebenso wie Partikel aus Kontrastmittelsuspension mit einem Durchmesser von >1 μm, Emulsionströpfen, Liposomen und Gasblasen. Trotz des geringen Anteils am Lebergewicht basierten und basieren die meisten in der CT wirksamen leberspezifischen Prüfpräparate auf Partikeln und deren Aufnahme in das RES (Leander 1995).

5.4
Kontrastmittel für die Leberdiagnostik

Die Kontrastmittel für die Leberdiagnostik können unter zwei Gesichtspunkten eingeteilt werden (Tabelle 5.4):

- Pharmakokinetik und Aufnahmemechanismus,
- bildgebendes Verfahren und physikalisches Wirkprinzip.

Am weitesten verbreitet sind die gut verträglichen Kontrastmittel, die nach rascher
Injektion und bei dynamischer Bildgebung Informationen über die arterielle und portalvenöse Durchblutung sowie den Anteil des extrazellulären Raums des Gewebes
geben. Für die CT sind dies Iopamidol, Iohexol, Iopromid, Ioversol, Iopentol, Iodixanol, Iomeprol, Iobitridol; für die MRT sind Gadopentetat, Gadodiamid, Gadoteridol
und Gadobutrol im Handel. Im Ultraschall entsprechen Levovist und Optison diesem
Kontrastmitteltyp am ehesten. Zwar basieren beide Produkte auf Gasbläschen, die sich
auch wie Partikel verhalten und daher zumindest theoretisch vom RES aufgenommen
werden können, die Bläschen sind aber so wenig stabil, dass die Markierung des Blut-
raumes den wesentlicheren Teil der Wirkung ausmachen sollte.

Die Permeabilität der Lebergefäße ist so außerordentlich hoch, dass selbst die als
besonders durchlässig bekannten Tumorkapillaren im Vergleich undurchlässig sind. Die
Unterschiede zwischen dem Lückenendothel der Lebersinusoide und den Kapillarwänden
der Tumoren dürfte sich aber vor allem bei partikulären Kontrastmitteln auswirken,
von denen zur Zeit nur die Ultraschallkontrastmittel verfügbar sind und Endorem als
Magnetit, das aber wegen der langsamen Infusion und der Aufnahme in das RES für die
Darstellung von Kapillarpermeabilitätsunterschieden in der Leber wenig geeignet ist.

Die Hepatozyten nehmen die in der Röntgendiagnostik gebräuchlichen Cholegraphika rasch auf; dennoch sind mit ca. 10 HE (Hounsfield-Einheiten) Dichtezunahme
nur unbefriedigende Kontraste erzielbar (Hosoki u. Mori 1985). Die Ursache liegt vermutlich in der raschen Ausscheidung dieser Substanzen in die Galle und der frühen
Sättigung der Aufnahme in die Leber, die eine Dosiserhöhung wirkungslos macht.
Die einzigen hepatozytenspezifischen Kontrastmittel, die höhere Dichteunterschiede

Tabelle 5.4. Kontrastmittel für die Leberdiagnostik

Vaskularisierung, Blutversorgung, arteriell/venös, Perfusionsmuster, Füllungsmuster	Gefäßpermeabilität	Hepatozyten	RES
Ultravist etc.	(Liposomen)	Cholegraphika (Dy, Gd EOB)	(Liposomen, Emulsionen, Suspensionen)
Magnevist, Omniscan, ProHance	(Magnetite, bis <5 min p. inj.) (Polymere, Gd)	MultiHance, TeslaScan (Eovist)	Endorem (und andere Magnetite)
Levovist, Optison	Levovist, Optison	–	(Verkapselte Gasblasen)

Substanzen oder Zubereitungen in Klammern befinden sich nicht im Handel.

in der CT erzielen, sind Metallchelate (Gadolinium- bzw. Dysprosium EOB-DTPA; Schmitz et al. 1997). Das sog. Spätenhancement der Leber nach hochdosierter Gabe urographischer Röntgenkontrastmittel ist vermutlich auf die Aufnahme eines geringen Teils der Dosis in die Hepatozyten zurückzuführen (Phillips et al. 1985). In der MRT sind wesentlich geringere Dosierungen und Konzentrationen für eine Signalveränderung durch hepatozytenspezifische Kontrastmittel nötig. Es gibt z. Z. 2 Präparate im Handel die T_1-Kontrast bewirken:

- MultiHance, basierend auf einem lipophilen Gadoliniumkomplex (Spinazzi et al. 1999) und
- TeslaScan (Rofsky u. Weinreb 1992), das einen Komplex enthält, der in vivo Mangan freisetzt.

Weitere hepatozytenspezifische paramagnetische Kontrastmittel befinden sich in der Entwicklung.

Die Entwicklung RES-spezifischer Röntgenkontrastmittel ist bisher nicht an deren Wirksamkeit sondern an der mangelnden Verträglichkeit gescheitert. Die Gründe für die Unverträglichkeit sind offenbar vielfältig. Wiederum ist die Situation in der MRT günstiger, da nur geringe Dosierungen benötigt werden, die weniger Verträglichkeitsprobleme verursachen. Endorem ist als erstes RES-spezifisches Leberkontrastmittel eingeführt worden (Laniado u. Kopp 1997). Es wirkt als T_2-Kontrastmittel. Auch hier werden weitere Präparate folgen.

Wie bereits erwähnt, sind Ultraschallkontrastmittel schon fast definitionsgemäß Partikel. Das gilt zumindest für Gasbläschen mit einer in vivo mindestens über einige Minuten stabilen Hülle. In diesen Fällen wird eine anhaltende Aufnahme in Leber (und Milz) beobachtet. Bisher ist noch kein derartiges Präparat im Handel erhältlich.

5.5
Unterschiede zu fokalen Leberläsionen

Fokale Leberläsionen sind der gesunden Leber umso unähnlicher und daher auch mit Hilfe von Kontrastmitteln umso leichter abzugrenzen je unterschiedlicher das Gewebe, von dem sie ihren Ausgang nehmen, von dem normalen Leberparenchym ist (vgl. Tabelle 5.3). So enthalten Lebermetastasen z. B. des Kolonkarzinoms, das Hämangiom und das cholangiozelluläre Karzinom praktisch keine Hepatozyten oder Kupffer-Sternzellen und die Gefäßpermeabilität bleibt – trotz Tumorwachstums – hinter derjenigen der gesunden Leber zurück. Andererseits sind die fokale noduläre Hyperplasie, das Adenom und das hepatozelluläre Karzinom durch Kontrastmittel fast nur an der verstärkten, vor allem arteriellen Blutversorgung von der gesunden Leber zu unterscheiden, da diese Läsionen wie die gesunde Leber Hepatozyten und Kupffer-Sternzellen enthalten können. Weitere für die bildgebende Diagnostik wichtige Unterscheidungsmerkmale, die nicht oder nicht direkt mit der Kontrastmittelaufnahme im Zusammenhang stehen, sind bei Bidlingmaier et al. 1999 zu finden. Viele Lebererkrankungen (wie Zirrhose) und Leberveränderungen erschweren die kontrastmittelunterstützte Diagnose fokaler Läsionen, da das umgebende Lebergewebe das Kontrastmittel nicht mehr in der erwarteten Weise aufnimmt (Galanski et al. 1998).

5.6
Kontrastmittelanreicherung in fokalen Leberläsionen

Kontrastmittel verbessern in vielen Fällen die Erkennbarkeit fokaler Leberläsionen und können bei der Artdiagnose helfen (Tabelle 5.5). Anfluten und Auswaschen bzw. die Anreicherung der Kontrastmittel erfolgt entsprechend der Vaskularisierung und Histologie der Läsion. Schwierigkeiten treten vor allem durch die große Variationsbreite auch innerhalb eine Gruppe von Läsionen (z. B. der hepatozellulären Karzinome) auf sowie durch unterschiedliche Leberparenchymerkrankungen. Die gewebespezifischen Leberkontrastmittel können nur das Vorhandensein oder Fehlen einiger normaler Leberzelltypen anzeigen. Wo die histologische und physiologische Basis für eine Unterscheidung fehlt, können auch die Kontrastmittel nicht unterscheiden. Die bisherigen Präparate zeigen in keinem Falle die erkrankten Zellen. Insofern kann man keine sichere Artdiagnostik erwarten.

Im Hinblick auf die interventionelle Therapie von fokalen Leberläsionen ist zu berücksichtigen, dass die Messbedingungen während der Intervention häufig deutlich erschwert sind. Kurze Messzeiten, die erwünschte reduzierte Strahlenexposition, Artefakte durch Instrumente und Bewegungen müssen durch bessere und vor allem anhaltende Kontraste ausgeglichen werden, soll die Läsion in ihrer Lage und ihren Grenzen sicher erkennbar bleiben. Insofern ist anzunehmen, dass die Bewertung des Kontrastes in vielen klinischen Studien als *„gering aber diagnostisch"* unter den Bedingungen der Intervention nicht gelten muss. Es sollte eine sichere und störunanfällige, anhaltende Darstellung der Läsion für den Zeitraum der Intervention als Ziel definiert werden.

Tabelle 5.5. Kontrastmittelanreicherung vs. Pathologie

	Hämangiom	Fokale noduläre Hyperplasie	Adenom	Hepatozelluläres Karzinom	Cholangiozelluläres Karzinom	Metastasen
Urographische Kontrastmittel Ultravist etc. Magnevist etc.	+	+	+	(arteriell)	+/– (ggf. Spätenhancement)	Je nach Art +/–
MultiHance TeslaScan (Eovist)	–	+	+	(+)	–	–
Endorem (und andere Magnetite)	–	+	+	(+)	–	–
Ultraschallkontrastmittel	+	+	+	+	–	+/–

Literatur

Bildlingmaier J, Barkhausen J, MüllerR-D (1999) Moderne Diagnostik fokaler Leberläsionen: Methoden, Indikationen und Befundmuster. Leber Magen Darm 29: 11–17

Galanski M (1998) Standards der bildgebenden Diagnostik in der onkologischen Leberchirurgie. Beilage zu Fortschr Geb Rontgenstr 168: 4

Hosoki T, Mori S (1985) Use of meglumine iotroxate in the detection of liver tumors by computed tomography. Comput Radiol 9: 387–393

Laniado M Kopp AF (1997) Liver-specific contrast media: A magic bullet or a weapon for dedicated targets. Radiology 205: 319–322

Leander P (1995) Liver-specific contrast media for MRI and CT. Experimental studies. Acta Radiol 36 Suppl 396

Phillips VM, Erwin BC, Bernadino ME (1985) Delayed iodine scanning of the liver: A promising CT-technique. J Comp Ass Tomogr 9: 415–416

Rofsky NM Weinreb JC (1992) Manganese (II) N,N'-Dipyridoxylethylenediamine-N,N'-diacetate 5,5'-bis(phosphonate): Clinical experience with a new contrast agent. Magn Reson Q 8: 156–168

Schmitz SA, Häberle JH, Balzer T, Shamsi K (1997) Determination of focal liver lesions: CT of the hepatobiliary system with gadoxetic acid disodium, or Gd-EOB-DTPA. Radiology 202: 399–405

Spinazzi A, Lorusso V, Pirovano G, Kirchin M (1999) Safety, tolerance, biodistribution, and MR imaging enhancement of the liver with gadobenate dimeglumine: Results of clinical pharmacologic and pilot imaging studies in nonpatient and patient volunteers. Acad Radiology 6: 282–291

Kontrastmittelgestützte Sonographie von Lebermetastasen

T. ALBRECHT

6.1
Einleitung

Die Sonographie ist das am häufigsten angewandte Verfahren in der bildgebenden Leberdiagnostik. Dies begründet sich in einer Reihe von Vorteilen gegenüber den anderen Schnittbildverfahren wie nahezu uneingeschränkte Verfügbarkeit, niedrige Kosten, fehlende Strahlenexposition und gute Patientenakzeptanz. Andererseits ist die Sonographie in der Diagnostik fokaler Leberläsionen der Computertomographie (CT) und Magnetresonanztomographie (MRT) unterlegen. Ihre Sensitivität in der Detektion fokaler Läsionen ist mit Werten zwischen 53 und 77 % deutlich eingeschränkt, sodass sie als alleiniges Verfahren zur Detektion von Metastasen nicht geeignet ist (Clarke et al. 1989; Wernecke et al. 1991; Ohlsson et al. 1993; Helmberger et al. 1999; Albrecht et al. 2001 a).

Läsionen, die im Ultraschall übersehen werden, sind entweder klein – knapp die Hälfte der Läsionen von weniger als 1 cm Durchmesser entgehen der sonographischen Diagnostik – oder ihre Reflexivität unterscheidet sich nur geringfügig von der des umgebenden Lebergewebes, sodass sie vom umgebenden Gewebe nicht zu unterscheiden sind. Trotz erheblicher Fortschritte in der Ultraschalltechnologie in den letzten Jahren wie der Einführung des „Tissue Harmonic Imaging" hat sich an dieser Situation nur wenig geändert (Albrecht et al. 2001 a).

Der Nachteil gegenüber CT und MRT bei der Betrachtung dieser Ergebnisse liegt im Wesentlichen darin, dass für die Sonographie im Gegensatz zu den anderen Verfahren bisher kein Kontrastmittel zur Verfügung stand und der Bildkontrast zwischen Läsionen und Lebergewebe dadurch relativ häufig unzureichend war. Auch die Charakterisierung von Läsionen in CT und MR und deren Überlegenheit gegenüber der Sonographie beruht entscheidend auf dem dynamischen Kontrastmittelverhalten der Läsionen.

Seit 1995 steht in Deutschland und mittlerweile in 69 Ländern weltweit das Ultraschallkontrastmittel Levovist (Schering AG, Berlin) zur Verfügung. Wie alle Mikrobläschenkontrastmittel verteilt es sich nach intravenöser Injektion sehr rasch im gesamten Blutpool, wo es für ca. 2–5 min persistiert. Die von Levovist in der Blutpool-Phase ausgehende Signalverstärkung wurde ursprünglich für die Steigerung des Dopplersignals bei technisch unzureichenden farbkodierten Duplexsonographien entwickelt. Inzwischen stehen aber neue, hochempfindliche kontrastmittelspezifische Bildgebungstechniken zur Verfügung, mit denen auch kleinste Mengen stationärer

Mikrobläschen flussunabhängig nachgewiesen werden können (s. unten). Mit diesen Tenchniken lässt sich wie mit der CT und MRT das dynamische Kontrastmittelverhalten von fokalen Leberläsionen untersuchen und differenzialdiagnostisch nutzen (Wilson et al. 2000).

Seit 1997 ist bekannt, dass sich Levovist nach einer initialen Blutpool-Phase im normalen Leber- und Milzgewebe anreichert und dort auch nach Abklingen der Blutpool-Phase für ca. 30 min nachweisbar ist (leberspezifische Spätphase) (Blomley et al. 1999 a; Albrecht et al. 2000 a). Diese leberspezifische Phase ist für die Diagnostik fokaler Läsionen und insbesondere für die Detektion von Metastasen besonders nützlich (Blomley et al. 1998; Blomley et al. 1999 b; Albrecht et al. 2000 b). Allerdings bedarf es auch hier wieder der Verwendung spezieller kontrastmittelspezifischer Bildgebungstechniken, da die Intensität der Signalverstärkung für einen sichtbaren Effekt in der konventionellen Graubildsonographie nicht ausreicht. Kontrastmittelspezifische Bildgebungstechniken nutzen eine Reihe komplexer Interaktionen zwischen den Ultraschallwellen einerseits und den Kontrastmittelmikrobläschen andererseits (s. unten).

Der Mechanismus, welcher der oben genannten leber- und milzspezifischen Spätphase von Levovist zugrunde liegt, ist nicht geklärt. Zwei mögliche Erklärungen kommen in Betracht:

* Aufgrund der hohen Dichte von Zellen des retikuloendothelialen Systems (RES) in Leber und Milz (im Gegensatz zu anderen Organen wie z. B. den Nieren oder dem Pankreas, die keine Spätphase aufweisen), wäre das Phänomen gut durch eine Interaktion der Bläschen mit dem RES erklärbar. Diese These wird durch die Tatsache unterstützt, dass einige andere – nicht aber alle – derzeit noch in der Entwicklung befindlichen Mikrobläschenkontrastmittel wie SHU 563 A (Schering AG, Berlin) und NC100100 (Nycomed-Amersham, Amersham, Großbritannien) bekanntermaßen vom RES aufgenommen werden (Fritsch et al. 1997; Hauff et al. 1997; Albrecht et al. 2000 b).
* Alternativ wäre ein Pooling in den Leber- und Milzsinusoiden vorstellbar; entweder aufgrund des extrem langsamen Flusses und großen Volumens dieser Gefäße und/ oder durch Endotheladhärenz. Aufgrund der morphologischen Unterschiede der Leber- und Milzsinusoide erscheint es jedoch fraglich, ob in beiden Organen vom selben vaskulären Mechanismus des Poolings der Mikrobläschen ausgegangen werden könnte.

6.2
Beschaffenheit sonographischer Kontrastmittel

In den letzten 15 Jahren wurden eine Reihe von Ultraschallkontrastmitteln von verschiedenen Herstellern entwickelt. Bisher sind nur zwei dieser Kontrastmittel zugelassen und auf dem Markt eingeführt. Neben Levovist ist hier Optison (Mallinckrodt, St. Louis, USA) zu nennen, welches für die Echokardiographie zugelassen ist. Weitere Präparate wie Sonovue (Bracco SPA, Mailand, Italien) und Definity (Du Pont Merck, USA) stehen kurz vor der Zulassung. Ultraschallkontrastmittel bestehen aus kleinsten Gasbläschen, wobei sowohl Luft (z. B. Levovist) als auch andere Gase (meist Perfluorgase, z. B. Optison, Sonovue und Definity) zum Einsatz kommen. Die Gasbläschen werden von einer dünnen Hüllmembran oder Schale umgeben, welche sie stabilisieren und die Lösung des Gases im Blutplasma verzögern. Als Hüllmembran werden meist Lipide eingesetzt. Die durchschnittliche Größe der Mikrobläschen liegt bei ca. 3 μm und somit deutlich unter dem Durchmesser von Erythrozyten, sodass keine Embolisationsgefahr besteht. Die Gesamtmenge des applizierten Gases pro Injektion liegt deutlich unter 1 ml.

Levovist besteht zu 99,9 % aus Galaktose, welches das Trägerkristall für die Mikrobläschen darstellt, und zu 0,1 % aus Palmitinsäure (Hüllsubstanz). Beide Stoffe sind normale Nahrungsbestandteile und haben daher keine Toxizität. Das Sicherheitsprofil der Substanz ist extrem günstig, schwerwiegende Nebenwirkungen wurden bisher bei ca. 500.000 Anwendung nicht beobachtet. Bei Patienten mit Galaktosämie oder schwerer Herzinsuffizienz ist Levovist allerdings kontraindiziert.

6.3
Physikalische Eigenschaften von Mikrobläschenkontrastmittel im Schallfeld

Das Grundprinzip der Signalverstärkung durch Mikrobläschenkontrastmittel liegt in der hohen Reflexivität von Gasen. Neben der einfachen Reflexion von Schallwellen gibt es aber eine Reihe komplexer Interaktionen zwischen den Schallwellen und Mikrobläschen. Durch diese Interaktionen wird die Intensität des vom Bläschen erwiderten akustischen Signals um mehrere Zehnerpotenzen gesteigert. Dadurch wird eine sehr sensitive Darstellung von Kontrastmittel ermöglicht, sofern spezielle kontrastmittelspezifische Bildgebungstechniken verwendet werden.

Mikrobläschen werden von Schallwellen bereits bei sehr niedrigen Amplituden zu Schwingungen angeregt. Diese Schwingungen haben die ausgeprägte Tendenz, sich der Resonanzfrequenz des Mikrobläschens anzugleichen. Die Resonanzfrequenz eines typischen Kontrastmittelmikrobläschens von 3 μm Durchmesser beträgt ca. 3 MHz, was innerhalb des in der abdominellen Sonographie verwendeten Frequenzbereiches liegt. Durch diese Überlappung der einstrahlenden Frequenz und der Resonanzfrequenz des Bläschens wird eine sehr intensive Anregung des Mikrobläschens ermöglicht. Bei niedriger Schallamplitude sind die Oszillationen des Mikrobläschen linear, d. h. es folgt in seiner Bewegung genau den Druckveränderungen (der „Form") des Ultraschallpulses. Mit steigender Amplitude setzt das Gas im Bläschen der Kompression einen größeren Widerstand entgegen als der Expansion, das Bläschen verhält sich nichtlinear und das erwiderte Signal enthält neben der Ausgangsfrequenz auch andere Frequenzen, es wird verzerrt. Wie bei einem Musikinstrument mischen sich so harmonische Ober- und Untertöne in das erwiderte Signal; dieser Prozess wird als „harmonische Resonanz" bezeichnet.

Bei weiterer Erhöhung der Amplitude kommt es zu einer zunehmenden Zerstörung der Bläschen („Resonanzkatastrophe"). Der Schwellenwert zur Zerstörung ist variabel und hängt von einer Reihe verschiedener Faktoren wie der Beschaffenheit und Größe des Bläschens sowie der Schallabschwächung durch das darüber liegende Gewebe ab. In vivo zeigt sich für Levovist eine signifikante Zerstörung ab einem mechanischen Index von ca. 0,4 (in der diagnostischen Sonographie werden mechanische Indizes von bis zu ca. 1,8 verwendet). Im Moment der Zerstörung

Abb. 6.1 a–c. Patient mit histologisch gesicherten Lebermetastasen eines Cholangiokarzinoms.
a Longitudinalschnitt durch das Segment IV des linken Leberlappens im konventionellen Graubild. Es zeigt sich eine Parenchyminhomogenität aber kein umschriebener Tumor.
b Mehrere eindeutig scharf begrenzte fokale Defekte im SAE-Bild, die als Metastasen interpretiert wurden. **c** Die MRT nach Gabe von superparamagnetischen Eisenpartikeln bestätigt multiple Metastasen im Segment IV. (Aus Albrecht et al. 2000 a)

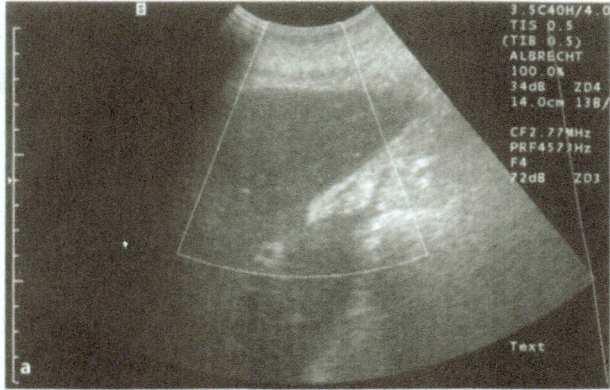

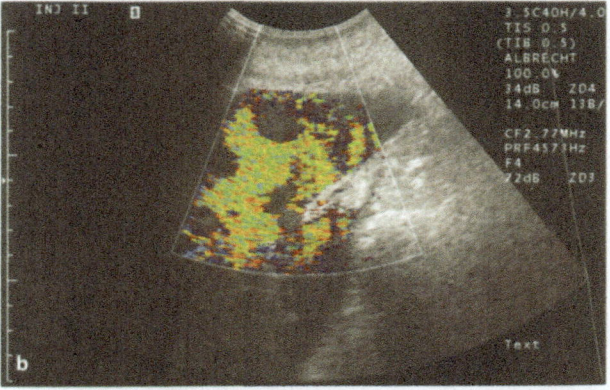

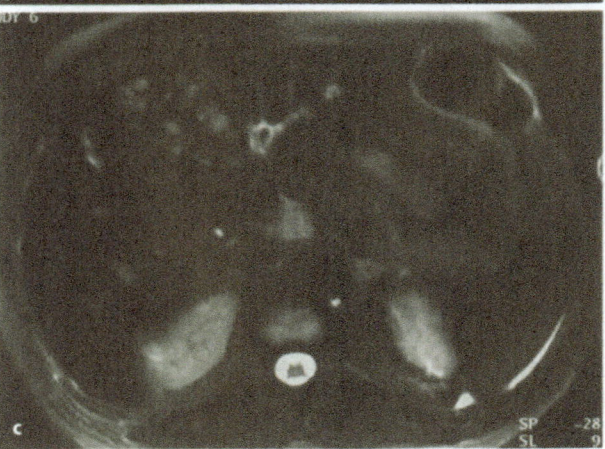

tritt ein kurzlebiges, intensives, breitbandiges, ausgeprägt nichtlineares Signal auf, welches als „stimulierte akustische Emission" (SAE) bezeichnet wird (Uhlendorf u. Hoffmann 1994; Bauer et al. 1997). Dieses kurzlebige SAE-Signal ist aufgrund seiner hohen Intensität und hohen Nicht-Linearität für die Bildgebung besonders geeignet.

6.4
Farbbilddarstellung der stimulierten akustischen Emission

In der Farbdopplerbildgebung unterscheidet sich das SAE-Signal in seinem Frequenzspektrum erheblich vom auslösenden Dopplerimpuls, und der Autokorrelator des Ultraschallgerätes interpretiert diese veränderten Signale entsprechend als starkes Pseudo-Dopplersignal. In der Farbbilddarstellung zeigt sich SAE als charakteristisches Mosaikmuster von Farbpixeln verschiedener Farben in zufälliger Anordnung; die Signale gehen sowohl von sich bewegenden als auch von stationären Mikrobläschen aus, d.h. sie sind flussunabhängig. In der leberspezifischen Spätphase von Levovist zeigen sich somit Metastasen, die kein Kontrastmittel aufnehmen, als scharf begrenzte Signaldefekte im signalreichen Leberparenchym (Abb. 6.1 a–c). Dadurch verbessert sich die Abgrenzbarkeit von Metastasen erheblich, und dies kann in der Graubilddarstellung okkulte Metastasen sichtbar machen (Blomley et al. 1998; Blomley et al. 1999 a; Albrecht et al. 2000 a).

Die Farbbildgebung von SAE hat eine Reihe technischer Nachteile wie

- die relativ niedrige räumliche und zeitliche Auflösung,
- die auf die Farbbox beschränkte Abbildung,
- die z. T. ausgeprägte Abhängigkeit von der Fokusposition und
- eine begrenzte Eindringtiefe.

6.5
Graubilddarstellung mit der Phaseninversionstechnik

Im Jahre 1997 wurde ein neues kontrastmittelspezifisches harmonisches Bildgebungsverfahren, die Phasen- oder Pulsinversion (PI), mit dem Ziel entwickelt, die beschriebenen Limitationen der SAE-Farbbildgebung zu überwinden. Bei der PI handelt es sich um ein Verfahren, welches von Kontrastmittel reflektierte Ultraschallsignale breitbandig und selektiv im gesamten Ultraschallbild mit hoher zeitlicher und räumlicher Auflösung darstellt. Das Verfahren bedient sich zweier um 180° phasenverschobener Ultraschallsignale, die unmittelbar nacheinander ausgesendet werden. Die Echoantwort dieser beiden Pulse wird vom Ultraschallgerät addiert und zu einem Bild verarbeitet. Treffen die beiden Pulse auf einen linearen Reflektor (Gewebe), so ist das Ergebnis der Summation der 180° phasenverschobenen Echoantworten eine vollständige Signalauslöschung. Finden sich hingeben nichtlineare Reflektoren wie Mikrobläschen im Schallfeld, so werden beide Pulse verzerrt. Da diese Verzerrungen nicht genau spiegelbildlich auftreten, führt die Summation der beiden Echoantworten nicht mehr zu einer Signalauslöschung, sondern es resultiert auch nach Summation

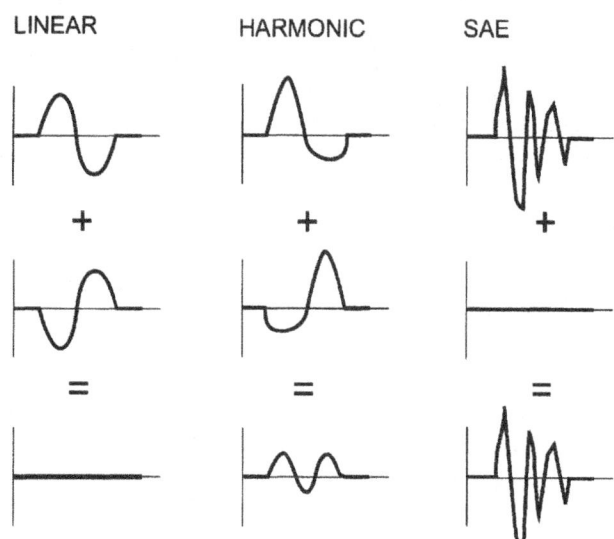

Abb. 6.2. Prinzip der Phaseninversionstechnologie. Zwei um 180° phasenverschobene Ultraschallpulse werden unmittelbar nacheinander ausgesendet. Deren Echoantworten werden vom Ultraschallgerät addiert und zu einem Bild verarbeitet. Treffen die beiden Pulse auf einen rein linearen Reflektor, so ist das Ergebnis der Echoantworten eine komplette Signalauslöschung. Nichtlineare Echoantworten von Mikrobläschen einschließlich harmonischer Resonanzen und SAE verzerren die ausgesandten Pulse, woraus sich nach der Summation ein Signal ergibt, welches aus den nichtlinearen Komponenten der Echoantwort besteht. Beim Auftreten von SAE im Augenblick der Zerstörung eines Mikrobläschens ist das resultierende Signal besonders intensiv, da vom zerstörten Mikrobläschen kein weiteres Signal ausgehen kann. Somit wird die intensive SAE-Antwort des ersten Pulses ohne Subtraktion genutzt. (Aus Albrecht et al. 2001 b)

noch ein Signal. Dieses Signal ergibt sich ausschließlich aus den nichtlinearen Komponenten der Echoantwort (Abb. 6.2).

Die PI-Technologie stellt somit ein Subtraktionsverfahren dar, welches selektiv nichtlineare Reflektoren darstellt (Hope Simpson u. Burns 1999; Burns et al. 2000; Albrecht et al. 2000 c). Da Mikrobläschen im Vergleich zu Gewebe über eine besonders ausgeprägte nichtlineare Echoantwort verfügen, ist diese Technik besonders für deren Darstellung geeignet.

Die Sensitivität der PI gegenüber Mikrobläschen ist dann besonders hoch, wenn hohe mechanische Indizes eingesetzt werden, die zur Zerstörung der Bläschen und somit zum Auftreten von SAE führen. Die Zerstörung des Bläschens durch den ersten Puls verursacht ein intensives und deutlich nichtlineares Signal. Der zweite Puls trifft nun auf das bereits zerstörtes Bläschen, sodass von diesem keine weitere Echoantwort mehr ausgeht. Somit erfolgt keine Verminderung des ersten Pulses durch Subtraktion, und es resultiert eine besonders helle Abbildung der Bläschen im PI-Bild (vgl. Abb. 6.2; Albrecht et al. 2000 c).

Die praktische Umsetzung der PI erfolgt als Graubildtechnologie, d. h. je höher die nichtlineare Signalintensität, die von einem Reflektor ausgeht, desto heller ist der Bildpunkt, der diesen Reflektor repräsentiert. Dieses erfolgt im gesamten Bildfeld und somit – im Gegensatz zur SAE-Farbdarstellung – unabhängig von einer Farbbox.

Die zeitliche Auflösung ist deutlich höher als in der Farbdarstellung, da bei der Farbdarstellung typischerweise mehr als drei Pulse zum Bildaufbau erforderlich sind, bei der Phaseninversion hingegen nur zwei. Dadurch wird eine Bildrate von 10 oder mehr Bildern pro Sekunde selbst bei großem Bildfeld ermöglicht. Da das ausgewertete Frequenzspektrum aufgrund der dominierenden zweiten harmonischen Antwort deutlich nach oben verschoben wird und die räumliche Auflösung mit zunehmender Frequenz steigt, ist auch die räumliche Auflösung wesentlich besser als in der Farbdarstellung und sogar besser als im konventionellen Graubild.

Insgesamt handelt es sich also um ein kontrastmittelspezifisches Bildgebungsverfahren mit exzellenten Eigenschaften wie

- hoher Sensitivität gegenüber Mikrobläschchen,
- hoher räumlicher und zeitlicher Auflösung und
- Ausnutzung des Kontrasteffektes in der gesamten Bildebene.

6.6
Bildgebung von Lebermetastasen mit der Phaseninversionstechnik in der leberspezifischen Phase von Levovist

Nach Abklingen der Blutpool-Phase, welche ca. 2–5 min andauert, finden sich die Levovist-Mikrobläschen nahezu ausschließlich im gesunden Leberparenchym, Metastasen hingegen reichern die Mikrobläschen nicht an. Untersucht man die Leber in der Spätphase (nach >2,5 min), so resultiert im PI-Bild eine homogene helle Signalverstärkung des gesunden Lebergewebes, während sich Metastasen als scharf begrenzte echoarme oder oft nahezu echofreie Läsionen darstellen (Dalla Palma 1999; Harvey et al. 2000 a, 2000 b; Albrecht et al. 2001 b). Oft erscheinen diese metastatischen Läsionen wie „ausgestanzt" (Abb. 6.3 a,b).

Nicht selten zeigen Metastasen zusätzlich einen zarten hellen umgebenden Ring, in dem die Signalverstärkung noch ausgeprägter ist als im übrigen Lebergewebe (Harvey et al. 2000 b; Abb. 6.4 a–c). Die Ursache dieses Ringes ist bisher nicht geklärt, mög-

Abb. 6.3 a,b. Patient mit Rektumkarzinom, Longitudinalschnitt durch den linken Leberlappen. **a** Das konventionelle B-Bild zeigt eine 11 mm duchmessende, gering hyporeflexive, subkapsuläre Lebermetastase in Segment III (*Pfeil*) **b** s. S. 58

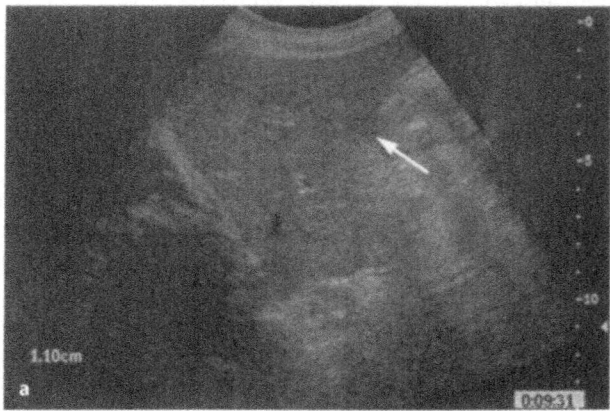

Abb. 6.3. b PI-Modus in der Spätphase nach intravenöser Gabe von Levovist. Homogenes Enhancement des normalen Lebergewebes mit Betonung um die Fokuszone. Die Metastase ist als runde Kontrastmittelaussparung deutlich besser abgrenzbar (*Pfeil*). (Aus Albrecht et al. 2001 c)

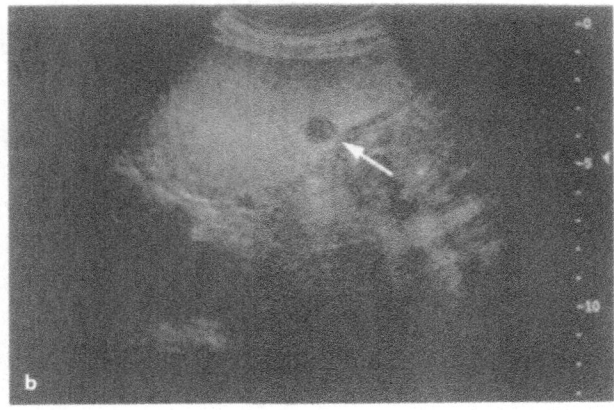

licherweise handelt es sich dabei um komprimiertes Lebergewebe, in dem die Dichte der RES-Zellen höher ist als in der übrigen Leber und somit eine vermehrte Levovist-Aufnahme stattfindet. Der Kontrast zwischen normalem Lebergewebe und Metastasen nimmt nach Kontrastmittelgabe im Vergleich zur nativen Ausgangsuntersuchung durchschnittlich um ca. 11 dB zu (Albrecht et al. 2001 a), was die subjektive Abgrenzbarkeit von Metastasen erheblich verbessert. Darüber hinaus werden isoreflexive Metastasen, die in der Nativuntersuchung dem sonographischen Nachweis oft entgehen, deutlich hyporeflexiv und sind somit zweifelsfrei nachzuweisen (vgl. Abb. 6.4 a–c). Dieses erweist sich bei sehr kleinen Metastasen als besonders vorteilhaft.

Auch Metastasen, die in der Nativuntersuchung hyperreflexiv sind, zeigen sich nach Kontrastmittelgabe im PI-Modus in der Regel hyporeflexiv, da das Signal im Leberparenchym nach Kontrastmittelgabe das der primär hyperreflexiven Metastase übersteigt (Dalla Palma et al. 1999; Harvey et al. 2000 b; Albrecht et al. 2001 b). Dieses auch als „Inversion" bezeichnete Phänomen ermöglicht gleichzeitig eine Abgrenzung hyperreflexiver Metastasen gegenüber benignen hyperreflexiven Läsionen wie Hämangiomen. Letztere zeigen, korrespondierend zur CT und MRT, in der Blutpool-Phase eine sich über Minuten erstreckende zentripetale Füllung mit Kontrastmittel, sodass diese in der Spätphase (ca. 3–5 min nach Injektion) in der Regel ein deutliches Kontrastmittelenhancement zeigen und somit leicht von metastasentypischen Kontrastmittelaussparungen zu unterscheiden sind (Bertolotto et al. 2000; Kim et al. 2000; Albrecht et al. 2000 d; Abb. 6.5 a–d).

Ähnliches gilt für den zweithäufigsten benignen Lebertumor, die fokale noduläre Hyperplasie (FNH). Diese Läsionen zeigen bereits in der arteriellen Phase ein ausgeprägtes homogenes Enhancement. Diese Enhancement persistiert bis in die Spätphase, in der die FNH – aufgrund ihrer großen histologischen Ähnlichkeit zu normalem Leberparenchym – eine ausgeprägte, z. T. über das normale Parenchym hinausgehende Kontrastmittelanreicherung zeigt (Albrecht et al. 2000 d; Blomley et al. 2001; Abb. 6.6 a–c). Sowohl Hämangiome als auch FNH sind in der Spätphase im Gegensatz zu Metastasen nicht selten isoreflexiv und können so komplett maskiert werden.

Abb. 6.4 a–c. Patientin mit
Adenokarzinom und histologisch gesicherten Lebermetastasen, Transversalschnitt durch
den rechten Leberlappen.
a Im B-Bild leicht inhomogenes
Leberparenchym, aber keine
umschriebenen fokalen Läsionen. **b** Im PI-Modus in der
Spätphase von Levovist homogenes Enhancement des Lebergewebes mit Darstellung multipler scharf abgrenzbarer
Metastasen (histologisch gesichert) ohne KM-Aufnahme.
Einige der Metastasen zeigen
ein angedeutetes umgebendes
Ringenhancement. **c** Korrespondierende computertomo-
graphische Schichtebene zu
(**b**) in der portalvenösen Phase
nach intravenöser Kontrastmittelapplikation

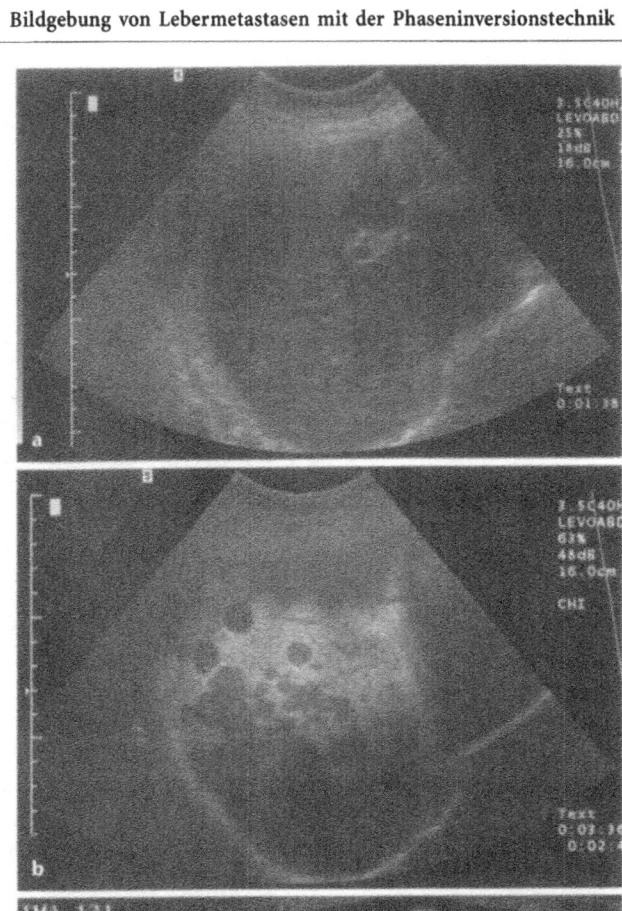

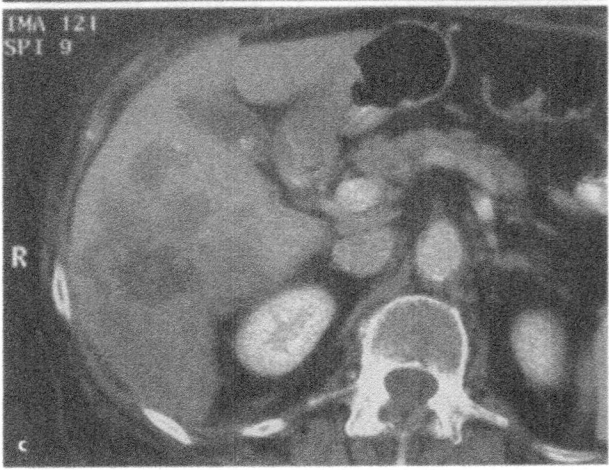

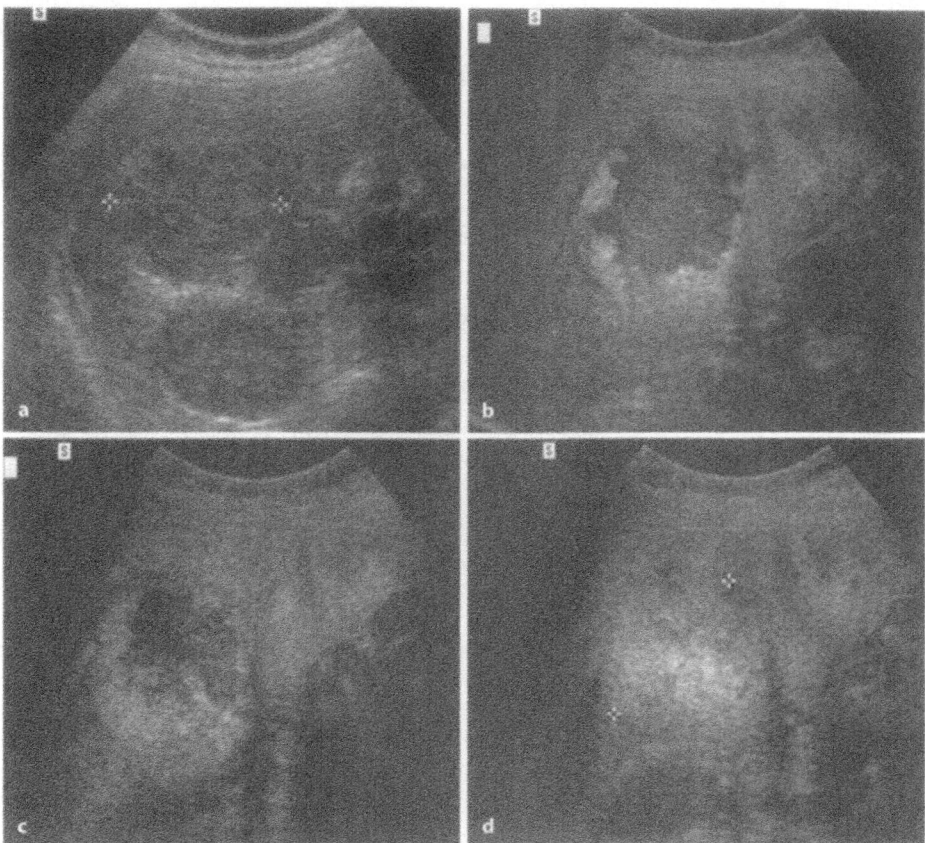

Abb. 6.5 a–d. Hämangiom der Leber mit typischem „Irisblendenphänomen" nach intravenöser Gabe von Levovist. Die Untersuchung erfolgte intermittierend mit kurzen (wenige Sekunden dauernden) Beschallungen der Läsion in den abgebildeten drei Phasen, um die Zerstörung der Mikrobläschen durch den Ultraschall zu minimieren. **a** Nativ ist das Hämangiom isoreflexiv. **b** In der arteriellen Phase zeigt sich das typische, aus CT und MRT bekannte periphere noduläre Enhancement. **c** Zunehmende zentripetale Füllung der Läsion in der portalvenösen Phase. **d** In der Spätphase (ca. 3 min nach Kontrastmittelinjektion) ist das Hämangiom komplett mit Kontrastmittel gefüllt und verhält sich somit iso- bzw. leicht hyperreflexiv zum ebenfalls kontrastmittelaufnehmenden Lebergewebe

Obwohl die Metastasen in der Spätphase im PI-Bild oft sehr echoarm und manchmal nahezu echofrei erscheinen, zeigen sie in der Regel keine oder nur eine geringe dorsale Schallverstärkung. Zysten hingegen weisen im PI-Modus nach Levovist eine besonders ausgeprägte dorsale Schallverstärkung auf und lassen sich so meist sicher von Metastasen unterscheiden – nur bei sehr kleinen Läsionen (<5 mm) ist dies gelegentlich nicht sicher möglich. Bei Läsionen, die bereits nativ sichtbar sind, gibt die Nativuntersuchung diesbezüglich bereits entscheidende Informationen.

Da prinzipiell jede Art von Fremdgewebe Kontrastmittelaussparungen in der Leber verursacht, ist ein Abgrenzung von Metastasen gegenüber selteneren benignen Läsionen wie Granulomen (Albrecht et al. 2001 b) oder kleineren Abszessen aufgrund des

Abb. 6.6 a–c. Fokal noduläre Hyperplasie (*Pfeilspitzen*) mit typischem Kontrastmittelverhalten (intermittierende Undersuchung, siehe Abb. 6.5 a–d). **a** Nativ ist die Läsion nahezu isoreflexiv mit angedeuteter zentraler Narbe (*Pfeil*). **b** In der arteriellen Phase (31 s nach Injektion von Levovist) zeigt die FNH ein ausgeprägtes homogenes Enhancement, deutlich mehr, als das umgebende Lebergewebe **c** s. S. 62

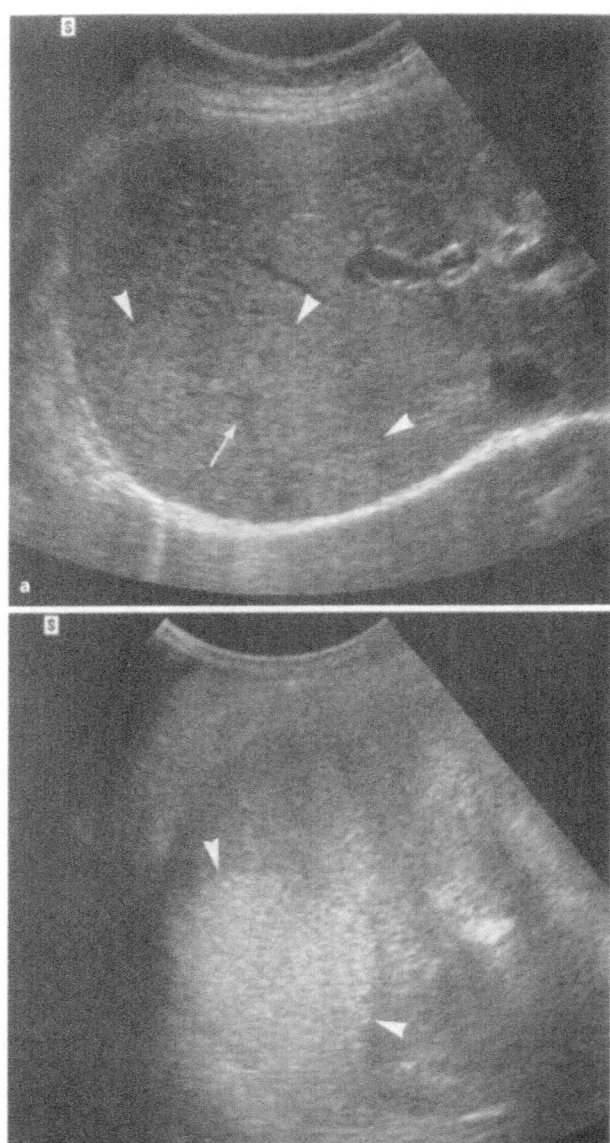

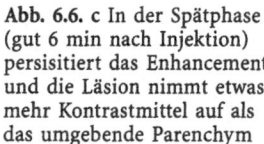
Abb. 6.6. c In der Spätphase
(gut 6 min nach Injektion)
persisitiert das Enhancement
und die Läsion nimmt etwas
mehr Kontrastmittel auf als
das umgebende Parenchym

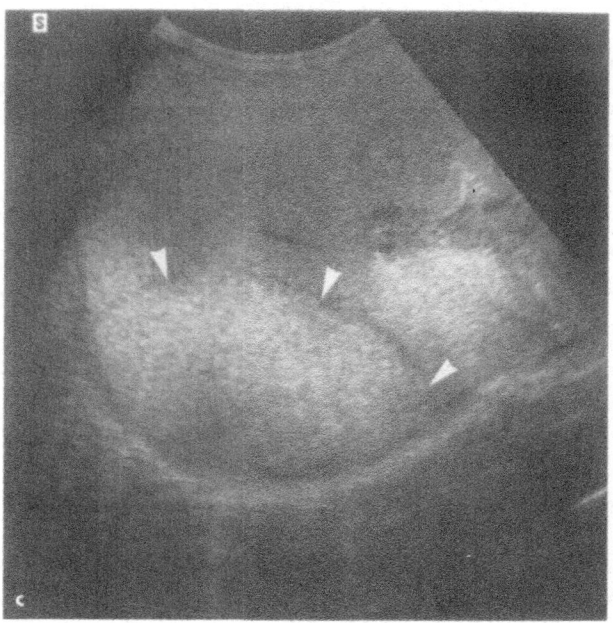

Kontrastmittelverhaltens allein – wie in anderen bildgebenden Verfahren auch – nicht
möglich. Hier können die Anamnese und die Nativuntersuchung differenzialdiagnostisch hilfreich sein.

6.7
Bisherige Ergebnisse in der Detektion von Metastasen
mit der Phaseninversionstechnik und Levovist

Zwei Pilotstudien haben die Detektion von Lebermetastasen mit der kontrastverstärkten PI-Technik untersucht. Harvey et al. (2000 b)untersuchten 11 Patienten mit multiplen Lebermetastasen vor und nach Levovist-Injektion und fanden bei jedem dieser
Patienten nach Kontrastmittel zusätzliche Metastasen, die sich in der Spiral-CT bestätigen ließen. Bei 3 Patienten fanden die Autoren Läsionen von 2–4 mm Durchmesser,
die in der CT nicht nachweisbar waren. In einer ähnlichen Studie fanden Dalla Palma
et al. (1999) nach Levovist im Vergleich zur nativen Sonographie zusätzliche Läsionen
bei 20 von 36 Patienten. Im Vergleich zur Spiral-CT zeigte die kontrastverstärkte
Sonographie bei 8 Patienten mehr Läsionen und bei 4 Patienten weniger Läsionen.

In einer weiteren Studie zum Vergleich der konventionellen Sonographie mit der
PI-Sonographie in der Spätphase nach Levovist-Gabe wurden 62 Patienten mit einer
malignen Grunderkrankung untersucht (Albrecht et al. 2001 b). Zunächst wurde bei
allen Patienten eine konventionelle Graubildsonographie durchgeführt sowie eine
zweite Untersuchung im PI-Modus mehr als 2,5 min nach Injektion von Levovist.
Bei allen Patienten lag eine Referenzbildgebung (CT, MRT oder intraoperativer Ultra-

schall) zum Vergleich vor, wobei soweit verfügbar auch Ergebnisse von Biopsien und Verlaufsbeobachtungen hinzugezogen wurden. Die Beurteilung von Ultraschall- und Referenzuntersuchungen erfolgten von unabhängigen „geblindeten" Beobachtern.

39 der Patienten wiesen Metastasen in der Referenzbildgebung auf. Bei 36 von diesen konnten Metastasen in der konventionellen Sonographie nachgewiesen werden, nach Kontrastmittelgabe wurde diese Zahl auf 38 erhöht. Insgesamt konnten bei 28 Patienten nach Kontrastmittelapplikation mehr Metastasen als in der konventionellen Sonographie nachgewiesen werden. Diese zusätzlichen Metastasen bestätigten sich anschließend in der Referenzbildgebung. Die durchschnittliche Anzahl der bestätigten Metastasen pro Patient lag bei 3,06 für die konventionelle Sonographie und bei 5,42 für den kontrastverstärkten PI-Modus (p<0,01). Die durchschnittliche Sensitivität in der Detektion individueller Metastasen konnte dadurch von 63 auf 91 % gesteigert werden. Metastasen mit einem Durchmesser von ≤1 cm fanden sich konventionellsonographisch bei 14 Patienten und nach Kontrastmittelgabe bei 24 Patienten, in der Referenzbildgebung zeigten 26 Patienten derart kleine Läsionen. Die Anzahl der falsch-positiven Befunde blieb durch die Kontrastmittelgabe unverändert, falsch-positive Befunde wurden mit beiden sonographischen Techniken bei 6 Patienten erhoben. Diese waren entweder durch fälschlicherweise als maligne eingestufte benigne Läsionen oder Inhomogenitäten in der Echotextur bedingt.

Kürzlich wurde an 9 verschiedenen europäischen und nordamerikanischen Zentren eine Multizenterstudie zum gleichen Thema durchgeführt (Albrecht et al. 2001 a). Sie sollte die Reproduzierbarkeit der ersten vielversprechenden Ergebnisse an einem größeren Patientenkollektiv überprüfen. Im Mittelpunkt der Studie stand der Vergleich von konventioneller Sonographie und kontrastverstärkter PI-Bildgebung. Als Referenzbildgebung diente die Zwei-Phasen-Spiral-CT. Auch in dieser Studie erfolgte die Bildauswertung durch „geblindete" Beobachter, die die Abgrenzbarkeit, Größe, Anzahl und Lokalisation der Metastasen bestimmten.

Es wurden 128 Patienten mit Verdacht auf Lebermetastasen untersucht, von denen 85 hepatische Filiae aufwiesen. Die subjektive Bewertung der Abgrenzbarkeit von jeweils einer Markermetastase pro Patient zeigte eine verbesserte Abgrenzbarkeit in 87 % der Patienten, 4 % der Metastasen waren nach Kontrastmittelgabe schlechter abgrenzbar; hierbei handelte es sich um Läsionen, die nativ hyperreflexiv waren. Quantitative Messungen der Abgrenzbarkeit der Markerläsion zeigten einen Anstieg des Kontrastes zwischen Metastase und angrenzendem Lebergewebe von 6,5 dB in der Nativuntersuchung auf 17,3 dB nach Kontrastmittel. Die Anzahl der pro Patient durchschnittlich nachgewiesenen Metastasen betrug 3,9 in der nativen Sonographie und 5,1 nach Kontrastmittelgabe. Die durchschnittliche Sensitivität in der Detektion individueller Metastasen verbesserte sich von 71 auf 88 % (p <0,001). Die Sensitivität im Nachweis eines metastatischen Befalls der Leber (unabhängig von der Anzahl individueller Läsionen) wurde nur geringfügig von 94 auf 98 % gesteigert, dieser Unterschied war statistisch nicht signifikant.

Wesentlich verbessert hingegen war die Spezifität in der Diagnose eines metastatischen Leberbefalls, welche von 59 auf 88 % anstieg (p <0,01). Dieses begründete sich im Wesentlichen dadurch, dass nativ-sonographisch eine Reihe von fraglichen, metastasensuspekten Läsionen oder Inhomogenitäten gefunden wurden. Die meisten dieser Befunde zeigten dann nach Kontrastmittelgabe ein homogenes Enhancement, wodurch Metastasen sicher ausgeschlossen werden konnten. Zusätzlich konnten mehrere nativ-sonographisch als Metastasen bewertete Läsionen aufgrund ihres ausgeprägten Enhancements in der Spätphase korrekt als benigne eingestuft wurden.

Eine der Limitationen dieser Studie war die Verwendung der Zwei-Phasen-Spiral-CT als Referenzmethode, die gewisse Lücken in der Diagnostik von Lebermetastasen aufweist. Bei Läsionen, die in der kontrastmittelverstärkten Sonographie nachweisbar waren, sich in der CT aber nicht bestätigten, war dieses besonders problematisch. Hier konnte häufig nicht beurteilt werden, ob es sich um tatsächlich vorhandene Läsionen handelte. Um dieses Problem näher zu untersuchen, gab es in der Studie eine nichtrandomisierte Untergruppe von 23 Patienten, bei denen eine weitere unabhängige Referenzmethode zur Verfügung stand, diese waren die MRT (n = 13), der intraoperative Ultraschall (n = 7) oder ein Resektionspräparat (n = 3). In dieser Untergruppe konnten mit dem kontrastverstärkten PI-Modus durchschnittlich 3,7 durch die unabhängige Referenzbildgebung bestätigte Metastasen nachgewiesen werden, während dieser Wert für die Spiral-CT bei 3,0 Metastasen lag. Auf einzelne Patienten bezogen bedeutete dies, dass die kontrastmittelgestützte Sonographie bei 7 Patienten mehr bestätigte Läsionen zeigte als die CT, während die CT nur bei einem Patienten mehr Läsionen zeigte als die PI-Sonographie. Eine abschließende Aussage zum Vergleich von CT und kontrastmittelgestützter Sonographie ist aufgrund dieses kleinen und hoch selektierten Subkollektivs nicht möglich.

6.8
Untersuchungstechnik in der Spätphase

Die Untersuchung mit der PI-Technik in der Spätphase von Levovist weist einige Besonderheiten auf, die sich im Wesentlichen aus der extremen Kurzlebigkeit des Kontrasteffektes ergeben. Diese Besonderheiten müssen unbedingt beachtet werden, da der Kontrasteffekt nur so klinisch verwertbar ausgenutzt werden kann.

Die in der konventionellen Sonographie übliche langsame Durchmusterung der Leber in mehreren Ebenen über einen beliebigen Zeitraum ist in dieser Technik nicht möglich, da die Mikrobläschen in der Leber bereits nach 2–3 Einzelbildern, d. h. also in ca. einer Fünftel- bis einer Zehntelsekunde durch die Schalleinwirkung zerstört werden. Da in der Spätphase die Bläschen aus dem Blutpool nicht oder nur in einem geringen Maße ersetzt werden können, gibt es also in einem einzelnen Lebergebiet nur eine ein- oder zweimalige Gelegenheit, kontrastverstärkte Bilder zu erzeugen. Dieses wird dadurch erreicht, dass die Leber mit einer Reihe von zügigen „sweeps" unter Verwendung eines hohen mechanischen Index ($\geq 0,8$) untersucht wird. Die Sweeps werden in der Regel in der axialen Ebene durchgeführt. Der Schallkopf wird möglichst kranial der subdiaphragmalen Leberanteile aufgesetzt, und der Sweep erfolgt dann über einige Sekunden bis zum unteren Leberrand. Dabei wird durch die Bewegung des Schallkopfs bei jedem Einzelbild eine „frische" Bläschenpopulation angestrahlt und zerstört. Unmittelbar nach dem Sweep wird die Bildabfolge angehalten, und die Einzelbilder des Sweeps werden dann mit Hilfe des Cine-Bildspeichers ohne Zeitdruck begutachtet. Repräsentative Einzelbilder werden zur Dokumentation benutzt. Anschließend wird der Sweep in einem anderen Leberanteil wiederholt, bis die gesamte Leber durchmustert ist. In der Regel reichen dazu separate Untersuchungen des linken und des rechten Leberlappens aus.

Auch wenn diese Untersuchungstechnik zunächst gewöhnungsbedürftig ist, hat sie sich in der Praxis als gut erlernbar und reproduzierbar erwiesen.

6.8
Zusammenfassung und Ausblick

Die bisherigen Ergebnisse belegen, dass die sonographische Detektion von Lebermetastasen durch die Verwendung eines leberspezifischen Ultraschallkontrastmittels und geeignete Bildgebungstechnologien erheblich verbessert werden kann. Aufgrund der bisherigen Erfahrungen stellt die Methode eine gute Alternative zu den anderen Schnittbildverfahren dar. Größere Vergleichstudien zwischen kontrastmittelverstärkter Sonographie und CT bzw. MRT mit einem unabhängigen Referenzstandard stehen bisher aber noch aus. Besonders hervozuheben ist, dass sich mit dem Kontrastmitteleinsatz nicht nur die Detektion von Läsionen signifikant verbessert, sondern dass in der Regel auch verlässlich zwischen Metastasen und gutartigen Läsionen unterschieden werden kann (Albrecht et al. 2000 d; Blomley et al. 2001).

Eine wesentliche Limitation der Methode liegt in der sehr kurzen Dauer des Kontrasteffektes und der sich daraus ergebenden Untersuchungstechnik. Auch wenn diese für den geübten Untersucher relativ schnell zu erlernen ist, ist sie doch ein Hindernis für die allgemeine Verbreitung der Methode. Mögliche Auswege aus dieser Situation ergeben sich sowohl aus der fortschreitend verbesserten Gerätetechnologie als auch aus neueren Kontrastmitteln, die sich derzeit in der klinischen Entwicklung befinden. Hinsichtlich der Gerätetechnik sind hier z. B. Multipulstechnologien wie der „Pulse Inversion Doppler" zu erwähnen, welcher bereits bei sehr niedrigen mechanischen Indizes von ca. 0,1 einen deutlichen Kontrasteffekt erzielt, sodass die Zerstörung der Mikrobläschen drastisch reduziert wird (Hope Simpson u. Burns 1999). Dieses erlaubt die Ausnutzung des Kontrasteffektes über einen längeren Untersuchungszeitraum.

Eine besonders vielversprechende Neuentwicklung auf dem Kontrastmittelsektor ist das perfluorgashaltige NC100100 (derzeit in Phase II der klinischen Prüfung), welches wie Levovist über eine leberspezifische Phase verfügt. Dieses Kontrastmittel zeichnet sich einerseits durch eine sehr hohe Stabilität aus, d. h. es wird bei Beschallung nur langsam zerstört. Andererseits verfügt es über eine sehr ausgeprägte harmonische Antwort bei niedrigen mechanischen Indizes, sodass bereits bei mechanischen Indizes von ca. 0,2–0,5 ein ausgeprägter Kontrasteffekt im Leberparenchym auftritt. Unter Verwendung eines derart niedrigen mechanischen Index kann die Leber nach NC100100-Gabe über einen Zeitraum von länger als 15 min kontinuierlich beschallt werden, ohne dass es zu einem wesentlichen Signalabfall kommt (Albrecht et al. 2000 b). Somit werden Kontrastmitteluntersuchungen in herkömmlicher Untersuchungstechnik mit wiederholter Untersuchung des gleichen Leberareals in mehreren Ebenen möglich.

Literatur

Albrecht T, Blomley MJK, Heckemann RA et al. (2000 a) Stimulierte akustische Emission mit dem Ultraschall-Kontrastmittel Levovist: ein klinisch nutzbarer Kontrasteffekt mit leberspezifischen Eigenschaften. RöFo 172: 61–67

Albrecht T, Blomley M, Goldberg B, Leen E, Needleman L, Cosgrove D, Hoffmann C (2000 b) Detektion fokaler Leberläsionen mit dem neuen RES-gängigen Echokontrastmittel NC100100: Ergebnisse einer explorativen Multicenter-Studie. Ultraschall Med 21 (Suppl): S24

Albrecht T, Hoffmann CW, Schettler S et al. (2000 c) B-mode enhancement at phase inversion US with with air-based microbubble contrast agent: initial experience in humans. Radiology 216: 273–278

Albrecht T, Hoffmann CW, Overberg A, Schettler S, Schmitz S, Wolf KJ (2000 d) Characterisation of focal liver lesions using phase inversion ultrasound during the liver-specific late phase of Levovist. Eur Radiol 10 (Suppl): 225

Albrecht T, Blomley MJK, Burns PN et al. (2001 a) Comparison of conventional sonography, contrast-enhanced pulse inversion sonography and dual phase spiral CT in the detection of hepatic metastases: Results of a multicentre study. European Radiology 11 (Suppl 1): 212–213

Albrecht T, Hoffmann CW, Schmitz SA, Schettler S, Overberg A, Germer CT, Wolf KJ (2001 b) Phase inversion sonography during the liver-specific phase of Levovist: Improved detection of liver metastases. Am J Roentgenol 176: 1191–1198

Albrecht T, Hoffmann CW, Wolf KJ (2001 c) Sonographie von Lebermetastasen mit leberspezifischem Kontrastmittel. 41: 8–15

Bauer A, Schlief R, Zomack M, Urbank A, Niendorf HP (1997) Acoustically stimulated microbubbles in diagnostic ultrasound: Properties and implications for diagnostic use. In: Nanda N, Schlief R, Goldberg BB (eds) Advances in echo imaging using contrast enhancement. 2nd Ed. Kluwer Academic, London, pp 669–684

Bertolotto M, Dalla Palma L, Quaia E, Locatelli M (2000) Characterization of unifocal liver lesions with pulse inversion harmonic imaging after Levovist injection: Preliminary results. Eur Radiol 10: 1369–1376

Blomley M, Albrecht T, Cosgrove D, Jayaram V, Butler-Barnes J, Eckersley R (1998) Stimulated acoustic emission in liver parenchyma with Levovist. Lancet 351: 568

Blomley MJ, Albrecht T, Cosgrove DO et al. (1999 a) The use of stimulated acoustic emission to image a late liver-specific phase of Levovist: An investigation in normal volunteers and patients with and without liver disease. Ultrasound Med Biol 25: 1341–1352

Blomley MJK, Albrecht T, Cosgrove DO et al. (1999 b) Improved detection of liver metastases with stimulated acoustic emission in the late phase of enhancement with the US contrast agent SH U 508 A: Early experience. Radiology 210: 409–416

Blomley MJK, Sidhu PS, Cosgrove DO et al. (2001) Do different types of liver lesion differ in their uptake of the microbubble SHU508 in its late liver phase: early experience. Radiology 220: 661–667

Burns PN, Wilson SR, Hope Simpson D (2000) Pulse inversion imaging of liver blood flow: Improved method for characterizing focal masses with microbubble contrast. Invest Radiol 35: 58–71

Clarke MP, Kane RA, Steele G Jr, Hamilton ES, Ravikumar TS, Onik G, Clouse ME (1989) Prospective comparison of preoperative imaging and intraoperative ultrasonography in the detection of liver tumors. Surgery 106: 849–855

Dalla Palma L, Bertolotto M, Quaia E, Locatelli M (1999) Detection of liver metastases with pulse inversion harmonic imaging: Preliminary results. Eur Radiol 9 (Suppl 3): 382–387

Fritzsch T, Heldmann D, Reinhardt M (1997) The potential of a novel contrast medium. In: Goldberg BB (ed) Ultrasound contrast agents. Martin Dunitz, London, pp 169–176

Harvey CJ, Blomley MJK, Eckersley RJ, Heckemann RA, Butler-Barnes J, Cosgrove DO (2000 a) Pulse-inversion mode imaging of liver specific microbubbles: Improved detection of subcentimetre metastases. Lancet 355: 807–808

Harvey CJ, Blomley MJK, Eckersley RJ, Cosgrove DO, Patel N, Heckemann RA, Butler-Barnes J (2000 b) Hepatic malignancies: Improved detection with pulse inversion US in the late phase of enhancement with SH U 508 A – early experience. Radiology 216: 903–908

Hauff P, Fritsch T, Reinhardt M, Weitschies W, Lüders F, Uhlendorf V, Heldmann D (1997) Delineation of experimental liver tumors in rabbits by a new ultrasound contrast agent and stimulated acoustic emission. Invest Radiol 32: 94–99

Helmberger T, Rau H, Linke R, Reiser M (1999) Diagnostik und Stadieneinteilung der Lebermetastasen mit bildgebenden Verfahren. Chirurg 70: 114–122

Hope Simpson D, Burns PN (1999) Pulse inversion Doppler: A new method for detecting nonlinear echoes from microbubble contrast agents. IEEE Trans Ultrason Ferroelec Freq Contr 46: 372–382

Kim TK, Choi BI, Han JK, Hong HS, Park SH, Moon SG (2000) Hepatic tumors: Contrast agent-enhancement patterns with pulse-inversion harmonic US. Radiology 216: 411–417

Ohlsson B, Tranberg KG, Lundstedt C, Ekberg H, Hederstrom E (1993) Detection of hepatic metastases in colorectal cancer: A prospective study of laboratory and imaging methods. Eur J Surg 159: 275–281

Uhlendorf V, Hoffmann C (1994) Non-linear acoustic response of coated microbubbles in diagnostic US. Proceedings of the IEEE Symp: 1559–1562

Wernecke K, Rummeny E, Bongartz G et al. (1991) Detection of hepatic masses in patients with carcinoma: Comparative sensitivities of sonography, CT, and MR imaging. Am J Roentgenol 157: 731–739

Wilson SR, Burns PN, Muradali D, Wilson JA, Lai X (2000) Harmonic hepatic US with microbubble contrast agent: Initial experience showing improved characterization of hemangioma, hepatocellular carcinoma, and metastasis. Radiology 215: 153–161

Ultraschall fokaler Leberläsionen

V. Jacobi, A. Thalhammer

7.1
Einführung

Die Ultraschalluntersuchung stellt das am häufigsten angewande Verfahren in der bildgebenden Leberdiagnostik dar. Ihr Stellenwert wird unterschiedlich diskutiert. Die in der Literatur angegebenen Sensitivitäten und Spezifitäten weisen ein sehr breites Spektrum auf. Dies ist einerseits durch die hohe Untersucherabhängigkeit bedingt, andererseits gibt es gravierende gerätetechnische Unterschiede (Leen et al. 1995; Midwinter et al. 1999; Robinson 2000).

Im folgenden Artikel werden grundlegende Differenzialdiagnostische Kriterien fokaler Leberläsionen und eine Verbesserung durch die Einführung neuer Technologien beschrieben.

Die Ultraschallschnittbilder im Bereich der Leber werden nicht immer in streng axialer Schnittführung durchgeführt, sondern meist in schrägen Schnittebenen, häufig auch mit doppelter Angulation. Deshalb sind die Voraussetzungen für eine gute Ultraschalldiagnostik exzellente anatomische Kenntnisse, gepaart mit einer räumlichen Vorstellungskraft. Somit ist es in einem Ultraschallschnittbild möglich, die unteren Lebersegmente ventral und die oberen Lebersegmente dorsal abzubilden (Abb. 7.1 a–d). Eine exakte segmentale Zuordnung ist sowohl für eine präoperative Planung, die Frage der Operabilität als auch bei Kontrolluntersuchungen unabdingbar (Bunk et al. 2000: Lo et al. 2000). Allgemein anerkannt ist die Segmenteinteilung der Leber nach Couinand, die anhand der Gefäßverläufe der Lebervenen und der Pfortader erfolgt. Danach gehören der Lobus caudatus und der Lobus quadratus zum linken Leberlappen (Grenze ist die mittlere Lebervene), während nach der anatomischen Einteilung die Grenze zwischen rechtem und linkem Leberlappen durch das Lig. falciforme gebildet wird.

Als dynamisches „Real-time-Verfahren" ist die Sonographie den statischen Verfahren wie Computertomographie (CT) und Magnetresonanztomographie (MRT) überlegen, wenn es um die Frage geht, ob ein Herd intrahepatisch subkapsulär gelegen ist oder einer peritonealen Metastase mit Impression des Leberparenchyms entspricht. Bei diesen lässt sich während In- und Expiration nachweisen, dass sich die Leber gegenüber der peritonealen Metastase verschiebt (Abb. 7.2 a,b).

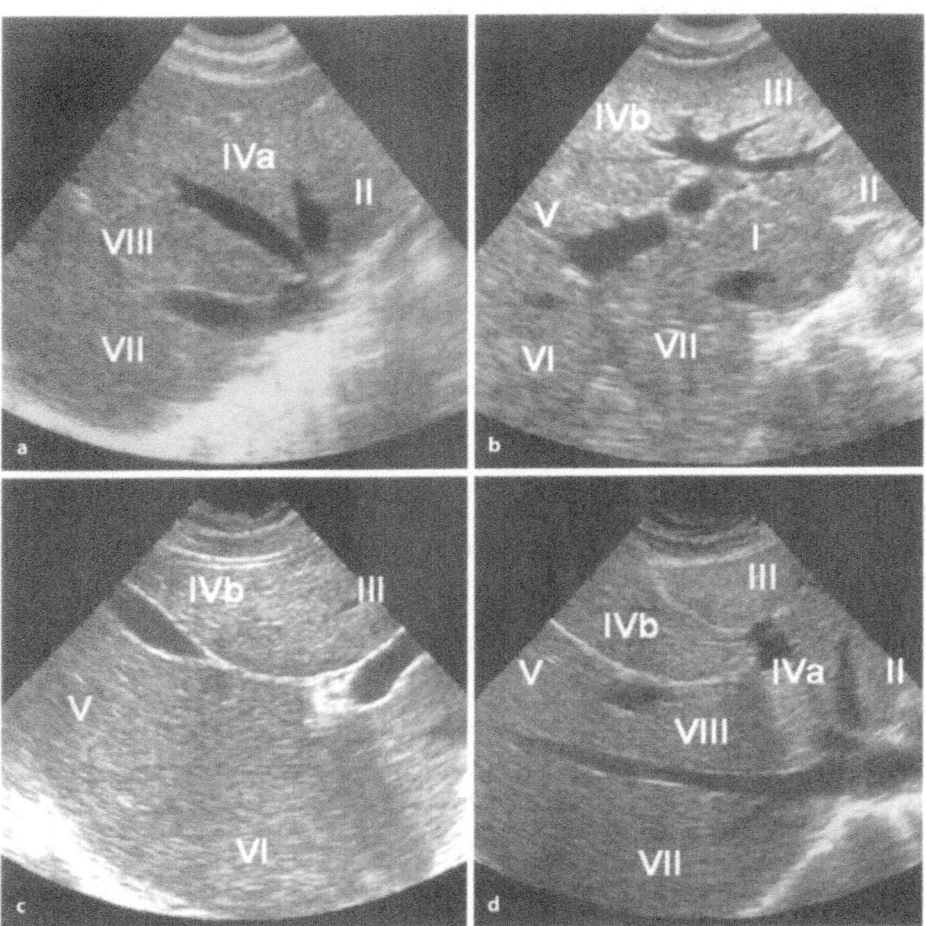

Abb. 7.1 a–d. Ultraschall Anatomie. Segmentale Einteilung der Leber nach Couinand. In den kranialen Leberabschnitten wird der linke und rechte Leberlappen von der mittleren Lebervene und in den kaudal gelegenen von der Gallenblase begrenzt (**a,c**). Bei angulierten Schnittebenen stellen sich die basalen Lebersegmente ventral und die kranialen dorsal dar (**b,d**)

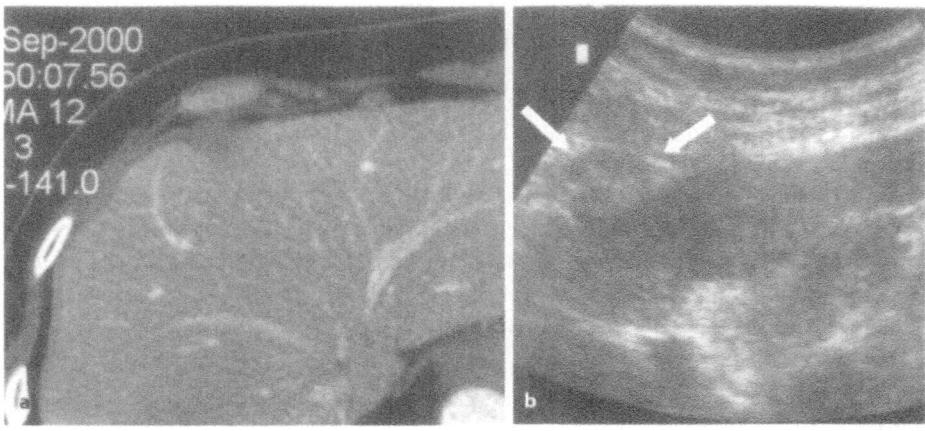

Abb. 7.2 a,b. a Die Computertomographie zeigt einen fraglichen subkapsulär gelegenen, intrahepatischen Herd. **b** Im Ultraschall liegt der Herdbefund eindeutig extrahepatisch, intraperitoneal und imprimiert lediglich die Leber

7.2
Normale Ultraschallarchitektur der Leber

Das typische sonographische Bild der normalen Leberparenchymstruktur wird durch Reflexe an kleinsten Grenzflächen von 0,1–1 mm Dicke, durch Gefäße, Gefäßwände sowie von der Leberkapsel hervorgerufen. Ob die Leberparenchymstruktur als echonormal, echoreich im Sinne einer Fettleber oder echoarm, wie bei einer Leberstauung bei Herzinsuffizienz, beurteilt wird, unterliegt sehr stark dem subjektiven Eindruck des Untersuchers und der Geräteeinstellung. Bei der Beurteilung des Leberparenchyms sollte immer der Vergleich zur Nierenstruktur (subkostaler Längsschnitt) herangezogen werden. Die Niere erscheint normalerweise sonograpisch gering echoärmer, das Pankreas dagegen etwas echoreicher.

Die normale Leberstruktur ist homogen und von mittlerer Echogenität. Größere Gefäße lassen sich als scharf begrenzte runde oder längliche echofreie Strukturen abgrenzen. Venenwände weisen nur bei orthograd getroffener Gefäßwand Reflexe vor, dagegen findet man eine kräftige, bandförmige Reflexzone entlang der Portalgefäße, die sowohl durch die Gefäßwände als auch durch das periportale Bindegewebe hervorgerufen wird.

7.3
Detektion von Leberherden

Bei Störungen der normalen Architektur durch entzündliche, tumoröse oder speichernde Prozesse lassen sich fokale (herdförmige) Leberveränderungen abgrenzen, sie können umschrieben, solitär oder multipel auftreten (Damascelli et al. 1996).

Zur sonographischen Abgrenzung von Herdbefunden sind die Architekturstörungen, die Gewebedichte, der Flüssigkeitsgehalt und die Beschaffenheit der Grenzfläche entscheidend. Die fokalen Herde werden im Vergleich zum vorgefundendenen Leber-gewebe als echoärmer, echogleich oder echoreicher bezeichnet, ohne dass dem Grad einer Leberverfettung Rechnung getragen wird. So können im Verlauf einer Chemo-therapie bei zunehmender Leberverfettung Metastasen, die zunächst echoreich waren, echogleich werden. Dies ist nicht als Therapieerfolg zu bewerten, die Metastasen sind nur schlechter abgrenzbar (Gorg et al. 1990).

Intrahepatische fokale Leberläsionen sind häufig und werden oft als Zufallsbefund erhoben. Die Aufgabe der bildgebenden Verfahren ist jedoch nicht nur die Detektion von Leberläsionen und deren Verlaufskontrolle. Eine Differenzierung zwischen malignen und benignen Herden ist anzustreben. Selbst bei Patienten mit bekanntem Malignom sind etwa die Hälfte der Läsionen benigne (Bruneton et al. 1996).

7.3.1
Malignitätskriterien

Auch maligne Läsionen weisen kein einheitliches Echomuster auf, je nach umgeben-dem Lebergewebe können sie isoechogen, hypoechogen und auch hyperechogen zum umgebenden Lebergewebe zur Darstellung kommen (Hann et al. 1996). Es existieren jedoch allgemeine Malignitätskriterien die in Tabelle 7.1 zusammengefasst sind. Diese Kriterien besitzen eine unterschiedliche Wertigkeit, der ein Punktwert von 1–3 zuge-odnet wird. Ein Wert von „1" entspricht hier einer eher niedrigen Wertigkeit, ein Wert von „3" einer hohen. Trotz hoher Malignitätskriterien kann hierdurch eine bioptische Sicherung nicht ersetzt werden.

Tabelle 7.1. Malignitätskriterien

US-Zeichen	Relevanz
Echoarmut	1
Echoarmer Randsaum	3
Mehrere Tumorgenerationen	3
Organdeformierung	
Solitär	1
Multipel	2
Wachstum	
Strukturkonstant	1
Strukturwandel	2
Konfluierend	3
Infiltration	3
Gefäße	
Disloziert	1
Komprimiert	2
Blockiert	3
Zentrale Nekrose	2

7.3.2
Hypoechogene Herdbefunde

Im normalen und steatotischen Lebergewebe stellen sich Metastasen in der Regel hypoechogen zur umgebenden Leber dar (Ferrucci 1994). Selbst kleine Läsionen grenzen sich gut vom Lebergewebe ab (Abb. 7.3). Größere echoarme Metastasen sprechen für ein besonders schnelles Wachstum. Mit zunehmender Größe beschränkt sich der echoarme Anteil auf die Randbezirke, in denen eine intensive Tumorproliferation stattfindet. Jedoch nicht jeder hypoechogene Herd entspricht einem malignen Befund, so lassen sich mykotische Abszesse (im Zentrum besitzen sie einen charakteristischen echoreichen Fokus), bakteriell bedingte Infiltrationen, eosinophile Nekrosen und granulomatöse Herde meist nicht sicher von Malignomen differenzieren. Selbst Hämangiome, die in der Regel echoreich sind, können in ca. 5 % der Fälle echoarm zur Darstellung kommen.

Im Gegensatz zu einer diffusen Leberparenchymverfettung können ungleichmäßige Fettspeicherungen sowohl im Sinne einer zonalen Nicht- oder Minderverfettung als auch einer zonalen Verfettung auftreten (Zwiebel 1995). Die zonale Minderverfettung stellt die häufigste Form der Fettverteilungsstörung dar, sie kann einen echoarmen Herdbefund vortäuschen, sollte jedoch durch die subkapsuläre Lage, den Nachweis einer von der Kapsel ausgehenden Gefäßversorgung (Doppler/Power Doppler) und dem fehlenden raumfordernden Charakter von einem reellen intrahepatischen Herdbefund abgrenzbar sein (Hirai et al. 1998; Srivastava et al. 2000). Auch Fettgewebe um das Lig. Teres kann in nur einer Ebene wie ein echoarmer Herdbefund imponieren, dieser löst sich unter Drehung des Schallkopfes jedoch strangförmig auf. Weiterhin erkennt man zentral das echoreiche Ligament (Abb. 7.4 a,b).

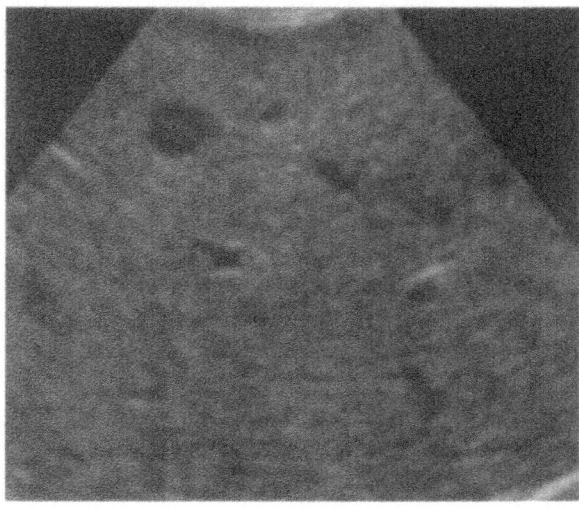

Abb. 7.3. 1 cm große echoarme Metastase eines histologisch gesicherten neuroendokrinen Tumors (Insulinom)

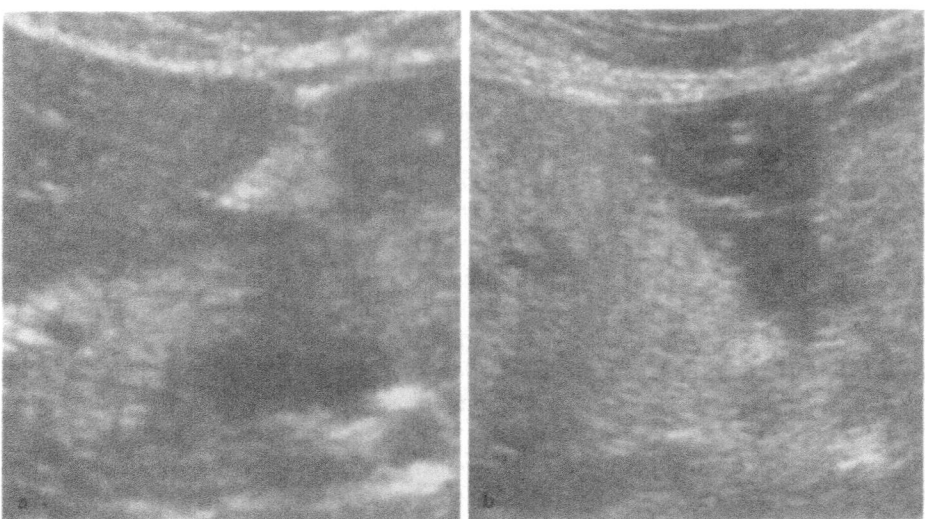

Abb. 7.4 a,b. Das Lig. falciforme kann sowohl echoreiche als auch echoarme (Fettgewebe um das Ligament) Herdbefunde vortäuschen

7.3.3
Isoechogene Herdbefunde

Isoechogene Metastasen sind am schwierigsten nachzuweisen und machen zusammen mit den diffusen Metastasierungen die wenigen falsch-negativen Befunde aus. Sie sind gleichmäßig im Echosignal und ohne Ultraschallkontrastmittel meist nur abzugrenzen, wenn sie einen echoreichen Halo besitzen. Als indirekte Zeichen können Gefäßverlagerungen oder Vorwölbungen der Leberoberfläche gefunden werden. Nach der Gabe von Ultraschallkontrastmittel lassen sie sich als echoarme Läsionen abgrenzen.

7.3.4
Hyperechogene Herdbefunde

Hyperechogene Metastasen lassen sich sehr gut im gesunden Lebergewebe darstellen und müssen differenzialdiagnostisch von Hämangiomen abgegrenzt werden. Hämangiome sind die häufigsten benignen Raumforderungen der Leber. Sie sind überwiegend rund, scharf begrenzt, homogen echoreich und unter 2 cm groß. Sie sind häufig multipel. Eine weitere diagnostische Sicherheit gibt der Nachweis eines Gefäßstiels. Im Gegensatz zu Metastasen lässt sich kein Halo abgrenzen. Auch das Lig. falciforme und Zwerchfellinsertionen können echoreiche Metastasen vortäuschen (vgl. Abb. 7.4 a,b, Abb. 7.5).

Abb. 7.5. Zwerchfellinsertionen täuschen zwei echoreiche, subkapsuläre Herde vor

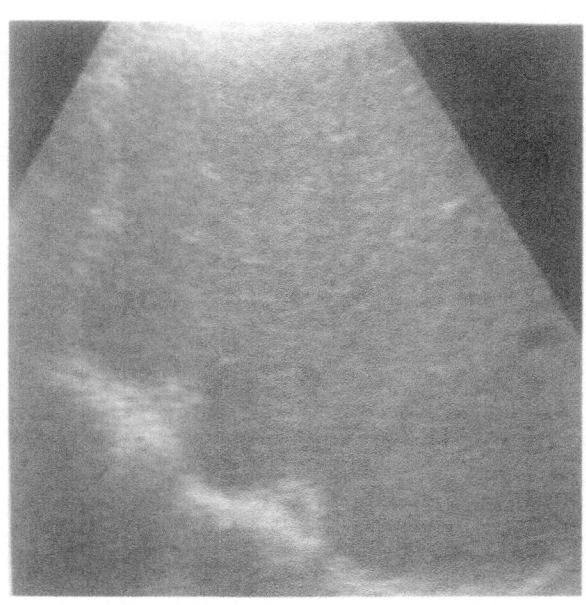

7.4
Einflüsse auf die Ultraschallmorphologie

Die Entstehungszeit und das Metastasenalter beeinflussen die Sonomorphologie. Bei einer diffusen Metastasierung konfluieren multiple zeitgleich entstandene Metastasen und geben der Leber ein tierfellartiges Muster. Treten dagegen mehrere Tumorgenerationen nebeneinander auf, sehen die jungen Metastasen kleiner und echoärmer aus, die älteren haben eine Ringstruktur mit echoreichem Zentrum und echoarmem Hof (Halo). Teilweise finden sich auch regressive Veränderungen mit zentralen echoarmen bis echofreien bizarren Nekrosen im Sinne einer Schießscheibenläsion („target type lesion"). Nekrotischer Zelldetritus, der nicht verflüssigt ist, stellt sich dagegen echoreich dar.

Abbildung 7.6 zeigt multiple isoechogene Leberherde mit unterschiedlichen Tumorgenerationen, deutlichem echoarmem Randsaum sowie zentralen Nekrosen. Bioptisch konnten Metastasen eines malignen Melanoms gesichert werden (Dumas et al. 1990). Zusätzlich können auch kleinere Verkalkungen entstehen (Fassbender et al. 1989). Metastasen unter Chemotherapie können ihr Echoverhalten so verändern, dass das scheckige sonographische Bild leicht mit einer Leberzirrhose verwechselt werden kann (Gorg et al. 1990; vgl. Abb. 7.6).

Abb. 7.6. Multiple Lebermetastasen eines malignen Melanoms unterschiedlicher Generationen mit peripheren echoarmen Arealen im Sinne eines Halo. Zusätzlich zentrale echoarme bis echofreie bizarre Formationen, durch Kolliquationsnekrosen bedingt („target sign")

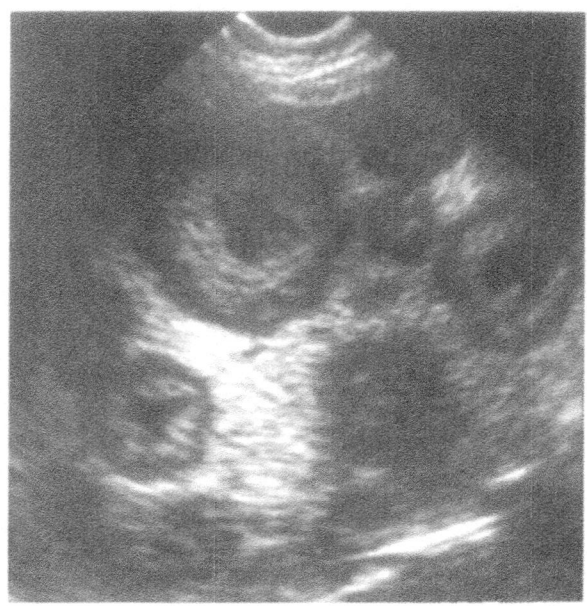

7.5
Echofreie Herdbefunde

Echofreie Läsionen sind in der Regel kongenitale oder dysontogenetische Zysten. Sie sind embryonale Entwicklungsstörungen der kleinen Gallengänge, die keinen Anschluss an das Gallengangsystem gefunden haben. Im Gegensatz zu Gallenzysten enthalten sie keine Galle, sondern seröse Flüssigkeit. Sonographisch sind Leberzysten aufgrund des hohen Impedanzunterschiedes sehr gut vom umgebenden Leberparenchym abzugrenzen. Selbst nur wenige Millimeter große Läsionen, die mit anderen Verfahren wegen Partialvolumeneffekten nicht eindeutig differenziert werden können, können anhand der Kriterien Echofreiheit, scharfe Wandbegrenzung, laterales „shadowing" und dorsale Schallverstärkung eindeutig als Zysten eingestuft werden. Eingeblutete Zysten können dagegen feine schwache Echos bis hin zu leberähnlichen feinen Binnengewebe aufweisen. Bei der ultraschallkontrollierten Stoßpalpation lassen sich in den eingebluteten Zysten flottierende oder schwebende Partikel nachweisen.

Selten finden sich echofreie Metastasen, die auch als „cyst-like" bezeichnet werden. Sonomorphologisch sind sie meist nicht rund und nicht so glatt und scharf begrenzt wie Zysten.

7.6
Stellenwert des Leberperfusionsindex

Die Bildentstehung beim Ultraschall, bei der CT und der MRT basiert auf unterschiedlichen physikalischen Eigenschaften. Deshalb ist auch nicht verwunderlich, dass sich
ein und derselbe Herd mit den unterschiedlichen Verfahren unterschiedlich gut darstellen lässt oder sogar der Darstellung entgehen kann. Interessant ist ein anderer
Ansatz, den die Arbeitsgruppe um Leen verfolgt. Der direkte Herdnachweis von
Metastasen rückt in den Hintergrund. Anhand der Leberperfusion und insbesondere
anhand des Perfusionsindex meint die Arbeitsgruppe eine Lebermetastasierung vor-
raussagen zu können (Leen et al. 1995). In ihren Publikationen stellen sie Sensitivitäten und Spezifitäten vor, die zwar im direkten Vergleich unter denen der CT liegen mit
einem hohen Anteil von falsch-positiven Befunden. Sie konnten jedoch anhand von
Kontrolluntersuchungen nach einem Jahr und mehr zeigen, dass die zunächst falsch-
positiven Befunde auch in der CT richtig-positiv wurden und somit die Ausgangswerte der Sensitivität und Spezifität neu berechnet wurden und jetzt mit Abstand
über denen der CT lagen.

7.7
Technische Neuerungen

Durch die Einführung von sog. *„High-end-Geräten"* mit aufwendigen Computertech-
nologien ist die Ultraschalldiagnostik in Dimensionen vorgedrungen, die man sich
vor Jahren noch nicht vorstellen konnte. Mit ultraschnellen Bildprozessoren kann
die Diagnostik nachhaltig verbessert werden.

Moderne Schallkopftechnologien stellen die sog. *Breitbandschallköpfe* und *Multi-
frequenzschallköpfe* dar, die die Anwahl von bis zu 5 verschiedenen Sendefrequenzen
in einem Schallkopf ermöglichen, bzw. der Schallkopf sendet und empfängt gleichzeitig unterschiedliche Frequenzen. Hierdurch wird die optimale Auflösung in unterschiedlichen Eindringtiefen gesichert.

Das *Panoramabildverfahren* kann den eingeschränkten Bildausschnitt des Ultra-
schallbildes auf ein Übersichtsbild mit einer Länge von bis zu 60 cm ausgedehnen.
Hierdurch wird inbesondere die Übersichtlichkeit und die anatomische Zuordnung

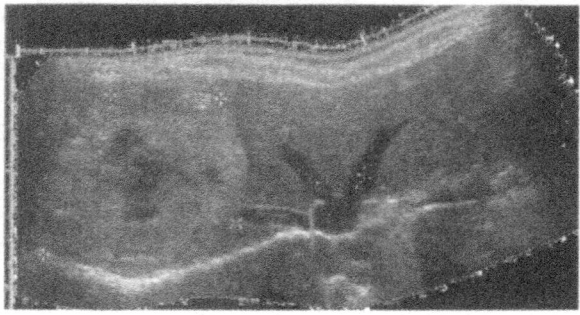

Abb. 7.7. Ultraschall Quer-
schnitt im Oberbauch mit
übersichtlicher anatomischer
Darstellung (Panoramabildverfahren). Die große zentral
nekrotisierende Metastase im
rechten Leberlappen infiltriert
sowohl das 7. wie auch das
8. Segment. Der Abstand
zur V. cava inferior ist gut
dargestellt

pathologischer Veränderungen erheblich verbessert. Zusätzlich können große Organe bzw. Läsionen, die auf dem Einzelbild nicht komplett erfasst werden, exakter vermessen werden (Abb. 7.7). Voraussetzung hierfür ist die Bewegungsfreiheit des zu untersuchenden Objektes; bewegte Objekte wie das Herz kommen im Panoramabildverfahren unscharf zur Darstellung.

Bei niedrigem Schalldruck sind Echos überwiegend linear. Bei höherem Schalldruck werden die Ultraschallsignale beim Durchdringen von Gewebe verzerrt, weil das Gewebe auf das Einwirken von Überdruck und Unterdruck unterschiedlich reagiert. Durch diese nichtlinearen Effekte der Ausbreitung des Ultraschalls entstehen harmonische Echofrequenzen, die der doppelten (2nd), dreifachen (3rd) usw. Sendefrequenz entsprechen. Je höher der Schalldruck desto stärker ist der harmonische Anteil. Diese harmonischen Wellen werden in der Bildentstehung bei den neuen Verfahren des *„tissue harmonic imaging" (THI)* und *„contrast harmonic imaging"* ausgenutzt. Die bessere Detailerkennbarkeit wirkt sich insbesondere in mittleren und größeren Tiefen aus. Eine weitere Verbesserung der Detailerkennbarkeit konnte mit der Einführung des *„Day-light-Ultraschalls"* erreicht werden. Hierbei wird das Ultraschallbild eingefärbt, sodass ein Abgedunkeln des Ultraschallraumes und eine Adaptation zur Erkennung der Grauwerte nicht mehr notwendig ist (Abb. 7.8 a,b).

Neben der Darstellung kleinster Gefäße auch mit langsamem Fluss im sog. *Power Doppler Mode*, wird von verschiedenen Arbeitsgruppen versucht, nach *intravenöser Kontrastmittelapplikation* eine maligne Neovaskularisation unter Anwendung des Kontrast-harmonic-imaging-Verfahrens zu erfassen. Andere Arbeitsgruppen beschränken sich auf eine deutlich bessere Detektion selbst kleinster intrahepatischer Raumforderungen nach Kontrastmittelgabe (Becker et al. 2000; Abb. 7.9 a,b). Beim erstgenannten Verfahren muss die Ultraschalluntersuchung während der Kontrastmit-

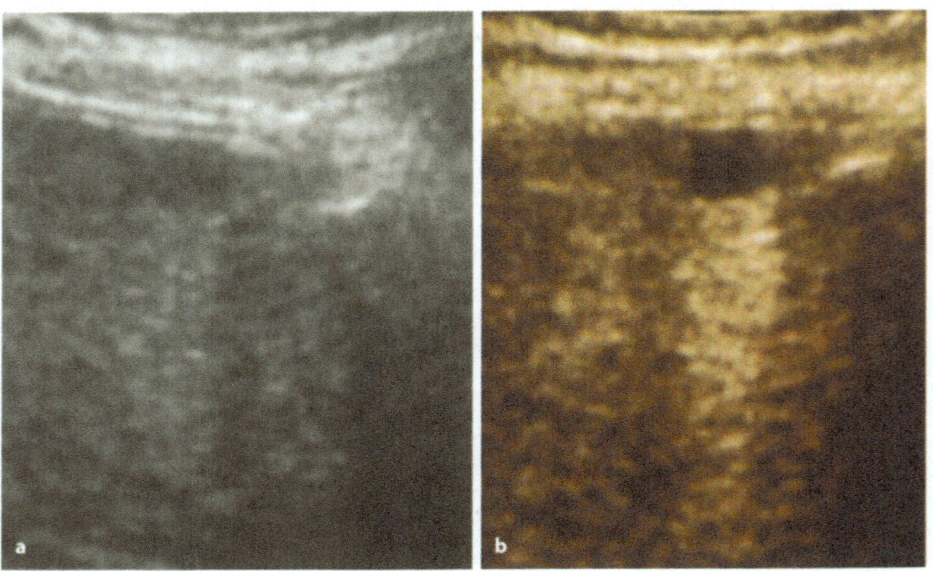

Abb. 7.8 a,b. Die Verwendung des THI und des Day-light-Ultraschalls, durch Einfärbung der Grauwertbilder, verbessert die Detailerkennbarkeit und hebt in diesem Fall die Kriterien einer Zyste hervor

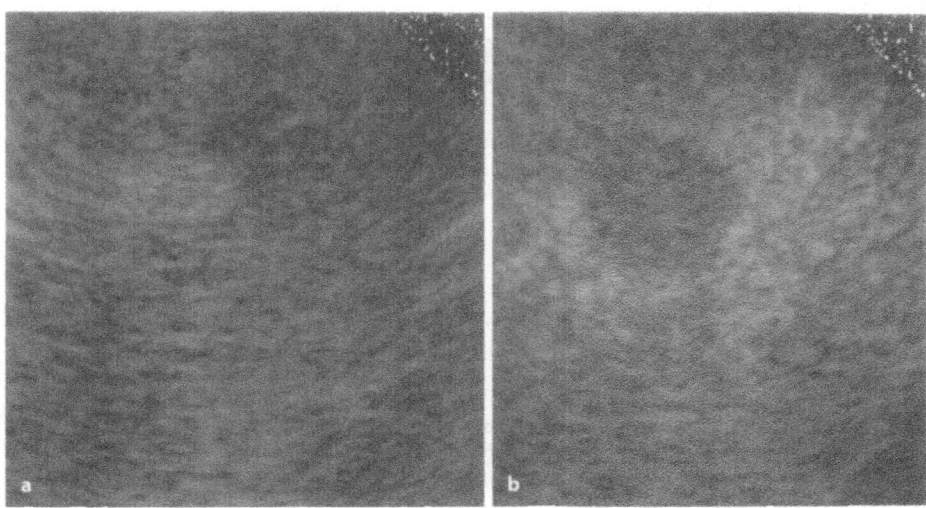

Abb. 7.9 a,b. Die Nativuntersuchung zeigt eine eher echoreiche, inhomogene Region. Erst nach Kontrastmittelgabe lässt sich eine schlecht vaskularisierte hypoechogene Metastase im kontrastmittelaufnehmenden, umgebenden Lebergewebe als scharf begrenzte Läsion abgrenzen

telanflutung durchgeführt werden, beim Letztgenannten ist eine Latenzzeit von mehreren Minuten nützlich. Die Schallintensität sollte hoch gewählt werden, damit beim ersten durchscannen der Leber sämtliche Kontrastmittelbläschen platzen und es somit zu einem exzellenten Tumor-Gewebe-Kontrast kommt. Da der Scanvorgang nicht beliebig wiederholbar ist, sollten die Bildsequenzen gespeichert werden, um sie im Nachhinein bearbeiten und befunden zu können (Khong et al. 1999; Kratzer et al. 2000; Tanaka et al. 1996).

7.8
Schlussfolgerung

Der Ultraschall zeigt die beste räumliche und zeitliche Auflösung mit einer exzellenten Kontrastauflösung. Die Kontrastauflösung kann mit modernen High-end-Geräten unter Anwendung des Day-light-Verfahrens, des THI und von Ultraschallkontrastmittel noch weiter verbessert werden. So gibt es neuere vergleichende Arbeiten, die dem Ultraschall mit High-end-Geräten unter Verwendung von Kontrastmittel eine höhere Sensitivität (93,9 %) als der biphasischen Spiral-CT bescheinigen (Seemann et al. 1998).

Der Einsatz der unterschiedlichen Verfahren hängt von unterschiedlichen Faktoren und nicht zuletzt von der Verfügbarkeit der Geräte ab. Zusammenfassend kann jedoch für die Diagnostik und Differenzierung von fokalen Leberläsionen gesagt werden, dass die MRT ein teures und aufwendiges Verfahren darstellt und ihr Einsatz besonderen Fragestellungen vorbehalten werden sollte. Die kontrastmittelunterstützte CT mit heutigen schnellen Spiralscannern stellen das Arbeitspferd in der bildgebenden Leberdiagnostik dar. Die Untersuchung ist nahezu patientenunabhängig (10 s), und es ist schwer, bei Beachtung der Untersuchungsprotokolle nichtauswertbare Untersuchungen zu produzieren. Der Ultraschall ist ubiquitär einsetzbar, schnell und kostengünstig. Selbst wenn man mit High-end-Geräten die relativ hohen Anschaffungskosten berücksichtigen muss, haben die technischen Neuerungen zu einer wesentlichen Verbesserung der Sensitivität geführt, sodass sich die anderen Verfahren mit dem Ultraschall messen müssen.

Literatur

Becker D, Strobel D, Hahn EG (2000) Tissue harmonic imaging and contrast harmonic imaging. Improving the diagnosis of liver metastasis? Internist (Berl) 41: 17–23

Bruneton JN, Raffaelli C, Balu-Maestro C, Padovani B (1996) Sonographic diagnosis of solitary solid liver nodules in cancer patients. Eur Radiol 6: 439–442

Bunk A, Buchcik R, Konopke R, Nagel M, Kulisch E, Saeger HD (2000) Color Doppler, power Doppler, sonography contrast media. Improvement of perioperative diagnostics? Internist (Berl) 41: 29–36

Damascelli B, Garbagnati F, Marchiano A et al. (1996) Diagnostic imaging of liver metastasis. Ann Ital Chir 67: 739–749

Dumas O, Roget L, Coppere H et al. (1990) Comparative study of the data of fine-needle aspiration biopsy and echographic aspects of hepatic tumors as a function of the circumstances of discovery. Apropos of 206 patients. Gastroenterol Clin Biol 14: 67–73

Fassbender CM, Buchsel R, Seelis R, Hofstadter F, Matern S (1989) Liver calcifications in metastasizing vipoma. Dtsch Med Wochenschr 114: 1445–1449

Ferrucci JT (1994) Liver tumor imaging. Current concepts. Radiol Clin North Am 32: 39–54

Gorg C, Schwerk WB, Wolf M, Havemann K (1990) Prognostic value of response to chemotherapy using ultrasound in lung cancer with metastatic liver involvement. Bildgebung 57: 70–73

Hann LE, Fong Y, Shriver CD, Botet JF, Brown KT, Klimstra DS, Blumgart LH (1996) Malignant hepatic hilar tumors: Can ultrasonography be used as an alternative to angiography with CT arterial portography for determination of resectability? J Ultrasound Med 15: 37–45

Hirai T, Ohishi H, Yamada R et al. (1998) Three-dimensional power Doppler sonography of tumor vascularity. Radiat Med 16: 353–357

Khong PL, Chau MT, Fan ST, Leong LL (1999) Ultrasound contrast agent Levovist in colour Doppler sonography of hepatocellular carcinoma in Chinese patients. Australas Radiol 43: 156–159

Kratzer W, Kachele V, Merkle E, Mason RA, Buchner M, von Tirpitz C, Pfeiffer M (2000) Contrast enhanced power Doppler sonography: Comparison of various administration forms of the ultrasound contrast agent Levovist. Rofo Fortschr Geb Rontgenstr Neuen Bildgeb Verfahr 172: 443–448

Leen E, Angerson WJ, Wotherspoon H, Moule B, Cook TG, McArdle CS (1995) Detection of colorectal liver metastases: Comparison of laparotomy, CT, US, and Doppler perfusion index and evaluation of postoperative follow-up results. Radiology 195: 113–116

Lo CM, Fan ST, Liu CL et al. (2000) Determining resectability for hepatocellular carcinoma: The role of laparoscopy and laparoscopic ultrasonography. J Hepatobiliary Pancreat Surg 7: 260–264

Midwinter MJ, Beveridge CJ, Wilsdon JB, Bennett MK, Baudouin CJ, Charnley RM (1999) Correlation between spiral computed tomography, endoscopic ultrasonography and findings at operation in pancreatic and ampullary tumours. Br J Surg 86: 189–193

Robinson PJ (2000) Imaging liver metastases: Current limitations and future prospects. Br J Radiol 73: 234–241

Seemann MD, Bonel H, Winterspringer B, Herrmann K, Sittek H, Reiser MF (1998) Vergleich eines High-End Ultraschallgerätes mit einem Spiral-CT Scanner. Ultraschall Med 19: 164–167

Srivastava DN, Mahajan A, Berry M, Sharma MP (2000) Colour Doppler flow imaging of focal hepatic lesions. Australas Radiol 44: 285–289

Tanaka S, Kitamra T, Yoshioka F, Murakami T, Hosomi N, Kuroda C (1996) Contrast enhanced color Doppler sonography in a hepatocellular carcinoma case with portal tumor thrombus. Nippon Shokakibyo Gakkai Zasshi 93: 54–56

Zwiebel WJ (1995) Sonographic diagnosis of diffuse liver disease. Semin Ultrasound CT MR 16: 8–15

Aktuelle Wertigkeit der Computertomographie von Lebermetastasen

T. Helmberger, C. Kulinna, M. Reiser

8.1
Einführung

Bei der Bildgebung der Leber werden sehr häufig fokale Läsionen gefunden. Es ist jedoch nicht ausreichend, Leberherde lediglich nachzuweisen. Abhängig vom klinischen Kontext ist darüber hinaus eine möglichst sichere Charakterisierung der jeweiligen Läsion erforderlich, da hiervon in der Regel die grundsätzliche Entscheidung für das weitere therapeutische Vorgehen abhängt.

Lebermetastasen kommen etwa 20- bis 30-mal häufiger vor als primäre Lebermalignome. In bis zu 80 % der Fälle ist im Verlauf einer Tumorerkankung, abhängig vom Primärtumor, mit einer Lebermetastasierung zu rechnen; bei Patienten mit bekanntem extrahepatischem Malignom oder Malignomverdacht werden in bis zu 50 % der Fälle Lebermetastasen gefunden (Edmunson u. Craig 1987). Allerdings sind auch bei Verdacht auf oder bei erwiesenem extrahepatischem Malignom etwa 50 % der entdeckten Läsionen benigne (Jones et al. 1992; Hagspiel et al. 1995).

Generell gilt es, bei Metastasenverdacht festzustellen, ob neben dem potenziellen Primärtumor

- fokale Leberläsionen vorliegen,
- wie diese Läsionen charakterisiert werden können,
- ob im Falle maligner Läsionen die Anzahl und Größe der Läsionen eine Resektion zulassen,
- ob zusätzliche, eine eventuelle Operation erschwerende Befunde vorliegen (z. B. zentrale Lage eines Tumors, Pfortaderthrombose, Infiltration der V. cava usw.) und
- ob andere, die weitere Prognose bestimmende Befunde (z. B. Lymphknotenmetastasen) vorliegen.

Auch wenn derzeit die Sonographie das vermutlich am häufigsten eingesetzte Verfahren bei der Primärdiagnostik der Leber ist, so ist ihre diagnostische Effizienz aufgrund der Untersucherabhängigkeit und der eingeschränkten Standardisierbarkeit immer noch limitiert und hält dem Vergleich mit Computertomographie (CT) und Magnetresonanztomographie (MRT) nicht stand. Im Allgemeinen wird eine Ultraschalluntersuchung deshalb nur dann als ausreichend zum Metastasenstaging betrachtet, wenn sie einen ausgedehnten metastatischen Befall der Leber ohne Operationskonsequenz zeigt (Giovagnoni et al. 1993; Mima et al. 1994; Hagspiel et al. 1995; Sherman et al. 1995; Hamm 1996).

Die MRT hat sich in den letzten Jahren aufgrund ihrer überlegenen Detektions- und Charakterisierungsfähigkeiten fokaler Leberläsionen gegenüber der CT behaupten können. Dennoch ist die CT, nicht zuletzt wegen ihrer besseren Verfügbarkeit, der geringeren Kosten und der einfacheren Standardisierbarkeit, noch die am meisten verbreitete und akzeptierte Methode zur diagnostischen Abklärung fokaler Leberläsionen.

8.2
Technik der Computertomographie

Die diagnostische Aussagekraft der CT ist in hohem Maße von der technischen Qualität des Scanners und der Durchführung der Untersuchung abhängig (Megibow et al. 1995; Zerhouni et al. 1996).

Bei den Translations-Rotations-Scannern (sequenzielle Scanner) erfolgen die Rotation der Röntgenröhre und der Vorschub des Patiententisches unabhängig voneinander. Nach jeder Schichtaufnahme wird dabei der Patiententisch um eine konstante Strecke verschoben. Wenn die Atemposition des Patienten variiert, können so mehr oder weniger große Lücken bei der Abtastung des jeweiligen Organvolumens auftreten. Wegen des hohen Zeitbedarfs der Untersuchung werden darüber hinaus die Perfusionsphasen der Kontrastmittelanflutung in nichtdefinierter Weise erfasst.

Bei den Rotationsscannern (Spiralscanner) erfolgt die Rotation der Röntgenröhre und die Bewegung des Patiententisches in einem definierten synchronen Verhältnis. Die Daten werden während einer Atemanhaltephase akquiriert. Dadurch wird ein lückenloser Volumendatensatz aufgezeichnet, aus dem Schichten unterschiedlicher Dicke rekonstruiert werden können. Aufgrund der schnellen Scanzeit kann das Zeitintervall zwischen Kontrastmittelinjektion und Scanbeginn so gewählt werden, dass der Kontrastmittelbolus in unterschiedlichen Perfusionsphasen eines Organes verfolgt werden kann.

Die neueste Entwicklung der Spiral-CT-Technik stellen die sog. Multidetektorsysteme (Mehrzeilen-CT) dar. Bei diesen Geräten werden während eines Röhrenumlaufes Bilddaten gleichzeitig von mehrere Detektorenreihen erfasst. Das heißt, es können z. B. bis zu 4 Schichten gleichzeitig aufgenommen werden. Hierdurch kann die interessierende Region schneller bzw. mit dünneren Schichten untersucht werden, als dies mit herkömmlichen Spiral-CT-Scannern möglich ist.

In der Regel wird die CT-Untersuchung der Leber zum Auschluss bzw. Nachweis von Metastasen meist im Rahmen einer Untersuchung des gesamten Abdomens durchgeführt. Aufgrund der schnellen Datenakquisition moderner Spiralscanner ist es dabei leicht möglich, dieses Staging in einem Untersuchungsgang auf den Thorax auszudehnen. Die Untersuchung des gesamten Körperstammes ist damit in etwa 2–3 min möglich, was so derzeit mit keinem anderen bildegebenden Verfahren möglich ist.

Die CT-Untersuchungen im Bereich des Körperstammes werden in der Regel unter Atemanhalten durchgeführt. Ist der Patient nicht in der Lage, den Atem lange genug anzuhalten, gelingen mit Spiralscannern mit Akquisitionszeiten von weniger als 0,5-1 s pro Schicht dennoch verwackelungsfreie Aufnahmen.

Moderne Spiral-CT-Scanner erlauben einen breiten Spielraum für die Wahl der sog. Schichtdicke. Diagnostisch sinnvolle Werte für die Untersuchung des Oberbauches liegen zwischen 4 und 8 mm. Während sich die Detektionsrate bei höheren Schichtdicken (7–8 mm) nicht wesentlich von der bei dünneren (3–5 mm) unterscheidet, nimmt aufgrund von Partialvolumeneffekten die Charakterisierbarkeit gerade kleinerer Läsionen (<5–10 mm) mit höherer Schichtdicke ab. Bei einem Vergleich von Einzeilen(EZ)- und Mehrzeilen(MZ)-Spiral-CT konnten Kopka u. Grabbe (1999) dabei feststellen, dass bezüglich der Detektionsrate bei Schichtdicken von 7 mm, bzw. von 5 mm am EZ-CT und 3,75 mm am MZ-CT kein Unterschied zwischen EZ- und MZ-CT bestand. Darüber hinaus unterschieden sich am MZ-CT die Detektionsraten von kleinen Läsionen bei Schichtdicken von 1 mm, 3,75 mm und 5 mm nicht signifikant (Abb. 8.1 a–c). Die Charakterisierbarkeit suspekter Läsionen war in dieser Studie für Schichten mit 3,75 und 5 mm nahezu gleich (93 und 91%) und derjenigen für Schichten mit 7,5 mm (84%) signifikant überlegen (Kopka u. Grabbe 1999).

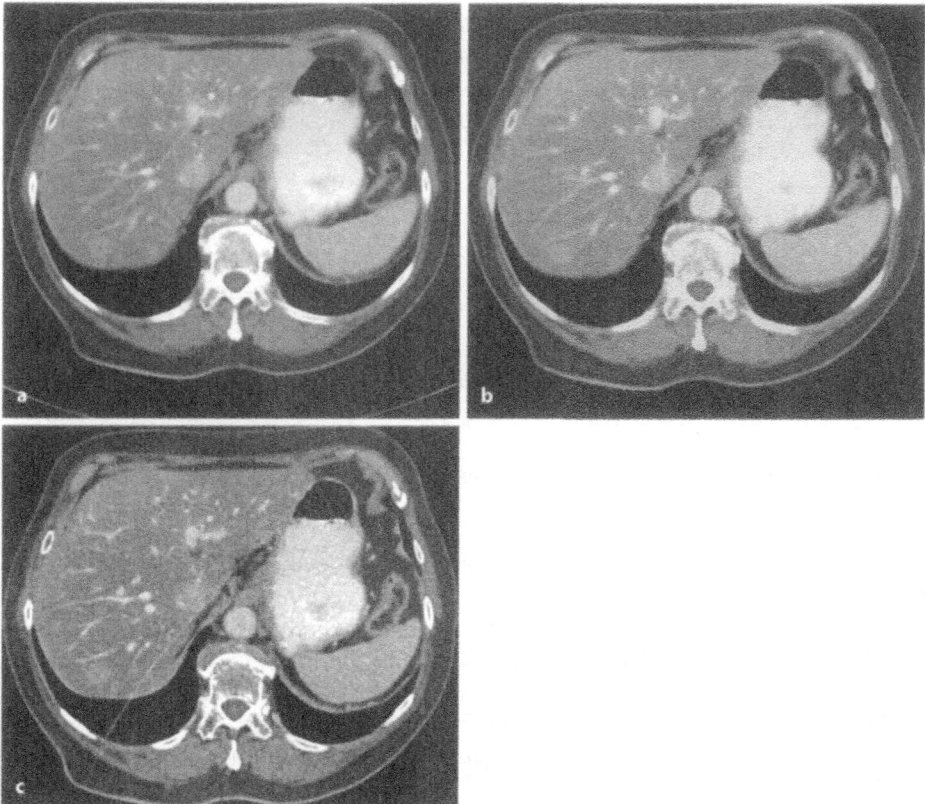

Abb. 8.1 a–c. Kontrastverstärkte MZ-CT während der portalvenösen Perfusionsphase der Leber. Rekonstruktion mit 5 mm (**a**), 3,75 mm (**b**) und 1 mm (**c**) Schichtdicke. Die Detailerkennbarkeit aller drei Rekonstruktionen unterscheidet sich nicht. Allerdings ist bei einer Schichtdicke von 1 mm das Bildrauschen am höchsten

8.3
Kontrastmittel in der Computertomographie

Das normale Leberparenchym zeigt in der CT eine homogene Dichteverteilung mit Werten um 50 HE (Hounsfield-Einheiten). Im nativen Scan sind die Gefäße im Vergleich zum Parenchym hypodens. Nach Kontrastmittelinjektion ist in den Gefäßen eine deutliche Zunahme der Dichte festzustellen. Eine ausreichende Trennung der Perfusionsphasen mit der Möglichkeit, das arterielle, portalvenöse und venöse Gefäßsystems der Leber zu identifizieren, gelingt nur mit bi- oder triphasischen Aufnahmen nach bolusartiger Injektion des Kontrastmittels. In der Äquilibriumsphase nimmt das Leberparenchym Dichtewerte zwischen 70 und 90 HE an. Das normale intrahepatische Gallenwegssystem und die Lymphgefäße der Leber sind mit der CT nicht darstellbar. Die Gallenblase ist bei nüchternem Patienten scharf abgrenzbar und weist flüssigkeitsäquivalente Dichtewerte um 15–20 HE auf.

Nur in wenigen Fällen (z. B. Blutungsnachweis, Verkalkungen) ist die native CT angezeigt. In der überwiegenden Mehrzahl der Untersuchungen ist eine intravenöse Kontrastverstärkung notwendig und sinnvoll. Grundsätzlich werden für den intravasalen Gebrauch die ionischen von den nichtionischen, jodhaltigen Kontrastmitteln unterschieden. In Europa und Deutschland werden aufgrund ihrer wesentlich besseren Verträglichkeit trotz des höheren Preises überwiegend die nichtionischen, meist niedrig osmolaren Kontrastmittel verwendet. Typische Substanzen, die hierfür verwendet werden, sind die monomeren Kontrastmittel

- Iopentol (Imagopaque 300, Nycomed),
- Iomeprol (Imeron 300, Byk-Gulden),
- Iohexol (Omnipaque 300, Schering),
- Iopamidol (Solutrast 300, Schering),
- Iopromid (Ultravist 300, Schering)

und die dimeren Verbindungen wie

- Iotrolan (Isovist 240/300, Schering) und
- Iodixanol (Visipaque 270, Nycomed).

Bei einer Konzentration von 270 bzw. 300 mg Jod/ml werden für eine ausreichende Gefäß- und anschließende Parenchymkontrastierung etwa 1–1,5 ml/kg Körpergewicht benötigt. Für normalgewichtige Patienten sind deshalb Kontrastmittelmengen von 100–120 ml pro Untersuchung üblich. Die maschinelle Injektion des Kontrastmittels mit einer Infusionspumpe und einer Flussrate von 3–6 ml pro Sekunde über einen peripher-venösen Zugang gewährleistet auch nach Passage des Kontrastmittels durch den kleinen Kreislauf ein relativ konzentriertes Anfluten des Kontrastmittels in der Bauchaorta.

Bei der CT zum Metastasenstaging der Leber ist die intravenöse Kontrastmittelgabe zwingend erforderlich. Abhängig von der Injektionsstelle (z. B. periphere Armvene, zentraler Venenkatheter) und den Kreislaufparametern des Patienten, erfolgt der Scanstart ca. 15–30 s nach Injektionsbeginn für die arteriell-dominante Perfusionsphase bzw. nach 45–50 s für die portalvenöse Perfusionsphase. Moderne Scanner erlauben es, mit Kontrastmittelbolus-Detektionstechniken, den Scanstart den Kreislaufzeiten des Patienten optimal anzupassen (sog. „Smart-prep-", „Bolus-chase-Technik"). Um insbesondere während der arteriell-dominanten Perfusionsphase den Scan nicht zu früh zu starten und um eine unzureichende Gefäßkontrastierung zu vermeiden, ist für die aktuellen Mehrzeilenscanner aufgrund der im Vergleich zu herkömmlichen Spiralscannern deutlich schnelleren Datenakquisition die automatische Bolusdetektion obligat.

Für abdominelle Staginguntersuchungen ist die orale und rektale Kontrastmittelapplikation zur Differenzierung intestinaler Strukturen häufig notwendig. Auch bei der Beurteilung der Leber und der übrigen Oberbauchorgane dient die intestinale Kontrastierung der sicheren Organdifferenzierung und anatomischen Abgrenzung.

8.4
Typische Untersuchungsprotokolle

Seit der Einführung der CT in die klinische Diagnostik wurden abhängig von den gerätetechnischen Voraussetzungen und unter Berücksichtigung der spezifischen physiologischen und anatomischen Eigenschaften der Leber verschiedene CT-Untersuchungstechniken propagiert, die sich in ihrer diagnostischen Leistungsfähigkeit z. T. sehr unterscheiden (Tabelle 8.1). Durch die Einführung und mittlerweile sehr weite Verbreitung der Spiral-CT-Technik mit bolusartiger Injektion von Kontrastmittel und der damit verbundenen Möglichkeit, den verschiedenen Perfusionsphasen der Leber folgen zu können, haben die meisten dieser Verfahren jedoch ihre Bedeutung verloren.

Die Diskussion über das „optimale" Scanprotokoll zur Untersuchung der Leber ist bislang noch nicht abgeschlossen. Ein monophasisches Protokoll mit portalvenösem Scan erscheint für die Mehrzahl der Fragestellungen angezeigt bzw. ausreichend (Oliver u. Baron 1996). Während der arteriell-dominanten Perfusionsphase werden demgegenüber nur eine relativ geringe Anzahl an Läsion zusätzlich entdeckt. Der Zugewinn an Sensitivität von etwa 10 %, die verbesserte Läsionscharakterisierung und insgesamt erhöhte diagnostische Sicherheit sowie die bessere Abgrenzung von Lebervenen, was zur eventuellen chirurgischen Planung notwendig ist, rechtfertigt jedoch zumindest bei einer Erstuntersuchung den Einsatz der biphasischen Spiral-CT. Läsionsspezifische Perfusionsphänomene wie das zentripetale Enhancement beim Hämangiom oder der früharterielle „blush" beim Leberzelladenom, lassen sich mit einem biphasischen Scanprotokoll mit ausreichender diagnostischer Sicherheit nachweisen, sodass mehrphasige Protokolle oder Serienscans nur noch in Ausnahmefällen indiziert sein dürften (Abb. 8.2 a,b).

Deshalb ist derzeit die biphasische, kontrastmittelverstärkte Spiral-CT während der arteriell-dominanten und portalvenösen Perfusionsphase der Leber weitgehend als „State-of-the-art-Untersuchungstechnik" akzeptiert (Ch'en et al. 1997; Frederick et al. 1997; Kanematsu et al. 1999; Kopka u. Grabbe 1999).

Tabelle 8.1. CT-Untersuchungstechniken

Technik	Eigenschaften	Relevanz
Native CT	Sinnvoll bei Verdacht auf Blutung, Verkalkungen oder Verlaufskontrolle bei Zustand nach Chemoembolisationen. Für Metastasensuche oder Restaging nicht ausreichend	Bedingt
Kontrastmittel-CT mit KM-Tropf-Infusion	Die langsame Tropfinfusion führt zu Äquilibriumseffekten. Pathologische Prozesse können von normalem Gewebe oder angrenzenden Gefäßen nicht mehr differenziert werden. Dieses Verfahren ist für die Leberdiagnostik nicht mehr indiziert	Keine
Dynamische CT („dynamic incremental CT")	Das Kontrastmittel wird maschinell injiziert und die interessierende Region in einzelnen Atemstillstandsphasen sequenziell geschichtet. Es lässt sich so häufig ein ausreichender Gefäß-Gewebe-Kontrast gewährleisten, sodass dieses Verfahren eine Alternative darstellt, wenn keine Spiral-CT zur Verfügung steht	Bedingt
Delayed-CT	Der Scan erfolgt 4–6 h nach der Kontrastmittelinjektion. Durch eine geringe Jodaufnahme in die Hepatozyten verbessert sich der Tumor-Parenchym-Kontrast. Das Verfahren ist nicht mehr indiziert	Keine
Lipiodol-CT	Mehrere Tage nach intraarterieller Injektion von Lipiodol kann eine Kontrastmittelspeicherung in hepatozellulären Tumoren nachgewiesen werden. Die diagnostische Sicherheit der Methode ist jedoch ungenügend und zum Nachweis oder Ausschluss von Metastasen ungeeignet	Keine
Bolus-CT (Serio-CT)	Bei konstanter Scanposition wird die Passage eines Kontrastmittelbolus durch die Läsion verfolgt, um läsionsspezifische Kontrastierungsphänomene nachzuweisen. Bei der Untersuchung mehrerer Läsionen treten Äquilibriumseffekte auf. Zur Diagnostik von Metastasen ist die Methode nicht indiziert	Keine
CT-Arteriographie (CTA)	Durch die intraarterielle Kontrastmittelinjektion wird die Detektionsrate von hypervaskularisierten Läsionen erhöht, die jedoch gleichzeitig durch vakularisationsbedingte Artefakte erheblich eingeschränkt werden kann. Die Methode ist zur Metastasendiagnostik nicht mehr indiziert	Keine
CT-Arterio-Portographie (CTAP)	Nach intraarterieller Kontrastmittelinjektion in die A. mesenterica oder lienalis kommt es zu einer portalvenösen Kontrastierung der Leber. Der Läsionsnachweis gelingt allerdings nicht spezifisch und wird durch portalvenöse Vaskularisationsanomalien erheblich eingeschränkt. Auch wenn die CTAP häufig noch als „Goldstandard" betrachtet wird, ist sie im Zeitalter der MRT vermutlich nicht mehr indiziert	Bedingt
Kontrastverstärkte Spiral-CT	Nach der maschinellen intravenösen Kontrastmittelinjektion werden ein oder mehrere Spiralscans angefertigt. Aufgrund der schnellen Datenakquisition der Spiralscanner lassen sich die unterschiedlichen Perfusionsphasen der Leber und vaskularisationsspezifische Perfusionsphänomene von Läsionen nachweisen. Diese Methode gilt heute als Standardmethode der Leberdiagnostik	Hoch

Abb. 8.2 a,b. Diagnostische Effizienzparameter für kontrastverstärkte portalvenöse (pv) und biphasische (biph) Spiral-CT bei Lebermetastasen (*Sens* Sensitivität; *Spez* Spezifität; *PPV* positiver Vorhersagewert; *NPV* negativer Vorhersagewert; *Treff* Treffsicherheit; *hypo* hypo-, *hyper* hypervaskularisiert). In einer eigenen Analyse von über 400 Patienten, die unter dem Verdacht einer fokalen Leberläsion mit der kontrastverstärkten Spiral-CT untersucht worden waren, konnte gezeigt werden, dass bei hypo- und hypervaskularisierten Metastasen mit der biphasischen Spiral-CT eine höher Detektionrate (**a**) zu erzielen ist. Bei einem Vergleich der diagnostischen Effizienzparameter erwies sich dabei die biphasische Spiral-CT der portalvenösen bei der Sensitivität und dem negativen Vorhersagewert als überlegen (**b**)

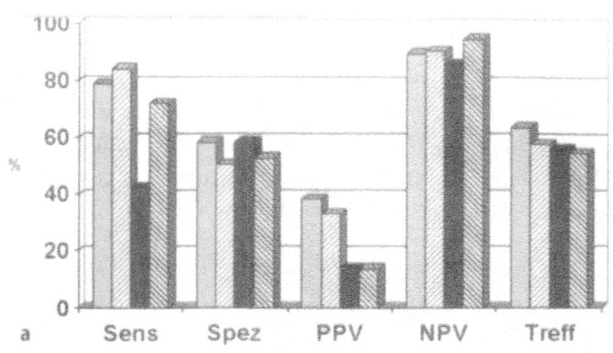

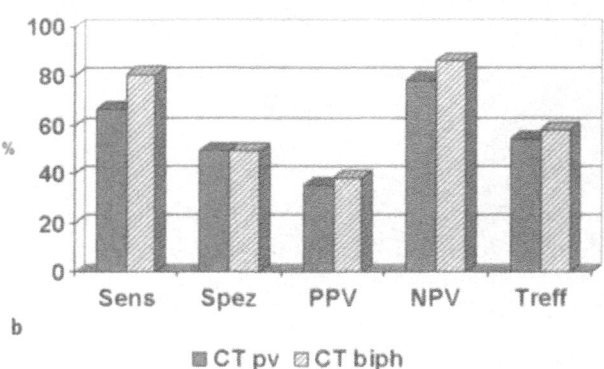

8.5
Bildgebende Eigenschaften von Lebermetastasen in der Computertomographie

Nach den regionalen Lymphknoten ist die Leber das bevorzugte Zielorgan einer Metastasierung. Neben der hämatogenen Absiedelung von Malignomen des Magen-Darm-Trakts, der Mamma, der Nieren, der Lunge und des Urogenitaltrakts ist auch die lymphogene Aussaat bzw. die direkte Infiltration von Pankreas-, Gallengang- und Magenmalignomen möglich; in abnehmender Häufigkeit stammen die meisten Lebermetastasen von Kolon- (42 %), Magen- (23 %), Pankreas- (21 %), Mamma- (14 %) und Lungenkarzinomen (13 %).

Metastasen treten solitär oder multipel, fokal oder diffus, infiltrativ oder expansiv auf und versuchen häufig, den Primärtumor „histologisch nachzuahmen". So haben Filiae von Pankreas- und Mammakarzinomen die Tendenz zu fibrosieren oder zu sklerosieren. Muzinöse Karzinome von Kolon, Pankreas oder Magen neigen dazu, Muzin zu bilden und können insbesondere in Verbindung mit erhöhter Phosphataseaktivität und Nekrosen verkalken.

Seit Etablierung der kontrastverstärkten CT wurden zahlreiche Kontrastierungsphänomene fokaler Leberläsionen beschrieben. So können Metastasen ein peripher ringartiges, ein nodulär zentrales oder ein eher diffuses bis hin zu sehr kräftigem Kontrastmittelenhancement mit und ohne peripher hypodense Anteile aufweisen. Aufgrund des Missverhältnisses zwischen Metastasenstroma und maligner Neovaskularisation erscheint die Mehrzahl der Metastasen, insbesondere mit zunehmender Größe, hypovaskularisiert (Tabelle 8.2). Daher ist der Vaskularisationsgrad von Metastasen ein verhältnismäßig unzuverlässiges diagnostisches Kriterium, um auf den Primärtumor zurückzuschließen (Abb. 8.3 a–c).

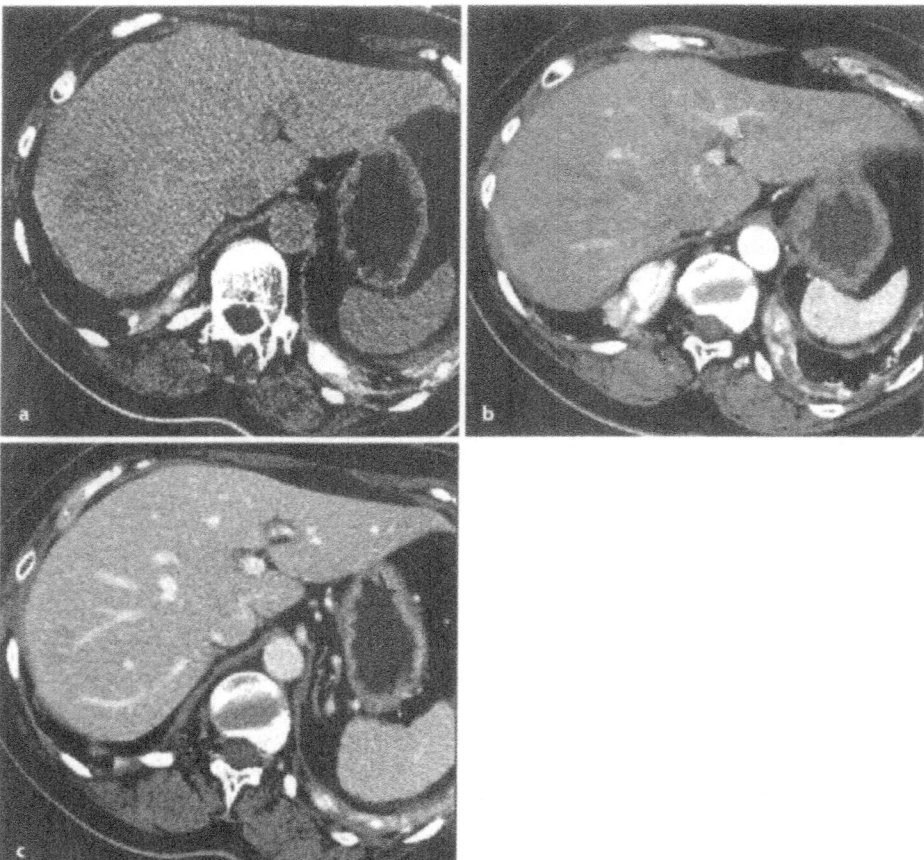

Abb. 8.3 a–c. Metastase eines Ovarialkarzinoms. Die hypovaskularisierte Läsion ist im arteriell-dominanten (**b**) und portal-venösen (**c**) Scan in gleicher Weise erkennbar. Im nativen Scan (**a**, angefertigt während einer Intervention) war die Metastase erst nach entsprechender Änderung der Fenstereinstellungen erkennbar

Tabelle 8.2. Vaskularisation von Lebermetastasen verschiedener Primärtumoren

Typische Vaskularisation	Primär Tumor
Hypervaskulär	Nierenzellkarzinom
	Neuroendokrine Tumoren (Karzinoid)
	Melanom
	Inselzelltumoren des Pankreas
	Phäochromozytom
	Mammakarzinom
	Schilddrüsenkarzinom
	Chorionkarzinom
	Sarkom
Hypovaskulär	Adenokarzinome
	Plattenepithelkarzinome
	Lymphome
	Mammakarzinom

8.6
Überlegungen zur Computertomographie von Lebermetastasen

Während für eine Reihe von Malignomen (z. B. Pankreaskarzinom) das Überleben des Patienten sich nicht entscheidend durch den frühzeitigen Nachweis von Lebermetastasen beeinflussen lässt, kann die Resektion von Lebermetastasen bei anderen Tumorleiden (z. B. kolorektale Karzinome, endokrine Tumoren) zu einer deutlichen Lebensverlängerung führen (Baker u. Pelley 1995). Es ist daher wichtig, Lebermetastasen frühzeitig nachzuweisen, eindeutig zu identifizieren und das genaue Ausmaß der Metastasierung zu bestimmen.

Für das Staging von Metastasen ist die Ultraschalluntersuchung nur ausreichend, wenn sich das typische Bild einer ausgedehnten Lebermetastasierung zeigt, da dann keine operativen Optionen mehr bestehen. Andernfalls ist der Ultraschall zum Gesamtstaging der Leber und des Abdomens diagnostisch nicht befriedigend (Giovagnoni et al. 1993), sodass die Indikation zur CT besteht. Diese bietet darüber hinaus den Vorteil, dass in einem Untersuchungsgang das gesamte Abdomen und der Thorax untersucht werden können.

Sind mehr als 4 metastasentypische Läsionen in mehr als 4 Lebersegmenten (diese Angaben können abhängig von den Erfahrungen einzelner Zentren schwanken) nachweisbar bzw. ist die Ausdehnung der Metastasen so groß, dass eine erfolgreiche Resektion nicht mehr möglich ist, so ist keine weitere Diagnostik mehr nötig, und der Patient muss, sofern möglich und sinnvoll, anderen Therapieformen zugeführt werden. Verlaufsuntersuchungen unter Therapie dienen dann der Bestimmung des Therapieerfolges (z. B. Metastasenreduktion bei Ansprechen auf Chemotherapie).

Sind computertomographisch keine, bzw. weniger als 4 oder nicht sicher metastasentypische Läsionen festzustellen, jedoch u. U. eine Metastasenresektion geplant, so muss sicher ausgeschlossen werden, dass keine oder keine zusätzlichen Metastasen vorliegen bzw. dass es sich wirklich um Metastasen handelt. Eine nichtinvasive weitere Klärung kann hier die kontrastmittelverstärkte MRT liefern. Deren diagnostische Überlegenheit gegenüber der kontrastmittelverstärkten Spiral-CT ist gut dokumentiert. So sind mit der Eisenoxyd-verstärkten MRT sogar der CTAP (CT-Arterioportographie) äquivalente Detektionsraten zu erzielen, jedoch ohne die für die CTAP typische hohe Rate an falsch-positiven Befunden (Tabelle 8.3).

In einer eigenen Analyse von 481 Patienten, die unter dem Verdacht einer Lebermetastasierung mit der Spiral-CT und der kontrastmittelverstärkten MRT untersucht wurden, bestätigte sich die deutliche Überlegenheit der MRT. Dabei zeigte sich, dass zwischen der Verwendung gewebeunspezifischer (Gadolinium-DTPA) und spezifischer (superparamagnetische Eisenoxydpartikel) MRT-Kontrastmittel hinsichtlich der diagnostischen Effizienz kein signifikanter Unterschied bestand.

Obwohl bisher noch kein Konsens über ein stratifiziertes Vorgehen zur weiteren Metastasenabklärung besteht, kann nach derzeitiger Datenlage (vgl. Tabelle 8.3) gefolgert werden, dass im Falle einer anstehenden Operationsentscheidung bei nicht eindeutigem CT-Befund die MRT die abschließende Klärung mit hoher Sicherheit erbringt (Abb. 8.4 a,b, 8.5, 8.6 a,b, 8.7, 8.8).

Zusammenfassend kann festgestellt werden, dass die biphasische kontrastmittelverstärkte Spiral-CT

- derzeit die State-of-the-art-Untersuchungstechnik bei der diagnostischen Aufarbeitung von Lebermetastasen darstellt,
- die Option zum schnellen und sicheren „Ganzkörper-Staging" bietet und
- mit Sensitivitäten und Spezifitäten von 70–85 % bei der Detektion und Charakterisierung von Lebermetastasen insgesamt in ihrer diagnostischen Aussagekraft der kontrastmittelverstärkten MRT jedoch unterlegen ist.

Tabelle 8.3. Auswahl aktueller Literaturangaben zur diagnostischen Effizienz verschiedener bildgebender Verfahren bei der Diagnostik von Lebermetastasen

Autor, Jahr	Patienten (n)	Technik	Sensitivität	Bemerkung
el Mouaaouy et al. 1991	108	US IOUS	57 % 90 %	Gastrointestinale Karzinome
Lin u. Lin 1991	106	US	1,9 %	Verschiedene Karzinome: wichtige Zusatzbefunde in 18 % der Fälle
Soyer et al. 1992	25	IOUS CTAP	96 % 91 %	Kolorektales Karzinom
Knol et al. 1993	51	IOUS delayed CT dyn. CT	82 % 54 % 50 %	Überwiegend kolorektales Karzinom: Sensitivität für Palpation 82 %, Sensitivität des IOUS für Oberflächenläsionen <1 cm 40 %; verwendete CT-Technik nicht mehr adäquat
Soyer et al. 1993	21	CTAP Gd-MRT	94 % 78 %	Kolorektales Karzinom

Tabelle 8.3. (Fortsetzung)

Autor, Jahr	Patienten (n)	Technik	Sensitivität	Bemerkung
Leen et al. 1995	161	Doppler US dynam. CT Laparotomie	100 % 48 % 80 % 64 %	Kolorektales Karzinom: methodisch teilweise problematisch
Semelka et al. 1996	26	CTAP SPIO-MRT	90 % 92 %	Kolorektales Karzinom: potenzielle Kosteneinsparung durch alleinige SPIO-MRT = 2.225 $
Richter et al. 1996	18	CTAP MRT	100 % 85 %	Kolorektales Karzinom: Spezifität der CTAP 65 %, der MRT 94 %
Vullierme et al. 1997	12	SCT CTAP	60–79 % 85–91 %	Kolorektales Karzinom: pathologisch gesicherter „Lesion-by-lesion-Vergleich", niedrigere Werte für Läsionen >1 cm
Delbeke et al. 1997	52	SCT CTAP FDG-PET	78 % 80 % 92 %	Kolorektales Karzinom: therapierelevante Zusatzinformation durch FDG-PET in 28 % der Fälle
Frederick et al. 1997	80	nativ SCT ap SCT pvp SCT	61 % 59 % 85 %	Mammakarzinom: kein signifikanter diagnostischer Zugewinn
Valls et al. 1998	35	SCT CTAP	76 % 74 %	Kolorektales Karzinom: pathologisch gesicherter „Lesion-by-lesion-Vergleich"

CTAP CT-Arterioportographie; *SCT* Spiral-CT; *ap* arterielle Perfusionsphase; *pvp* portalvenöse Perfusionsphase; *IOUS* introperativer Ultraschall.

Zum Staging oder „follow-up" von Lebermetastasen ist die CT deshalb ausreichend, wenn sich aus dem erhobenen Befund keine unmittelbare Operationskonsequenz ergibt, d. h. wenn die CT einen irresektablen Status dokumentiert. Muss allerdings eine Operationsentscheidung getroffen werden, bleibt bei unauffälliger CT oder nur begrenztem Tumorbefall der Leber die Unsicherheit bestehen, nicht alle potenziellen Metastasen detektiert zu haben. In diesen Fällen ist die weiterführende Diagnostik mit der kontrastmittelverstärkten MRT indiziert.

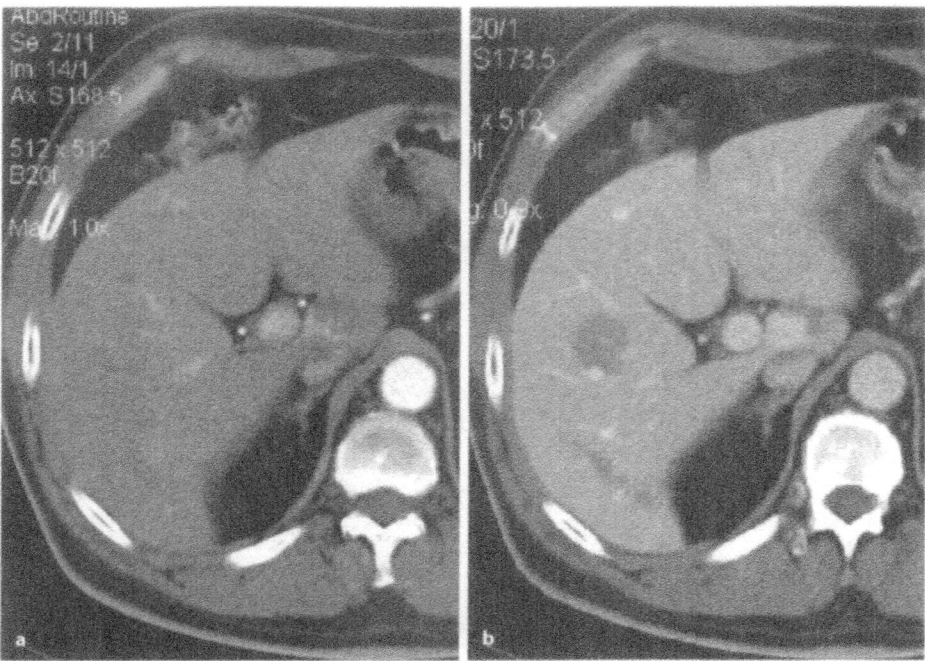

Abb. 8.4 a,b. Metastase eines kolorektalen Karzinoms. Die Läsion ist im arteriell-dominanten Scan (**a**) nicht erkennbar und stellt sich erst im portal-venösen Scan (**b**) hypodens dar

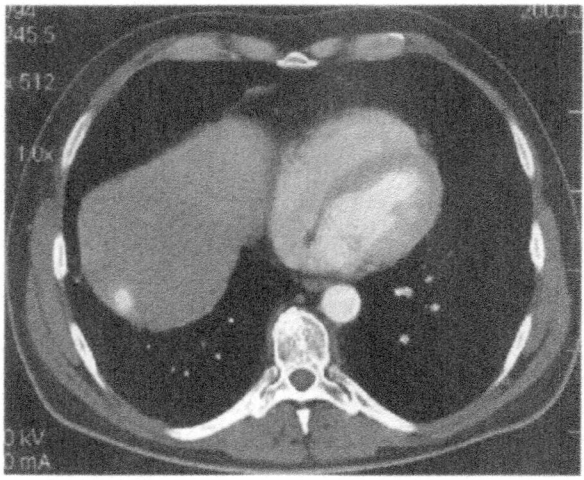

Abb. 8.5. Metastase eines Gluka-gonoms. Die typischerweise hyper-vaskularisierte Läsion ist am besten auf dem arteriell-dominanten Scan zu erkennen

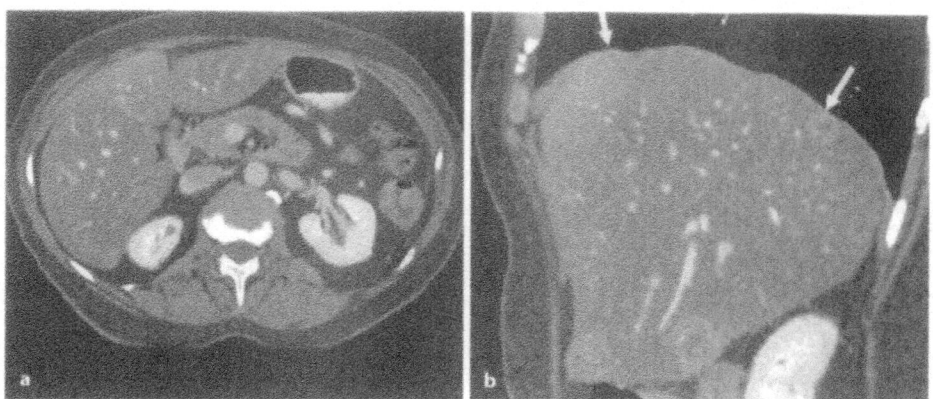

Abb. 8.6 a,b. Metastasen eines kolorektalen Karzinoms. Die multifokalen Metastasen zeigen im portal-venösen MZ-CT Scan ein zartes Randenhancement (**a,b**). Ein Vorteil der MZ-CT ist die hochauflösende multiplanare Rekonstruktion. Hierdurch lassen sich gerade Strukturen, wie die beiden subkapsulären Metastasen in **b** (*Pfeile*), die bei der axialen Schichtführung tangential erfasst sind, besser darstellen

Abb. 8.7. Diagnostische Effizienzparameter für kontrastverstärkte biphasische Spiral-CT, Gadolinium-DTPA- (Gd-MRT) und Eisenoxidpartikel-verstärkte MRT (SPIO-MRT) bei Lebermetastasen (*Sens* Sensitivität; *Spez* Spezifität; *PPV* positiver Vorhersagewert; *NPV* negativer Vorhersagewert; *Treff* Treffsicherheit)

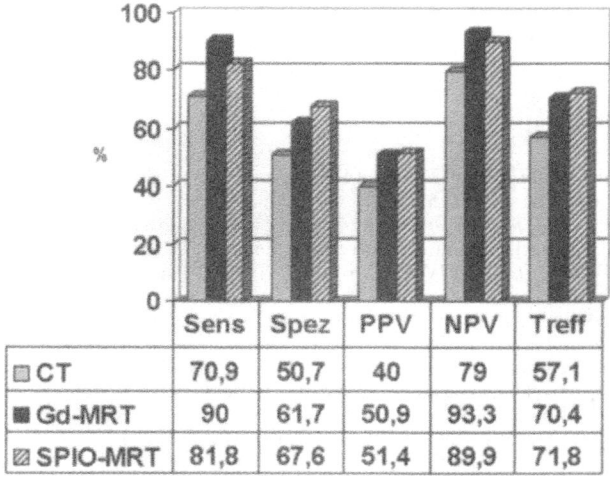

	Sens	Spez	PPV	NPV	Treff
▫ CT	70,9	50,7	40	79	57,1
■ Gd-MRT	90	61,7	50,9	93,3	70,4
▨ SPIO-MRT	81,8	67,6	51,4	89,9	71,8

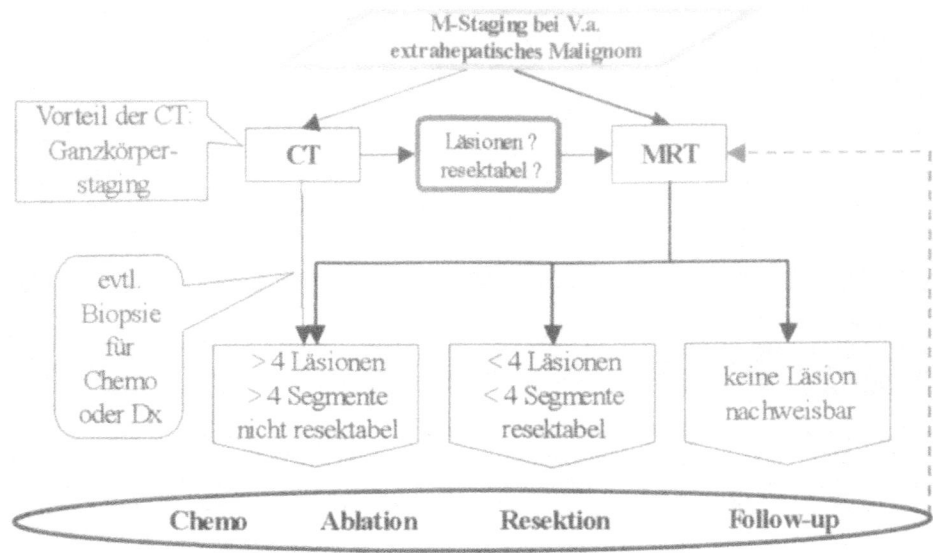

Abb. 8.8. Diagnostisches Flussdiagramm zur Abklärung bei extrahepatischer, maligner Grunderkrankung zum Ausschluss oder Nachweis von Lebermetastasen

Literatur

Baker ME, Pelley R (1995) Hepatic metastases: Basic principles and implications for radiologists. Radiology 197: 329–337

Ch'en IY, Katz DS, Jeffrey RB Jr et al. (1997) Do arterial phase helical CT images improve detection or characterization of colorectal liver metastases? J Comput Assist Tomogr 21: 391–397

Delbeke D, Vitola JV, Sandler MP et al. (1997) Staging recurrent metastatic colorectal carcinoma with PET. J Nucl Med 38: 1196–1201

Edmunson HA, Craig JR (1987) Neoplasms of the liver. In: Schiff ER (ed) Diseases of the liver. JB Lippincott, Philadelphia, pp 1109–1158

El Mouaaouy A, Naruhn M, Becker HD (1991) Diagnosis of liver metastases form malignant gastrintestinal neoplasms: Results of pre- and intraoperative ultrasound examinations. Surg Endosc 5: 209–213

Frederick MG, Paulson EK, Nelson RC (1997) Helical CT for detecting focal liver lesions in patients with breast carcinoma: Comparison of noncontrast phase, hepatic arterial phase, and portal venous phase. J Comput Assist Tomogr 21: 229–235

Giovagnoni A, Piga A, Argalia G, Giuseppetti GM, Ercolani P, Cellerino R (1993) Inadequacy of ultrasonography for monitoring response to treatment of liver metastases. J Clin Oncol 11: 2451–2455

Hagspiel KD, Neidl KF, Eichenberger AC, Weder W, Marincek B (1995) Detection of liver metastases: Comparison of superparamagnetic iron oxide-enhanced and unenhanced MR imaging at 1.5 T with dynamic CT, intraoperative US, and percutaneous US. Radiology 196: 471–478

Hamm B (1996) Kosten-Nutzen-Überlegungen zur modernen Schnittbilddiagnostik am Beispiel der Oberbauchorgane. Radiologe 36: 292–299

Jones EC, Chezmar JL, Nelson RC, Bernardino ME (1992) The frequency and significance of small (less than or equal to 15 mm) hepatic lesions detected by CT. AJR Am J Roentgenol 158: 535–539

Kanematsu M, Hoshi H, Yamada T et al. (1999) Small hepatic nodules in cirrhosis: Ultrasonographic, CT, and MR imaging findings. Abdom Imaging 24: 47–55

Knol JA, Marn CS, Francis IR, Rubin JM, Bromberg J, Chang AE (1993) Comparisons of dynamic infusion and delayed computed tomography, intraoperative ultrasound, and palpation in the diagnosis of liver metastases. Am J Surg 165: 81–87

Kopka L, Grabbe E (1999) Biphasische Leberdiagnostik mit der Mehrzeilendetektor-Spiral-CT. Radiologe 39: 971–978

Leen E, Angerson WJ, Wotherspoon H, Moule B, Cook TG, McArdle CS (1995) Detection of colorectal liver metastases: Comparison of laparotomy, CT, US, and Doppler perfusion index and evaluation of postoperative follow-up results. Radiology 195: 113–116

Lin HH, Lin DY (1991) Is preoperative ultrasound cancer survey necessary in patients with normal liver function tests? J Clin Gastroenterol 13: 108–110

Megibow AJ, Zhou XH, Rotterdam H et al. (1995) Panvreatic adenocarcinoma: CT versus MR imaging in the evaluation of resectability – report of the radiology diagnostic oncology group. Radiology 195: 327–332

Mima S, Sekiya C, Kanagawa H et al. (1994) Mass screening for hepatocellular carcinoma: Experience in Hokkaido, Japan. J Gastroenterol Hepatol 9: 361–365

Oliver JHI, Baron RL (1996) Helical biphasic contrast-enhanced CT of the liver: Technique, indicationss, interpretation, and pitfalls. Radiology 201: 1–14

Richter GM, Theobald I, Roeren T, Wunsch C, Lehnert T, Kauffmann GW (1996) Spiral CT portography in preoperative diagnosis of liver metastases. Chirurg 67: 630–636

Semelka RC, Schlund JF, Molina PL et al. (1996) Malignant liver lesions: Comparison of spiral CT arterial portography and MR imaging for diagnostic accuracy, cost, and effect on patient management. J Magn Reson Imaging 1: 39–43

Sherman M, Peltekian KM, Lee C (1995) Screening for hepatocellular carcinoma in chronic carriers of hepatitis B virus: Incidence and prevalence of hepatocellular carcinoma in a North American urban population. Hepatology 22: 432–438

Soyer P, Levesque M, Elias D, Zeitoun G, Roche A (1992) Detection of liver metastases from colorectal cancer: Comparison of intraoperative US and CT during arterial portography. Radiology 183: 541–544

Soyer P, Levesque M, Caudron C, Elias D, Zeitoun G, Roche A (1993) MRI of liver metastases from colorectal cancer vs. CT during arterial portography. J Comput Assist Tomogr 17: 67–74

Valls C, Lopez E, Guma A et al. (1998) Helical CT versus CT arterial portography in the detection of hepatic metastasis of colorectal carcinoma. AJR Am J Roentgenol 170: 1341–1347

Vullierme MP, Abdelouafi A, Vilgrain V, Denys A, Sibert A, Menu Y (1997) Comparison of scanners and porto-scanners, both in helical mode, for the study of hepatic metastases. Prospective study in 12 patients. Gastroenterol Clin Biol 21: 254–258

Zerhouni EA, Rutter C, Hamilton SR et al. (1996) CT and MR imaging in the staging of colorectal carcinoma: Report of the Radiology Diagnostic Oncology Group II. Radiology 200: 443–451

Magnetresonanztomographie von Lebermetastasen – ein Überblick

R. Hammerstingl, W. Schwarz, T. J. Vogl

9.1
Einleitung

Die Therapie von Lebermetastasen hat sich in den letzten 20 Jahren entscheidend weiterentwickelt. Mit der Verbesserung der Operationstechniken und damit verbunden einer Senkung der Operationsletalität konnten neue Therapiekonzepte entwickelt werden. Die Therapiemöglichkeiten verbesserten sich entscheidend. Eine zunehmend aggressive chirurgische Therapie mit potenziell kurativer Zielsetzung in der Behandlung von Lebermetastasen wird heutzutage angestrebt (Riesener et al. 1994). Die neo- und adjuvanten regionalen Chemotherapiemodelle haben ihren festen Platz in der Therapie von Lebermetastasen (Lorenz et al. 1995). Neue interventionelle Therapiemöglichkeiten wie laserinduzierte Thermotherapie und transarterielle Chemoembolisation wurden weiterentwickelt (Vogl et al. 1999).

Daher ist eine genaue bildgebende Diagnostik zur verbesserten Therapieplanung präoperativ wie auch im weiteren „follow-up" von entscheidender Wichtigkeit (Abb. 9.1). Das multifokale Auftreten von Metastasen erfordert eine exakte Klärung der genauen Anzahl der Lebermetastasen. Die anatomische Lokalisation mit Segmentbezeichnung und Lagebeziehung zu den Gefäßen und dem biliären System ist für die weitere Therapieplanung entscheidend. Eine genaue Differenzierung von malignen Läsionen (Metastase) gegenüber benignen Läsionen (Hämangiom, Zyste) ist wesentlich. Für ausgedehnte Operationen sollte eine Volumenbestimmung des rechten und linken Leberlappens erfolgen, um das verbliebene gesunde Leberparenchym zu

Abb. 9.1. Diagnostik von Lebermetastasen

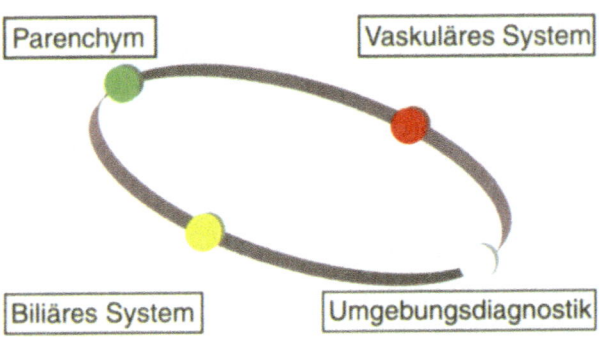

Abb. 9.2. Fragestellungen an die bildgebende Diagnostik

Abb. 9.3. Fragestellungen an die bildgebende Diagnostik

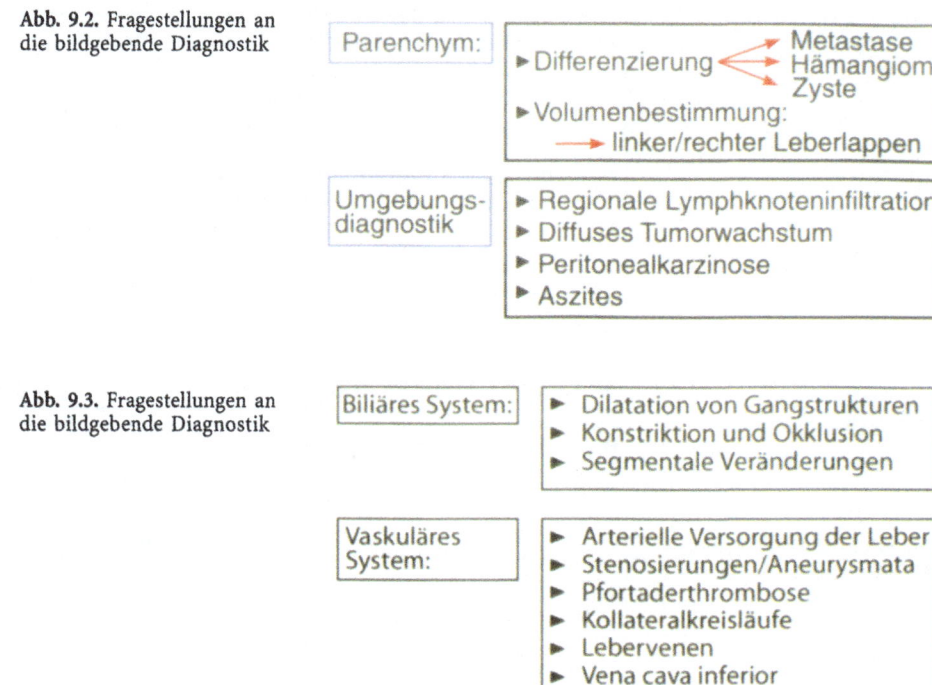

Parenchym:
- Differenzierung
  - Metastase
  - Hämangiom
  - Zyste
- Volumenbestimmung:
  - linker/rechter Leberlappen

Umgebungs-diagnostik
- Regionale Lymphknoteninfiltration
- Diffuses Tumorwachstum
- Peritonealkarzinose
- Aszites

Biliäres System:
- Dilatation von Gangstrukturen
- Konstriktion und Okklusion
- Segmentale Veränderungen

Vaskuläres System:
- Arterielle Versorgung der Leber
- Stenosierungen/Aneurysmata
- Pfortaderthrombose
- Kollateralkreisläufe
- Lebervenen
- Vena cava inferior

bestimmen. Eine genaue Umgebungsdiagnostik mit der Abklärung von Fragen wie extrahepatisches Tumorwachstum, regionale Lymphknoteninfiltration, Vorliegen einer möglichen Peritonealkarzinose und Vorhandensein von Aszites sollte durchgeführt werden (Abb. 9.2, 9.3).

9.2
Bildgebende Modalitäten

Als bildgebende Modalitäten stehen unterschiedliche Verfahren zur Verfügung (Abb. 9.4, 9.5). Als Screeningmodalitäten sind für die Diagnostik von fokalen Leberläsionen Ultraschall und Spiral-(Computertomographie-)CT anerkannt. Diese Verfahren zeichnen sich durch eine hohe Sicherheit in der Detektion von fokalen Leberläsionen aus. Die Aussagekraft bezüglich der Differenzierung von Lebertumoren ist etwas geringer.

Biphasische Spiral-CT und Magnetresonanztomographie (MRT) liefern detaillierte Informationen über die segmentale Anatomie. Topographische Details des vaskulären biliären Systems und extrahepatischer Strukturen werden exzellent dargestellt.

Mit der nativen MRT-Bildgebung stehen bereits mit der Verwendung von Standardsequenzen wie T_2- und T_1-gewichteten Protokollen unterschiedliche Wichtungen zur Verfügung, die verschiedene qualitative Aussagen ermöglichen. Die Verwendung von schnellen Sequenzprotokollen wie Turbospinecho(TSE)- oder Gradienten-

Abb. 9.4. Bildgebende Diagnostik von Lebermetastasen

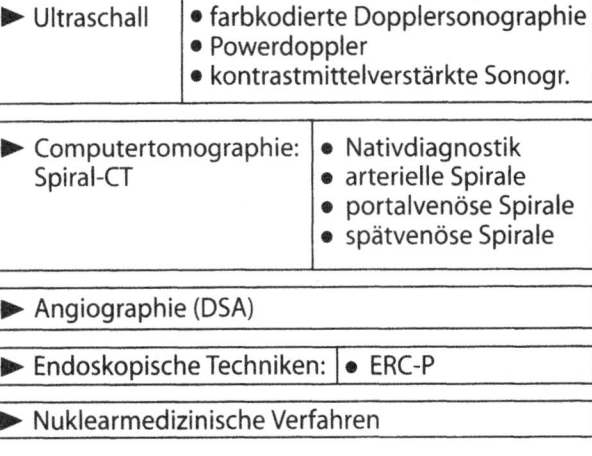

▶ Ultraschall
- farbkodierte Dopplersonographie
- Powerdoppler
- kontrastmittelverstärkte Sonogr.

▶ Computertomographie: Spiral-CT
- Nativdiagnostik
- arterielle Spirale
- portalvenöse Spirale
- spätvenöse Spirale

▶ Angiographie (DSA)

▶ Endoskopische Techniken: - ERC-P

▶ Nuklearmedizinische Verfahren

Abb. 9.5. MRT-Diagnostik von Lebermetastasen

1. Native MR-Bildgebung: PD-, T_2- und T_1w Sequenzen

2. Kontrastverstärkte MR-Bildgebung:
   - extrazelluläre Kontrastmittel
   - retikuloendotheliale Kontrastmittel
   - hepatobiliäre Kontrastmittel

3. MR-Angiographie (MRA)
   ▶ selektive Darstellung des vaskulären Systems
   - extrazelluläre Kontrastmittel
   - retikuloendotheliale Kontrastmittel

4. MR-Cholangiographie
   ▶ nicht invasive Darstellung des Gallenwegssystems

echo(GRE)-Verfahren erscheint heute obligat. Trotz dieser technischen Verbesserungen und Entwicklungen ist die nichtkontrastverstärkte MRT in der Diagnostik von fokalen Lebererkrankungen teilweise eingeschränkt aufgrund von schlechtem Kontrast und Abgrenzung zwischen Läsion und Lebergewebe.

Die Verwendung von Kontrastmittel in der MRT der Leber ist ein Weg, um den Kontrast zwischen normalem Leberparenchym und Tumorgewebe und damit die Sensitivität zu verbessern. Darüber hinaus liefert die kontrastverstärkte MRT die Möglichkeit, selektiv die einzelnen Zellsysteme als Zielort anzusteuern. Eine Vielzahl von Kontrastmitteln – extrazelluläre, hepatobiliäre und gewebespezifische – sind in klinischen Studien evaluiert wurden, um das diagnostische Potenzial bezüglich der Differenzialdiagnose von fokalen Leberläsionen für die MRT zu erhöhen.

Die Methodik der MR-Angiographie erlaubt die selektive Darstellung des vaskulären Systems nativ und auch kontrastverstärkt.

Mit der MR-Cholangiographie ist die nichtinvasive Darstellung des Gallenwegsystems möglich.

9.3
MRT-Protokolle und Bildkriterien

Die diagnostische Qualität der MR-Bildgebung wird durch folgende Faktoren im Wesentlichen beeinflusst:

* die relative T_1- und T_2-Relaxationszeit von Läsion und Leber,
* die verwendete Pulssequenz und
* das Vorhandensein von Artefakten.

Die ersten beiden Faktoren können durch eine geeignete Sequenzauswahl und durch spezielle Kontrastmittel beeinflusst werden. Der dritte Faktor hängt von der technischen Ausstattung des MRT-Gerätes wie auch von der Stärke des Magnetfeldes und der verfügbaren Software ab.

Das Sequenzprotokoll für die MRT der Leber beinhaltet vor allem schnelle Sequenztechniken, um ein Scannen der gesamten Leber in einem Messblock zu ermöglichen. Neuere Sequenzprotokolle beinhalten T_2- und T_1-gewichtete Sequenzen unter Verwendung von TSE und GRE (Petsch et al. 1999). Zusätzlich werden dadurch Atemartefakte vermieden, wie sie bei klassischen Sequenzprotokollen wie Spinecho zu finden waren. Mit der Einführung von Artefaktreduktionsverfahren, wie Flussrephasierung, atemexkursionsgesteuerte Phasenkodierung und Verwendung von Vorsättigungspulsen ergab sich zusätzlich das Problem der Messzeitverlängerung (Edelman et al. 1988, 1990; Mirowitz et al. 1989).

An neueren MRT-Scannern kommen deshalb verstärkt schnelle Sequenzprotokolle wie HASTE und True-FISP-Verfahren zum Einsatz. Diese Sequenzen sind sehr aussagekräftig und sensitiv für die Diagnostik von langsam fließenden Flüssigkeiten, wie z. B. Galle, und langsam fließendes Blut, z. B. im Pfortadersystem (Brinkmann et al. 1998; Yamashita et al. 1998).

Probleme der schnellen Bildgebung sind das reduzierte Signal-zu-Rausch-Verhältnis, das reduzierte Kontrast-zu-Rausch-Verhältnis und somit eine Verschlechterung der Bildqualität. Besonders EPI-Sequenzen sind sehr artefaktanfällig und z. Z. noch nicht im Routineeinsatz in der Diagnostik des Abdomens. Um dieser Problematik entgegen zu wirken, wurden Spezialspulen entwickelt (Oberflächenspulen), die eine höhere Signalempfindlichkeit besitzen und dadurch zu einer Steigerung des Signals, einer Reduzierung des Bildrauschens und insgesamt zu einer Zunahme des Signal-zu-Rausch-Verhältnisses führen. Die Anwendung dieser Spulen erscheint für die heutige MRT-Bildgebung der Leber obligat (Helmberger et al. 1995).

Die Verwendung von Sequenztechniken mit Fettsuppriimierung ermöglicht die verbesserte Abgrenzung von Gefäßen wie auch der Randstruktur der Läsionen (Kanematsu et al. 1999).

9.4
Kontrastverstärkte MRT-Bildgebung

Um eine Läsion möglichst genau erkennen bzw. abgrenzen zu können, ist der Kontrast zwischen umgebendem Lebergewebe und tumoröser Veränderung entscheidend. Je höher der Signalunterschied zur Darstellung kommt, um so sicherer kann eine Läsion detektiert werden. Die kontrastverstärkte MRT ist ein Ansatz, das Kontrast-zu-Rausch-Verhältnis zwischen Lebertumor und umgebendem Lebergewebe zu verbessern (Brasch 1992; Saini et al. 1991).

9.4.1
Qualitative und quantitative Kriterien

Für die Beschreibung eines fokalen Leberbefundes sind Aussagen zum Vorhandensein oder Fehlen von nekrotischen Arealen, zentraler Narbe, umgebender Kapsel und das spezifische Kontrastmittelverhalten wichtig. Hierbei werden Sequenzprotokolle Prä- und Post-Kontrast verglichen. Die Veränderung der Signaltextur ist besonders im Hinblick auf die Charakterisierung einer Läsion entscheidend. Die Textur des Leberparenchyms selbst wird im Hinblick auf Veränderungen an der Leberoberfläche, auf das Vorhandensein von knotigen Veränderungen, fibrotischen Veränderugen und Kollateralkreisläufen beschrieben.

Weiterhin ist die genaue Segmentbeschreibung bzw. die Anzahl der betroffenen Lebersegmente einer Läsion und der Bezug zu den Lebervenen und dem Pfortadersystem wichtig. Es können Größen, wie das S/N (Signal-zu-Rausch-Verhältnis), C/N (Kontrast-zu-Rausch-Verhältnis), prozentuales Enhancement und prozentualer Signalintensiätsverlust errechnet werden. Verglichen werden hierbei Schichtungen mittels Region-of-interest-(ROI-)Technik für Leberläsionen und normales Lebergewebe. Falls zystische oder nekrotische Areale vorhanden sind, sollten diese vermieden werden, um effektive Signalintensitätsmessungen zu erzielen. Zur Messung einer Kontrastmittelaufnahme sollte die ROI möglichst entsprechend den Sequenzen Prä- und Post-Kontrast gelegt werden.

9.4.2
Pathophysiologie – Vaskularität

Die Versorgung der Leber erfolgt über zwei Blutkreisläufe:

- über die A. hepatica (ca. 25 %) und
- über die V. portae (ca. 75 %).

Nach dem Start der intravenösen Kontrastmittelgabe ergibt sich nach ca. 15–20 s eine geringe Kontrastierung aus der A. heptica. Etwa 50–60 s nach Injektionsbeginn stellt sich über den Kreislauf des Pfortadersystems eine starke Kontrastierung und Kontrastmittelanreicherung dar.

Die Versorgung von fokalen Leberläsionen erfolgt zum Großteil über den arteriellen Zustrom. Je nach Vaskularisationsgrad der Läsionen kommt es zu einem schwächeren (hypovaskularisiert) oder stärkeren frühen Enhancement des Tumors (hypervaskularisiert).

9.4.3
Pathophysiologie – Spezifität

Das selektive Enhancement des Lebergewebes ist bedingt durch die selektive Aufnahme von Kontrastmitteln durch die Zellsysteme selbst:

* durch die Hepatozyten (hepatobiliäre Kontrastmittel),
* durch die Kupffer-Sternzellen (retikuloendotheliale Kontrastmittel).

Mit einer Halbwertszeit von 8–10 min werden 80 % der applizierten SPIO („superparamagnetic particles of iron oxide", superparamagnetische retikuloendotheliale Kontrastmittel) vom retikuloendothelialen System (RES) der Leber und ca. 12 % von der Milz aufgenommen (Weissleder et al. 1989).

9.4.4
Einteilung der Kontrastmittel

Die in der MRT verwendeten Kontrastmittel können unter Berücksichtigung der verschiedenen *Verteilungsräume* in Anlehnung an die gebräuchliche Klassifizierung der Röntgenkontrastmittel eingeteilt werden (Brasch 1992):

* *Extrazelluläre Kontrastmittel* verteilen sich nach intravenöser Applikation im Intravasalraum, diffundieren rasch in den interstitiellen Raum und werden fast ausschließlich über die Niere ausgeschieden.
* *Hepatobiliäre Kontrastmittel* verhalten sich auf der einen Seite wie die extrazellulären Kontrastmittel. Ein unterschiedlich großer Anteil je nach Substanz wird jedoch direkt in die Hepatozyten aufgenommen und in der hepatobiliären Phase über das Gallenwegsystem ausgeschieden.
* *Retikuloendotheliale Kontrastmittel* werden direkt in die Kupffer-Sternzellen der Leber aufgenommen und dort von Makrophagen phagozytiert und anschließend in den normalen Eisenpool überführt.

Außerdem kann in leberspezifische und in nichtspezifische Kontrastmittel unterschieden werden (Van Beeers et al. 1997):

* Extrazelluläre Kontrastmittel verteilen sich unspezifisch und gehören somit zu den nichtspezifischen Kontrastmitteln.
* Zu den leberspezifischen Kontrastmitteln gehört zum einen die Gruppe der hepatobiliären Kontrastmittel, die selektiv von den Hepatozyten aufgenommen werden, sowie die Gruppe der gewebespezifischen Kontrastmittel, die RES Kontrastmittel.

Hierbei handelt es sich um kleine SPIO-Partikel, die direkt in die Kupffer-Stern-zellen aufgenommen werden.

Ein anderer Ansatz ist die Einteilung der MRT-Kontrastmittel nach ihrem Einfluss auf die Signalintensität in der MRT durch Veränderungen der T_1- und/oder T_2-Rela-xationszeit (Leander 1997):

- *Positive Signalverstärker*: T_1-gewichtete Kontrastmittel, die die Signalintensität anheben. Normales Lebergewebe kommt hyperintens in T_1-Wichtung im Vergleich zu nativen Schichtungen zur Darstellung, Lebermetastasen stellen sich in der Spät-phase hypointens ohne Kontrastmittelaufnahme dar. Positive Kontrastmittel redu-zieren die T_1-Relaxationszeit mehr als die T_2-Relaxationszeit. In hohen Konzentra-tion kann auch die T_2-Relaxivität reduziert werden.
- *Negative Signalverstärker*: T_2-gewichtete Kontrastmittel, die die Signalintensität abschwächen. Normales Leberparenchym dokumentiert sich im Vergleich zu Prä-Kontrast mit verminderter Signalintensität, also hypointens. Metastasen sind hyperintens im Vergleich zum Lebergewebe ohne Zeichen einer Kontrastmittelauf-nahme. Negative Kontrastmittel reduzieren üblicherweise die T_2-Relaxationszeit; bis zu einem gewissen Grade zeigen sie auch einen T_1-Effekt.

Extrazelluläre Kontrastmittel
Extrazelluläre Kontrastmittel sind nichtspezifische paramagnetische Substanzen. Sie besitzen dieselben pharmokokinetischen Eigenschaften wie die in der konventionellen Radiologie und in der CT verwendeten Kontrastmittel. Nach intravenöser Applikation verteilen sie sich rasch vom Intravasalraum in den interstitiellen Raum als unspezi-fisches Kontrastmittel (Rocklage et al. 1991).

Das am längsten auf dem Markt befindliche MRT-Kontrastmittel *Gadolinium-DTPA-Gadopentetate dimeglumine* (Magnevist®; Schering, Deutschland) enthält einen paramagnetischen Metallionenkomplex, der eine positive Kontrastverstärkung erzeugt. Die übliche klinische Dosierung beträgt 0,1 mmol/kg Körpergewicht (KG). Es ist insgesamt sehr gut verträglich (Nelson et al. 1995). Weitere Gadolinium-Chelate sind Tabelle 9.1 aufgeführt (Van Wagoner et al. 1991; Tweedle 1997).

Eine zunächst für die Leberbildgebung als leberspezifisches hepatobiliäres Kon-trastmittel entwickelte Substanz, *Gadolinium-BOPTA-Gadobenat* (MultiHance®),

Tabelle 9.1. Kontrastmittel für die MRT

	Nichtspezifische extrazelluläre Kontrastmittel	Leberspezifische Kontrastmittel RES-spezifische	Hepatozytenspezifische
In klinischer Anwendung	Magnevist Omniscan ProHance Dotarem Gadovist OptiMark	Endorem/Ferridex Resovist	MultiHance Teslascan
Klinische Studien		Phase II: Sinerem	Phase III: Eovist

wird fast vollständig über die Niere eliminiert (ca. 96–98 %) und ist damit auch als extrazelluläres Kontrastmittel zu verwenden (Runge u. Kenney 2000; Vogl et al. 1992; Spinazzi et al. 1998).

Hepatobiliäre Kontrastmittel

Hepatobiliäre Kontrastmittel sind Substanzen, die schnell aus dem Blut aufgenommen werden. Diese Kontrastmittel gelangen über Rezeptoren an der Zelloberfläche in die Hepatozyten und bewirken dadurch ein selektives Enhancement der Leber. Funktionelle Informationen über die Leberfunktion können erlangt werden. Diese Kontrastmittel werden je nach Substanz über die Gallenwege oder über das renale System ausgeschieden. Sie bewirken eine Steigerung der Signalintensität des normalen Lebergewebes in T_1-Wichtung in der hepatobiliären Phase.

Gadolinium-EOB-DTPA (Eovist®; Schering, Deutschland) ist eine lipophile Modifikation des Gadolinium-DTPA mit heptobiliärer Distribution. Die Anwendung erfolgt intravenös mittels einer Bolusinjektion (Hamm et al. 1995; Vogl et al. 1996 c).

Gadolinium-BOPTA-Gadobenat (MultiHance®; Bracco, Italien) ist ein neues lipophiles Chelat mit einer hepatobiliären Distribution. Es wird intravenös in einer Dosierung von 0,1 mmol/kg KG (0,5 mol/l) im Bolus appliziert (Petersein et al. 2000).

Mn-DPDP-Mangafodipir (Teslacan®; Nycomed, USA) ist ein hepatobiliäres Kontrastmittel, das DPDP-gebundenes Mangan enthält. In der klinischen Anwendung erfolgt die Applikation von Mn-DPDP als langsame Kurzzeitinfusion (Elizondo et al. 1991; Bernardino et al. 1992). Anfänglich beobachtete Nebenwirkungen von Mn-DPDP, wie z. B. Flush-Symptomatik, treten bei Verwendung einer langsamen Kurzzeitinfusion statt einer Bolusinjektion oder bei einer Dosisreduktion von 10 auf 5 µmol deutlich verringert auf (Murakami et al. 1996).

Negative Verstärker

■ **Retikuloendotheliale Kontrastmittel.** SPIO bestehen aus Eisenoxiden, die in einer kristallinen Lösung von Partikeln kleiner Größe vorliegen und von stabilisierendem Hüllmaterial (Dextran, Mannitol, Citrat) umgeben sind. Durch die Aufnahme in das RES erzeugen sie lokale Magnetfeldinhomogenitäten, die zu einer massiven Verkürzung der T_2-Relaxationszeit führen und damit eine Signalauslöschung in Leber und Milz bewirken. In geringem Umfang besitzen diese Partikel auch einen T_1-Effekt.

AMI-25 (Endorem®; Guerbet, Frankreich) ist auf dem Markt verfügbar und wird in einer Konzentration von 0,2 mmol Fe/ml (11,2 mg Fe/ml) und einer Dosierung von 15 µmol/kg KG (0,75 ml/10 kg KG) verwendet. Die kolloidale Lösung setzt sich aus superparamagnetischen Partikeln zweier Eisenoxiden zusammen (Magnetit und das oxidierte Derivat Maghemit), umgeben von einer niedermolekularen Dextranhülle. Die Substanz muss als Kurzzeitinfusion außerhalb des Magneten über einen Zeitraum von ca. 30 min verabreicht werden (Bellin et al. 1994; Denys et al. 1994).

SHU 555 A (Resovist®; Schering, Deutschland) ist seit kurzem auf dem Markt verfügbar. Das Molekül ist im Vergleich zu AMI-25 kleiner, als Hüllprotein dient Carboxydextran (Lawaczeck et al. 1997).

Ultrakleine superparamagnetische Eisenoxide (USPIO) wie *AMI-227* (Sinerem; Guerbet, Frankreich) sind gewebespezifische MRT-Kontrastmittel, die einen stärkeren T_1-Effekt im Vergleich zu den SPIO-Partikeln aufweisen (Saini et al. 1995).

Dynamische Studien
Dynamische Sequenzprotokolle haben sich zur genauen Beschreibung des Kontrastmittelverhaltens in Anlehnung an CT-Protokolle bewährt. Es werden Schichtungen
innerhalb der ersten 5 min nach intravenöser Kontrastmittelgabe durchgeführt. Die
Untersuchung der Leber in einem Atemzug wird durch die Verwendung von schnellen
Sequenzprotokollen ermöglicht. Es werden Gadolinium-Chelate (extrazelluläre und
hepatobiliäre Kontrastmittel) verwendet. Zur Charakterisierung von fokalen Läsionen
wird in der arteriellen Phase (ca. 15–25 s nach intravenöser Kontrastmittelgabe) und
in der portalvenösen Phase untersucht (ca. 50–70 s nach intravenöser Kontrastmittelgabe).

Statische Studien
Es gibt Leberläsionen, die eine verzögerte Kontrastmittelaufnahme aufweisen. In solchen Fällen sind statische T_1-gewichtete Sequenzprotokolle in der Equilibirumsphase
(ca. 2–5 min nach intravenöser Kontrastmittelgabe) von Nutzen. Nach Morphologie
des Tumors muss bis zu 15 min nach Kontrastmittelgabe gescannt werden.
    Eine zusätzliche Spätaufnahme in der hepatobiliären Phase kann die Differenzial-
diagnose erleichtern. Unter Verwendung von Gadolinium-EOB-DTPA kann bereits
ca. 20 min nach intravenöser Kontrastmittelgabe mit der Untersuchung begonnen
werden, bei Mn-DPDP nach ca. 30 min und nach ca. 60 min bei Gadolinium-BOPTA.

9.5
Bildmorphologische Kriterien

9.5.1
Native Bildgebung

In nativen Schichtungen stellen sich Metastasen in T_1-Wichtung mit sehr unterschiedlicher Signaltextur je nach vorhandenen Anteilen von Nekrose, Einblutung, Muzin von
hypointens bis hyperintens als auch kombiniert dar.
    In T_2-Wichtung verhalten sie sich meist hyperintens. Die Binnenstruktur stellt sich
inhomogen mit unscharfer Randbegrenzung dar. Ausnahmen sind zystische Metastasen, die teilweise sehr glatt begrenzt sein können.

9.5.2
Dynamische Bildgebung mit positiven Kontrastmitteln

Hypovakularisierte Lebermetastasen können in der arteriellen, gelegentlich auch in
der portalen (portovenösen) Phase einen vermehrt perfundierten Randwall, das
sog. Targetzeichen oder auch Rim-Enhancement, aufweisen. In der portalvenösen
Phase findet eine langsame Rückbildung der hyperintensen Randbegrenzung bei weiterhin hypointensem Signal der Leber selbst statt. In der Spätphase dokumentiert sich
eine Iso- bis Hypointensiät des Randbereiches bei hypointenser zentraler Zone. Bei
Fehlen des Randenhancements dokumentiert sich in der arteriellen Phase kaum
eine Anreicherung. Die Läsionen werden hypointens in der portalvenösen Phase

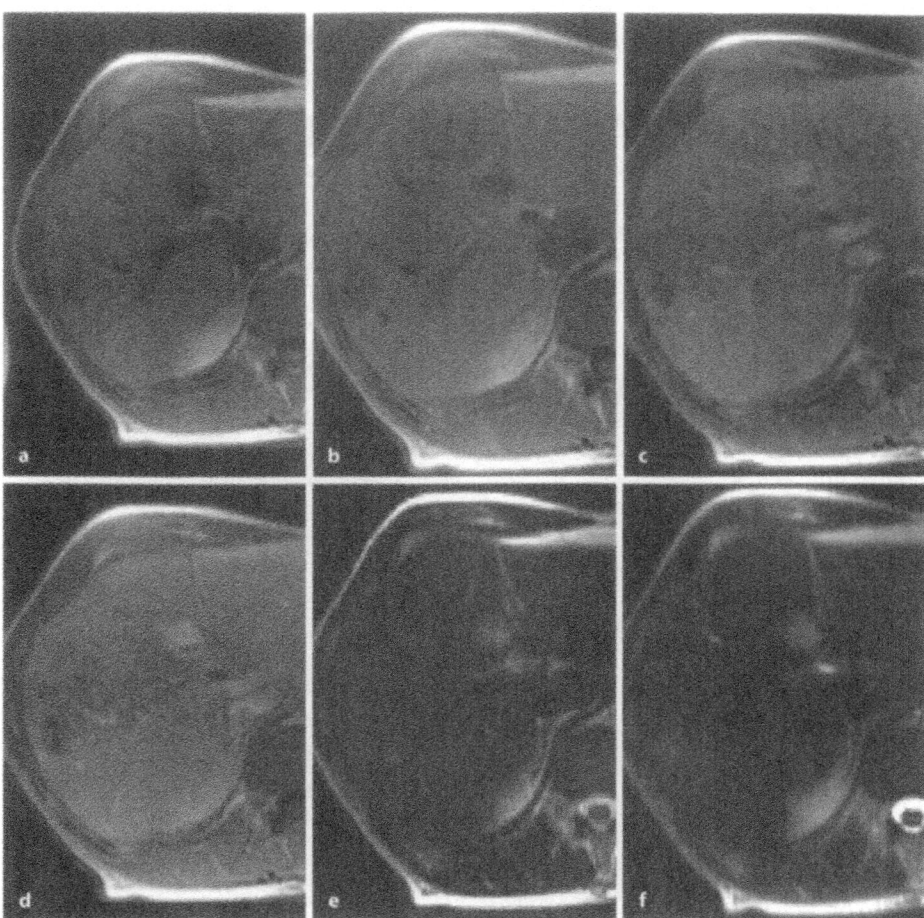

Abb. 9.6 a–f. Hypovaskularisierte Lebermetastase bei Kolonkarzinom und Dokumentation eines Hämangioms. Dynamische Bildgebung mit positiven Kontrastmitteln. Dynamische T_1-gewichtete GRE-Sequenz. Applikation von Gadolinium-DTPA (Magnevist) **a** Darstellung von zwei hypointensen Läsionen im Lebersegment 7/Übergang 8 als auch Lebersegment 4 A/Übergang 2. **b** In der arteriellen Phase Nachweis eines diskreten Randenhancement beider Läsionen mit Betonung des Rim-Enhancements der Läsion im Segment 4 A. **c** In der portalvenösen Phase stellt sich ein für ein Hämangiom charakteristisches Fill-in-Phänomen dar, während die Lebermetastase im Segment 7 lediglich ein diskretes Randenhancement zeigt. **d** In der Spätphase stellt sich das Hämangiom fast vollständig gefüllt dar. **e** T_2-TSE-Sequenz, nativ. Unterschied im Signalverhalten von Metastase und Hämangiom. **f** HASTE-Sequenz, nativ. Dokumentation eines deutlicheren hyperintensen Signalmusters des Hämangioms im Vergleich zur sich inhomogen abbildenden Lebermetastase

aufgrund des zunehmenden Enhancements des normalen Leberparenchyms (Abb. 9.6 a–f). Das sog. „Doughnut-Zeichen" ist charakteristisch mit insgesamt mäßiger Kontrastmittelaufnahme der gesamten Läsion und fehlendem Enhancement in den nekrotischen Zonen in der Mitte des Herdes (Mahfouz et al. 1993).

Hypervaskularisierte Metastasen zeigen in der arteriellen Phase eine mäßige bis starke Kontrastierung. In der portalvenösen Phase erscheinen sie iso- bis hypointens

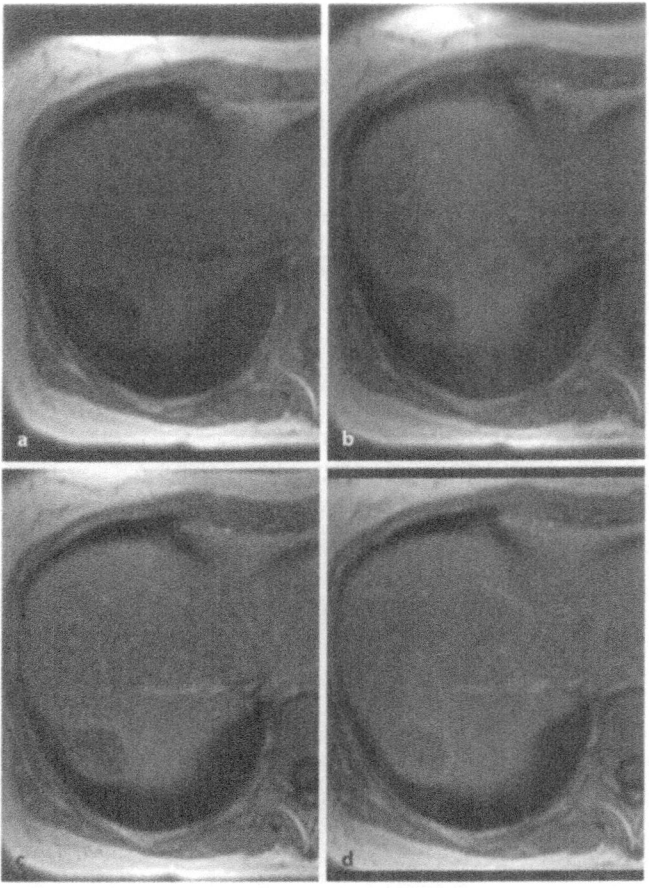

Abb. 9.7 a-d. Hypervaskularisierte Lebermetastase bei Mammakarzinom. Dynamische T_1-gewichtete GRE-Sequenz. Applikation von Gadolinium-DTPA. **a** Nachweis einer hypointensen Raumforderung im Lebersegment 8 subkapsulär gelegen. **b** In der arteriellen Phase zeigt sich ein inhomogenes Kontrastmittelenhancement im Randbereich mit beginnender diskreter Kontrastmittelaufnahme zentral. **c** Im weiteren Verlauf Zunahme des inhomogenen Kontrastmittelenhancements. **d** Persistierende randständiges Rim-Enhancement im Verlauf

und sind nur schlecht abgrenzbar mit einem persistierenden verzögerten Enhancement (Kontrastmittelpooling). Je nach Primärtumor kann auch eine starke, randbetonte Hypervaskularisierung des Tumors nachgewiesen werden mit Hypointensität der zentralen Anteile (Abb. 9.7 a–d).

Lebermetastasen können ein sog. Wegde-Zeichen aufweisen, eine peripher des Tumors gelegene keilförmige Aussparung, die mit einer verstärkten Kontrastmittelaufnahme in der arteriellen Phase der dynamischen Untersuchung reagiert. Hierbei handelt es sich um eine intraduktale Tumorausbreitung in die intrahepatischen Gallenwege (Muramatsu et al. 1997).

9.5.3
Statische Bildgebung mit positiven Kontrastmitteln

Ein sog. „Wash-out-Zeichen" stellt sich in den Spätaufnahmen dar, es ist bedingt durch ein Auswaschen in der peripheren Zone und Pseudokapselbildung. Das Zentrum ist fast vollständig homogen kontrastiert (Mahfouz et al. 1994).

In der hepatobiliären Spätphase stellen sich Lebermetastasen in der Regel hypointens dar, ohne eine signifikante Kontrastmittelaufnahme im Vergleich zum umgebenden Lebergewebe, aber mit verbesserter Abgrenzung zu den Lebergefäßen (Reimer et al. 1997; Vogl et al. 1993; Vogl et al. 1997; Abb. 9.8 a–c).

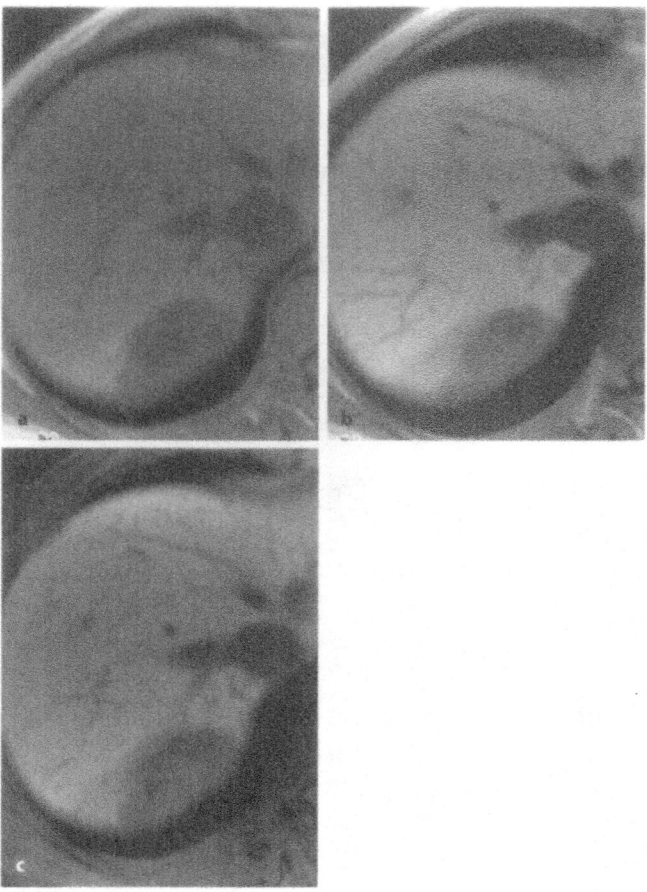

Abb. 9.8 a–c. Metastase und FNH. Statische Bildgebung mit positivem Kontrastmittel, hepatobiliär. Statische T_1-gewichtete GRE-Sequenz. Applikation von Gadolinium-EOB-DTPA. **a** Dokumentation einer hyperintensen Läsion im rechten Leberlappen mit Signalveränderung im Randbereich. Es stellen sich Inhomogenitäten präkaval dar. **b** Signifikanter Signalabfall im Bereich des normalen Leberparenchyms. Metastase mit typischem Wegde-sign als Zeichen für Malignität ohne Kontrastmittelenhancement. Präkaval kleine FNH mit homogener Kontrastmittelaufnahme 10 min nach Applikation. **c** Unter Verwendung eines fettsupprimierten Sequenzprotokolls lässt sich zentral Narbengewebe abgrenzen

9.5.4
Dynamische Bildgebung mit negativen Kontrastmitteln

Je nach Anteil von RES dokumentiert sich eine sehr schnelle Aufnahme der kleinen SPIO-Partikel in das gesunde Leberparenchym. Bereits nach einer Minute stellt sich die gesamte Lebertextur mit ausgeprägtem Signalverlust dar.

Tumoren, wie z. B. die fokale noduläre Hyperplasie (FNH, die RES-Zellen enthalten, zeigen einen sehr schnellen Signalintensitäsverlust in der ersten Minute der dynamischen Untersuchung.

Metastasen dagegen, die keine RES-Zellen enthalten, stellen sich ohne signifikanten Signalintensitäsverlust dar.

Ob für die Durchführung von Eisenoxid-verstärkter dynamischer Bildgebung T_2-gewichtete dynamische Protokolle oder besser T_1-gewichtete Schichtungen geeignet sind, muss an großen Studienkollektiven evaluiert werden.

9.5.5
Statische Bildgebung mit negativen Kontrastmitteln

Da Metastasen als sekundäre Absiedlungen in der Leber keine Kupffer-Sternzellen enthalten, nehmen diese Läsionen kein Kontrastmittel auf. Unter Verwendung von T_2-gewichteten Sequenzprotokollen stellt sich kein signifikanter Siganlintensitätsverlust dar. Die Signaltextur der Läsion bleibt unverändert im Vergleich zu Schichtungen Prä-Kontrast (Abb. 9.9 a,b, 9.10 a–c).

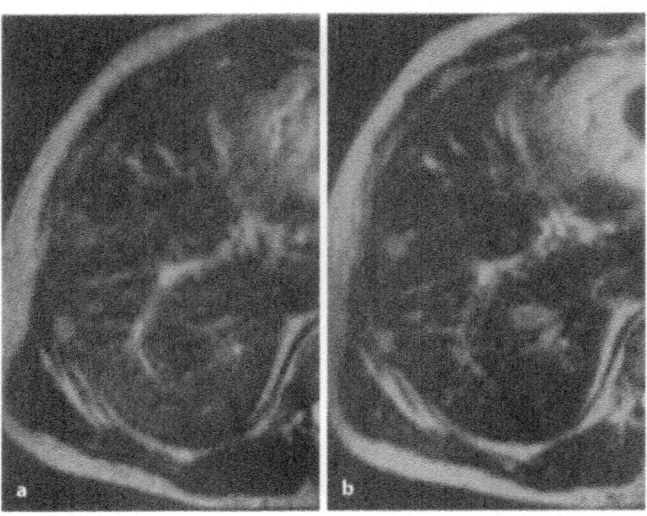

Abb. 9.9 a,b. Metastase eines kolorektalen Karzinoms. Statische T_2w-Bildgebung mit negativem Kontrastmittel. Applikation von SHU-555A (Resovist®). a Nachweis einer Lebermetastase im Lebersegment 7, fraglich eine Läsion im Segment 8. b Nach Gabe des SPIO Resovist (40 min post Kontrastmittel) exakte Abgrenzung von zwei Lebermetastasen im rechten Leberlappen

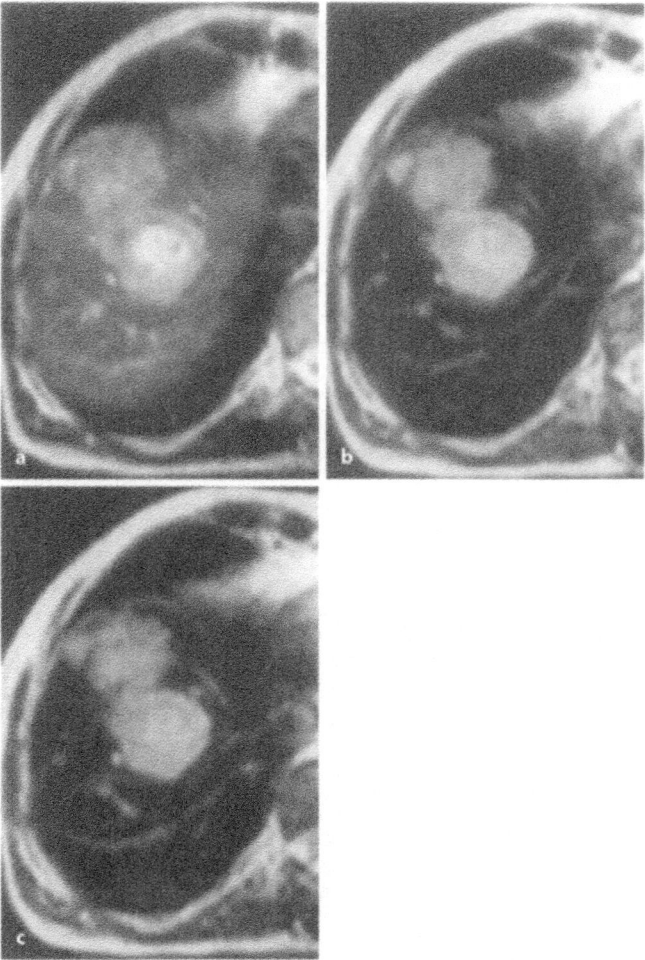

Abb. 9.10 a–c. Metastase eines kolorektalen Karzinoms. Statische Bildgebung mit negativem Kontrast-mitttel. Applikation von SHU-555A (Resovist®). **a** Nativtechnik. Dokumentation von zwei Raumforde-rungen im rechten Leberlappen. **b** T_2-TSE 10 min post intravenösem Kontrastmittel. Bereits 10 min nach Gabe des SPIO stellt sich das gesunde Leberparenchym mit signifikantem Signalabfall dar. Die Signaltextur der Lebermetastasen verändert sich nicht. **c** T_2-TSE 70 min post intravenösem Kontrast-mittel. Im Vergleich zu **a** visuell kein Hinweis für weiteren Abfall des gesunden Leberparenchyms

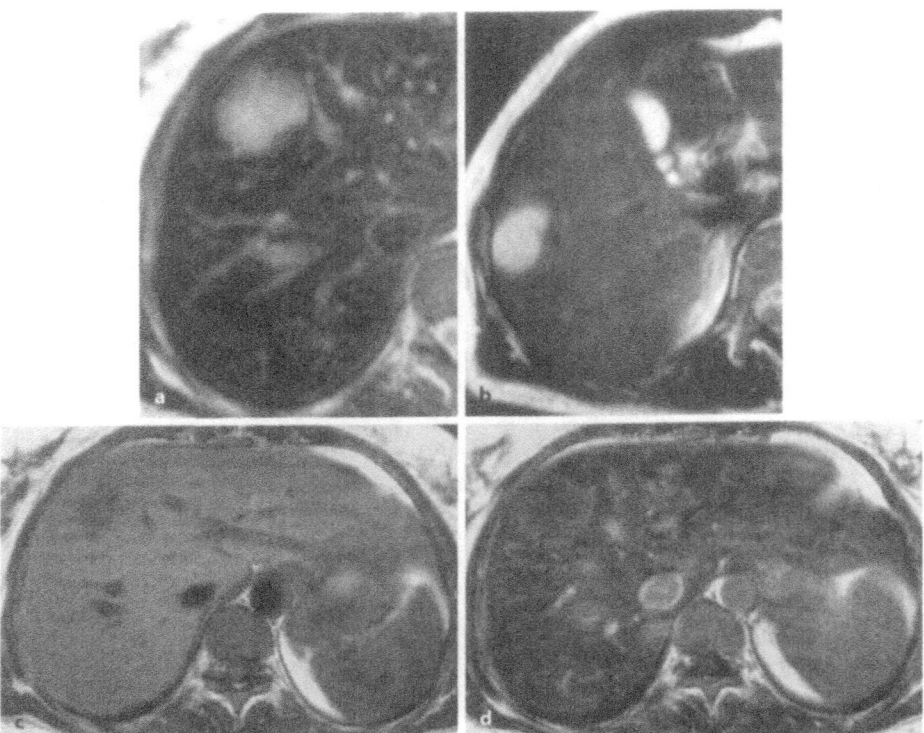

Abb. 9.11 a–d. Metastase und Zyste. Statische Bildgebung mit negativem Kontrastmittel. Applikation von AMI-25 (Endorem). **a** Nachweis einer hyperintensen Raumforderung im Segment 8 unter Verwendung einer T_2-gewichteten TSE-Sequenz in Nativtechnik. **b** Dokumentation einer zweiten Läsion im rechten Leberlappen, im Signalverhalten nahezu identisch der Gallenblase. Hierbei handelt es sich um eine Zyste. **c** In der T_1-gewichteten SE-Sequenz mäßiggradige Hypointensität der Läsion im Segment 8. **d** Nach Gabe von AMI-25 stellt sich die Läsion mit hyperintensem Rim-Enhancement als Zeichen für Malignität dar

Hypervaskularisierte Metastasen zeigen ein peripheres Rim-Enhancement in T_1-gewichteten Sequenzen. Dieses Zeichen ist sehr spezifisch, jedoch nicht sehr sensitiv (Mergo et al. 1996; Abb. 9.11 a–d).

9.5.6
Detektion von Lebermetastasen

Positive Signalverstärker

Hamm und Mitarbeiter (1997) verglichen native Schichtungen mit dynamischen Sequenzprotokollen. In ihrer Studie zeigte sich keine signifikante Zunahme der Detektionsrate nach Gabe von Gadolinium-DTPA für die Diagnostik von Lebermetastasen. Für die Detektion von kleinen HCC-(hepatozelluläres Karzinom-)Knoten scheint die früharterielle Darstellung gegenüber nativen Schichtungen vorteilhaft zu sein.

Aufgrund der deutlichen Verbesserung des Kontrast-zu-Rausch-Verhältnisses der Leber zu Lebertumoren zeigte die Anwendung von hepatobiliären Kontrastmitteln

(Gadolinium-BOPTA, Mn-DPDP, Gadolinium-EOB-DTPA) gegenüber nativen MRT-Schichten eine verbesserte Detektionsrate besonders in der hepatobiliären Spätphase (Caudana et al. 1996; Reimer et al. 1996; Rummeny et al. 1997).

Negative Signalverstärker
Nach Applikation der SPIO-Partikel zeigt das gesunde Leberparenchym in T_2-gewichteten Schichtungen einen deutlichen Signalintensitätsverlust. Dadurch wird einerseits der Läsion-Leber-Kontrast erhöht und damit die Detektion kleiner Läsionen verbessert. Die Differenzierung zwischen lebereigenem und leberfremdem Gewebe wird erleichtert (Vogl et al. 1996 b).

Die größten klinischen Erfahrungen liegen für AMI-25 (Endorem®) vor. Seneterre und Mitarbeiter (1996) konnten eine vergleichbar hohe Sensitivität gegenüber der CTAP (CT-Arterioportographie) im Nachweis von Lebermetastasen mit einer verbesserten Spezifität zeigen. Die diagnostische Genauigkeit der MRT mit AMI-25 ist der CTAP überlegen. Weitere Studien konnten diese Ergebnisse bestätigen (Helmberger et al. 1997; Joergensen et al. 1997; Scharf et al. 1998).

Kontrastverstärkte T_1-gewichtete Gradientenechoprotokolle haben sich ebenfalls für die Detektion von fokalen Leberläsionen bewährt (Oudkerk et al. 1999; Blakeborough et al. 1997).

In einer Multicenterstudie wurden Resovist®-verstärkte Schichtungen mit CTAP verglichen im Bezug auf den Goldstandard IOUS und der Histopathologie. Es zeigte sich eine vergleichbare Sensitivität der SPIO-Verstärkten MRT zu CTAP mit einer verbesserten Spezifität (Ba-Saalaah et al. 2000).

9.6
Differenzialdiagnose von Lebermetastasen

9.6.1
Dynamische und statische MRT (positiver Verstärker)

Hypovaskularisierte Läsionen
Zysten der Leber dokumentieren keine Kontrastmittelaufnahme. Komplizierte Zysten können Einblutungen aufweisen und das angrenzende Leberparenchyms komprimieren. Infizierte Zysten können in seltenen Fällen eine Kontrastmittelaufnahme im Randbereich aufweisen. Zentral zeigen Abszesse keine Kontrastmittelaufnahme. Falls in der Peripherie Granulationsgewebe vorliegt, kann eine Kontrastmittelaufnahme dokumentiert werden. Bedingt durch einen hypointensen Ödemsaum wird ein sog. Double-Targetzeichen beschrieben. Unscharfe Konturen Prä- und auch Post-Kontrast gelten als pathognomonisch.

Hypervaskularisierte Läsionen
HCC-Knoten stellen sich in der arteriellen Phase mit einem frühen Enhancement dar, gefolgt von einer Iso- bis Hypointensität in der Perfusionsphase mit teilweise inhomogenem Kontrastmittelverhalten. In einzelnen Fällen zeigt sich in der portalvenösen Phase eine hyperintense Kapsel bzw. Pseudokapsel mit peripherem Wash-out. Bei großen gut differenzierten HCC-Knoten ist ein sog. Double-Ring-Zeichen typisch.

Dysplastische Knoten zeigen in der arteriellen Phase eine deutliche Hypervaskularisierung. In der portalvenösen Phase stellen sie mit einer diskreten Hyperintensität mit einem vermehrten Wash-out zentral ein Zeichen für eine mögliche Malignität dar.

Regeneratknoten stellen sich eher homogen hypervaskularisiert in der frühen Phase der Dynamik dar.

Große Adenome sind gekennzeichnet durch ihre teilweise sehr unterschiedliche Binnenstruktur mit Vorliegen von Blutungsarealen und Nekrosezonen.

Kleine Adenome weisen eine relativ homogene Binnenstruktur mit Hypervaskularisierung und scharfer Berandung in der arteriellen Phase auf. Der Tumor zeigt sich im weiteren Verlauf nahezu isointens zum umgebenden Lebergewebe und mit diskretem Auswaschen.

Die *FNH* imponiert mit einer sehr frühen homogenen Kontrastmittelaufnahme in der arteriellen Phase. Es folgt eine sehr schnelle Abflutung des Kontrastmittels. In der Perfusionsphase erscheinen die FNH-Knoten daher isointens. Das Narbengewebe weist eine verzögerte Kontrastmittelaufnahme auf (Abb. 9.12 a–c, 9.13 a–c).

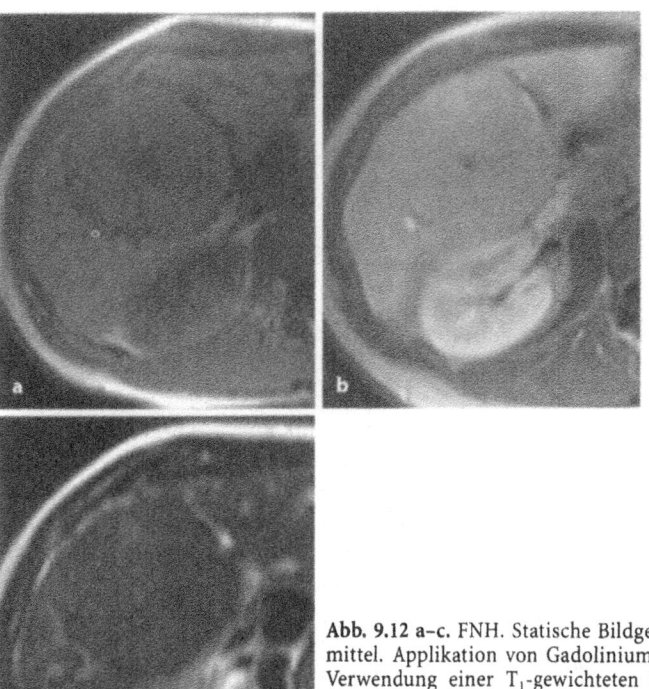

Abb. 9.12 a–c. FNH. Statische Bildgebung mit positivem Kontrastmittel. Applikation von Gadolinium-DTPA (Magnevist®). **a** Unter Verwendung einer T_1-gewichteten GRE-Sequenz stellt sich eine isointense Raumforderung im rechten Leberlappen mit einer zentralen Narbenstruktur und im Randbereich verlagerter Gefäße dar. **b** In der dynamischen Schichtung stellt sich in der Peripherie das zuführende Gefäß der FNH dar. Homogene Kontrastmittelaufnahme des Tumors. **c** T_2-TSE-Sequenz, nativ. In einer T_2-TSE-Sequenz Nachweis einer nahezu isointensen Raumforderung, abgrenzbar durch in der Peripherie der Läsion verlagerte Gefäße. Zentral hyperintenses Narbengewebe

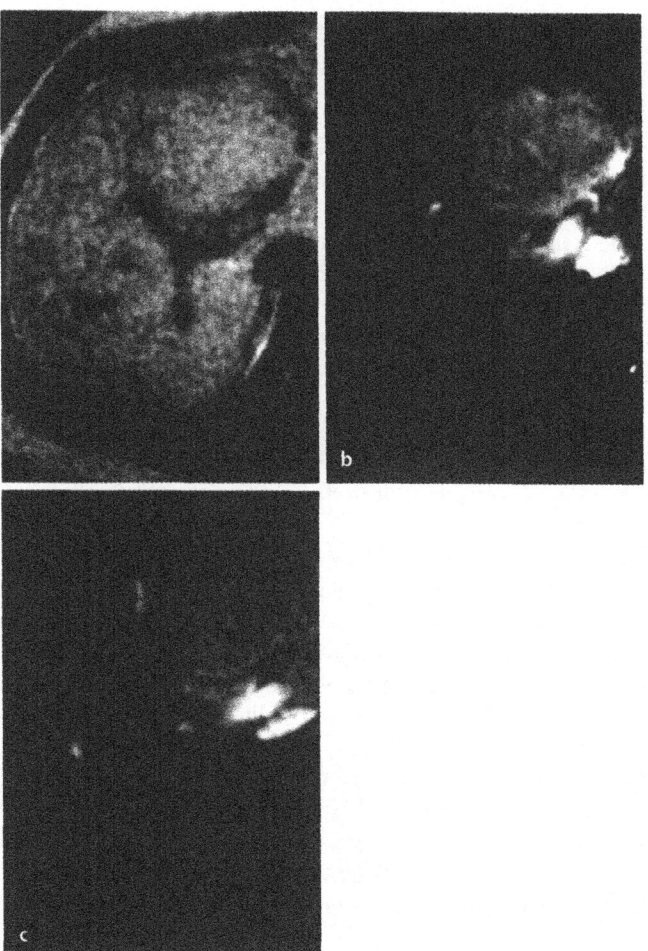

Abb. 9.13 a–c. FNH. Dynamische Bildgebung mit positivem Kontrastmittel. Dynamische T_1-gewichtete GRE-Sequenz. Applikation von Gadolinium-DTPA (Magnevist). **a** Dokumentation einer fraglichen Läsion im Übergang vom linken zum rechten Leberlappen, fraglich zweite Raumforderung im rechten Leberlappen. **b** In der früharteriellen Phase der Dynamik Nachweis von zwei hypervaskularisierten FNH-Knoten. Enhancement des zentralen Narbengewebes der großen Läsion. **c** Im weiteren Verlauf charakteristische Isointensität der FNH-Knoten zum umgebenden Lebergewebe. Die kleinere Läsion im rechten Leberlappen stellt sich zu diesem Zeitpunkt ebenfalls mit einer Kontrastmittelaufnahme der Narbe dar

Leberläsionen mit verlängerter Kontrastmittelaufnahme

Hämangiome zeigen ein sog. „Fill-in-Phänomen" mit einer Kontrastmittelaufnahme von der Peripherie zum Zentrum. Ferner stellt sich ein Zulaufen im Sinne eines Irisblendenphänomens dar. Große Hämangiome weisen im Zentrum teilweise kein Kontrastmittelenhancement aufgrund von regressiven Veränderungen auf (vgl. Abb. 9.6 a–f).

Cholangiozelluläre Karzinome dokumentieren eine mäßiggradige Iso- bis Hypointensität in der Perfusionsphase mit inhomogenem Kontrastmittelverhalten zentral aufgrund von nekrotischen und regressiven Arealen. Es finden sich im Randbereich häufig kleine Satelittenherde.

Hepatobiliäre Kontrastmittel

Läsionen, die Hepatozyten enthalten, wie FNH, z. T. auch Adenome, dokumentieren je nach Anteil auch Regeneratknoten eine Kontrastmittelaufnahme des hepatobiliären Kontrastmittels in den Spätaufnahmen.

Tumoren ohne Hepatozyten, wie z. B. Leberzysten oder Hämangiome, zeigen in der hepatobiliären Spätphase keine Kontrastmittelaufnahme.

Bei Mn-DPDP stellt sich ein Zusammenhang zwischen Tumorenhancement und histologischem Grading dar. Gut differenzierte HCC-Knoten zeigen eine verstärkte Anreicherung im Vergleich zu undifferenzierten HCC-Läsionen.

Retikuloendotheliale Kontrastmittel

Lebertumoren, die Kupffer-Sternzellen enthalten, zeigen eine Kontrastmittelaufnahme bzw. ein Absinken der Signalintensität in den T_2-gewichteten Sequenzen, diskret auch in der T_1-Wichtung.

FNH-Knoten zeigen einen signifikanten Signalverlust in den T_2-gewichteten Sequenzen im Vergleich von Schichtungen Prä- zu Post-Kontrast. In T_1-Wichtung weisen sie eine mäßiggradige Hyperintensität je nach Vaskularisierungsgrad auf.

Adenome dokumentieren eine betonte Kontrastmittelaufnahme im Randbereich im Vergleich zum Zentrum. Im Vergleich zu FNH-Knoten ist das Kontrastmittelenhancement diskreter. In T_1-gewichteten Sequenzen stellt sich die unterschiedliche Vaskularität der Läsion dar.

Hämangiome weisen nach SPIO-Gabe einen diskreten Signalverlust in T_2-Wichtung auf. Dieser erklärt sich durch intravasal zirkulierende Partikel bzw. durch die phagozytäre Aufnahme des Kontrastmittels in das Gefäßendothel. Als Charakteristikum stellt sich ein Wechsel der Signalintensität von hypo- zu hyperintesem Signalverhalten unter Verwendung von T_1-gewichteten Spinechosequenzen aufgrund des Blood-pool-Effektes dar.

Die Applikation von SPIO-Partikeln ändert das Signalverhalten von blanden *Leberzysten* nicht.

Nach Applikation von SPIO-Partikeln zeigen *HCC-Knoten* in der Regel keinen Signalintensitätsverlust in T_2-Wichtung. Die T_1-gewichteten Gradientenechosequenzen dokumentieren je nach Vaskularisierungsmuster der Läsionen deutlich bis mäßiggradige Hyperintensität gegenüber dem umgebenden Lebergewebe. Mit zunehmendem Differenzierungsgrad des HCC kann ein qualitativ nachzuweisender Signalintensitätsverlust dargestellt werden, der visuell oftmals schwer zu erkennen ist.

Bei *Borderlinetumoren* und adenomatösen Dyplasien sind hier größere Überschneidungen im Signalverhalten möglich.

Regeneratknoten stellen sich je nach Anteil an Kupffer-Sternzellen und ihrem Fibrosierungsgrad mit einer guten bis mäßiggradigen Kontrastmittelaufnahme in den T_2-Wichtung und diskret auch in den T_1-gewichteten Sequenzprotokollen dar.

Cholangiozelluläre Karzinome (CCC) weisen kein RES-System auf und zeigen daher keinen signifikanten Signalintensitätsverlust in T_2-Wichtung. In T_1-Wichtung stellt sich als Zeichen für Malignität in einzelnen Fällen ein Rim-Enhancemet mit Hyperintensität in der peripheren Zone des Tumors dar.

9.7
Diskussion

Zahlreiche Studien haben die Überlegenheit der kontrastverstärkten MRT für die Diagnostik und Differenzialdiagnose von Lebermetastasen gezeigt. Der routinemäßige Einsatz von Kontrastmittel erhöht vor allem die Sensitivität und die Spezifität in der Diagnostik von fokalen Leberläsionen.

Die SPIO-verstärkte MRT ist in der Detektion von Lebermetastasen dem ehemaligen Goldstandard der CTAP ebenbürtig, bezüglich der Differenzierung überlegen, aber mit dem Nachteil einer hohen Rate an falsch-positiven Befunden für die CTAP. Neue Vergleichsstudien mit dem jetzigen Goldstandard des biphasischen Spiral-CT in genauer prospektiver Korrelation mit dem intraoperativem Befund und histopathologischer Aufarbeitung sind bisher nur in kleinen Kollektiven durchgeführt worden. Die bisherigen Daten favorisieren leicht die SPIO-MRT gegenüber der biphasischen Spiral-CT in der präoperativen Abklärung bei Verdacht auf Lebermetastasen oder der Erstdiagnostik. Die sehr genaue Abgrenzung von Lebermetastasen gegenüber dem normalen Leberparenchym und der Bezug zu den Gefäßstrukturen liefern wertvolle Informationen für interventionell-therapeutische Eingriffe. Bei zirrhotisch veränderter Leberstruktur sollte die negativ verstärkte MRT zum Einsatz kommen. Bildmorphologische Kriterien wie Grad der Kontrastmittelaufnahme, das Vorhandensein von Narbe und Kapsel, genaue Abgrenzung im Randbereich gegenüber normalem Leberparenchym können z. B. bei Fragestellungen wie FNH vs. Adenom, HCC vs. Regeneratknoten exakt dokumentiert werden.

Dynamische Sequenzprotokolle unter Verwendung von positiven Signalverstärkern liefern genaue Informationen über die Vaskularität von Läsionen mit Aussagen über Durchblutung von Peripherie und Zentrum. Nach interventioneller Therapie von Lebermetastasen, wie z.B. LITT oder Chemoembolisation sind daher die positiven Verstärker zu favorisieren. Das genaue Ausmaß noch vorhandenen Tumorgewebes kann exakt abgegrenzt werden.

Bei kleinen hypervaskularisierten HCC-Knoten zeigt die dynamische Gadolinium-verstärkte Bildgebung auch bezüglich der Detektionsrate Vorteile. Ob die dynamische Applikation von Eisenoxiden mit der Möglichkeit von T_1- und T_2-gewichteten Schichtungen eine vergleichbare Information bezüglich der Vaskularität von fokalen Leberläsionen liefern kann, müssen neuere Studien zeigen.

Neue hepatobiliäre Kontrastmittel wie z.B. Mn-DPDP und Gadolinium-BOPTA dokumentieren eine Verbesserung in der Detektion von Lebermetastasen unter Einbeziehung der Spätaufnahmen gegenüber nativen MRT-Schichtungen. Die Verwendung von Gadolinium-BOPTA zur Gefäßdarstellung zeigt Vorteile gegenüber anderen Substanzen durch die etwas höheren Signalintensitäten.

Der Stellenwert des neuen hepatobiliären Kontrastmittels Gadolinium-EOB-DTPA für die Detektion von fokalen Lebermetastasen wird z. Z. im Vergleich zu intraoperativem Ultraschall/Pathologie und für die Differenzierung im Vergleich zur Histopathologie evaluiert.

In Zukunft sind zum einen die Verbesserung der Sequenztechniken mit noch schnelleren Sequenzprotokollen und eine verbesserte Artefaktunterdrückung möglich. Das genauere dynamische Timinig der verschiedenen Perfusionsphasen wird somit möglich und damit eine präzisere Differenzierung und Diagnostik von Lebermetastasen.

Literatur

Ba-Saalaah A, Heinz-Peer G, Schima W et al. (2000) Detection of focal hepatic lesions with ferumoxide-enhanced T1-weighted MR imaging. Radiology 103: 449–456

Bellin M, Zaim S, Auberton E et al. (1994) Liver metastases: Safety and efficacy of detection with superparamagnetic iron oxide in MR imaging. Radiology 193: 657–663

Bernardino ME, Young SW, Lee JKT et al. (1992) Hepatic MR imaging with Mn-DPDP: Safety, image quality, and sensitivity. Radiology 183: 53–58

Blakeborough A, Ward J, Wilson D et al. (1997) Hepatic lesion detection at MR imaging: A comparative study with four sequences. Radiology 203: 759–765

Brasch RC (1992) New directions in the development of MR imaging contrast media. Radiology 183: 1–11

Brinkmann G, Musiolik I, Kühn B et al., Steffens JC, Wesner F, Graessner J, Muhle C, Heller M. (1998) Ultraschnell T2-gewichtete MR-Bildgebung in Atemstillstand zur Untersuchung fokaler Leberläsionen: Ein Vergleich von TSE-, HASTE- und HASTE-STIR-Sequenzen unter Verwendung einer CP-Körper-Arrayspule. Rofo Fortschr Geb Rontgenstr Neuen Bildgeb Verfahr 168: 330–336

Caudana R, Morasna G, Pirovano GP (1996) Focal malignant hepatic lesions: MR imaging enhanced with gadolinium benzyloxy-propionictetra-acetate (BOPTA) – preliminary results of phase II clinical application. Radiology 199: 513–520

Denys A, Arrive L, Servois V et al. (1994) Hepatic tumors: Detection and characterization at 1-T MR imaging enhanced with AMI-25. Radiology 193: 665–669

Edelman RR, Atkinson DJ, Silver MS (1988) FRODO pulses: A new method for elimination of motion, flow and wraparound artifacts. Radiology 166: 231–236

Edelman RR, Wallner B, Singer A, Atkinson DJ, Saini S (1990) Segmented TurboFLASH: method for breath-hold MR imaging of the liver with flexible contrast. Radiology 177: 513–521

Elizondo G, Fretz C, Stark DD et al. (1991) Preclinical evaluation of Mn-DPDP: New paramagnetic hepatobiliary contrast agent for MR imaging. Radiology 178: 73–78

Hahn PF, Stark DD, Weissleder R, Elizondo G, Saini S, Ferrucci JT (1990) Clinical application of superparamagnetic iron oxide to MR imaging of tissue perfusion in vascular liver tumors. Radiology 174: 361–366

Hamm B, Staks T, Taupitz M et al. (1994) Contrast-enhanced MR imaging of liver and spleen: First experience in humans with a new superparamagnetic iron oxide. J Magn Reson Imaging 4: 659–668

Hamm B, Staks T, Muhler A (1995) Phase I clinical evaluation of Gd-EOB-DTPA as a hepatobiliary contrast agent: Safety, pharmacokinetics, and MR imaging. Radiology 195: 785–792

Hamm B, Mahfouz AE, Taupitz M (1997) Liver metastases: Improved detection with dynamic gadolinium-enhanced MR imaging. 202: 677–682

Hammerstingl R, Vogl TJ, Schwarz W (1998) Contrast-enhanced MRI of focal liver lesions: Differentiation and detection of primary and secondary liver lesions using Resovist-enhanced versus Gadolinium-enhanced MRI in the same patient. Acta Radiol 5 (Suppl 1): 75–79

Harisinghani M, Saini S, Weissleder R et al. (1997) Differentiation of liver hemangiomas from metastases and hepatocellular carcinomas at MR imaging enhanced with blood-pool contrast agent code-7227. Radiology 202: 687–691

Helmberger H, Mueller-Schunk S, Rothmeier R et al. (1997) MR imaging of focal liver lesions using superparamagnetic iron oxides versus Spiral CTAP/Spiral CTA. RSNA Suppl Radiology 205: 372

Helmberger T, Holzknecht N, Lackerbauer CA, Müller-Lisse, Schnarkowski P, Gauger J, Reiser M (1995) Array-Oberflächenspule und Atemanhaltetechnik bei der MRT der Leber. Radiologe 35: 919–924

Joergensen M, Wilken J, Rosenthal H et al. (1997) Preoperative assessment of focal liver lesions: Comparison of MR imaging with superparamagnetic iron oxide and double spiral CTAP. RSNA Suppl Radiology 205: 371

Kanematsu M, Hoshi H, Itoh K et al. (1999) Focal hepatic lesion detection: Comparison of four fat-suppressed T2-weighted MR imaging pulse sequences. Radiology 211: 363–371

Kopp AF, Laniado M, Dammann F et al. (1997) MR imaging of the liver with Resovist: Safety, efficacy, and pharmocaodynamic properties. Radiology 204: 749–756

Lawaczeck R, Bauer H, Frenzel T et al. (1997) Magnetic iron oxide particles coated with carboxydextran for parenteral adminstration and liver contrasting. Acta Radiol 38: 584–597

Leander P (1997) Liver-specific contrast agents. Advances in X-Ray Contrast. Adv MRI Contrast 4: 2–15

Lorenz M, Staib-Sebler E, Rossion I, Koch B, Gog C, Encke A (1995) Results of resection and adjuvant therapy of liver metastases of primary colorectal tumors – a review of the literature. Zentralbl Chir 120: 769–779

Mahfouz AE, Hamm B, Taupitz M (1993) Hypervascular liver lesions: Differentiation of focal nodular hyperplasia from malignant tumors with dynamic gadolinium-enhanced MR imaging. Radiology 186: 133–138

Mahfouz AE, Hamm B, Wolf KJ (1994) Peripheral washout: A sign of malignancy on dynamic gadolinium-enhanced MR images of focal liver lesions. Radiology 190: 49–52

Mergo P, Helmberger T, Nicolas A et al. (1996) Ring enhancement in ultrasmall superparamagnetic iron oxide MR imaging: A potential new sign for characterization of liver lesions. AJR Am J Roentgenol 166: 379–384

Mirowitz G, von Hecke P, Demaerel P (1989) Rapid acquisition spin-echo (RASE) MR imaging: A new technique for reduction of artifacts and acquisition time. Radiology 175: 131–135

Murakami T, Baron RL, Peterson MS (1996) Hepatocellular carcinoma: MR imaging with Mangafodipir Trisodium (Mn-DPDP). Radiology 200: 69–77

Muramatsu M, Takayasu K, Furukawa Y et al. (1997) Hepatic tumor invasion of bile ducts: Wedge-shaped sign on MR images. Radiology 205: 81–85

Nelson KL, Gifford LM, Lauber-Huber C et al. (1995) Clinical safety of gadopentetate dimeglumine. Radiology 196: 439–443

Oudkerk M, Heuvel AG, Wielopolski P et al. (1997) Hepatic lesions: Detection with ferumoxide-enhanced T1-weighted MR imaging. Radiology 203: 449–456

Petersein J, Spinazzi A, Giovagnoni A et al. (2000) Focal liver lesions: Evaluation of the efficacy of gadobenate dimeglumine in MR imaging – a multicenter phase III clinical study. Radiology 215: 727–736

Petsch R, Helmberger T, Scheidler J, Reiser M (1999) Neue Techniken und Pulssequenzen bei der MRT der Leber. Radiologe 39: 662–670

Reimer P, Rummeny EJ, Daldrup HE et al. (1995) Clinical results with Resovist: A phase 2 clinical trial. Radiology 195: 489–496

Reimer P, Rummeny EJ, Shamsi K et al. (1996) Clinical results with Gd-EOB-DTPA: Dose finding, safety aspects, and pulse sequences evaluation within a hase II trial. Radiology 199: 177–183

Reimer P, Rummeny EJ, Daldrup HE et al. (1997) Enhancement characteristic of liver metastases, hepatocellular carcinomas, and hemangiomas with Gd-EOB-DTPA: Preliminary results with dynamic MR iamging. Eur Radiol 7: 275–280

Riesener K, Winkeltua G, Klemm M, Schumpelick V (1994) Chirurgische Tehrapie von Lebermetastasen. Therapieverfahren, Ergebnisse und Prognosefaktoren. Arch Chir 379: 321–328

Rocklage SM, Worah D, Kim SH (1991) Metal ion release from paramagnetic chelates: What is tolerable? Magn Reson Med 11: 509–519

Rummeny EJ, Torres CG, Kurzdziel JC, Nilsen G, Op de Beeck B, Lundby B (1997) MnDPDP for MR imaging of the liver. Results of an independent image evaluation of the European phase III studies. Acta Radiol 38: 638–642

Runge VM, Kenney CM (2000) Phase II double-blind, dose ranging clinical evaluation of gadobenate dimeglumine in focal liver lesions: With anaylsis of liver and kidney signal change on early and delayed imaging. J Magn Reson Imaging 11: 655–664

Saini S, Modic MT, Hamm B, Hahn PF (1991) Advances in contrast-enhanced MR imaging. AJR Am J Roentgenol 156: 235–254

Saini S, Edelman RR, Sharma P et al. (1995) Blood-pool MR contrast material for detecion and characterization of focal hepatic lesions: Initial clinical experience with ultrasmall superparamagnetic iron oxide (AMI-227). AJR Am J Roentgenol 164: 1147–1152

Scharf J, Hoffmann V, Lehnert T et al. (1998) Pseudolesions at T1-weighted gradient-echo imaging after administration of superparamagnetic iron oxide: Comparison with portal perfusion abnormalities at Ct during arterial portography. Radiology 207: 67–72

Seneterre E, Taourel, Bouvier Y et al. (1996) Detection of hepatic metastases: Ferrumoxides-enhanced MR imaging versus unenhanced MR imaging and CT during arterial portography. Radiology 200: 785–792

Shamsi K, Balzer T, Saini S et al. (1998) Superparamagnetic iron oxide particles (SHU 555 A): Evaluation of efficacy in three doses for hepatic MR imaging. Radiology 206: 365–371

Spinazzi A, Lorusso V, Pirovano G et al. (1998) Multihance clinical pharmacology: Biodistribution and MR enhancement of the liver. Acta Radiol 5 (Suppl 1): 86–89

Stark DD, Weissleder R, Elizondo G et al. (1988) Superparamagnetic iron oxide: Clinical application as a contrast agent for MR imaging of the liver. Radiology 168: 297–301

Tweedle MF (1997) The ProHance story: The making of a novel MRI contrast agent. Eur Radiol 7 (Suppl 5): 225–230

Van Beers B, Gallez B, Pringot J (1997) Contrast-enhanced MR imaging of the liver. Radiology 203: 297–306

Van Wagoner M, O'Toole M, Worah D et al. (1991) A phase I clinical trial with gadodiamide injection, a non-inionic magnetic resonance imaging enhancement agent. Invest Radiol 26: 980–986

Vogl TJ, Pegios W, McMahon C et al. (1992) Gadobenate dimeglumine – a new contrast agent for MR imaging: Preliminary evaluation in healthy volunteers. AJR Am J Roentgenol 158: 887

Vogl TJ, Hamm B, Schnell B et al. (1993) Mn-DPDP enhancement patterns of hepatocellular lesions on MR images. J Magn Reson Imaging 3: 51

Vogl TJ, Hammerstingl R, Schwarz W (1996 a) Magnetic resonance iamging of focal liver lesions. Comparison of the superparamagnetic iron oxide Resovist versus Gadolinium-DTPA in the same patient. Invest Radiol 31: 696–708

Vogl TJ, Hammerstingl R, Schwarz W (1996 b) Superparamagnetic iron oxide-enhanced versus gadolinium-enhanced MR imaging for differential diagnosis of focal liver lesions. Radiology 198: 881–887

Vogl TJ, Kümmel S, Hammerstingl R et al. (1996 c) Liver tumors: Comparison of MR imaging with Gd-EOB-DTPA and Gd-DTPA. Radiology 200: 59

Vogl TJ, Stupavsky A, Pegios W, Hammerstingl R (1997) Hepatocellular carcinoma: Evaluation with dynamic and static gadobenate dimeglumine-enhanced MR imaging and histopathologic correlation. Radiology 205: 721–728

Vogl TJ, Mack MG, Muller PK (1999) Interventional MR: Interstitial therapy. Eur Radiol 9: 1479–1487

Weinmann HJ, Laniado M, Mutzel W (1984) Pharmacokinetics of Gd-BOPTA dimeglumine after intravenous injection into healthy volunteers. Physiol Chem Phys Med NMR 16: 167–172

Weinmann MJ, Brasch RC, Press WR et al. (1984) Characteristics of gadolinium-DTPA complex: A potential NMR contrast agent. AJR Am J Roentgenol 142: 619–624

Weissleder R (1994) Liver MR imaging with iron oxides: Toward consensus and clinical practice. Radiology 193: 593–595

Weissleder R, Stark DD, Engelstad B (1989) Superparamagnetic iron oxide pharmocokinetics and toxicity. AJR Am J Roentgenol 152: 167–173

Yamashita Y, Tang Y, Namimoto T, Mitsuzaki K, Takahashi M (1998) MR imaging of the liver: Comparison between single-shot echo-planar and half-fourier rapid acquisition with relaxation enhancement sequences. Radiology 207: 331–337

Nuklearmedizinische Diagnostik und Therapie von Lebermetastasen

J. H. Risse, F. Grünwald

In diesem Buchkapitel soll die Problematik von Lebermetastasen, die eine Schnittmenge der verschiedensten Tumorerkrankungen bilden, aus nuklearmedizinischer Sicht beleuchtet werden. Mindestens so wichtig wie die Diagnostik sind dabei die vielfältigen therapeutischen Ansätze, die die Nuklearmedizin in die moderne Onkologie einbringt, und die noch weitreichende Umwälzungen dieses Fachgebiets gerade zu Beginn des neuen Jahrtausends mit sich bringen.

10.1
Nuklearmedizinische Diagnostik von Lebermetastasen

Die nuklearmedizinische Diagnostik von Lebermetastasen umfasst ein weites Feld an bildgebenden Modalitäten, die im Gegensatz zu den radiologischen Verfahren der morphologischen Bildgebung primär funktionelle Prozesse darstellen („functional imaging"). Diese funktionsorientierte Bildgebung zeigt aber nicht nur Physiologie und Pathophysiologie bzw. Biochemie und Pathobiochemie, sondern ist seit neuestem auch in der Lage, molekularbiologische Vorgänge bzw. die Molekulargenetik selbst abzubilden („molecular imaging"; Moretti et al. 1998). Um den Rahmen dieses Buches nicht zu sprengen, sollen hier aber nur die wichtigsten diagnostischen Methoden vorgestellt werden, die unmittelbaren klinischen Nutzen an großen Patientenzahlen bewiesen haben. Hierbei wurden in Bezug auf die Positronenemissionstomographie (PET) in den letzten Jahren zahlreiche Publikationen verfasst, die sich mit der Evaluation des klinischen Einsatzes dieser Methode befasst haben, sodass sie hier als erstes besprochen werden soll.

10.1.1
Positronenemissionstomographie

Die PET kann mit jedem beliebigen Positronenstrahler durchgeführt werden, da die Bildgebung grundsätzlich auf der Erfassung der Vernichtungsstrahlung beruht, die bei der Vereinigung des Antiteilchens Positron mit seinem Gegenstück aus dieser Welt, dem Elektron, in weniger als einer Nanosekunde entsteht. Im klinischen Einsatz beherrscht z. Z. vor allem Fluor-(F-)18 das Feld, da dessen Halbwertszeit von 110 min ausgedehnte klinische Untersuchungen, vor allem aber auch den Transport über größere

Distanzen erlaubt. ^{18}F wiederum ist gut an verschiedene Moleküle als Liganden zu koppeln, was (via intravenöser Injektion) die Einschleusung in verschiedenste physiologische und biochemische Prozesse ermöglicht. Für die Tumorbildgebung hat sich hierbei die 2-Fluoro-2-Deoxy-D-Glukose (FDG) bewährt, da sie

a) bevorzugt in Tumorzellen aufgenommen wird, dort aber
b) nicht weiter metabolisiert werden und
c) die Zelle auch kaum wieder verlassen kann: „metabolic trapping" (Wahl 1998).

^{18}F-FDG hat sich somit in der Tumorbildgebung durchgesetzt, wobei die meisten soliden Tumorentitäten gut darstellbar sind. Falsch-positive Befunde kommen vor allem bei entzündlichen Erkrankungen (in der Leber: Abszesse) vor, weswegen umgekehrt die PET aber zunehmend auch in der Entzündungsdiagnostik eingesetzt wird (Kälicke et al. 2000; Schmitz et al. 2000). Die Strahlenexposition durch eine Untersuchung beläuft sich auf eine effektive Äquivalentdosis von ca. 8 mSv. Weitere Tracer wie ^{11}C-Methionin oder andere, positronenstrahlermarkierte Aminosäuren bzw. DNS-Vorläufer liefern ebenfalls hochinteressante Ergebnisse in der Malignomdiagnostik, sind aber aufgrund ihrer extrem kurzen Halbwertszeiten von nur wenigen Minuten lediglich an speziellen Zentren verfügbar.

Die gezielte Suche nach Literatur über PET bei Lebermetastasen erbrachte ein überraschend ambivalentes Ergebnis. Auf der einen Seite stehen über ein Dutzend Berichte über Lebermetastasen von kolorektalen Karzinomen (Hohenberger et al. 1993; Dimitrakopoulou et al. 1993; Findlay et al. 1996; Vitola et al. 1996 a, 1996 b; Lai et al. 1996; Kissel et al. 1997; Crippa et al. 1997; Dimitrakopoulou-Strauss et al. 1998 a, 1998 b; Moehler et al. 1998; Yasuda et al. 1998; Bender et al. 1999; Boykin et al. 1999; Mantaka et al. 1999; Hosten et al. 2000), wobei die erste diesbezügliche Publikation über die FDG-PET bereits aus dem Jahr 1982 stammt (Yonekura et al. 1982). Auf der anderen Seite sind Lebermetastasen anderer primärer Malignome nur sporadisch genau unter diesem Gesichtspunkt mittels PET untersucht worden: Lediglich für das Pankreaskarzinom lassen sich hierzu zwei Arbeiten finden (Nakamoto et al. 1999; Fröhlich et al. 1999).

Alle anderen Malignome, und das sind praktisch alle vorstellbaren Entitäten, wurden unter dem Gesichtspunkt des Stagings oder der Verlaufskontrolle von Fernmetastasen (nicht selten auch der Primariussuche bei unbekannter Lokalisation desselben) alleine oder im Vergleich mit anderen bildgebenden Verfahren untersucht. Auf die Leberbeteiligung wird hierbei nur unregelmäßig explizit eingegangen, sodass die Datenlage unübersichtlich und es demgemäß schwierig ist, übergreifende Zahlen zu präsentieren.

Bei den Lebermetastasen kolorektaler Karzinome liegt hingegen eine solide Datenbasis vor. Konsensus hierbei ist, dass die FDG-PET mit einer Genauigkeit von etwa 90 % die Computertomographie (CT) einschließlich der CT-Arterioportographie (CTAP) übertrifft, wobei sich die therapeutische Strategie durch die PET in bis zu 50 % ändert, was aber auch mit der häufigen Entdeckung vormals unbekannter extrahepatischer Metastasen zusammenhängt (Vitola et al. 1996 a; Lai et al. 1996; Delbeke et al. 1997; Ogunbiyi et al. 1997; Boykin et al. 1999). Der Vergleich mit der Magnetresonanztomographie (MRT) steht noch aus.

Zu den Lebermetastasen anderer Malignome liegen keine entsprechenden Daten vor. Der Stellenwert der FDG-PET und ihre Indikationen für die verschiedenen

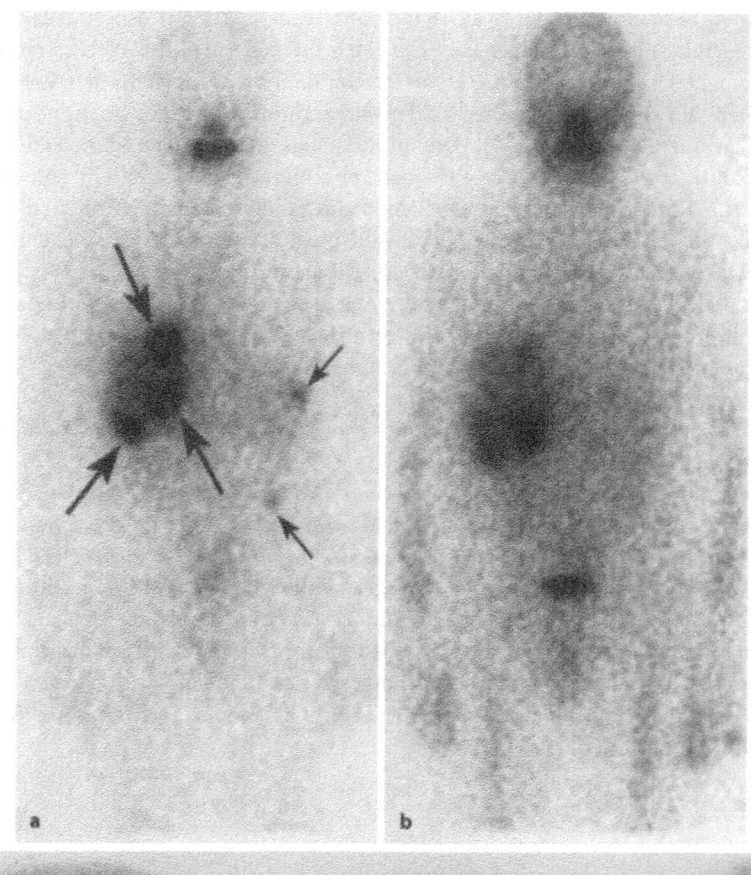

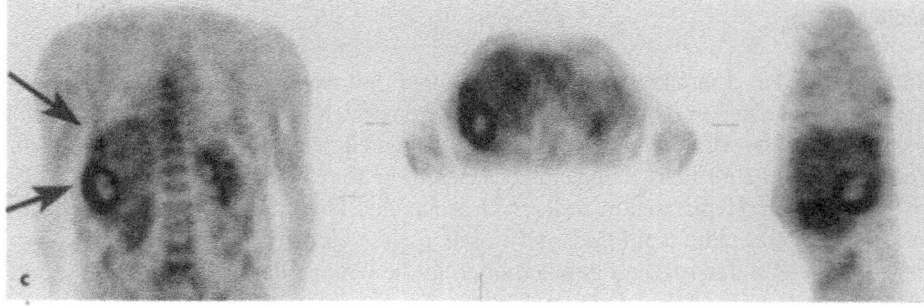

Abb. 10.1 a–c. Follikuläres Schilddrüsenkarzinom mit mehreren Lebermetastasen. **a** Planares ^{131}I-Ganzkörperszintigramm von ventral, aufgenommen mittels der Therapieaktivität. Die *großen Pfeile* weisen auf die Lebermetastasen. Beachte die physiologische Speicherung im normalen Lebergewebe und in den Gll. submandibulares (schwächer auch in der Nasenschleimhaut), aber auch weitere abdominale Metastasen (*kleine Pfeile*). **b** 8 Monate später, nach mehrfacher Radiojodtherapie und laserinduzierter Thermotherapie (LITT). Minderspeicherung in der kranialen Lebermetastase, aber Progredienz in den lateralen Leberpartien. **c** Ganzkörper-PET einen Monat nach (**b**). Multiple intrahepatische Läsionen mit teils zentralen Nekrosen. Von links nach rechts: koronale, axiale und sagittale Schnittebene

Tumorerkrankungen werden aber regelmäßig in interdisziplinären Konsensuskonferenzen neu bestimmt (Reske et al. 1996; Konsensus Onko-PET 1997). Aus den Indikationsprioritäten bei Fernmetastasen lässt sich indirekt auch die Wertigkeit der PET bei Lebermetastasen ablesen. An erster Stelle stehen hier neben den kolorektalen Karzinomen die differenzierten Schilddrüsenkarzinome und das maligne Melanom („1a-Indikationen"; Abb. 10.1 c). Die praktischen Erfahrungen der täglichen klinischen Routine weisen aber der PET bei Lebermetastasen vor allem von Mammakarzinomen, Kopf-Hals-Tumoren und dem nicht-kleinzelligen Bronchialkarzinom etwa den gleichen Stellenwert zu (Grünwald et al. 1999; Risse et al. 2000 a; Avril et al. 2000; Bender u. Straehler-Pohl 2000; Klemenz u. Taaleb 2000). Das gilt auch und besonders für Nachsorgeuntersuchungen, in denen häufig morphologische Auffälligkeiten eine funktionelle Abklärung erfordern. Dies betrifft sowohl behandelte, im Verlauf aber größenkonstante Malignome, deren Vitalität Aussagen über den Behandlungserfolg zulässt (PET-positiv: noch vital; Abb. 10.1 a–c), als auch die differenzialdiagnostische Unterscheidung von Rezidiv (PET-positiv) und Narbe (PET-negativ).

Generell gilt für die PET – stellvertretend für die gesamte nuklearmedizinische onkologische Bildgebung – dass nicht nur das Organ „Leber" oder der Bereich „Abdomen", sondern der ganze Körper in einer Sitzung untersucht wird. Hierbei werden häufig extraabdominale Metastasen und gelegentlich Zweitkarzinome entdeckt, die nicht selten die therapeutische Strategie ändern (s. oben). Zusätzlich zu den funktionellen Qualitäten steht also, verglichen mit den morphologischen Schnittbildverfahren CT und MRT, neben der deutlich geringeren Strahlenexposition (gegenüber CT) und Zeitersparnis (multiple Teilkörper-MRT) immer wieder auch eine Kostenersparnis auf der Habenseite der PET.

10.1.2
Radiojod

Radiojod ist der „Klassiker" der Nuklearmedizin und wird seit Jahrzehnten zu diagnostischen Zwecken in der Nachsorge des differenzierten Schilddrüsenkarzinoms eingesetzt, da diese Tumoren meist noch die Fähigkeit zur Jodspeicherung besitzen. Fernmetastasen sind meist Lungenmetastasen, bereits mit Abstand gefolgt von Knochenmetastasen. Metastasen in anderen Organen einschließlich der Leber treten dagegen erst im Finalstadium auf und sind so selten, dass hierzu keine exakten Daten vorliegen und sie in den meisten Publikationen in die Gruppe der Skelettmetastasen mit eingeordnet werden (Bell u. Grünwald 1999). Dementsprechend selten gelingt die Entdeckung von Lebermetastasen mittels Radiojod. Speziell zur radiojodbasierten Bildgebung bei Lebermetastasen gibt es neben einem Bericht über 11 Patienten (Shah u. Samuel 1996) lediglich anekdotische Mitteilungen; so beobachteten z. B. Casara et al. nur einen einzigen Fall unter 520 Patienten in 16 Jahren, und Atmaram et al. berichten über zwei von 349 Patienten in 10 Jahren (Atmaram et al. 1975; Woolfenden et al. 1975; Casara et al. 1981; Krebs et al. 1989; Scott et al. 1995; Graves et al. 1996; Guglielmi et al. 1999; Rotman-Pikielny et al. 2000). Nuklearmediziner an großen Zentren kennen das Bild der radiojodspeichernden Lebermetastase aber teilweise von eigenen Patienten (vgl. Abb. 10.1 a–c).

Typische diagnostische Aktivitätsdosen reichen von 185–1110 MBq (5–30 mCi) von oral (selten intravenös) appliziertem Jod-131 (^{131}I). Aufgrund der Anreicherungskinetik, der langen Halbwertszeit von 8 Tagen und des im Verlauf zunehmend besser werdenden Tumor-Hintergrund-Verhältnisses werden Aufnahmen üblicherweise nach 48 h bis etwa zum 7. Tag nach Applikation durchgeführt. Bei guter Jodspeicherung kann eine entsprechende Therapie durchgeführt werden. Für den Fall der fehlenden Speicherung kann seit kurzem eine vorhergehende Redifferenzierungstherapie erfolgen (s. Abschn. 10.2.2).

10.1.3
Metajodbenzylguanidin

Neuroendokrine Tumoren (APUDome) lassen sich seit 1980 mit Metajodbenzylguanidin (MIBG) darstellen, welches dem Noradrenalin und dem Serotonin ähnlich ist und für die Diagnostik ursprünglich mit ^{131}I, heutzutage aber meist mit ^{123}I markiert wird. Gegenüber ^{131}I, das mit der therapeutischen Betastrahlung und der harten Gammastrahlung hauptsächlich für die Therapie genutzt wird, weist der reine Gammastrahler ^{123}I eine deutlich geringere Strahlenexposition des Patienten (durch die fehlende Betastrahlung) sowie eine bessere Bildqualität (durch die weichere Gammastrahlung) mit zusätzlicher SPECT-Tomographie-(„single photon emission computed tomography"-)Fähigkeit auf.

Zu den neuroendokrinen Tumoren zählen alle Paragangliome einschließlich des Phäochromozytoms und des Chemodektoms, das Neuroblastom (bei Kindern der häufigste solide maligne Tumor!) und Karzinoide. Die Sensitivität der Methode liegt beim Phäochromozytom und Neuroblastom bei etwa 90 % und beim Karzinoid bei 50–60 %. Interessanterweise speichern auch medulläre Schilddrüsenkarzinome in 10–50 % MIBG; darüber hinaus in Einzelfällen auch ein breites Spektrum anderer Abkömmlinge der Neuralleiste (Troncone u. Rufini 1998).

Entsprechend lassen sich Metastasen dieser Tumoren mit MIBG nachweisen. Ähnlich wie bei den Schilddrüsenkarzinomen liegen aber speziell im Hinblick auf Lebermetastasen bei MIBG-basierter Bildgebung kaum Daten vor. Eine aktuelle Literatursuche erbrachte ein eindeutiges Schwergewicht auf den Karzinoiden (Hoefnagel et al. 1991; Castellani et al. 1991; Siproudhis et al. 1991; Orsolon u. Bagni 1995; Dresel et al. 1996; Prvulovich et al. 1998; Zuetenhorst et al. 1999; Bonnette et al. 1999), wobei neben fünf Kasuistiken nur drei Studien mit Serien zwischen 14 und 70 Patienten publiziert wurden (Hoefnagel et al. 1991; Siproudhis et al. 1991; Dresel et al. 1996). Für die Neuroblastome liegen zwei Serien mit insgesamt 35 Patienten vor (Lastoria et al. 1993; Shalaby-Rana et al. 1997). Ansonsten lassen sich lediglich drei Kasuistiken über hepatisch metastasierte Phäochromozytome (Grünwald et al. 1988; Nakagami et al. 1990; Furusawa et al. 1992) sowie zwei über das medulläre Schilddrüsenkarzinom (Sone et al. 1985; Liewendahl et al. 1993) finden. Auch hier dürften in der Regel aber wieder zumindest kasuistische Erfahrungen an größeren Zentren vorliegen (Abb. 10.2). Vor dem Hintergrund der hohen physiologischen MIBG-Speicherung in der Leber kann es zu Problemen bei der Nachweisbarkeit der Metastasen kommen; dann hilft die Tomographie mittels SPECT in drei Ebenen weiter (Troncone u. Rufini 1998; Knapp et al. 1999).

Abb. 10.2. Hepatisch metastasiertes malignes Phäochromozytom. Planares Teilkörper-
szintigramm von ventral nach
einer diagnostischen Dosis
^{131}I-MIBG mit Nachweis
mehrerer Lebermetastasen
(*rot-gelb*). Der Patient wurde
danach zweimal entsprechend
therapiert

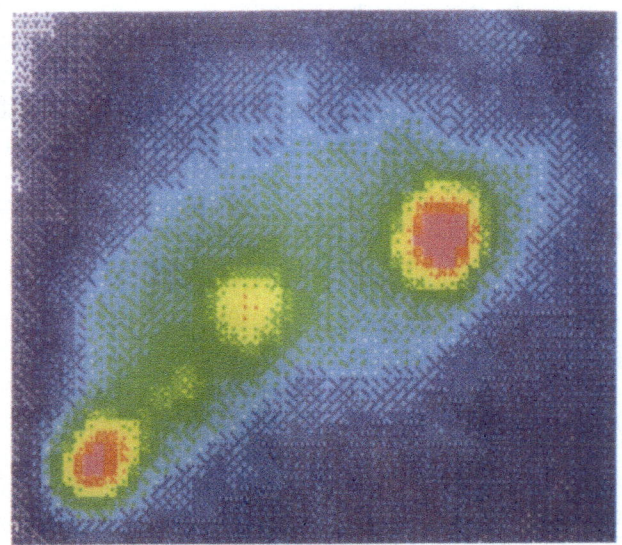

Im Vergleich mit CT und MRT liegt die Sensitivität der ^{123}I-MIBG-Szintigraphie
etwa auf gleichem Niveau. Der große Vorteil der Methode aber beruht auf der sehr
hohen Spezifität zwischen 90 und 100 % bei gleichzeitiger Darstellung des ganzen
Körpers. Nicht zuletzt eröffnet eine gewisse Mindestspeicherung in der Diagnostik
wiederum die Möglichkeit einer entsprechenden Therapie (s. Abschn. 10.2.3; Grünwald et al. 1988; Troncone u. Rufini 1998; Knapp et al. 1999).

10.1.4
Somatostatinanaloga

Eine weitere Substanz, mit der sich Tumoren gut darstellen lassen, sind radioaktiv
markierte Somatostatinanaloga. Diese binden an Somatostatinrezeptoren (vorwiegend
Subtyp 2), die z. B. von den oben bereits angesprochenen neuroendokrinen, aber auch
von anderen Tumoren wie Lymphomen und Mammakarzinomen exprimiert werden
(Krenning et al. 1998). Das bekannteste Somatostatinanalogon ist Octreotid, welches
üblicherweise mit Indium-111 (^{111}In, Halbwertszeit drei Tage) gekoppelt wird. Die
Aufnahmen werden meist 24 und 48 h nach intravenöser Injektion angefertigt, weil
dann der Tumor-Hintergrund-Kontrast durch die renale Clearance der Hintergrund-
aktivität am besten ist.

Endokrine Pankreastumoren werden, adäquate Untersuchungstechnik einschließlich SPECT vorausgesetzt, mit Ausnahme des Insulinoms mit einer Sensitivität von
bis zu 90 % entdeckt. Für Paragangliome (einschließlich Phäochromozytome und
Neuroblastome) liegen die Zahlen sogar über 90 %, wobei als Zusatzinformation wiederum bei einem Drittel der Patienten vormals unbekannte Metastasenlokalisationen
entdeckt werden (Abb. 10.3 a–c). Für das medulläre Schilddrüsenkarzinom liegt die
Sensitivität bei etwa 65 %, bei Karzinoiden dagegen wieder bei über 90 %. Ähnlich

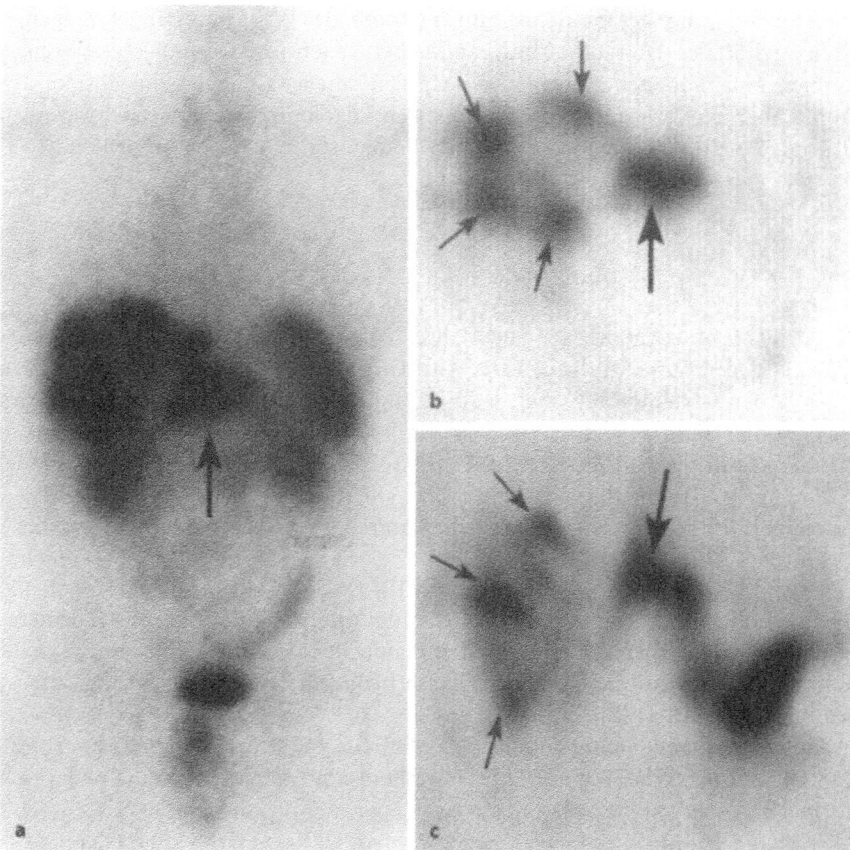

Abb. 10.3 a–c. Hepatisch metastasiertes neuroendokrines Pankreaskarzinom. Vorgestellt wurde der Patient zum Ausschluss weiterer Metastasen. **a** Planares ^{111}In-Octreotid-Ganzkörperszintigramm von ventral mit großem, in der Mittelinie gelegenen Tumor in Projektion auf das Pankreas (*Pfeil*) sowie multiple Läsionen in der Leber. Weitere Tumormanifestationen lassen sich nicht nachweisen. Beachte die physiologische Speicherung in Milz, Nieren und den zentralen Leberabschnitten. **b** Koronale und **c** transversale SPECT mit jetzt eindeutiger Zuordnung des Primarius im Pankreasbereich (*großer Pfeil*) sowie besserer Abgrenzbarkeit der hepatischen Läsionen (*kleine Pfeile*). Die Mehrspeicherung rechts unten in **c** entspricht der Milz

gute Zahlen werden für das kleinzellige Bronchialkarzinom, maligne Lymphome, das maligne Melanom und eine Reihe weiterer solider Tumoren berichtet (Eising et al. 1995; Krenning et al. 1998).

Im Hinblick auf Lebermetastasen müssen allerdings deutliche Einschränkungen gemacht werden, da die Substanz physiologischerweise in der Leber angereichert wird. Die oben genannten Zahlen müssen daher für die Leber etwa halbiert werden (Eising et al. 1995; Frank-Raue et al. 1995); allerdings konnte in einer Studie bei 26 von 28 Patienten mit Karzinoiden des Dünndarms eine Lebermetastasierung nachgewiesen werden, womit die Octreotidszintigraphie der gleichzeitig durchgeführten MIBG-Szintigraphie und der CT überlegen war (Dresel et al. 1996). Dasselbe gilt für die Kasuistik von Orsolon u. Bagni (1995). Generell sollte eine immunhistoche-mische Bestimmung der Somatostatinrezeptoren des Primärtumors vorliegen, um die Sensitivität der Octreotidszintigraphie bei Lebermetastasen besser abschätzen zu können. Unabhängig von der Frage nach Lebermetastasen wird die Octreotidszin-tigraphie aber vielfach auch von internistisch-onkologischer Seite nachgefragt, um die Option für die Therapie mit („kalten") Somatostatinanalogen zu prüfen.

10.1.5
Andere

Ende der 80er und Anfang der 90er Jahre haben radioaktiv markierte spezifische Antikörper gegen Tumorantigene (z. B. Anti-CEA) einen enormen Aufschwung erfah-ren, der in den letzten Jahren aber deutlich abgenommen hat. Gerade im Bereich der Leber liegt dies nicht zuletzt daran, dass Antikörper in hohem Maße auch in norma-lem Lebergewebe gespeichert werden, wodurch Metastasen schwieriger abgrenzbar sind (Britton u. Granowska 1998). Dasselbe gilt für andere, in der Darstellung von Tumorgewebe in sonstigen Organsystemen durchaus bewährte Radiopharmaka mit unspezifischer Tumoraffinität wie Gallium-67 (^{67}Ga), Thallium-201 (^{201}Tl), Techneti-um-99m-(^{99m}Tc-)V-DMSA oder ^{99m}Tc-SestaMIBI (Eising et al. 1995; Kim et al. 1998). Gelegentlich kann bei den Antikörpern, Gallium und Thallium mit SPECT-Unterstüt-zung im Zeitverlauf über 1–4 h eine zunehmende Speicherung in einer initial „kalten" Läsion als Hinweis auf eine Lebermetastase beobachtet werden, allerdings ist auch dieses Zeichen relativ unspezifisch.

In diesem Zusammenhang kommt eine Methode zur Anwendung, die sonst erheb-lich an Bedeutung verloren hat: Die ^{99m}Tc-Kolloidszintigraphie. Kolloide reichern sich in normalem Lebergewebe an, in Metastasen aber nicht („cold lesions"). Generell las-sen sich kalte Läsionen schwieriger nachweisen als heiße, und die SPECT ist bei Läsio-nen <2 cm Conditio sine qua non. Diese Methode ist aber sinnvoll hauptsächlich in Verbindung mit einer der oben genannten Untersuchungen. Zeigt die Kolloidszinti-graphie eine kalte Läsion, die aber die tumoraffinen Radiopharmaka anreichert, ist eine Metastase wahrscheinlich. Im Subtraktionsverfahren können so auch in einer scheinbar normal und homogen (z. B. Antikörper-)speichernden Leber doch noch Metastasen aufgespürt werden (Kim et al. 1998).

Nicht zuletzt sollen hier etwas invasivere Methoden angesprochen werden, die aber auch in die nuklearmedizinische Diagnostik von Lebermetastasen gehören. Gemeint ist zum einen die intraarterielle Perfusionsszintigraphie mit Technetium-99m-mar-kierten makroaggregierten Albuminen (MAA). Die Technik funktioniert analog zur arteriellen Angiographie über die A. hepatica; sie beruht auf der differenziellen Blut-versorgung der Leber mit überwiegend arterieller Versorgung der Tumoren im Gegen-satz zur überwiegend portalvenösen Versorgung normalen Lebergewebes. Entspre-chend zeigt die Szintigraphie die Tumorknoten mit vermehrter Speicherung (Kim et al. 1998).

Zum anderen muss in diesem Zusammenhang die intraarterielle Darstellung von Lipiodol-speichernden Metastasen mit ^{131}I-markiertem Lipiodol angeführt werden. Lipiodol ist gut aus der interventionellen Radiologie und aus der CT-Diagnostik bekannt. Es handelt sich um den Fettsäure-Äthylester des jodierten Mohnöls mit einem hohen Jodanteil von 37–38 % und einer entsprechend hohen Röntgen-dichte.

Ursprünglich für die Lymphographie entwickelt, hat sich bald die besondere Eigen-schaft erwiesen, sich nach intraarterieller Gabe in hepatozellulären Karzinomen anzu-reichern und diese in der CT-Diagnostik besonders empfindlich darzustellen. Der hohe Jodanteil ermöglicht darüber hinaus eine Markierung mit Radiojod durch eine atomare Austauschreaktion. Die Substanz hat dann die einzigartige Besonderheit, gleichzeitig sowohl radiologisch (CT) als auch nuklearmedizinisch (Szintigraphie) nachweisbar zu sein. Neben den hepatozellulären Karzinomen speichern auch Leber-metastasen anderer Tumoren Lipiodol. Erste positive diagnostische Ergebnisse mit ^{131}I-Lipiodol müssen weiter validiert werden (Raoul et al. 1988; Perring et al. 1994); gleichwohl gibt es auch hier bereits vielversprechende therapeutische Ansätze (s. Abschn. 10.2.5).

10.2
Nuklearmedizinische Therapie von Lebermetastasen

10.2.1
Prinzip der nuklearmedizinischen Therapie

Die nuklearmedizinische Therapie beruht prinzipiell auf dem gleichen Mechanismus wie die Diagnostik, nämlich der möglichst spezifischen Anreicherung eines Tracers in der Tumorzelle nach systemischer, also intravenöser Applikation. Das übliche Verfah-ren hierfür ist eine entsprechende Aktivitätssteigerung des aus der Diagnostik bekannten Tracers auf therapeutische Dosen. Im Falle eines reinen Gammastrahlers für die Diagnostik muss für die Therapie auch kernphysikalisch eine entsprechende therapeutische Komponente hinzukommen, wie z. B. beim Jod die Betastrahlung (s. unten). Dies gilt prinzipiell für alle unten besprochenen systemisch applizierten Radiotracer.

Ein Mittelding zwischen Diagnostik und Therapie mit Radionukliden stellt (zumin-dest aus nuklearmedizinischer Sicht) die intraoperative Suche und Darstellung von speichernden Metastasen mittels einer Gammasonde dar (Krenning et al. 1998; Rutgers et al. 1998). Hierbei wird nur die übliche diagnostische (geringe) Aktivität appliziert, welche dann aber intraoperativ dazu dient, die Hand des Chirurgen an die richtige Lokalisation zu führen und somit zur Therapie beizutragen.

10.2.2
Radiojod

Wie schon in Abschn. 10.1.2 ausgeführt, sind die in der Literatur mitgeteilten Daten zu Lebermetastasen beim differenzierten Schilddrüsenkarzinom spärlich (Clarke 1998; Bell u. Grünwald 1999). Immerhin handelt es sich meist auch um therapeutische Mitteilungen, was damit zusammenhängt, dass einerseits im Gefolge eines positiven diagnostischen Scans die Jodspeicherung natürlich auch für therapeutische Zwecke genutzt wird, andererseits aber viele Metastasen auch erst nach Applikation einer therapeutischen Dosis nachweisbar werden (Cavalieri 1996; Schlumberger 1998). Typische therapeutische Aktivitäten liegen zwischen 3,7 und 11,1 GBq (100–300 mCi) ^{131}I. Therapeutische Komponente dieses seit über 50 Jahren klinisch eingesetzten Nuklids ist die Betastrahlung; die daneben vorhandene (harte) Gammastrahlung trägt nur 5 % zur Dosis bei, wird aber zur Bildgebung genutzt (vgl. Abb. 10.1 a–c).

In der Studie von Shah haben von 11 Patienten mit Lebermetastasen bei differenziertem Schilddrüsenkarzinom immerhin 8 Radiojod gespeichert und wurden entsprechend therapiert (Shah u. Samuel 1996). Die ungünstige Überlebensrate lag nach den Autoren aber nicht an den Lebermetastasen per se, sondern an der extensiven globalen Fernmetastasierung, die der Absiedlung in die Leber in der Regel noch vorausgeht. Dies entspricht auch unserer klinischen Erfahrung.

Auch für diejenigen Patienten, deren Schilddrüsenkarzinom kein Radiojod mehr speichert, und dies sind meist Patienten mit Fernmetastasen, gibt es seit neuem Hoffnung. Die Nichtspeicherung von Jod entspricht in der Regel einer Entdifferenzierung der Tumorzelle, woraus der therapeutische Ansatz resultiert, die Zelle erneut zur Differenzierung zu bringen: „Redifferenzierung". Diese wird z. B. durch Isotretinoinsäure-Derivate (z. B. Roaccutan) erzielt (Grünwald et al. 1998). In etwa einem Drittel der Fälle tritt in unterschiedlicher Ausprägung tatsächlich wieder eine Jodspeicherung ein – womit der Weg für eine erneute Radiojodtherapie gebahnt ist. Darüber hinaus ist auch – unabhängig von der Radiojodspeicherung – eine günstige Beeinflussung der Tumorproliferation durch Retinoide zu postulieren.

Ein Patient mit differenziertem Schilddrüsenkarzinom muss nach Elimination allen Schilddrüsengewebes Schilddrüsenhormone einnehmen, und zwar nicht nur zur Substitution (wofür meist Thyroxin-Tagesdosen von 100–150 µg genügen würden), sondern in hoher Dosis zur maximalen TSH-Suppression, um jegliche Wachstumsreize für evtl. verbliebene Schilddrüsenzellen zu unterdrücken (meist 150–300 µg/Tag). Bei einer Radiojodtherapie ist es umgekehrt: diese Zellen sollen aktiviert werden, um möglichst viel Radiojod aufzunehmen. Die hierfür notwendige TSH-Stimulation wird in der Regel durch eine Hypothyreose erreicht, indem die Schilddrüsenhormone über Wochen abgesetzt werden (endogene TSH-Stimulation). Nicht wenige Patienten tolerieren den Hormonentzug wegen der vielfachen Nebenwirkungen nicht oder nur schlecht; hinzu kommt die Gefahr eines zwischenzeitlichen Tumorwachstums. In anderen, selteneren Fällen besteht eine Hypophyseninsuffizienz, weil z. B. die Hypophyse bereits durch Metastasen zerstört wurde oder die Hypothalamus-Hypophysen-Achse aus anderen Gründen ausgefallen ist. Für all diese Patienten steht seit kurzem ebenfalls eine neue Therapieoption in Form des gentechnisch hergestellten rekombinanten humanen TSH (rh-TSH; Thyrogen) bereit. Exogen appliziert, ermöglicht die Substanz die kurzfristige Anhebung des TSH-Spiegels (innerhalb von 24–48 h), ohne Thyroxin abzusetzen. Initial nur für diagnostische Zwecke genutzt, tritt jetzt zunehmend auch die Anwendung bei der Radiojodtherapie in den Vordergrund (Risse et al. 1999 a; Schlumberger 1999; Rotman-Pikielny et al. 2000).

Beide neuen Substanzen – je nach Situation allein oder in Kombination – verhelfen vielen Patienten gerade mit Metastasen zu bis vor kurzem ungeahnten neuen Therapieoptionen, indem ihnen nämlich eine Radiojodtherapie überhaupt oder wieder ermöglicht wird.

10.2.3
Metajodbenzylguanidin

Die Speicherung von MIBG in diagnostischen Scans ermöglicht auch die Therapie mit dieser Substanz, welche dann aber mit ^{131}I gekoppelt wird. Typische Therapieaktivitäten liegen bei 3,7–11,1 GBq (100–300 mCi), die über mehrere Stunden verteilt intravenös appliziert werden. Bei 11,1 GBq wird die Therapie in der Regel auf zwei Tage verteilt. Um einen Katecholaminexzess zu vermeiden bzw. die Folgen zu minimieren, werden insbesondere beim Phäochromozytom häufig Alpha- und Betablocker verordnet; die Vitalfunktionen müssen engmaschig überwacht werden (Schicha et al. 1999). Nebenwirkungen treffen im Wesentlichen das Knochenmark (Thrombozytopenie) oder – bei ungenügender Blockade – die Schilddrüse (Hypothyreose). Mittlerweile liegen zu dieser Therapie weltweite Erfahrungen aus fast 20 Jahren vor (Hoefnagel u. Lewington 1998). Abgesehen von den Neuroblastomen, die in einer Metaanalyse zu je einem Drittel eine deutliche Tumorverkleinerung bzw. stabile Erkrankung aufwiesen, liegt der Benefit für die Patienten mit einem Karzinoid oder Phäochromozytom hiernach in der deutlichen palliativen Beschwerdelinderung.

Unter dem besonderen Aspekt der Therapie von Lebermetastasen lassen sich in der Literatur nur eine Studie mit 20 Patienten (Hoefnagel et al. 1991) und vier Kasuistiken über Karzinoide (Castellani et al. 1991; Prvulovich et al. 1998; Zuetenhorst et al. 1999; Bonnette et al. 1999) sowie drei Kasuistiken über hepatisch metastasierte Phäochromozytome (Grünwald et al. 1988; Nakagami et al. 1990; Furusawa et al. 1992) finden. Die Quintessenz aus diesen Daten ergibt wiederum nur in Ausnahmefällen eine Tumorverkleinerung, wohl aber durchgehend eine eindeutige Verbesserung der Beschwerdesymptomatik. Ein eigener Patient ist in Abb. 10.2 dargestellt.

10.2.4
Somatostatinanaloga

Die gute Anreicherung von radioaktiv markiertem Octreotid in verschiedenen Tumorentitäten bietet die Voraussetzung für eine entsprechende Therapie (Krenning et al. 1998). Diese Schwelle ist allerdings erst vor wenigen Jahren überschritten worden, und dementsprechend sind die derzeitigen Erfahrungen auf weltweit wenige Zentren begrenzt. Der nächstliegende Schritt war, analog zur ^{131}I-Therapie bei differenziertem Schilddrüsenkarzinom bzw. zur MIBG-Therapie bei neuroendokrinen Tumoren, eine Steigerung der applizierten Aktivität des ^{111}In auf therapeutische Dosen. Erste Ergebnisse zeigen zumindest eine deutliche Senkung der Hormonproduktion (Krenning et al. 2000).

Ein anderer Ansatz ist die Koppelung mit dem Betastrahler Yttrium-90 (^{90}Y; ^{90}Y-DOTATOC); hier wurde bei 20 von 29 Patienten (davon die meisten mit Lebermetastasen) immerhin eine stabilisierte Erkrankung erreicht (Otte et al. 1999). Limitierend ist z. Z. noch die Nephrotoxizität, da die Substanz stark in den Nieren angereichert wird; an diesem Problem wird z. Z. gearbeitet (protektive Vorbehandlung mit Aminosäuren; Otte et al. 1999). Das Prinzip wird bereits auf das Mamma- sowie das kleinzellige Bronchialkarzinom ausgedehnt (Smith et al. 2000).

10.2.5
Andere

Eine Übersicht über die therapeutische Nutzung radioaktiv markierter spezifischer Antikörper gegen Tumorantigene geben Chatal u. Mah (1998). Im Gegensatz zu den hämatologischen Systemerkrankungen, bei denen radioaktiv markierte Antikörper durchaus mit Erfolg eingesetzt werden, ist die Ansprechrate bei soliden Tumoren enttäuschend. Speziell zu Lebermetastasen liegen wieder keine genauen Zahlen vor; wohl bekannt ist hingegen das Problem der Lebertoxizität, die bei der in Abschn. 10.1.5 angesprochenen physiologischen kräftigen Speicherung in der Leber verständlich wird. Insgesamt sind die Radio-Antikörpertherapien für Lebermetastasen solider Tumoren daher nicht geeignet.

Dagegen bieten invasive Therapieformen interessante Alternativen (Fischer 1998). Hervorzuheben ist hier die intraarterielle Radio-(Embolisations-)Therapie mit Lipiodol oder Mikrosphären, die mit ^{131}I oder ^{90}Y markiert werden. Lipiodol hat den Vorteil einer selektiven Anreicherung in hepatischen Tumorzellen: Nicht nur die Aufnahme erfolgt bevorzugt, sondern auch die differentielle Speicherung mit Persistenz im Tumor bei gleichzeitig schnellem Abbau in normalem Lebergewebe führt zu einem im zeitlichen Verlauf noch ansteigenden Tumor-Leber-Quotienten (Raoul et al. 1988). Diese Eigenschaft wird in der interventionellen Radiologie zu therapeutischen Zwecken genutzt, indem das Lipiodol teils als Carrier für Chemotherapeutika, teils mit zusätzlichen Embolisationsmitteln, teils selbst als (schwächeres) Embolisationsmittel verwendet wird (Chemoembolisation; Vogl et al. 2000).

Für nukleartherapeutische Zwecke wird Lipiodol mit ^{131}I üblicherweise in Aktivitäten bis 2,2 GBq (60 mCi) markiert. Damit wurden z. T. beachtliche Therapieerfolge beim primären hepatozellulären Karzinom erzielt (Raoul et al. 1994; Risse et al. 1999 b; Risse et al. 2000 b). Bei Lebermetastasen kolorektaler Tumoren sind die Ergebnisse uneinheitlich (Herba et al. 1988; Bretagne et al. 1988). Kasuistische Erfolge wurden hingegen bei hepatisch metastasiertem Mammakarzinom erzielt (Risse et al. 1999 b, 1999 c).

Insgesamt verfügt die Nuklearmedizin also über ein breites Spektrum therapeutischer Modalitäten, das ständig aktualisiert und erweitert wird. In vielen der hier vorgestellten Konstellationen bedeutet eine nuklearmedizinische Therapie sogar die einzige Chance auf Palliation für den Patienten, insbesondere wenn nicht nur die Leber von Metastasen befallen ist – und das ist eher die Regel als die Ausnahme.

Literatur

Atmaram SH, Ganatra RD, Sharma SM, Ramanna L (1975) Functioning metastases in liver from thyroid carcinoma: Case report. J Nucl Med 16: 919–921

Avril N, Scheidhauer K, Kuhn W (2000) Breast cancer. In: Wieler HJ, Coleman RE (eds) PET in clinical oncology. Springer Steinkopff, Darmstadt, pp 355–372

Bell E, Grünwald F (1999) Radiojodtherapie bei benignen und malignen Schilddrüsenerkrankungen. Springer, Berlin Heidelberg New York Tokyo

Bender H, Bangard N, Metten N, Bangard M, Mezger J, Schomburg A, Biersack HJ (1999) Possible role of FDG-PET in the early prediction of therapy outcome in liver metastases of colorectal cancer. Hybridoma 18: 87–91

Bender H, Straehler-Pohl HJ (2000) PET in head and neck tumors. In: Wieler HJ, Coleman RE (eds) PET in clinical oncology. Springer Steinkopff, Darmstadt, pp 155–167

Bonnette P, Epardeau B, Frachon I, Bisson A, Caubarrere I, Mignot L, Corone C (1999) Report of 2 cases of pleural recurrences of surgically treated bronchogenic carcinoids. Diagnostic and therapeutic problems. Rev Mal Respir 16: 85–88

Boykin KN, Zibari GB, Lilien DL, McMillan RW, Aultman DF, McDonald JC (1999) The use of FDG-positron emission tomography for the evaluation of colorectal metastases of the liver. Am Surg 65: 1183–1185

Bretagne JF, Raoul JL, Bourguet P et al. (1988) Hepatic artery injection of I-131-labeled Lipiodol. Part 2: Preliminary results of therapeutic use in patients with hepatocellular carcinoma and liver metastases. Radiology 168: 547–550

Britton KE, Granowska M (1998) The diagnostic role of radiolabeled antibodies. In: Murray IPC, Ell PJ (eds) Nuclear medicine in clinical diagnosis and treatment, 2nd edn. Churchill Livingstone, Edinburgh London New York, pp 871–892

Casara D, Busnardo B, Cimitan M (1981) Liver metastases from differentiated thyroid carcinoma. J Nucl Med Allied Sci 25: 53–54

Castellani MR, Di Bartolomeo M, Maffioli L, Zilembo N, Gasparini M, Buraggi GL (1991) [131I] metaiodobenzylguanidine therapy in carcinoid tumors. J Nucl Biol Med 35: 349–351

Cavalieri RR (1996) Nuclear imaging in the management of thyroid carcinoma. Thyroid 6: 485–492

Chatal JF, Mah M (1998) Therapeutic use of radiolabeled antibodies. In: Murray IPC, Ell PJ (eds) Nuclear medicine in clinical diagnosis and treatment, 2nd edn. Churchill Livingstone, Edinburgh London New York, pp 1101–1114

Clarke SEM (1998) Radioiodine therapy of the thyroid. In: Murray IPC, Ell PJ (eds) Nuclear medicine in clinical diagnosis and treatment, 2nd edn. Churchill Livingstone, Edinburgh London New York, pp 1049–1062

Crippa F, Gavazzi C, Bozzetti F et al. (1997) The influence of blood glucose levels on [18F] fluorodeoxyglucose (FDG) uptake in cancer: A PET study in liver metastases from colorectal carcinomas. Tumori 83: 748–752

Delbeke D, Vitola JV, Sandler MP et al. (1997) Staging recurrent metastatic colorectal carcinoma with PET. J Nucl Med 38: 1196–1201

Dimitrakopoulou A, Strauss LG, Clorius JH et al. (1993) Studies with positron emission tomography after systemic administration of fluorine-18-uracil in patients with liver metastases from colorectal carcinoma. J Nucl Med 34: 1075–1081

Dimitrakopoulou-Strauss A, Strauss LG, Schlag P et al. (1998 a) Intravenous and intra-arterial oxygen-15-labeled water and fluorine-18-labeled fluorouracil in patients with liver metastases from colorectal carcinoma. J Nucl Med 39: 465–473

Dimitrakopoulou-Strauss A, Strauss LG, Schlag P, Hohenberger P, Mohler M, Oberdorfer F, van Kaick G (1998b) Fluorine-18-fluorouracil to predict therapy response in liver metastases from colorectal carcinoma. J Nucl Med 39: 1197–1202

Dresel S, Tatsch K, Zachoval R, Hahn K (1996) 111IN-Octreotide- und 123I-MIBG-Szintigraphie in der Diagnostik von Dünndarmkarzinoiden. Nuklearmedizin 35: 53–58

Eising EG, Farahati J, Bier D, Knust EJ, Reiners C (1995) Somatostatinrezeptor-Szintigraphie bei medullären Schilddrüsenkarzinomen, GEP-Tumoren und Karzinoiden. Nuklearmedizin 34: 1–7

Findlay M, Young H, Cunningham D et al. (1996) Noninvasive monitoring of tumor metabolism using fluorodeoxyglucose and positron emission tomography in colorectal cancer liver metastases: Correlation with tumor response to fluorouracil. J Clin Oncol 14: 700–708

Fischer M (1998) Alternative approaches to targeting therapy. In: Murray IPC, Ell PJ (eds) Nuclear medicine in clinical diagnosis and treatment, 2nd edn. Churchill Livingstone, Edinburgh London New York, pp 1115–1121

Frank-Raue K, Bihl H, Dorr U, Buhr H, Ziegler R, Raue F (1995) Somatostatin receptor imaging in persistent medullary thyroid carcinoma. Clin Endocrinol 42: 31–37

Fröhlich A, Diederichs CG, Staib L, Vogel J, Beger HG, Reske SN (1999) Detection of liver metastases from pancreatic cancer using FDG PET. J Nucl Med 40: 250–255

Furusawa M, Shimomura O, Tomiguchi S et al. (1992) Radionuclide therapy of Sipple syndrome using iodine-131 metaiodobenzylguanidine. Kaku Igaku 29: 1133–1138

Graves MW, Zukerberg B, Walace K, Duncan D, Scheff A (1996) Isolated liver metastases from follicular thyroid cancer. Clin Nucl Med 21: 147–148

Grünwald F, Ruhlmann J, Kozak B, Overlack A, Christ F, Hotze A, Biersack HJ (1988) Nuklearmedizinische Diagnostik und Therapie von Fernmetastasen eines Phäochromozytoms. Dtsch Med Wochenschr 113: 297–299

Grünwald F, Menzel C, Bender H et al. (1998) Redifferentiation therapy – induced radioiodine uptake in thyroid cancer. J Nucl Med 39: 1903–1906

Grünwald F, Kälicke T, Feine U et al. (1999) Fluorine-18 fluorodeoxyglucose positron emission tomography in thyroid cancer: Results of a multicentre study. Eur J Nucl Med 26: 1547–1552

Guglielmi R, Pacella CM, Dottorini ME et al. (1999) Severe thyrotoxicosis due to hyperfunctioning liver metastasis from follicular carcinoma: Treatment with (131)I and interstitial laser ablation. Thyroid 9: 173–177

Herba MJ, Illescas FF, Thirlwell MP, Boos GJ, Rosenthall L, Atri M, Bret PM (1988) Hepatic malignancies: Improved treatment with intraarterial Y-90. Radiology 169: 311–314

Hoefnagel CA, Lewington VJ (1998) MIBG therapy. In: Murray IPC, Ell PJ (eds) Nuclear medicine in clinical diagnosis and treatment, 2nd edn. Churchill Livingstone, Edinburgh London New York, pp 1067–1081

Hoefnagel CA, Taal BG, Valdes Olmos RA (1991) Role of [131I] metaiodobenzylguanidine therapy in carcinoids. J Nucl Biol Med 35: 346–348

Hohenberger P, Strauss LG, Lehner B, Frohmuller S, Dimitrakopoulou A, Schlag P (1993) Perfusion of colorectal liver metastases and uptake of fluorouracil assessed by H2(15)O and [18F] uracil positron emission tomography (PET). Eur J Cancer 29A: 1682–1686

Hosten N, Kreissig R, Puls R et al. (2000) Fusion von CT- und PET-Daten: Methode und klinische Bedeutung am Beispiel der laserinduzierten Thermotherapie von Lebermetastasen. Rofo Fortschr Geb Rontgenstr Neuen Bildgeb Verfahr 172: 630–635

Kälicke T, Schmitz A, Risse JH et al. (2000) Fluorine-18 fluorodeoxyglucose PET in infectious bone diseases: Results of histologically confirmed cases. Eur J Nucl Med 27: 524–528

Kim CK, Worsley DF, Lentle BC (1998) Scintigraphic diagnosis of tumors of the liver. In: Murray IPC, Ell PJ (eds) Nuclear medicine in clinical diagnosis and treatment, 2nd edn. Churchill Livingstone, Edinburgh London New York, pp 775–782

Kissel J, Brix G, Bellemann ME et al. (1997) Pharmacokinetic analysis of 5-[18F] fluorouracil tissue concentrations measured with positron emission tomography in patients with liver metastases from colorectal adenocarcinoma. Cancer Res 57: 3415–3423

Klemenz B, Taaleb KM (2000) Lung cancer. In: Wieler HJ, Coleman RE (eds) PET in clinical oncology. Springer Steinkopff, Darmstadt, pp 193–210

Knapp WH, Moser E, Bares R, Reske SN (1999) Tumoren. In: Büll U, Schicha H, Biersack HJ et al. (Hrsg) Nuklearmedizin, 3. Aufl Thieme, Stuttgart New York, S 454–505

Konsensus Onko-PET (1997) Ergebnisse der 2. interdisziplinären Konsensuskonferenz in Ulm, 12. 9. 1997. Nuklearmedizin 36: 45–46

Krebs B, Frey M, Lellig U (1989) Jodspeichernde, hormonproduzierende Lebermetastase eines follikulären Schilddrüsenkarzinoms. RoFo Fortschr Geb Rontgenstr Nuklearmed 50: 489

Krenning EP, Kwekkeboom DJ, Reubi JC (1998) Peptide receptor scintigraphy in oncology. In: Murray IPC, Ell PJ (eds) Nuclear medicine in clinical diagnosis and treatment, 2nd edn. Churchill Livingstone, Edinburgh London New York, pp 859–870

Krenning EP, Valkema R, Kooij PP et al. (2000) The role of radioactive somatostatin and its analogues in the control of tumor growth. Recent Results Cancer Res 153: 1–13

Lai DT, Fulham M, Stephen MS et al. (1996) The role of whole-body positron emission tomography with [18F)fluorodeoxyglucose in identifying operable colorectal cancer metastases to the liver. Arch Surg 131: 703–707

Lastoria S, Maurea S, Caraco C et al. (1993) Iodine-131 metaiodobenzylguanidine scintigraphy for localization of lesions in children with neuroblastoma: Comparison with computed tomography and ultrasonography. Eur J Nucl Med 20: 1161–1167

Liewendahl K, Välimäki M, Taavitsainen M (1993) Localization of hepatic metastases by radiolabelled anti-carcinoembryonic antigen antibody and meta-iodobenzylguanidine in a patient with medullary thyroid carcinoma. Eur J Nucl Med 20: 551–554

Mantaka P, Strauss AD, Strauss LG et al. (1999) Detection of treated liver metastases using fluorine-18-fluordeoxyglucose (FDG) and positron emission tomography (PET). Anticancer Res 19: 4443–4450

Moehler M, Dimitrakopoulou-Strauss A, Gutzler F, Raeth U, Strauss LG, Stremmel W (1998) 18F-labeled fluorouracil positron emission tomography and the prognoses of colorectal carcinoma patients with metastases to the liver treated with 5-fluorouracil. Cancer 83: 245–253

Moretti JL, Archer CM, Urbain JL (1998) Molecular biology in nuclear oncology. In: Murray IPC, Ell PJ (eds) Nuclear medicine in clinical diagnosis and treatment, 2nd edn. Churchill Livingstone, Edinburgh London New York, pp 893–910

Nakagami Y, Nomura K, Kusakabe K, Miko N, Tsushima T, Demura H (1990) A case of malignant pheochromocytoma treated with 131I-metaiodobenzylguanidine and alpha-methyl-p-tyrosine. Jpn J Med 29: 329–333

Nakamoto Y, Higashi T, Sakahara H, Tamaki N, Kogire M, Imamura M, Konishi J (1999) Contribution of PET in the detection of liver metastases from pancreatic tumours. Clin Radiol 54: 248–252

Ogunbiyi OA, Flanagan FL, Dehdashti F et al. (1997) Detection of recurrent and metastatic colorectal cancer: Comparison of positron emission tomography and computed tomography. Ann Surg Oncol 4: 613–620

Orsolon P, Bagni B (1995) 131I MIBG/111In octreotide mismatch in a patient with liver metastases secondary to a carcinoid of unknown origin. Minerva Endocrinol 20: 145–147

Otte A, Herrmann R, Heppeler A et al. (1999) Yttrium-90 DOTATOC: first clinical results. Eur J Nucl Med 26: 1439–1447

Perring S, Hind R, Fleming J et al. (1994) Dosimetric assessment of radiolabelled Lipiodol as a potential therapeutic agent in colorectal liver metastases using combined CT and SPECT. Nucl Med Commun 15: 34–38

Prvulovich EM, Stein RC, Bomanji JB, Ledermann JA, Taylor I, Ell PJ (1998) Iodine-131-MIBG therapy of a patient with carcinoid liver metastases. J Nucl Med 39: 1743–1745

Raoul JL, Bourguet P, Bretagne JF et al. (1988) Hepatic artery injection of I-131-labeled Lipiodol. Part 1: Biodistribution study results in patients with hepatocellular carcinoma and liver metastases. Radiology 168: 541–545

Raoul JL, Guyader D, Bretagne JF et al. (1994) Randomized controlled trial for hepatocellular carcinoma with portal vein thrombosis: Intra-arterial iodine-131-iodized oil versus medical support. J Nucl Med 35: 1782–1787

Reske SN, Bares R, Büll U, Guhlmann A, Moser E, Wannenmacher MF (1996) Clinical value of positron emission tomography (PET) in oncologic questions: Results of an interdisciplinary consensus conference. Nuklearmedizin 35: 42–52

Risse JH, Grünwald F, Bender H, Schüller H, Van Roost D, Biersack HJ (1999 a) Recombinant human TSH in thyroid cancer and hypopituitarism due to sella metastasis. Thyroid 9: 1253–1256

Risse JH, Grünwald F, Strunk H, Kleinschmidt R, Bender H, Biersack HJ (1999 b) I-131-Lipiodol therapy in liver neoplasms. Hybridoma 18: 83–85

Risse JH, Grünwald F, Kersjes W, Ayanna S, Palmedo H, Bender H, Biersack HJ (1999 c) Intraarterielle Therapie von Lebermetastasen bei Mamma-Carcinom mit J-131-Lipiodol. Nuklearmedizin 38: A98

Risse JH, Palmedo H, Bender H (2000 a) Malignant Melanoma. In: Bender H, Palmedo H, Biersack HJ, Valk PE (eds) Atlas of clinical PET in oncology. Springer, Berlin Heidelberg New York Tokyo, pp 37–49

Risse JH, Grünwald F, Kersjes W et al. (2000 b) Intraarterial HCC therapy with I-131-Lipiodol. Cancer Biother Radio 15: 65–70

Rotman-Pikielny P, Reynolds JC, Barker WC, Yen PM, Skarulis MC, Sarlis NJ (2000) Recombinant human thyrotropin for the diagnosis and treatment of a highly functional metastatic struma ovarii. J Clin Endocrinol Metab 85: 237–244

Rutgers EJT, Muller SH, Hoefnagel CA (1998) Use of intraoperative probes in surgical oncology. In: Murray IPC, Ell PJ (eds) Nuclear medicine in clinical diagnosis and treatment, 2nd edn. Churchill Livingstone, Edinburgh London New York, pp 1025–1036

Schicha H, Dietlein M, Scheidhauer K (1999) Therapie mit offenen radioaktiven Stoffen. In: Büll U, Schicha H, Biersack HJ et al. (Hrsg) Nuklearmedizin, 3. Aufl. Thieme, Stuttgart New York, S 512–545

Schlumberger MJ (1998) Papillary and follicular thyroid carcinoma. N Engl J Med 338: 297–306

Schlumberger MJ (Hrsg) (1999) RhTSH: New directions in detection and management of well-differentiated thyroid carcinoma. J Endocrinol Invest 22 (Suppl): 1–41

Schmitz A, Risse JH, Kälicke T, Grünwald F, Biersack HJ, Schmitt O (2000) FDG-PET zur Diagnostik und Verlaufskontrolle entzündlicher Prozesse: Erste Ergebnisse aus orthopädischer Sicht. Z Orthop 138: 407–412

Scott AM, Macapinlac H, Zhang J et al. (1995) Image registration of SPECT and CT images using an external fiduciary band and three-dimensional surface fitting in metastatic thyroid cancer. J Nucl Med 36: 100-103

Shah DH, Samuel AM (1996) Metastasis to the liver in well-differentiated carcinoma of the thyroid. Thyroid 6: 607-611

Shalaby-Rana E, Majd M, Andrich MP, Movassaghi N (1997) In-111 pentetreotide scintigraphy in patients with neuroblastoma. Comparison with I-131 MIBG, N-Myc oncogene amplification, and patient outcome. Clin Nucl Med 22: 315-319

Siproudhis L, Lescouarch J, Bretagne JF et al. (1991) Contribution of 131I MIBG scintigraphy in the diagnosis of carcinoid tumors of the digestive tract. Experience of 14 cases. Gastroenterol Clin Biol 15: 789-793

Smith MC, Liu J, Chen T et al. (2000) OctreoTher: Ongoing early clinical development of a somatostatin-receptor-targeted radionuclide antineoplastic therapy. Digestion 62 Suppl 1: 69-72

Sone T, Fukunaga M, Otsuka N et al. (1985) Metastatic medullary thyroid cancer: Localization with iodine-131 metaiodobenzylguanidine. J Nucl Med 26: 604-608

Troncone L, Rufini V (1998) Radiolabeled metaiodobenzylguanidine in the diagnosis of neural crest tumors. In: Murray IPC, Ell PJ (eds) Nuclear medicine in clinical diagnosis and treatment, 2nd edn. Churchill Livingstone, Edinburgh London New York, pp 843-857

Vitola JV, Delbeke D, Sandler MP et al. (1996 a) Positron emission tomography to stage suspected metastatic colorectal carcinoma to the liver. Am J Surg 171: 21-26

Vitola JV, Delbeke D, Meranze SG, Mazer MJ, Pinson CW (1996 b) Positron emission tomography with F-18-fluorodeoxyglucose to evaluate the results of hepatic chemoembolization. Cancer 78: 2216-2222

Vogl TJ, Trapp M, Schroeder H et al. (2000) Transarterial chemoembolization for hepatocellular carcinoma: Volumetric and morphologic CT criteria for assessment of prognosis and therapeutic success - results from a liver transplantation center. Radiology 214: 349-357

Wahl RL (1998) Positron emission tomography: Applications in oncology. In: Murray IPC, Ell PJ (Hrsg) Nuclear medicine in clinical diagnosis and treatment, 2nd edn. Churchill Livingstone, Edinburgh London New York, pp 911-940

Woolfenden JM, Waxman AD, Wolfstein RS, Siemsen JK (1975) Scintigraphic elvaluation of liver metastases from thyroid carcinoma. J Nucl Med 16: 669-671

Yasuda S, Makuuchi Y, Sadahiro S, Mukai M, Tokunaga N, Tajima T, Shohtsu A (1998) Colorectal cancer recurrence in the liver: Detection by PET. Tokai J Exp Clin Med 23: 167-171

Yonekura Y, Benua RS, Brill AB et al. (1982) Increased accumulation of 2-deoxy-2-[18F]Fluoro-D-glucose in liver metastases from colon carcinoma. J Nucl Med 23: 1133-1137

Zuetenhorst H, Taal BG, Boot H, Valdes Olmos R, Hoefnagel C (1999) Long-term palliation in metastatic carcinoid tumours with various applications of meta-iodobenzylguanidin (MIBG): Pharmacological MIBG, 131I-labelled MIBG and the combination. Eur J Gastroenterol Hepatol 11: 1157-1164

Resovist

T. Balzer

11.1
Einleitung

Die bildgebende Diagnostik von Lebererkrankungen besitzt einen hohen Stellenwert bei der Planung und Nachverfolgung therapeutischer Maßnahmen, insbesondere bei onkologischen Patienten. Neben dem Tumorstaging mit der Frage, ob die Leber in den Krankheitsprozess mit einbezogen ist oder nicht, ist im positiven Falle und in Abhängigkeit von dem Primärgeschehen die Beantwortung von Fragen, wie der Anzahl der Läsionen sowie deren Lokalisation und Verteilung in der Leber relevant. Da mit einer relativ hohen Inzidenz auch gutartige Tumoren wie z. B. Hämangiome oder zystische Läsionen in der Leber beobachtet werden, erfordert jede neu detektierte Leberläsion unmittelbar auch Informationen hinsichtlich der Dignität (Klassifizierung) oder des genauen Läsionstyps (Charakterisierung). Beide Bestandteile der Leberdiagnostik – die Detektion wie auch die Klassifizierung bzw. Charakterisierung – bilden schlussendlich die Basis für die Entscheidung zu einem operativ-resektiven Therapieangebot einerseits oder aber einem konservativen bzw. interventionellen Vorgehen andererseits.

Als die beiden aussagekräftigsten und auch dominierenden bildgebenden Verfahren für die Leberdiagnostik haben sich die kontrastverstärkte Computertomographie (CT) sowie die Magnetresonanztomographie (MRT) etabliert. Beide Verfahren haben jedoch ihre physikalischen Grenzen, die sich insbesondere hinsichtlich der Tumordetektion limitierend auswirken. Diese hängt zum einen von der räumlichen Auflösung der Methode, zum anderen aber auch von ihrer Fähigkeit ab, zwischen verschiedenen Gewebearten zu unterscheiden. Dieses schließt die Abgrenzbarkeit von normalem und pathologisch verändertem Gewebe ein. Im Falle von Metastasen beispielsweise führt der relativ geringe inhärente Kontrastunterschied zu normalem Gewebe dazu, dass die in der klinischen Praxis detektierbaren und auch tatsächlich detektierten Tumoren in der Regel deutlich größer sind als es die theoretisch mögliche räumliche Auflösung der Methoden erlaubt (Robinson 2000).

Der Einsatz von leberspezifischen Kontrastmitteln in der MRT soll u. a. den Kontrastunterschied zwischen normalem und pathologischem Gewebe erhöhen und dazu beitragen, das Potenzial der MRT hinsichtlich der räumlichen Auflösung besser auszuschöpfen und damit die Detektion insbesondere von kleinen Läsionen zu verbessern.

Die Leberkontrastmittel lassen sich in zwei Gruppen einteilen:

- die superparamagnetischen Eisenoxid-Partikel, die von den Zellen des retikulo-endothelialen Systems (RES) phagozytiert werden sowie
- die hepatobiliären Kontrastmittel, die von den Hepatozyten aufgenommen werden.

Beide Kontrastmittelklassen zeichnen sich dadurch aus, dass sie von den jeweiligen Zelltypen aufgenommen werden, die beide nur in funktionstüchtigem Gewebe hepatischen Ursprungs vorhanden sind, während Strukturen nichthepatischen Ursprungs, wie z. B. Metastasen, oder Gewebe mit einer eingeschränken Funktion der entsprechenden Zelltypen, wie z. B. beim hepatozellulären Karzinom, das Kontrastmittel nicht oder nur in deutlich vermindertem Umfang aufnehmen können. Der resultierende Kontrastunterschied zwischen Läsion und normalem Lebergewebe soll die Detektion von insbesondere kleinen Tumoren verbessern. Das Aufnahmeverhalten des Kontrastmittels in den einzelnen Läsionstypen liefert darüber hinaus funktionelle Informationen entweder bezüglich des RES oder der Hepatozyten und damit differenzialdiagnostisch wertvolle Zusatzinformation. Von besonderer Bedeutung ist dabei, ob ein Kontrastmittel als rascher Bolus injizierbar ist und damit eine dynamische Bildgebung analog zu den extrazellulären Gadolinium-Chelaten, wie Magnevist, erlaubt.

11.2
Kontrastmitteleigenschaften

Resovist (SHU 555 A, Schering, Berlin) ist ein neuartiges Kontrastmittel aus der Gruppe der superparamagnetischen Eisenoxid-Partikel (SPIO). Es handelt sich bei dem Kontrastmittel um eine wässrige Lösung zur intravenösen Injektion, die in einer 0,5 mol/l-Konzentration vorliegt. Die Formulierung beinhaltet Ferucarbotran als aktiven Bestandteil sowie 40 mg/ml Mannitol und <2 mg/ml L(+)-Milchsäure. Der pH ist auf einen Wert zwischen 5,0 und 7,0 eingestellt, die Osmolalität beträgt 333 mOsmol/kg Wasser, die Viskosität 1,03 mPa$\times$s bei 37 °C. Die Eisenoxid-Partikel sind mit Carboxydextran gecoated. Die R1- und R2-Relaxivität im Plasma beträgt 19,4 $\pm$ 0,3 beziehungsweise 185,8 $\pm$ 9,3 l/(mmol*s). Der hohe R2/R1-Quotient weist Resovist als eine Substanz mit dominierendem T_2-Effekt aus. Nach Phagozytose der Partikel durch die RES-Zellen der Leber, kommt es in T_2-gewichteten Sequenzen zu einem ausgeprägten und anhaltenden Signalverlust.

Resovist liegt als Fertigzubereitung vor und kann im schnellen Bolus (2 ml/s) verabreicht werden. Die klinische Dosis beträgt 1,4 ml bei Patienten mit einem Körpergewicht von >60 kg. Patienten mit einem Körpergewicht bis einschließlich 60 kg erhalten 0,9 ml. Dies entspricht in etwa einer Dosis von 6–11 μmol Eisen/kg KG. Die schnelle Bolusgabe erlaubt eine dynamische Bildgebung im „first pass" zur besseren Charakterisierung von Leberläsionen. Für diese dynamischen Untersuchungen werden bevorzugt T_1-gewichtete Gradientenecho-(GRE-)Sequenzen verwendet. Die konventionelle T_2-Bildgebung (FSE oder TSE) kann unmittelbar im Anschluss an die dynamische Bildgebung nach etwa 5–10 min durchgeführt werden, da die Aufnahme der Partikel durch die Makrophagen der Leber ausgesprochen schnell erfolgt. Somit ist eine kurze Untersuchungszeit gewährleistet, in der eine komplette Leberdiagnostik, einschließlich MR-angiographischer Sequenzen durchgeführt werden kann. Die Kontrasteffekte in der Leber erlauben für mindestens 7 h eine diagnostische Bildgebung. In der empfohlenen klinischen Dosis erreicht die Signalintensität in der Leber nach etwa 7–10 Tagen wieder ihren Ausgangswert.

11.3
Sicherheit und Verträglichkeit

In 8 klinischen Prüfungen, die zu Zulassungszwecken durchgeführt wurden, erhielten insgesamt 1.053 Patienten Resovist in Dosierungen zwischen 4 und 16 µmol Fe/kg KG. In diesen Patienten wurden umfängliche Daten zur Sicherheit und Verträglichkeit von Resovist erhoben.

11.3.1
Unerwünschte Wirkungen („adverse events")

Von den 1.053 untersuchten Patienten berichteten 106 Patienen (10,1 %) insgesamt 162 unerwünschte Wirkungen. 75/162 Ereignissen bei insgesamt 53 Patienten (5,0 %) wurden als möglicherweise mit der Kontrastmittelinjektion zusammenhängend gesehen. Die meisten (73/75) dieser unerwünschten Ereignisse traten innerhalb der ersten 3 h nach Gabe von Resovist auf, hielten in aller Regel nur für Sekunden bis wenige Minuten an und wurden als von geringer Intensität beurteilt.

Die häufigsten unerwünschten Reaktionen sind in Tabelle 11.1 zusammengefasst.

Diese Aufstellung verdeutlicht, dass insbesondere die Problematik schwerwiegender Rückenschmerzen, wie sie im Zusammenhang mit der Gabe von Eisenoxid-Partikeln gehäuft beobachtet werden, nach der Gabe von Resovist nicht in relevantem Umfang zu erwarten ist. Eine weitergehende Analyse der unerwünschten Ereignisse im Hinblick auf die Identifizierung bestimmter Risikogruppen ergab bis auf eine leichte Häufung bei Patienten mit allergischer Disposition keine erkennbaren Besonderheiten.

Zwei der unerwünschten Ereignisse wurden als „serious adverse event" klassifiziert. In einem Fall handelte es sich um eine allergische Reaktion, im anderen Fall

Tabelle 11.1. Unerwünschte Wirkungen, die mit einer Häufigkeit von >0,5 % (unabhängig von „drug-relationship") in 1.053 mit Resovist untersuchten Patienten beobachtet wurden

Unerwünschte Ereignisse (Aes)	Häufigkeit (%)
Kälte + Missempfindungen	1,9
Kopfschmerzen	1,9
Wärmeempfindungen	1,6
Übelkeit	0,7
Schwäche	0,7
Schmerzen	0,7
Angst	0,6
Erbrechen	0,5
Rückenschmerzen	0,5
Schmerzen an der Injektionsstelle	0,5

um eine leichte neurologische Symptomatik als Folge einer diskreten zerebralen Blutung, die jedoch insbesondere aufgrund des fehlenden zeitlichen Zusammenhangs als nicht kontrastmittelbedingt gewertet wurde.

11.3.2
Herz-Kreislauf-Parameter

Umfangreiche Kontrollen der kardiovaskulären Parameter sowie des Herzrhythmus ergaben keine relevanten Veränderungen, die auf die Injektion von Resovist zurückzuführen wären.

11.3.3
Laboruntersuchungen

Laborparameter, die den Eisenstoffwechsel widerspiegeln, verändern sich, wie zu erwarten, nach Gabe von Resovist. Die Serumeisenspiegel sowie die Ferritinwerte steigen innerhalb der ersten 24 h nach der Injektion an und fallen dann langsam wieder auf die Ausgangswerte ab. Ansonsten zeigt keiner der biochemischen Parameter, insbesondere auch die nicht, die Veränderungen der Leberfunktion und der Nierenfunktion erfassen, relevante Veränderungen nach Gabe von Resovist. Dies trifft auch für Patienten mit entsprechend vorbestehender Organfunktionseinschränkung zu. Bei den Gerinnungsparametern wurde gehäuft ein leichter Abfall der Aktivität des Gerinnungsfaktors XI gemessen. Ganz vereinzelt wurde eine diskrete und klinisch nicht relevante Verlängerung der PTT beobachtet. Eine erhöhte Blutungsneigung war damit in keinem einzigen Fall verbunden.

11.4
Wirksamkeit

Der Nachweis der Wirksamkeit eines Leberkontrastmittels muss kontrolliert und prospektiv in klinischen Studien erbracht werden, wobei von besonderer Bedeutung ist, dass die in der Bildgebung gewonnenen Befunde an einem akzeptierten und unabhängigen Standard, wie z. B. histopathologischen Ergebnissen, gemessen werden und ein Zugewinn durch das Kontrastmittel gegenüber der Nativuntersuchung auch noch unter den Bedingungen einer verblindeten Bildauswertung ohne jede weitere klinische Information nachweisbar ist. Aus methodischen Gründen werden daher die beiden Hauptkomponenten in der Leberdiagnostik, die Detektion und die Charakterisierung von Läsionen, separat geprüft und die Ergebnisse zunächst auch separat dargestellt, um sie dann am Ende wieder auf Patientenebene zusammenzuführen. Alle im Folgenden angeführten Daten aus klinischen Studien mit Resovist erfüllen die o. g. Kriterien der histopathologischen Validierung und wurden ausnahmslos in „blinded readings" gewonnen.

11.4.1
Läsionserkennung

Die Läsionserkennung spielt eine zentrale Rolle in der Leberdiagnostik. Alle mit Resovist durchgeführten klinischen Studien belegen, dass durch die Kontrastmittelgabe insbesondere auch sehr kleine Läsionen mit einer Größe <1 cm sicherer und häufiger detektiert werden können (Chen et al. 1999). In einer dieser Studien wurden bei insgesamt 50 Patienten die Ergebnisse der nativen wie auch der Resovist-kontrastverstärkten MRT zu den Ergebnissen einer dezidierten pathohistologischen Aufarbeitung von Leberresektaten in Bezug gesetzt. Für die nichtresezierten Leberanteile wurde der intraoperative Ultraschall (IOUS) als Standard akzeptiert. Darüber hinaus wurden alle Patienten mittels standardisiert durchgeführter (Spiral)-CTAP (CT-Arterioportographie) untersucht, da diese Methode unverändert als das Verfahren der präoperativen Diagnostik mit der höchsten Sensitivität hinsichtlich der Läsionsdetektion gilt, trotz der bekannten Limitationen in der Spezifität.

Tabelle 11.2 fasst die Ergebnisse zusammen, die aus dem Vergleich der drei Imaging-Verfahren (CTAP, nativer MRT und kombiniert nativer + Resovist-kontrastverstärkter MRT) in verblindeter Auswertung durch drei Reader resultieren, wenn jedes Verfahren für sich gegen den Standard verglichen wird. Dabei werden Sensitivität und Spezifität für verschiedene Untersuchungseinheiten (z. B. Gesamtleber n=50 und Lebersegmente n=400) ermittelt. Definitionsgemäß war eine Leber oder ein Segment nur dann als richtig-positiv bewertet, wenn die genaue Anzahl Läsionen/Untersuchungseinheit korrekt erkannt wurde. Diese Definition der Sensitivität in Kombination mit dem genau definierten und protokollierten Referenzstandard stellt ein deutlich strikteres Kriterium dar, als es üblicherweise in der Literatur verwendet wird, was zusammen mit der Tatsache, dass die Daten einer verblindeten Auswertung entstam-

Tabelle 11.2. Sensitivität und Spezifität für die Detektion der korrekten Anzahl Läsionen/Untersuchungseinheit bei 50 Patienten mit Leberresektion/IOUS in verblindeter Auswertung

		Sensitivität			Spezifität		
		R1	R2	R3	R1	R2	R3
Gesamt Leber	pre MR	68,1	61,0	60,5	–	–	–
	pre/post MR	69,2	70,0	67,5	–	–	–
	CTAP	61,1	64,0	64,7	–	–	–
Rechter Leberlappen	pre MR	72,7	67,7	63,6	55,6	52,9	62,5
	pre/post MR	67,7	64,5	66,7	50,0	50,0	58,8
	CTAP	63,2	57,1	65,4	16,1	26,9	42,9
Linker Leberlappen	pre MR	50,0	40,0	45,0	90,3	85,7	79,3
	pre/post MR	61,1	63,2	50,0	82,8	78,6	79,3
	CTAP	69,2	61,5	50,0	26,5	40,0	55,8
„Pooled" Segments	pre MR	43,5	43,1	44,3	87,1	86,9	87,4
	pre/post MR	54,4	50,0	53,1	87,6	86,6	88,9
	CTAP	55,8	54,0	38,9	61,6	70,3	76,2
Segments	pre MR	36,3	36,1	41,3	89,6	90,7	91,4
	pre/post MR	50,0	40,9	34,3	91,0	89,4	89,8
	CTAP	51,4	51,5	40,3	70,6	78,7	83,5

men, die relativ niedrigen Absolutwerte erklärt. Die relative Performance der Verfahren untereinander bleibt dadurch jedoch unberührt.

Die Ergebnisse dieser Untersuchungen lassen sich wie folgt zusammenfassen:

Hinsichtlich der Sensitivität wird für jede der betrachteten Untersuchungseinheiten von mindestens 2 der 3 Reader ein Zugewinn für die Resovist-kontrastverstärkte MRT beobachtet (Ausnahme rechter Leberlappen). Der Zugewinn ist bei den Lebersegmenten und den gepoolten Segmenten, die statistisch gesehen aufgrund des deutlich höheren n die robustesten und aussagekräftigsten Ergebnisse liefern, am deutlichsten. Die Spezifität ändert sich für diese beiden Untersuchungseinheiten nicht. Es wird weiterhin deutlich, dass die Resovist-verstärkte MRT der CTAP hinsichtlich der Sensitivität mindestens ebenbürtig ist (Abb. 11.1 a–c). Bezieht man die deutlich schlechtere Spezifität der CTAP in die Betrachtung mit ein, so liefern diese Daten an einem der größten derart untersuchten Patientenkollektive die wissenschaftliche Basis für den Verzicht der CTAP in der präoperativen Diagnostik (Helmberger et al. 1999; Lencioni et al. 1998; Müller et al. 1999; Ward et al. 1999).

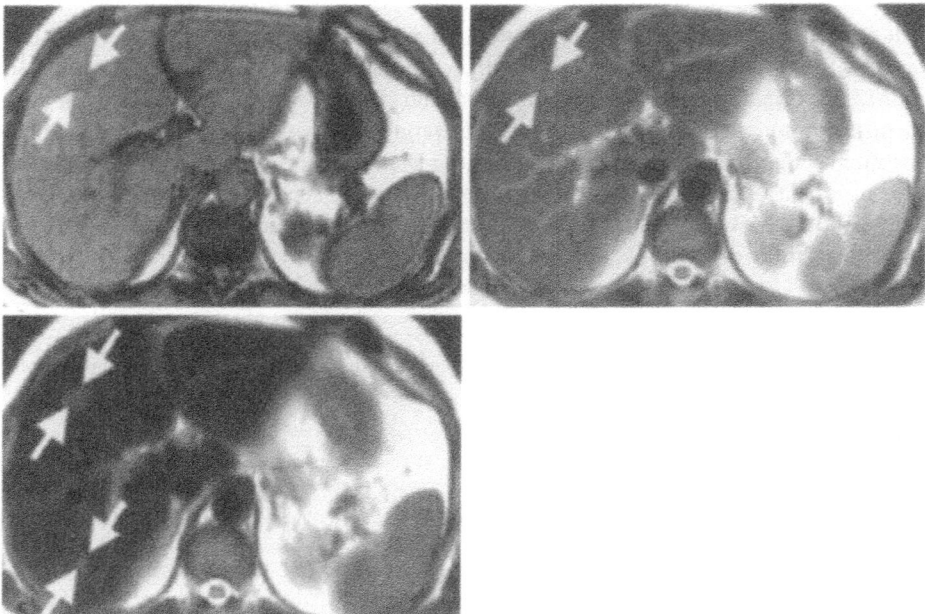

Abb. 11.1 a–c. 57-jähriger Patient mit Metastasen eines kolorektalen Karzinoms. Die nativen T_1-(**a**) und T_2-(**b**)gewichteten Sequenzen erlauben die Abgrenzung einer Läsion im rechten Leberlappen (*Pfeile*). Nach Injektion von 1,4 ml Resovist wird auf den T_2-Sequenzen (**c**) eine weitere, kleine Läsion im rechten Leberlappen erkennbar. (Prof. Dr. P. Robinson, St. James University Hospital of Leeds, UK)

11.4.2
Läsionsklassifizierung und Läsionscharakterisierung

Klassifizierung gemäß der Definition, die in klinischen Studien mit Resovist verwendet wurde, beschreibt eine Läsion hinsichtlich ihrer Dignität als maligne oder benigne, berücksichtigt jedoch nicht die genaue weitere Typisierung der Läsion innerhalb dieser Klassen. Letzteres wird im Unterschied dazu als Charakterisierung definiert.

Läsionsklassifizierung

Tabelle 11.3 zeigt die Metaanalyse über zwei klinische Studien ausschließlich für die Patienten, bei denen die Dignität der Läsionen histologisch gesichert war. Auch diese Daten wurden von studienunabhängigen Blinded Readern ermittelt, d.h. die MR-Bildbewertung erfolgte ohne jede weitere Informationen zu den Patienten oder vorbestehenden klinischen bzw. bildgebenden Befunden.

Die Daten belegen eindeutig eine Überlegenheit der kombinierten nativen/Resovist-kontrastverstärkten MRT im Vergleich zur nativen MRT bei der korrekten Zuordnung der Patienten als maligne (Sensitivität) oder benigne (Spezifität) erkrankt. Der Zugewinn an Sensitivität beruht vorzugsweise auf dem physiologischen Prinzip der RES-Funktionalität, das durch Resovist abgebildet wird. Wie in Kap. 1 beschrieben, besitzen maligne Läsionen in der Regel keine funktionstüchtigen RES-Zellen (Ausnahme: hochdifferenzierte hepatozelluläre Karzinome) und nehmen daher kein Kontrastmittel auf, wohingegen mit Ausnahme von Zysten nahezu alle benignen Läsionen Kontrastmittel aufnehmen (Abb. 11.2 a–f). Die vergleichende Zusammenschau der nativen und der kontrastverstärkten Bilder erlaubt hier eine wegweisende Beurteilung der Veränderung des Signalverhaltens der Läsion und damit eine verbesserte Dignitätsbeurteilung. Gewisse Einschränkungen gibt es bei Läsionen mit einem Durchmesser <1 cm, bei denen diese Veränderungen nicht immer sicher beurteilbar sind.

Tabelle 11.3. Metaanalyse zur Läsionsklassifizierung vor und nach Gabe von Resovist in Patienten mit histologischer Diagnosesicherung und verblindeter Auswertung

Sensitivität				Spezifität			
(n)	pre MR	pre/post MR	p-value	(n)	pre MR	pre/post MR	p-value
321	72,3 %	77,0 %	<0,001*	74	59,5 %	62,2 %	0,757

* Signifikanzniveau 0,05.

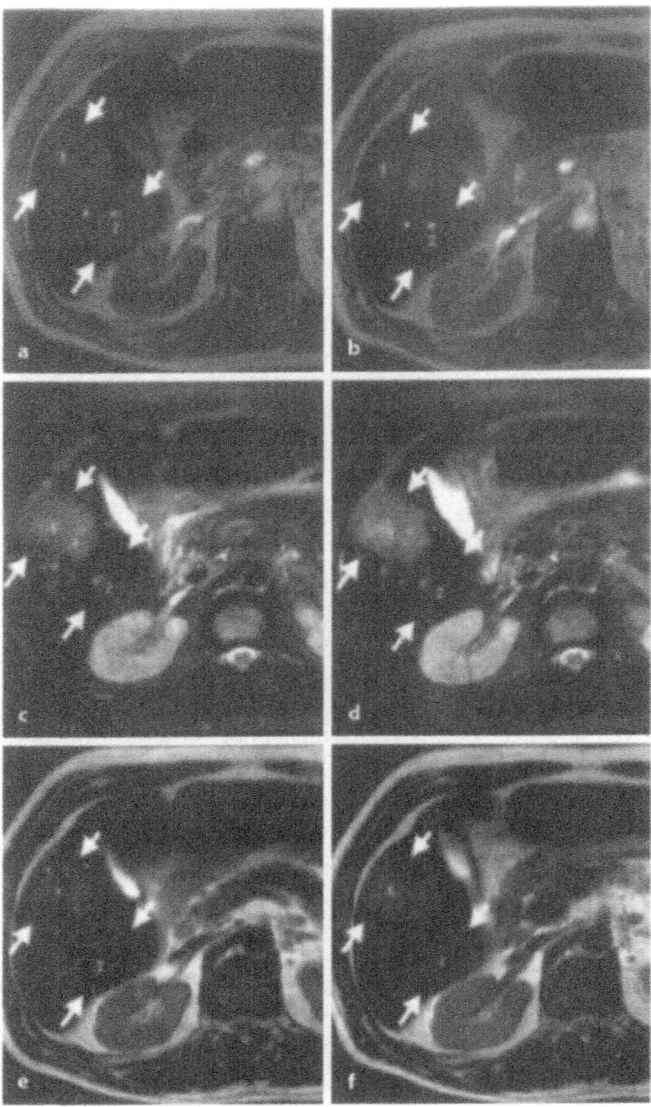

Abb. 11.2 a–f. 46-jähriger Patient mit einem hepatozellulären Karzinom (*Läsion 1*) und einem Adenom (*Läsion 2*). **a,c** und **e** zeigen die native T_1-Sequenz (**a**), die native T_2-Sequenz mit Fettsättigung (**c**) sowie die native T_2-Sequenz ohne Fettsättigung (**e**). **b,d** und **f** repräsentieren die korrespondierenden Bilder 10 min nach Gabe von 1,4 ml Resovist. Das Beispiel zeigt die nahezu unveränderten Charakteristika des hepatozellulären Karzinoms vor und nach Kontrastmittelgabe, wohingegen das Adenom deutlich Kontrastmittel aufnimmt und nur noch schwer vom umliegenden Lebergewebe abgrenzbar ist. (Prof. Dr. T. Vogl, Universitätsklinikum Frankfurt/Main)

Läsionscharakterisierung

Während für die korrekte Klassifizierung der Läsionen das Kriterium der Kontrastmittelaufnahme an sich eine wesentliche Rolle spielt, werden für die korrekte Diagnostik einzelner Läsionstypen innerhalb der Gruppe der malignen, insbesondere aber auch innerhalb der Gruppe der benignen Läsionen weitere Kriterien benötigt. Diese betreffen neben dem Ausmaß des Enhancements insbesondere dessen zeitlichen Verlauf sowie die Frage, ob die Kontrastaufnahme zentripetal oder zentrifugal erfolgt. Resovist eröffnet dank der schnellen Bolusinjektion auch die Möglichkeit der dynamischen Bildgebung, wie sie von Gadolinium-haltigen extrazellulären Kontrastmitteln bekannt ist. Diese dynamische Bildgebung kann sowohl mit T_2*-, bevorzugt jedoch mit T_1-gewichteten Sequenzen durchgeführt werden. Tabelle 11.4 fasst für die drei am häufigsten in den klinischen Studien vertretenen Läsionstypen die Ergebnisse aus den verblindeten Auswertungen als Metaanalyse zusammen. Für Metastasen und hepatozelluläre Karzinome werden nur histologisch verifizierte Läsionen bei der Analyse berücksichtigt, für Hämangiome wurden auch die Befunde von Follow-up-Untersuchungen, Ultraschall oder MR-Untersuchungen mit extrazellulären Kontrastmitteln berücksichtigt.

Die Resovist-kontrastverstärkte MRT verbessert, z. T. hochsignifikant, für alle drei Läsionstypen die Sensitivität. Ein leichter Spezifitätsverlust bei Metastasen beruht auf der häufig fehlenden Differenzierbarkeit zwischen Metastasen und hepatozellulären Karzinomen, sofern für die Auswertung nur die reine Bildinformation zur Verfügung steht, da beide Läsionstypen in der Regel keine Kontrastmittel aufnehmen und auch anhand ihrer morphologischen Kriterien nicht sicher differenzierbar sind. Auch die dynamische Bildgebung kann hier nicht immer eine entscheidende Richtungsweisung geben. Dies ist dafür bei den benignen Läsionen um so mehr der Fall, wie zahlreiche Einzelbeobachtungen von fokaler nodulärer Hyperplasie (FNH), Adenomen und Regeneratknoten zeigen (Vogl et al. 1996). Diese gehen in die Übersicht nicht ein, weil ihre Fallzahl entweder per se zu gering ist oder aber nur in Einzelfällen eine histologische Sicherung vorliegt.

Tabelle 11.4. Metaanalyse zur Läsionscharakterisierung vor und nach Gabe von Resovist in Patienten mit histologischer Diagnosesicherung und verblindeter Auswertung

	Sensitivität				Spezifität		
	(n)	pre MR	pre/post MR	p-value	(n)	pre MR	pre/post MR
Metastasen	384	63,0 %	73,4 %	<0,001*	366	75,4 %	67,7 %
HCC	195	36,9 %	40,5 %	0,270	555	94,2 %	94,8 %
Hämangiome	135	43,7 %	58,5 %	<0,001*	1.095	97,2 %	97,3 %

* Signifikanzniveau 0,05.

11.4.3
„Diagnostic agreement"

Nachdem die Läsionsdetektion und die Charakterisierung getrennt dargestellt wurden, kommt der patientenbezogenen Betrachtung, bei der die beiden Einzelkomponenten wieder zusammengeführt werden, eine besondere klinische Bedeutung zu. Jede zusätzliche Läsion muss idealerweise auch unmittelbar korrekt charakterisierbar sein. „Diagnostic agreement" ist daher definiert als die Bestimmung der korrekten Läsionsanzahl und der korrekten Charakterisierung der Läsionen für einen Patienten, jeweils gemessen an einem geeigneten Referenzstandard.

Die Analyse der Resovist-Daten, und hier insbesondere der 50 eingangs für die Detektion angeführten Patienten, ergibt einen deutlichen und teilweise statistisch hochsignifikanten Zugewinn der kontrastmittelverstärkten MRT gegenüber der nativen MRT oder aber auch gegenüber der CTAP.

11.5
Zusammenfassung

Resovist ist ein superparamagnetisches Kontrastmittel der zweiten Generation. Es zeigte in den klinischen Prüfungen eine ausgezeichnete Verträglichkeit. Insbesondere treten die für SPIOs beschriebenen Rückenschmerzen, die zu einer erheblichen Beeinträchtigung der Patienten führen können, so gut wie nicht auf. Resovist ist hochwirksam und erreicht hinsichtlich der Erkennung von Läsionen eine Sensitivität, wie sie für die CTAP bekannt ist, ohne jedoch deren Defizite hinsichtlich der Spezifität aufzuweisen. Auch die Klassifizierung von Läsionen bzw. Patienten als benigne bzw. maligne erkrankt sowie die korrekte Charakterisierung der häufigsten fokalen Leberläsionen werden signifikant verbessert. Dabei erlaubt insbesondere die schnelle Bolusgabe und die damit verbundene Möglichkeit der dynamischen Bildgebung eine Beurteilung der frühen Perfusionsphase analog zu den Gadolinium-Chelaten. Die komplette Untersuchung des Patienten kann in 15 bis maximal 20 min abgeschlossen werden, sodass Resovist einen sowohl anwender- als auch patientenfreundlichen Untersuchungsablauf erlaubt.

Literatur

Chen F, Ward J, Robinson P J (1999) MR Imaging of the liver and spleen: A comparison of the effects on signal intensity of two superparamagnetic iron oxide agents. Magn Reson Imaging 17: 549–556

Helmberger T, Gregor M, Holzknecht N, Gauger J, Rau H, Reiser M F (1999) Detektion und Charakterisierung fokaler Leberläsionen. Radiologe 39: 678–684

Lencioni R, Donati F, Cioni D, Paolicchi A, Cicorelli A, Bartolozzi C (1998) Detection of colorectal liver metastases: Prospective comparison of unenhanced and ferumoxides-enhanced magnetic resonance imaging at 1.5 T, dual-phase spiral CT, and spiral CT during arterial portography. Magn Reson Materials Phys Biol Med 7: 76–87

Müller R D, Vogel K, Neumann K et al. (1999) SPIO-MR imaging versus double-phase spiral CT in detecting malignant lesions of the liver. Acta Radiol 40: 628–635

Robinson PJA (2000) Imaging liver metastases: Current limitations and future prospects. Br J Radiol 73: 234–241

Vogl T, Hammerstingl R, Schwarz W et al. (1996) Superparamagnetic iron oxide-enhanced versus Gadolinium-enhanced MR imaging for differential diagnosis of focal liver lesions. Radiology 198: 881–887

Ward J, Naik K S, Ashley Guthrie J, Wilson D, Robinson P J (1999) Hepatic lesion detection: Comparison of MR imaging after the administration of superparamagnetic iron oxide with dual-phase CT by using alternative-free response receiver operating characteristic analysis. Radiology 210: 459–466

Magnetresonanztomographie der Leber mit Gadolinium-BOPTA (Gadobenate dimeglumin)

G. Schneider, R. Seidel

Es existieren eine Fülle exogener pharmazeutischer Substanzen, welche die Signalintensität in der Magnetresonanztomographie (MRT) durch Veränderungen der T_1- oder T_2-Relaxationszeit ändern können. In der klinischen Routine sind jedoch nur wenige dieser Substanzen verwendbar, da die Toxizität der Moleküle einen Einsatz beim Menschen verbietet. Allgemein kann in der MRT der Leber zwischen positiven und negativen Kontrastmitteln differenziert werden. Sogenannte positive Kontrastmittel bewirken vor allem im T_1-gewichteten Bild eine Steigerung der Signalintensität; hierzu gehören Chelate mit zentralem Gadolinium- bzw. Mangan-Atom. Es handelt sich dabei um sog. paramagnetische Kontrastmittel, wobei eine paramagnetische Substanz durch das Vorliegen mindestens einer unpaaren Ladung charakterisiert ist (Bonnemain 1998; Hamed et al. 1992; Wang et al. 1999; Hamm et al. 1992). Negative Kontrastmittel führen im MRT-Bild vor allem zu einer Signalintensitätsminderung im T_2-gewichteten Bild. Typische Repräsentanten dieser Gruppe sind Eisenoxid-Partikel (Bachmann et al. 1999; Senetrre et al. 1996). Des weiteren muss bei Kontrastmitteln für die Bildgebung der Leber zwischen extrazellulär verteilten und organspezifischen Kontrastmitteln differenziert werden. Bei den organspezifischen Kontrastmitteln ist eine weitere Unterscheidung zwischen hepatozellulären Substanzen und partikulären, RES-(retikuloendotheliales System-)spezifischen Substanzen möglich.

Allgemeines Ziel von MR-Kontrastmitteln bei der Leberuntersuchung ist eine Verbesserung des Kontrastes zwischen Läsion und umliegendem Lebergewebe, mit dem Ziel einer höheren Detektionsrate kleiner Läsionen und weiterer Differenzierung einzelner Läsionen anhand zusätzlicher Kriterien. Des Weiteren dient der Einsatz von Kontrastmitteln der Verbesserung der Darstellung der Gefäßanatomie, um eine optimale Planung des therapeutischen Vorgehens zu ermöglichen. Darüber hinaus sollte optimalerweise durch den Einsatz von Kontrastmitteln die MR-Untersuchung der Leber vereinfacht sowie insgesamt eine verkürzte Untersuchungszeit und Kostenoptimierung erreicht werden.

Extrazelluläre Kontrastmittel, wie z.B. Gadolinium-DTPA, verteilen sich nach intravenöser Applikation frei im Extrazellulärraum, analog zu dem Verhalten jodierter Röntgenkontrastmittel (Hamed et al. 1992; Rubin et al. 1999; Shellock u. Kanal 1999).

Aufgrund der unspezifischen Verteilung der extrazellulären Kontrastmittel kann es durch die erhöhte Permeabilität in Lebertumoren zusammen mit einer Vergrößerung des extrazellulären Raumes in statischen Bildern in der Equilibriumphase zu einer Verschleierung fokaler Leberläsionen durch eine deutliche Reduzierung des Kontrastes zwischen der Läsion und dem umliegenden Lebergewebe kommen. Dementsprechend ist bei der Anwendung solcher extrazellulären Kontrastmittel ein ähnliches technisches Vorgehen wie bei der Computertomographie (CT) zu wählen. Optimal ist hierbei eine dynamische Untersuchung der Leber nach intravenöser Gabe des Kontrastmittels, wobei die Darstellung der arteriellen und portalvenösen Versorgung von Lebertumoren zusätzliche differenzialdiagnostische Aussagen erlaubt. Über eine höhere Detektionsrate wurde in mehreren Arbeiten bei Anfertigung von Aufnahmen innerhalb der ersten 2 min nach Kontrastmittelgabe berichtet (Earls et al. 1997, 1999; Runge u. Kenney 2000).

12.1
Magnetresonanztomographie der Leber mit Gadolinium-BOPTA (Gadobenate dimeglumin)

Das hepatobiliäre Kontrastmittel Gadolinium-BOPTA (Gadobenate dimeglumin) dient der spezifischen Kontrastierung von Hepatozyten. Hierbei ist das Gadolinium-Chelat in Bezug auf den Chelatbildner so modifiziert, dass es über spezifische Transportmechanismen der Hepatozyten zu einer intrazellulären Aufnahme kommt und das Kontrastmittel im Weiteren über einen hepatobiliären Transportmechanismus in die Galle sezerniert wird. Bei Gadolinium-BOPTA scheint hierbei der Anionentransporter eine entscheidende Rolle für die Aufnahme des Kontrastmittels zu spielen. Die Elimination erfolgt sowohl hepatobiliär als auch renal.

Der Vorteil dieser Substanz liegt in der Erhöhung der Signalintensität des normalen Lebergewebes in Aufnahmen 40 min bis 2 h nach intravenöser Applikation, wodurch in dieser leberspezifischen bzw. hepatobiliären Phase ein vermehrter Kontrast zwischen Leberparenchym und fokalen Leberläsionen angestrebt wird.

Zusätzlich besteht beim Einsatz von Gadolinium-BOPTA der Vorteil einer kombinierten Anwendung in Bezug auf extrazelluläre und hepatobiliäre Eigenschaften.

Das Kontrastmittel kann im Bolus injiziert werden, wodurch eine dynamische Untersuchung der Leber wie bei der Verwendung eines extrazellulären Kontrastmittels möglich ist. Hierbei verhält sich Gadolinium-BOPTA bis zu ca. 20 min nach Kontrastmittelgabe wie ein rein extrazellulär verteiltes Kontrastmittel. Zusätzlich besteht jedoch die Möglichkeit bei dieser Substanz Spätaufnahmen in der hepatobiliären Phase anzufertigen, wobei dies sowohl zusätzliche Aussagen in Bezug auf die Differenzialdiagnose als auch auf die Detektion fokaler Leberläsionen erlaubt (Pirovano et al. 2000; Petersein et al. 2000; Grazioli et al. 1999).

12.2
Untersuchungsstrategie

Im Gegensatz zu den anderen Organen des Oberbauchs wird die Leber aus zwei unterschiedlichen Blutzuflüssen gespeist: zum einen über die Pfortader, die mit knapp 85 % der Perfusion des normalen Lebergewebes den größeren Anteil stellt, zum anderen über die A. hepatica, die zu etwa 15 % zur Blutversorgung der normalen Leber beiträgt. Das bedeutet, dass normales Lebergewebe nach einer intravenösen Bolus-Kontrastmittelapplikation zweimal durchströmt wird: Zunächst ca. 20–25 s nach Kontrastmittelgabe durch das kontrastierte Blut aus der A. hepatica. Dies führt lediglich zu einem geringen Signalintensitätsanstieg des Parenchyms, wobei jedoch arteriell hypervaskularisierte Leberläsionen mit einem hohen Kontrast zum umliegenden Lebergewebe abgebildet werden. Erst bei der zweiten Durchströmung des Lebergewebes ca. 50–60 s nach Kontrastmittelapplikation, die über das kontrastverstärkte portalvenöse Blut erfolgt, kommt es zu einem starken Enhancement der gesamten Leber (MacSween et al. 1995; Mahfouz et al. 1997). In dieser Phase kommen hypovaskularisierte Läsionen wie z. B. Metastasen kolorektaler Karzinome mit einem hohen Kontrast hypointens zum normalen Leberparenchym zur Darstellung.

Fokale Läsionen der Leber werden, im Gegensatz zum normalen Lebergewebe, hauptsächlich von der A. hepatica und weniger von portalen Zuströmen gespeist. Dabei zeichnen sie sich durch einen unterschiedlichen Anteil an arteriellen Gefäßen aus. Der überwiegende Anteil der Leberherde ist hypovaskularisiert, besitzt somit nur einen geringen Anteil an zuströmenden Gefäßen und stellt sich in der portalvenösen Kontrastmittelphase als hypointense Läsion gegenüber dem stark kontrastierten normalen Lebergewebe dar. Liegt jedoch ein hoher Anteil an arteriellen Gefäßen in einer Läsion vor, kommt es zu einem raschen Bluteinstrom in der arteriellen Phase der Kontrastmittelperfusion: Die Läsion ist hypervaskularisiert und frühharteriell in der MRT hyperintens. Durch den frühen arteriellen Kontrastmitteleinstrom in den hypervaskularisierten Läsionen kann es zu einem frühen Equilibrium zwischen Läsion und umgebendem Gewebe kommen: Die Läsion ist in der portalvenösen Phase maskiert (Ito et al. 1996; Peterson et al. 1998).

Aus den dargestellten physiologischen Zusammenhängen der Vaskularisation von Leber und fokalen Läsionen leitet sich ein geeignetes Untersuchungsprotokoll ab: Hypovaskularisierte Herde – und diese bilden die Mehrzahl aller fokalen Leberläsionen – werden am kontrastreichsten in der portalvenösen Kontrastmittelperfusionsphase dargestellt. Hypervaskularisierte Läsionen hingegen sollten in der arteriellen Kontrastmittelperfusionsphase abgebildet werden, da die Gefahr der Maskierung in der portalvenösen Phase besteht. Zusätzlich sollte aus differenzialdiagnostischen Erwägungen eine Ableitung in der Equilibriumphase erfolgen, um z. B. die zunehmende Kontrastierung beim Hämangiom oder das „wash-out sign" bei Lebermetastasen darzustellen. Da es zwischen ca. 40 min bis hin zu 2 h nach Injektion von Gadolinium-BOPTA zu einem spezifischen Signalintensitätsanstieg des normalen Leberparenchyms kommt, bietet diese sog. hepatobiliäre Phase eine weitere Möglichkeit sowohl zur Charakterisierung als auch zur Detektion fokaler Leberläsionen. Diese Phase erlaubt eine Aussage zum einen bezüglich des zellulären Aufbaus einer fokalen Leberläsion, d. h. enthält eine Läsion funktionsfähige Hepatozyten im Sinne einer benignen Läsion, welche in der Lage sind, das Kontrastmittel aufzunehmen. Zum anderen kommt es zu einer Erhöhung des Kontrastes zwischen Leber und fokalen Läsionen, wodurch die Detektionsrate fokaler Leberläsionen verbessert werden kann.

Bei der Untersuchung der Leber bzw. des Oberbauchs mit Gadolinium-BOPTA ist eine Dosis von 0,05 mmol/kg KG ausreichend. Im Gegensatz zu anderen Gadolinium-Chelaten besitzt Gadolinium-BOPTA eine schwache Affinität zu Proteinen, was zu einer Steigerung der Relaxivität führt. Dementsprechend ist, bei der dynamischen Untersuchung der Leber, eine anderen Gadolinium-Chelaten wie z. B. Gadolinium-DTPA vergleichbare Kontrastierung mit der halben Dosis zu erreichen.

Eine geeignete Untersuchungsstrategie für die kontrastverstärkte MRT der Leber mit Gadolinium-BOPTA kann dementsprechend wie folgt abgeleitet werden:

1. native T_1- und T_2-gewichtete Untersuchung der Leber, ggf. zusätzlich T_1- oder T_2-gewichtete fettsupprimierte Sequenzen sowie Untersuchung der Leber in „Opposed-phase-Technik" bei Verdacht auf fokale Verfettung (Abb. 12.1 a,b).
2. kontrastverstärkte dynamische Untersuchung der Leber nach Bolusapplikation von 0,05 mmol/kg KG Gadolinium-BOPTA mit Ableitung der arteriellen (20–25 s nach Kontrastmittelgabe) und portalvenösen Phase (50–55 s nach Kontrastmittelgabe) in Atemstillstand unter Verwendung von T_1-gewichteten Gradientenecho(GRE)-Sequenzen (Abb. 12.2 a,b),
3. wichtige Zusatzinformationen zur Artdiagnose ermöglicht in aller Regel die frühe Equilibriumphase ca. 5–10 min nach Kontrastmittelgabe, die bei der Charakterisierung einer fokalen Leberläsion regelhaft mit angefertigt werden sollte (Abb. 12.3 a,b),
4. bei differenzialdiagnostischen Problemen, wie auch bei nicht eindeutiger Detektion einer fokalen Leberläsion, kann die Spätaufnahme in der hepatobiliären Phase 40–120 min nach Kontrastmittelgabe zusätzliche Bildcharakteristika bezüglich der Detektion wie auch Hinweise auf die Artdiagnose geben (Abb. 12.4), wobei bevorzugt T_1-gewichtete GRE-Sequenzen in Atemstilstand zur Anwendung kommen sollten (ggf. in mehreren Ebenen).

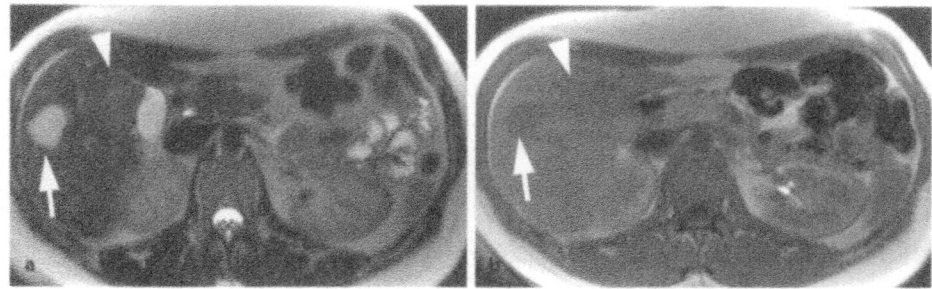

Abb. 12.1 a,b. T_2-gewichtete (a) und T_1-gewichtete (b) Nativuntersuchung der Leber bei einer Patientin mit zwei unklaren Leberläsionen. Während sich die eine Leberläsion deutlich darstellt (*Pfeil*) ist die zweite Läsion (*Pfeilspitze*) von ihrer Signalintensität nahezu isointens zum umliegenden Lebergewebe

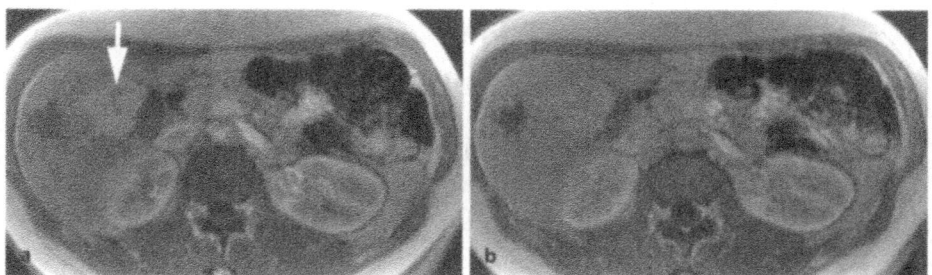

Abb. 12.2 a,b. T_1-gewichtete arterielle (a) und portalvenöse (b) Darstellung der Leberläsionen aus Abb. 12.1 a,b nach intravenöser Bolusgabe von 0,05 mmol/kg Gadolinium-BOPTA. Deutlich zeigt sich eine Hypervaskularisation der nativ nahezu isointensen Läsion mit Darstellung einer zentralen Narbe (*Pfeil*), typisch für eine FNH. Die zweite Läsion dagegen zeigt ein noduläres, randständiges Enhancement wie es allgemein bei Hämangiomen beobachtet wird

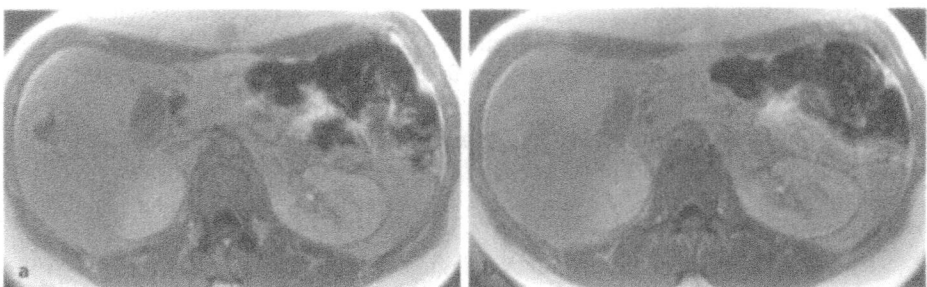

Abb. 12.3 a,b. T_1-gewichtete Aufnahmen der Leberläsionen aus Abb. 12.1 a,b und 12.2 a,b 5 (**a**) bzw. 15 min (**b**) nach Kontrastmittelgabe. Deutlich ist eine Signalintensitätsangleichung zwischen der FNH und dem umliegenden Lebergewebe zu beobachten. Des Weiteren zeigt sich eine Kontrastmittelaufnahme in der zentralen Narbe der FNH, welche ein weiteres Charakteristikum der FNH darstellt. Das Hämangiom zeigt eine zunehmende Kontrastmittelaufnahme im Sinne des sog. Irisblendenphänomens, wobei es 15 min nach Kontrastmittelgabe zu einer homogenen Kontrastierung des kavernösen Hämangioms kommt

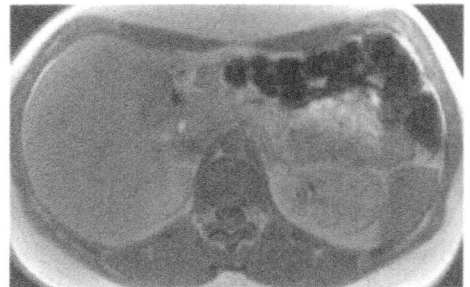

Abb. 12.4. In der leberspezifischen bzw. hepatobiliären Phase kommt das Hämangiom aus Abb. 12.1 a,b im T_1-gewichteten Bild wieder leicht hypointens zur Darstellung, wogegen die FNH eine leichte Kontrastmittelaufnahme zeigt. Diese erklärt sich aus dem histologischen Aufbau der FNH, normale Leberzellen in abnormaler Anordnung. Darum sind die Zellen der FNH in der Lage, das Kontrastmittel im gleichen Maße wie normales Lebergewebe aufzunehmen, was speziell bei der Differenzialdiagnose gegenüber hypervaskularisierten Metastasen wichtige zusätzliche Informationen liefern kann, da diese keine Kontrastmittelaufnahme in der hepatobiliären Phase zeigen

12.3
Einteilung von Leberläsionen nach der Kontrastmittelkinetik in der dynamischen Untersuchung

Die Einteilung von Leberläsionen in der MRT, basierend auf dem Perfusionsmuster in einer dynamischen Untersuchung bzw. aufgrund der Vaskularisation allgemein, erfolgt primär ohne Berücksichtigung der Dignität oder des Ursprunges eines Tumors oder einer tumorähnlichen Läsion.

Das heißt, in den verschiedenen Untergruppen, welche aufgrund der Perfusionsmuster gebildet werden können, finden sich sowohl primäre als auch sekundäre Lebertumoren benigner als auch maligner Art. Bei der dynamischen, kontrastverstärkten MRT der Leber können primär drei Obergruppen von Leberläsionen differenziert werden:

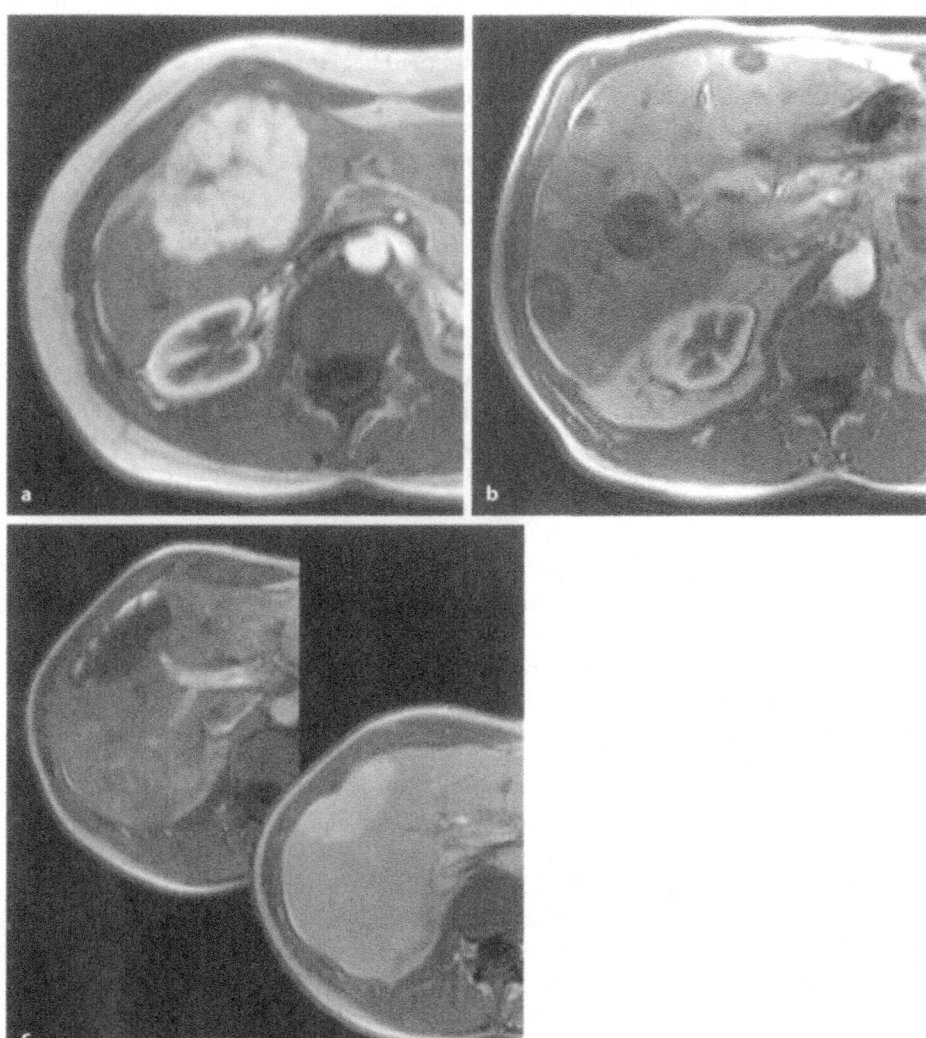

Abb. 12.5 a–c. Einteilung fokaler Leberläsionen nach dem Verhalten in der dynamischen T_1-gewichteten Untersuchung. Generell können hypervaskularisierte (**a**, arterielle Phase), hypovaskularisierte (**b**, arterielle Phase) sowie verzögert persistierend enhancende Läsionen (**c**, arterielle und Equilibriumphase) differenziert werden. **a** Beispiel einer FNH, **b** Metastasen eines Rektumkarzinoms, **c** oberflächlich gelegenes Hämangiom

Wie schon erwähnt beinhalten alle drei Gruppen sowohl benigne als auch maligne Lebertumoren, die weitere Differenzierung erfolgt durch Vergleich der dynamischen Bilder mit den nativen T_1- und T_2-gewicheten Untersuchungen sowie durch die Analyse des Läsionsaufbaues basierend auf der Kontrastmittelaufnahme.

Die Bezeichnung *hypervaskularisierte Leberläsionen* in Gruppe 1 beruht auf der Darstellung im arteriellen Scan. Zeigt hier eine Läsion ein deutlich stärkeres Enhancement als das umliegende Lebergewebe, ist sie als hypervaskularisiert zu bezeichnen.

Zeigt eine Leberläsion sowohl in der arteriellen und auch in der portalvenösen Phase eine verminderte Kontrastmittelaufnahme im Vergleich zum umliegenden Lebergewebe, handelt es sich um eine *hypovaskularisierte Läsion* (Gruppe 2).

Wird dagegen bei einer fokalen Leberläsion ein beginnendes Enhancement in der arteriellen bzw. portalvenösen Phase beobachtet, welches im Weiteren d. h. nach 5 bzw. 15 min zu einer weitgehend homogenen Kontrastierung führt, wird von Läsionen mit einem *verzögerten, persistierenden Enhancement* (Gruppe 3) gesprochen.

12.3.1
Hypervaskularisierte Leberläsionen

Hypervaskularisierte Leberläsionen sind durch ein starkes Enhancement in der arteriellen Phase, d. h. 20–25 s nach Beginn der Kontrastmittelapplikation, charakterisiert, wobei dies hauptsächlich durch eine Blutversorgung über die A. hepatica bedingt ist. Hypervaskularisierte Leberläsionen können sich scharf zum umliegenden Lebergewebe abgrenzen, sie können jedoch auch einen mehr diffusen Charakter annehmen. Häufig sind Läsionen, welche ein deutliches Enhancement in der arteriellen Phase zeigen, isointens oder nur leicht hyper- oder hypointens in der portalvenösen und in der Equilibriumphase, sodass deren Detektion hauptsächlich auf dem arteriellen Bild beruht (Abb. 12.6 a,b). Eine arterielle Hypervaskularisation kann auch aus arteriovenösen Shuntbildungen wie z. B. „High-flow-Angiomen" bzw. arteriovenösen Malformationen resultieren, meist sind jedoch benigne oder maligne Neubildungen die Ursache für eine vornehmlich arterielle Blutversorgung fokaler Leberläsionen.

Differenzialdiagnostisch kann zwischen primären, vom Lebergewebe ausgehenden hypervaskularisierten Läsionen und sekundären hypervaskularisierten Läsionen im Sinne von Metastasen differenziert werden (Semelka et al. 2000 a). Von besonderem Interesse ist in diesem Zusammenhang die Differenzialdiagnose primärer, hypervaskularisierter Leberläsionen. Benigne hypervaskularisierte Leberläsionen wären die fokal noduläre Hyperplasie (FNH), das Leberzelladenom und die regenerative Hyperplasie (Grazioli et al. 2000; Chevallier et al. 1999; Dill-Macky et al. 1999; Marti-Bonmati et al. 2000). Maligne Läsionen wären das hepatozelluläre Karzinom (HCC) und das fibrolamelläre Karzinom wie auch der dysplastische Knoten in einer Zirrhoseleber, welcher als Präkanzerose mit ebenfalls hauptsächlich arterieller Blutversorgung angesehen wird (McLarney et al. 1999; Tanimoto et al. 1999; Tang et al. 1999 a).

Für die Differenzialdiagnose ist sowohl das Perfusionsmuster in der arteriellen Phase wie auch das Verhalten in der hepatobiliären Phase von Interesse. In der hepatobiliären Phase ist aufgrund der vorhandenen oder fehlenden Kontrastmittelaufnahme eine Beurteilung des histologischen Aufbaus der Läsion möglich, d. h. handelt es sich um benigne Läsionen mit Leberzellen, welche in der Lage sind, das Kontrast-

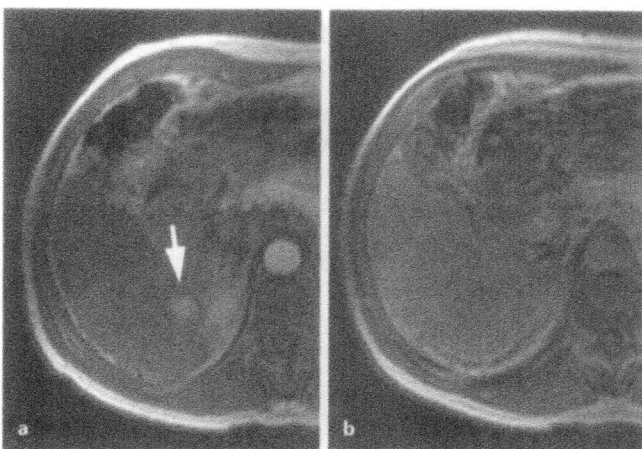

Abb. 12.6 a,b. Beispiel einer hypervaskularisierten fokalen Leberläsion mit isointenser Darstellung in der portalvenösen Phase. Bei dem gezeigten Beispiel eines Patienten mit chronischer Hepatitis C und erhöhtem AFP ist in der arteriellen Phase (a) deutlich eine hypervaskularisierte fokale Leberläsion zu beobachten (*Pfeil*). In der portalvenösen Phase (b) kommt es jedoch bereits zu einer Signalintensitäts- angleichung, wodurch die Läsion im Vergleich zum umliegenden Lebergewebe isointens zur Darstel- lung kommt. Histologisch handelte es sich bei der dargestellten Läsion um ein HCC

mittel aufzunehmen, oder liegt eine maligne Läsionen vor, deren Zellen diese Eigen- schaft nicht mehr besitzen. Auf diese differenzialdiagnostischen Erwägungen wird im Weiteren noch gesondert eingegangen.

Das makromorphologische Muster der arteriellen Hypervaskularisation dient zur weiteren Differenzierung hypervaskularisierter Leberläsionen in verschiedene Sub- gruppen (Tabelle 12.1). Allgemein können Läsionen mit einer zentralen Narbe (Abb. 12.7 a–f), homogen hypervaskularisierte Leberläsionen (Abb. 12.8 a–c), Leber- läsionen mit einer inhomogenen internen Morphologie (Abb. 12.9) sowie hypervasku- larisierte Leberläsionen, die zusätzlich ein verzögertes persistierendes Enhancement zeigen, differenziert werden. Zusätzlich ist in den Nativbildern auf Einblutungen und regressive Veränderungen zu achten, welche zu einer weiteren Gruppe von hyper- vaskularisierten Leberläsionen führen.

Abb. 12.7 a–f. FNH als Beispiel einer hypervaskularisierten Leberläsion mit zentraler Narbe. Im T_2-ge- wichteten (a) wie auch im T_1-gewichteten (b) Bild zeigt sich eine Leberläsion mit weitgehend isointen- ser Signalintensität, wobei T_2-gewichtet die zentrale Narbe hyperintens und T_1-gewichtet hypointens zur Darstellung kommt (*Pfeile*). In der arteriellen Phase (c) ist die FNH deutlich hypervaskularisiert, wobei sich die zentrale Narbe hypointens abgrenzt. Portalvenös (d) zeigt sich eine persistierende Hyperintensität der Läsion bei weiterhin hypointenser zentraler Narbe. Die Aufnahme in der Equi- briumphase (e) zeigt ein Enhancement der zentralen Narbe, welche typisch ist für die FNH (*Pfeil*). His- tologisch handelt es sich bei der zentralen Narbe um Gefäße sowie Areale fokaler zirrhoseartiger Veränderungen, welche typischerweise in der Equilibriumphase eine Kontrastmittelaufnahme zeigen. Dies ist wichtig in Bezug auf die Differenzialdiagnose gegenüber dem fibrolamellären Karzinom, bei welchem es sich im Gegensatz zur FNH um eine echte Narbe handelt, welche keine Kontrastmittelauf- nahme zeigt. In der hepatobiliären Phase (f) ist eine deutliche Kontrastmittelaufnahme in der FNH zu beobachten, wobei angedeutet die fibrösen Septen abgegrenzt werden können

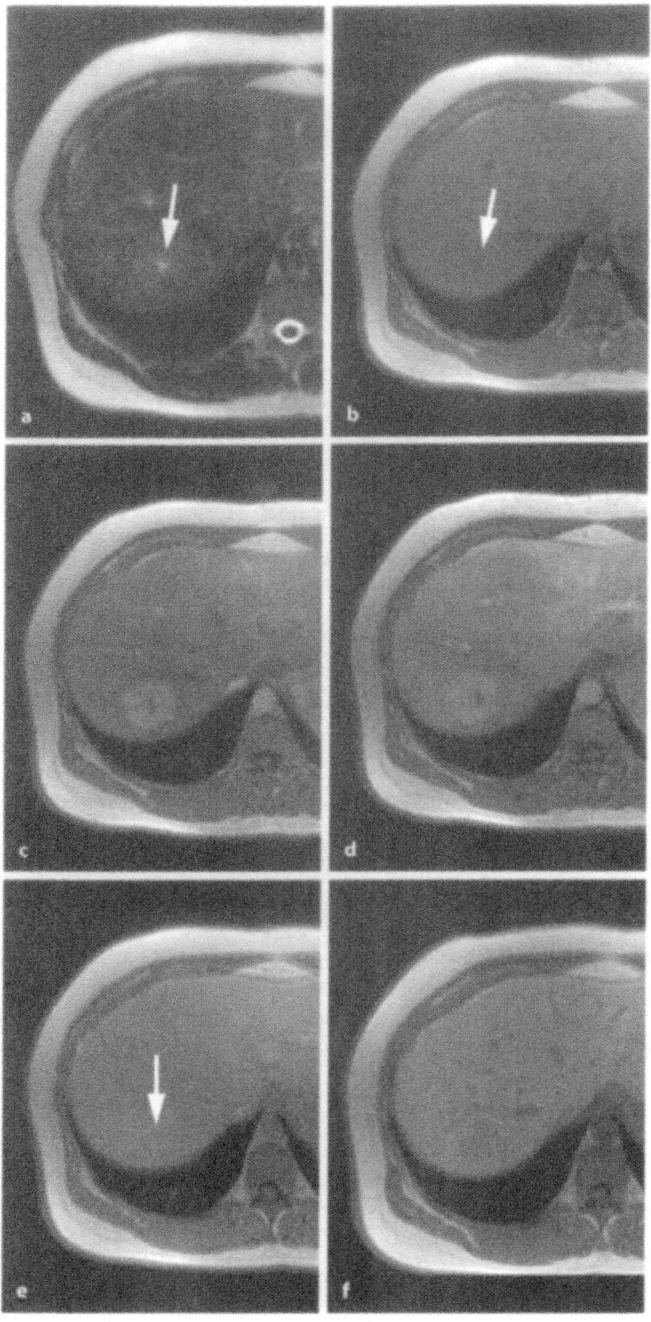

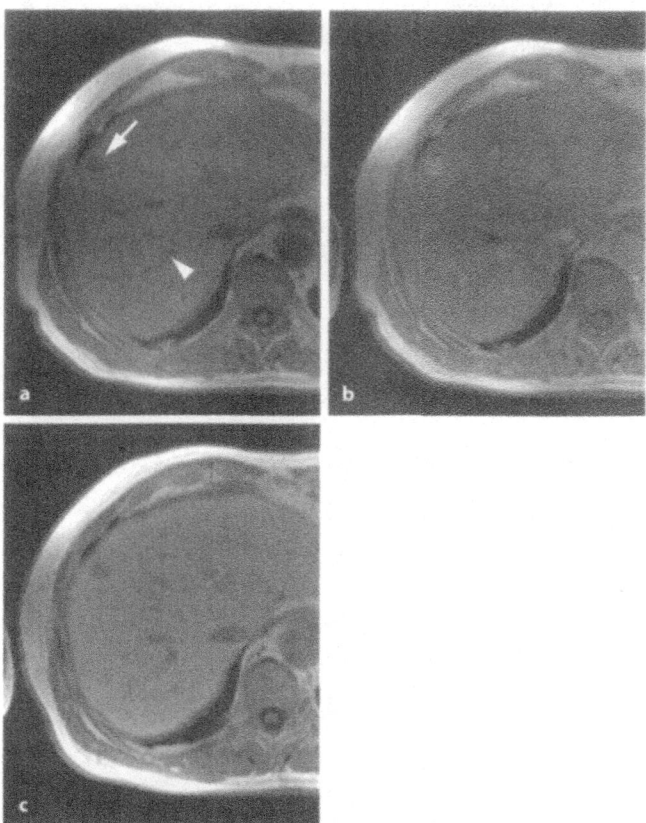

Abb. 12.8 a–c. Beispiel einer homogen hypervaskularisierten Leberläsion im Sinne von Metastasen eines neuroendokrinen Pankreastumors. Deutlich kommt bereits in der nativen T_1-gewichteten Untersuchung (**a**) eine hypointense Leberläsion oberflächlich in Segment 8 des rechten Leberlappens zur Darstellung (*Pfeil*). Eine weitere Läsion lässt sich einer Lebervene direkt benachbart in Segment 7 vermuten (*Pfeilspitze*). In der arteriellen Phase (**b**) nach Bolus-Kontrastmittelgabe bestätigen sich beide Läsionen, wobei beide Läsionen eine deutliche Hypervaskularisation zeigen. Der Herd in Segment 7 ist nun deutlich von der benachbarten Lebervene zu differenzieren, da die Lebervenen in dieser frühen Phase der Kontrastmittelanflutung noch unkontrastiert und damit hypointens zur Darstellung kommen. In der hepatobiliären Phase (**c**) zeigen beide Läsionen keine Kontrastmittelaufnahme, sodass von Leberläsionen im Sinne von Metastasen des Pankreastumors auszugehen ist

Abb. 12.9. Beispiel einer hypervaskularisierten Leberläsion mit inhomogener interner Morphologie. Deutlich sind innerhalb der Läsion hypovaskularisierte Areale bzw. zystisch regressive Veränderungen zu beobachten. Die Läsion erstreckt sich fast komplett über den rechten Leberlappen, wobei in den Randbezirken ein infiltratives Wachstum zu beobachten ist. Die wahrscheinlichste Diagnose von Seiten der Bildmorphologie ist ein HCC, welches histologisch bestätigt wurde

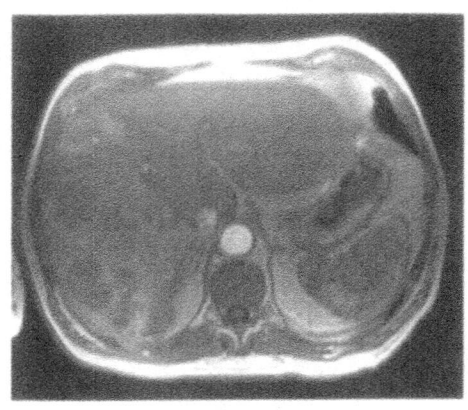

Tabelle 12.1. Untergruppen hypervaskularisierter Leberläsionen

Morphologie	Differenzialdiagnostisch zu erwägende Läsionen
Zentrale Narbe	FNH Fibrolamelläres Karzinom (FLC)
Zeichen regressiver Veränderungen, Einblutungen, keine Zirrhose	Leberzelladenom Hepatoblastom des Kindesalters (jedoch auch hypovaskularisiert)
Homogen hypervaskularisierte Läsionen	Metastasen neuroendokriner Primärtumoren (z. B. Insulinom, Karzinoid u. a.) Kleine Leberzelladenome Regenerative Hyperplasie Atypische FNH (d. h. ohne zentrale Narbe)
Hypervaskularisierte Läsionen mit zentralen, regressiven Veränderungen	Metastasen unterschiedlicher Primärtumoren z. B. Nierenzellkarzinom, Mammakarzinom (auch hypovaskularisiert) u. a.
Inhomogen hypervaskularisierte Läsionen, Zeichen einer Leberzirrhose	Regeneratknoten (hypointens T_2) Dysplastischer Knoten HCC (enkapsuliert, infiltrativ, diffus)
Hypervaskularisierte Läsionen mit persistierendem Enhancement	Metastasen von Leiomyosarkomen Metastasen gastrointestinaler Stromatumoren

12.3.2
Hypovaskularisierte Leberläsionen

Hypovaskularisierte Leberläsionen sind charakterisiert durch eine verminderte oder fehlende Perfusion der Läsion, woraus eine hypointense Abbildung der Läsion im Vergleich mit dem umliegenden Leberparenchym in allen Phasen der dynamischen T_1-gewichteten Leberuntersuchung resultiert. Das heißt, die Läsionen sind sowohl in der arteriellen, der portalvenösen wie auch in der Equilibriumphase 5 min nach Kontrastmittelgabe hypointens zum umliegenden Lebergewebe. Läsionen dieser Kategorie können Zeichen einer peripheren Hypervaskularisation oder einer irregulären segmentalen Perfusion in der arteriellen Phase zeigen (Abb. 12.10 a,b), wie z.B. Metastasen von Adenokarzinomen oder zystische Metastasen von Ovarialkarzinomen als Hinweis auf eine maligne Leberläsion. Zum anderen ist eine fehlende irreguläre Perfusion des Randbereiches in der arteriellen Phase ein Hinweis auf eine benigne Läsion, wie z.B. eine hepatische Zyste, oder posttraumatische oder postoperative Veränderung, wie z.B. ein Biliom. Benigne primäre, traumatische, parasitäre oder entzündliche hypovaskularisierte Leberläsionen beinhalten die unkomplizierte Leberzyste, das Lipom, fokale Verfettung, Biliome, Leberabszesse, die Echinokokkose, den Amöbenabszess sowie andere seltene Leberläsionen (Horton et al. 1999; Noone et al. 1999).

Maligne hypovaskularisierte Leberläsionen beinhalten primäre Lebertumoren wie das Hepatoblastom des Kindesalters (jedoch können bei diesem Tumor auch hypervaskularisierte Areale beobachtete werden) oder das Gallengangszystadenokarzinom. Des weiteren fallen in diese Gruppe Metastasen der meisten Primärtumoren wie, in absteigender Häufigkeit, das Adenokarzinom des Kolon bzw. Rektum, Pankreas und Lunge, das kleinzellige Bronchialkarzinom, das Mammakarzinom (jedoch auch hypervaskularisiert), Pharynxkarzinome, Melanome (jedoch auch hypervaskularisiert), Zystadenokarzinome des Pankreas und der Ovarien, Liposarkome, Teratome, Zervixkarzinome und die sekundäre und/oder primäre Beteiligung der Leber bei Hodgkin- und Non-Hodgkin-Lymphomen und andere (Semelka et al. 2000 b; Tang et al. 1999 b; Pawluk et al. 1999; Macdonald u. Peduto 2000).

Primär können bei den hypovaskularisierten Leberläsionen ebenfalls verschiedene Untergruppen zur weiteren differenzialdiagnostischen Einordnung unterschieden werden (Tabelle 12.2).

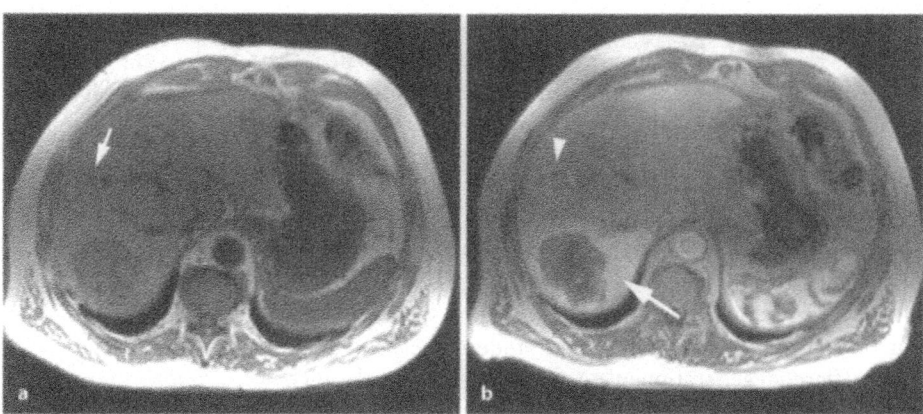

Abb. 12.10 a,b. Hypovaskularisierte Leberläsionen mit arteriell hypervaskularisertem Randsaum bzw. segmentaler, arterieller Hypervaskularisation. Die native T_1-gewichtete Untersuchung (a) zeigt eine große, hypointense Läsion in Segment 7 des rechten Leberlappens. Angedeutet ist eine weitere Läsion in Segment 8 zu beobachten (*Pfeil*). In der arteriellen Phase (b) nach Bolusinjektion von 0,05 mmol/kg Gadolinium-BOPTA zeigt sich eine deutliche arterielle Hypervaskularisation von Segment 7 (*Pfeil*), wobei die Läsion selbst hypovaskularisiert zur Darstellung kommt. Bei der Raumforderung in Segment 8 ist dagegen eine randständige Hypervaskularisation bei insgesamt deutlich hypointenser Darstellung der Läsion zu beobachten (*Pfeilspitze*). Anamnestisch war bei diesem Patient ein kolorektales Karzinom bekannt, das beobachtete Kontrastmittelverhalten ist typisch für hypovaskularisierte Metastasen speziell von Adenokarzinomen

Tabelle 12.2. Untergruppen hypovaskularisierter Leberläsionen

Morphologie	Differenzialdiagnostisch zu erwägende Läsionen
Zystisches Erscheinungsbild, keine randständige Hypervaskularisation in der arteriellen Phase	Unkomplizierte Leberzyste Biliom Leberzysten im Rahmen der multizystischen Nierendegeneration Morbus Caroli
Zystisches Erscheinungsbild mit internen Septen, soliden Anteilen oder einer randständigen Hypervaskularisation	Echinokokkose Zystische Metastasen (z. B. Ovarialkarzinom) Leberabszess (persistierendes Enhancement des den Abszess begrenzenden Granulationsgewebes)
Hypovaskularisierte Leberläsionen mit einem hypervaskularisierten Randsaum	Metastasen der meisten Primärtumoren (z. B. Adenokarzinome des Gastrointestinaltrakts u. a.)
Hypovaskularisierte Leberläsionen mit isointenser Darstellung in der Equilibriumphase	Fokale Infiltrate von Hodgkin- und Non-Hodgkin-Lymphomen

Zum einen hypovaskularisierte Leberläsionen mit einem zystischen Erscheinungsbild, welche sich zum umliegenden Lebergewebe scharf abgrenzen und keine Hypervaskularisierung des Randsaumes oder irreguläre Perfusion des Randbereichs in der arteriellen Phase zeigen (Abb. 12.11 a–c); des Weiteren hypovaskularisierte Leberläsionen, welche eine Hypervaskularisation der Peripherie in der arteriellen Phase zeigen (vgl. Abb. 12.10 a,b); in diese Gruppe fallen maligne Läsionen wie z. B. Metastasen. Bei diesen repräsentiert der hypervaskularisierte Randsaum den Wachstumssaum der Läsion mit verstärkter arterieller Versorgung.

In Aufnahmen ca. 5 min nach Kontrastmittelgabe ist auf das sog. „Wash-out-Phänomen" zu achten, welches sich typischerweise in den Randarealen mit arterieller Hypervaskularisation zeigt und für das Vorliegen maligner Leberläsionen hochspezifisch ist. Hierbei handelt es sich von Seiten der Bildgebung um einen hypointensen Ring, welcher sich randständig um eine Läsion abbildet (Abb. 12.12).

Zum anderen hypovaskularisierte Leberläsionen in der arteriellen Phase und in der portalvenösen Phase, welche jedoch in Aufnahmen 5–10 min nach Kontrastmittelgabe isointens zum umliegenden Lebergewebe zur Darstellung kommen können.

Zu den Läsionen der erstgenannten Gruppe mit einem zystischen Erscheinungsbild ohne Hypervaskularisierung des Randsaumes zählen solitäre und multiple Leberzysten, sowohl im Zusammenhang mit anderen Grunderkrankungen wie z. B. polyzystischen Nierendegenerationen oder Morbus Caroli als auch ohne assoziierte Erkrankung. Des Weiteren zählen hierzu posttraumatische Veränderungen wie Biliome sowie zystische Erweiterungen der Gallengänge wie auch parasitäre Erkrankungen wie der Echinokokkus der Leber. Beim Echinikokkus gilt dies jedoch nur für inaktive Stadien. Liegt eine aktivierte Echinokokkose, z. B. nach Punktion vor, sind Hypervaskularisationen im Randbereich zu erwarten.

Zu den Leberläsionen, welche eine Hypervaskularisierung in der arteriellen Phase im Randbereich zeigen, zählen zystische Metastasen, welche gegenüber simplen Zysten abgegrenzt werden müssen; des Weiteren Metastasen der genannten Primärtumoren, wobei hier typische Befunde in der portalvenösen bzw. in der Equilibriumphase

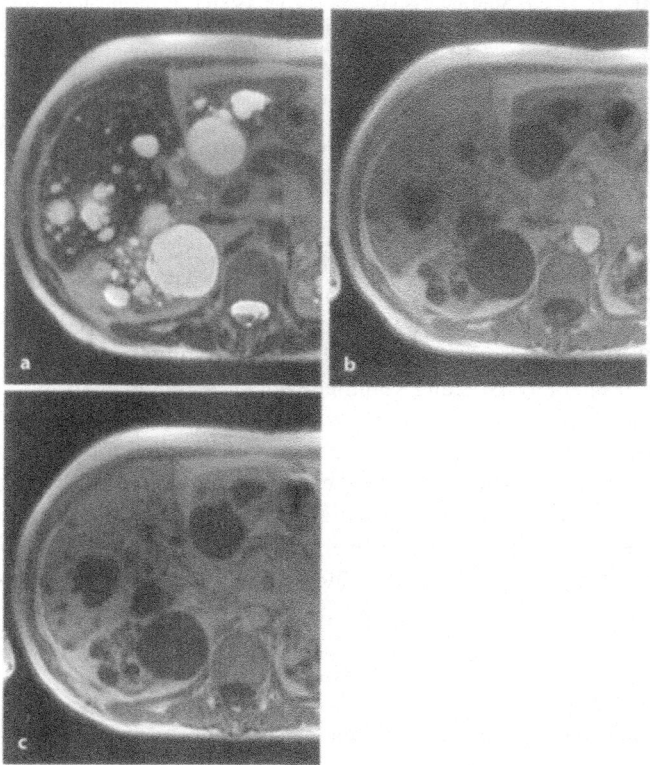

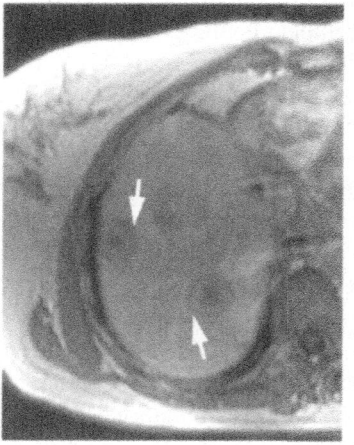

Abb. 12.12. Wash-out-Phänomen (*Pfeil*) bei hypovaskularisierten Lebermetastasen unterschiedlicher Primärtumoren
(z. B. Metastasen kolorektaler
Adenokarzinome)

Abb. 12.11 a–c. Multiple Leber- und Nierenzysten bei einem Patient mit polyzystischer Nierendegeneration als Beispiel zystisch erscheinender, hypovaskularisierter Leberläsionen ohne Perfusionsveränderungen in der arteriellen Phase. Im T_2-gewichteten Bild (a) kommen die Leberzysten homogen mit hoher Signalintensität zur Darstellung. Das T_1-gewichtete Bild der arteriellen Phase der Kontrastmittelanflutung (b) zeigt keine Hypervaskularisation in den betroffenen Leberarealen. In der portalvenösen Phase (c) kommt es zu einer homogenen Kontrastierung des Leberparenchyms bei deutlich hypointenser Darstellung der Zysten mit scharfer Abgrenzung zum umliegenden Lebergewebe

weitere Aussagen zur Differenzialdiagnostik gegenüber benignen hypovaskularisierten Leberläsionen ermöglichen.

Zu den Läsionen, welche hypovaskularisiert in der arteriellen und portalvenösen Phase, jedoch mit einer isointensen Abbildung in den Aufnahmen der Equilibriumphase zur Darstellung kommen, zählen fokale primäre und/oder sekundäre Manifestationen von Non-Hodgkin- oder Hodgkin-Lymphomen der Leber. Aufgrund der eher diffusen Infiltration entlang der Portalfelder kommt es zu einer verzögerten Kontrastierung bei dieser Form von Leberläsionen. Da jedoch im Allgemeinen keine Nekrosen bzw. echte solide Tumoranteile auftreten, ist typischerweise die späte, isointense Darstellung zu beobachten. Wichtig bei dieser Form von Leberläsionen ist die Beobachtung, dass auch im T_2-gewichteten Bild eine isointense Darstellung, speziell nach Therapie und dadurch bedingten Einblutungen, vorkommen kann (Kelekis et al. 1997).

12.3.3
Läsionen mit einem verzögerten, persistierenden Enhancement

Fokale Leberläsionen mit einem verzögerten, persistierenden Enhancement sind durch eine verzögerte Kontrastmittelaufnahme charakterisiert. Dadurch erscheinen diese Läsionen isointens oder hyperintens in den Ableitungen 5 bzw. 15 min nach Kontrastmittelinjektion, wohingegen große Anteile der Läsionen in der arteriellen bzw. portalvenösen Phase hypointens zur Darstellung kommen. Häufig ist bei dieser Form der Läsionen, wie schon erwähnt, in den Aufnahmen 10–15 min nach Kontrastmittelgabe ein hyperintenses Signalverhalten im Vergleich zum umliegenden Lebergewebe zu beobachten. Dies beruht auf dem beginnenden Wash-out des Kontrastmittels im normalen Lebergewebe und dem Pooling des Kontrastmittels in den in Frage kommenden Leberpathologien. Ein typisches Beispiel für diese Gruppe von Läsionen wäre das kavernöse Hämangiom (Abb. 12.13 a–e; Jeong et al. 2000).

Auch bei den Läsionen mit einem verzögerten, persistierenden Enhancement können wieder unterschiedliche Subgruppen differenziert werden (Tabelle 12.3). Zum einen Läsionen mit einem verzögerten, persitierenden Enhancement in der Spätableitung, aber auch irregulären randständigen hypervaskularisierten Arealen in der arteriellen Phase. Des Weiteren Läsionen, welche nach 5–15 min ein homogenes Enhancement zeigen, ohne dass bei der Kontrastierung ein eindeutiges Muster zu beobachten ist. Des Weiteren Läsionen mit einem nodulären, peripheren Enhancement in der arteriellen und portalvenösen Phase und einem Irisblendenphänomen in den weiteren Ableitungen und zuletzt Läsionen, welche in der arteriellen und portalvenösen Phase ein irreguläres, teilweise zwar noduläres Enhancement zeigen, wobei es jedoch schon in der Frühphase auch zu zentralen Kontrastierungen kommt.

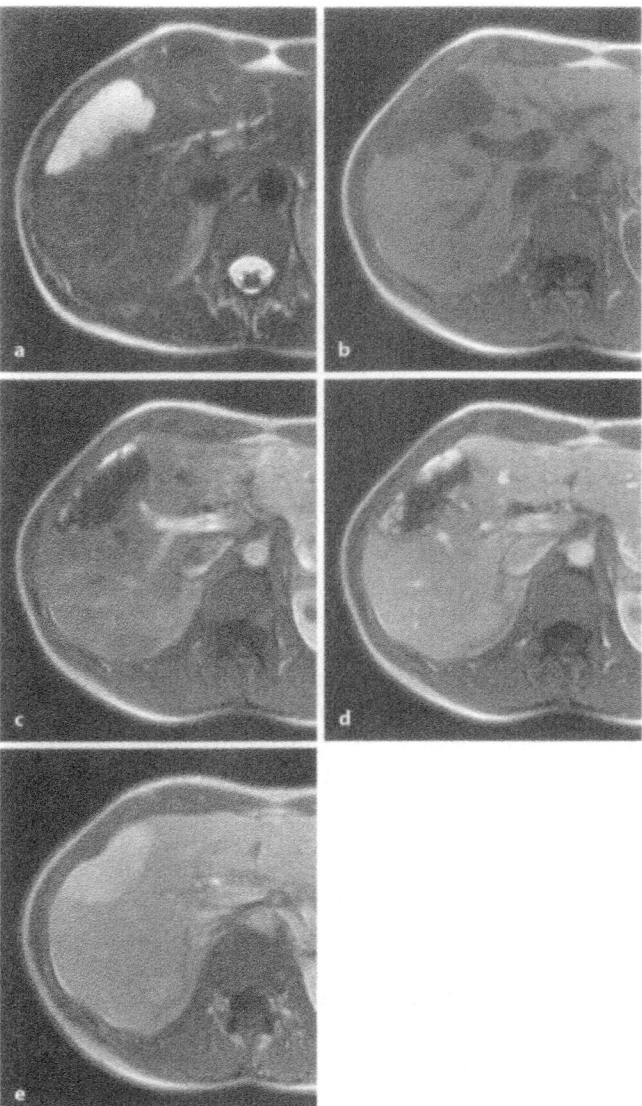

Abb. 12.13 a–e. Typisches Beispiel eines kavernösen Hämangioms der Leber. T_2-gewichtet (**a**) zeigt sich eine homogen hyperintense Leberläsion mit scharfer Abgrenzung zum umliegenden Lebergewebe. T_1-gewichtet nativ (**b**) kommt die Läsion homogen hypointens zur Darstellung, wobei in der arteriellen (**c**) und portalvenösen (**d**) Phase ein randständiges, noduläres Enhancement zu beobachten ist. Angedeutet ist in der portalvenösen Phase bereits das Irisblendenphänomen zu beobachten, wobei 10 min nach Kontrastmittelgabe (**e**) eine homogene Kontrastierung der Läsion mit nun hyperintenser Darstellung im Vergleich zum umliegenden Lebergewebe zur Darstellung kommt

Tabelle 12.3. Untergruppen von Leberläsionen mit verzögertem, persistierendem Enhancement

Morphologie	Differenzialdiagnostisch zu erwägende Läsionen
Noduläres, randständiges Enhancement in der arteriellen und portalvenösen Phase, im Weiteren Irisblendenphänomen und spätere homogene Kontrastierung	Kavernöses Hämangiom der Leber
Irreguläres, noduläres Enhancement auch zentraler Anteile in der arteriellen und portalvenösen Phase, nach 10–15 min +/- homogene Kontrastierung	Hämangiosarkom Hämangioendotheliom Hämangioperizytom
Irreguläres Enhancement ohne Nachweis eines typischen Musters	Peliosis hepatis
Irreguläre Perfusion des Randbereiches der Läsion mit zunehmender diffuser Kontrastierung und persistierendem Enhancement	Intrahepatisches CCC Gelegentlich Metastasen von Leiomyosarkomen

Läsionen mit einem verzögerten persistierenden Enhancement und hypervaskularisierten Arealen in der arteriellen Phase beinhalten cholangiozelluläre Karzinome (CCC; Abb. 12.14 a–f; Torzilli et al. 1999; Murakami et al. 1997) sowie Metastasen von Leiomyosarkomen, wobei letztere bei starker arterieller Hypervaskularisation auch zu der Gruppe der hypervaskularisierten Läsionen gezählt werden können. Beide Läsionsformen zeigen typischerweise keine größeren nekrotischen Areale bei deutlich verzögertem Auswaschen des Kontrastmittels aus dem Tumor, was letztendlich zu dem verzögerten persistierendem Enhancement führt. Bei beiden Formen von Läsionen sind jedoch auch hypervaskularisierte Anteile in der arteriellen Phase zu beobachten. Die weitere Differenzialdiagnostik zwischen diesen beiden Tumoren wird durch die Beurteilung der Morphologie ermöglicht.

Cholangiozelluläre Karzinome sind nicht von einer Pseudokapsel umgeben und zeigen eine diffuse Infiltration des umliegenden Lebergewebes, wobei diese meistens entlang der portalvenösen Strukturen erfolgt. Dabei ist eine fingerförmige Ausbreitung des Tumors in die Umgebung ein typischer Hinweis auf ein CCC. Diese fingerförmige Infiltration in das umliegende Lebergewebe ist letztendlich auch für die sehr schlechte Prognose dieses primären Lebertumors verantwortlich. Seltener zeigen sich beim intrahepatischen CCC segmentale biliäre Obstruktionen, diese sind eher typisch für cholangiozelluläre, primär intraduktale Karzinome der größeren Gallenwege.

Im Gegensatz dazu ist bei Metastasen von Leiomyosarkomen typischerweise eine Pseudokapselbildung durch das relativ langsame Wachstum der Läsionen zu beobachten, sodass sich diese Lebertumoren relativ scharf vom umliegenden Lebergewebe abgrenzen.

Ein homogenes Enhancement ohne Nachweis eines Musters ist typischerweise bei der Peliosis hepatis zu beobachten. Bei der Peliosis hepatis handelt es sich um dilatierte Sinusoide, welche jedoch nicht den Charakter der kavernös erweiterten Biuträume von Hämangiomen annehmen. Dementsprechend kommt es zu einer relativ flächigen, homogenen Kontrastierung in der Equilibriumphase, gelegentlich sind jedoch auch hier leichte arterielle Hypervaskularisationen zu beobachten, was zu

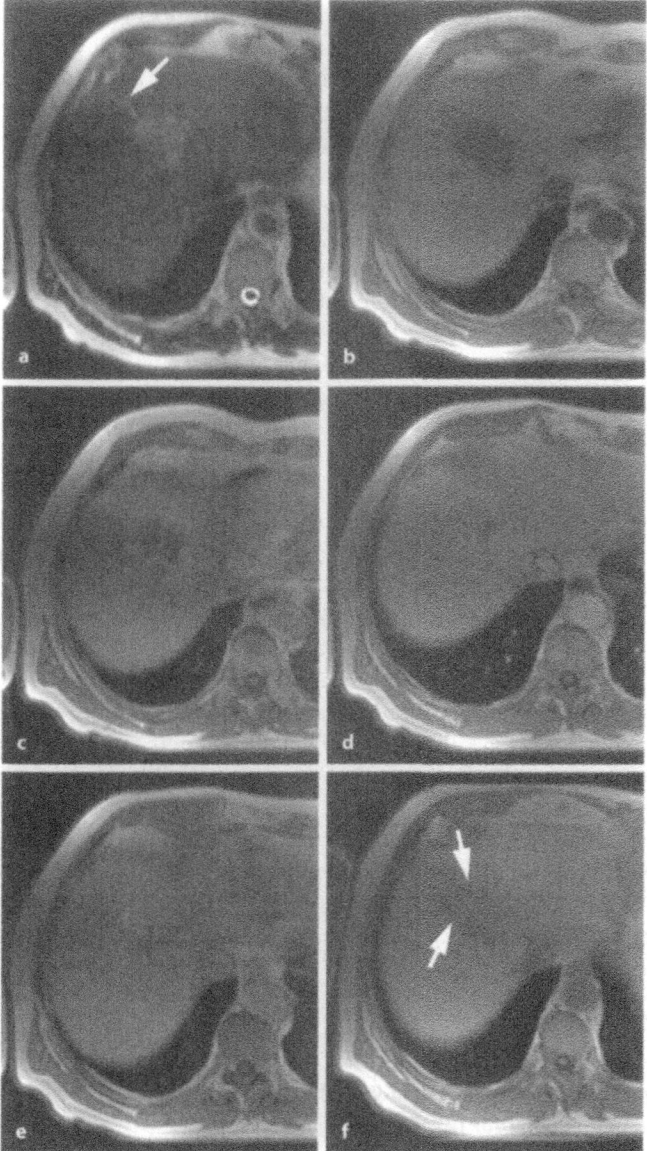

Abb. 12.14 a–f. Intrahepatisches CCC der Leber. Bereits das native T_2-gewichtete Bild (**a**) zeigt eine hyperintense, unscharf begrenzte Läsion. Peripher der Läsion kommt ein aufgestauter Gallengang zur Darstellung (*Pfeil*). Im nativen T_1-gewichteten Bild (**b**) zeigt die Raumforderung ein im Vergleich zum umliegenden Lebergewebe hypointenses Signalverhalten, wobei in der arteriellen Phase der Kontrastmitteldynamik (**c**) eine irreguläre, die Peripherie der Läsion betonende Hypervaskularisation als Ausdruck des infiltrativen Wachstums zu beobachten ist. Zusätzlich ist eine segmentale, vermehrt arterielle Perfusion des Lebergewebes zu beobachten, was auf eine maligne Raumforderung hinweist. In der portalvenösen Phase (**d**) kommt bereits eine zunehmende Kontrastierung auch zentraler Anteile der Läsion zur Darstellung, welche in späteren Aufnahmen weiter zunimmt und 10 min nach Kontrastmittelgabe (**e**) zu einer homogen hyperintensen Darstellung der Läsion führt. In der hepatobiliären Phase (**f**) ist das CCC wieder hypointens, wobei als zusätzliches Zeichen einer malignen, infiltrativ wachsenden Läsion ein peripherer, hypointenser Saum vergleichbar dem „wash-out sign" zu beobachten ist (*Pfeil*)

Schwierigkeiten bei der differenzialdiagnostischen Einordnung führen kann. Häufig wird die Peliosis hepatis im Zusammenhang mit Kortison- und nach Chemotherapie beobachtet.

Das noduläre periphere Enhancement ist das typische Zeichen eines kavernösen Hämangioms, wie es von der Differenzialdiagnostik fokaler Leberläsionen in der Doppelspiral-CT-Untersuchung der Leber bereits bekannt ist. Man beobachtet eine scharf begrenzte Läsion in der arteriellen Phase, wobei in der Peripherie der Läsion punktförmige, noduläre Areale mit Kontrastmittelaufnahme zu beobachten sind. Diese nehmen in der portalvenösen Phase an Größe zu, im Weiteren, d.h. 5 bzw. 15 min nach Kontrastmittelgabe, ist ein Irisblendenphänomen oder z.T. schon eine homogene Kontrastierung des Hämangioms zu beobachten.

Bei sog. Riesenhämangiomen (>10 cm) kann es bis zu 1 h nach Kontrastmittelgabe dauern, bis eine homogene Kontrastierung zu beobachten ist, wobei speziell in großen Hämangiomen häufig zentrale Thrombosierungen mit myxoider Degeneration auftreten, sodass es nie zu einer völlig homogenen Kontrastierung kommt. Letztendlich muss eine homogene Kontrastierung jedoch nicht abgewartet werden. Das noduläre Enhancement in der früharteriellen Phase zusammen mit der sehr hohen Signalintensität im T_2-gewichteten Bild ist wegweisend zur Diagnose. Differenzialdiagnostisch müssen vom Hämangiom das Hämangiosarkom sowie andere seltene vaskuläre Tumoren, d.h. die letzte Gruppe der Läsionen mit verzögertem persistierendem Enhancement, abgegrenzt werden. Das Hämangiosarkom zeigt im Gegensatz zum Hämangiom zwar auch ein noduläres Enhancement, dies ist jedoch typischerweise nicht auf die Peripherie der Läsion beschränkt. Es zeigen sich schon in der arteriellen Phase zentrale Anteile, welche eine Konrastmittelaufnahme aufweisen. Auch ist im Weiteren nicht das typische Irisblendenphänomen, sondern eine inhomogene, flächige Kontrastierung zu beobachten. Das T_2-gewichtete Bild zeigt wie beim Hämangiom eine deutlich hohe Signalintensität, angedeutete kann jedoch der infiltrative Charakter der Läsion in Form einer unscharfen Begrenzung zum umliegenden Lebergewebe beobachtet werden. Ähnliche Eigenschaften sind auch beim Hämangioendotheliom und beim Hämangioperizytom zu beobachten, wobei jedoch von Seiten der Bildgebung eine Differenzierung dieser unterschiedlichen Gefäßtumoren nicht möglich ist.

12.4
Einteilung von Leberläsionen nach dem Verhalten in der hepatobiliären Phase nach Gabe von Gadolinium-BOPTA

Wie bereits in Zusammenhang mit der Untersuchungsstrategie bei der kontrastverstärkten MRT der Leber mit Gadolinium-BOPTA erwähnt, bietet die hepatobiliäre Phase weitere Möglichkeiten, fokale Leberläsionen zu charakterisieren. Dabei sind primär Läsionen mit und ohne Kontrastmittelaufnahme in der hepatobiliären Phase zu differenzieren. Des Weiteren ist auf eine homogene oder inhomogene Kontrastmittelaufnahme zu achten, wobei die hepatobiliäre Phase immer im Zusammenhang mit der dynamischen Untersuchung beurteilt werden sollte (Tabelle 12.4).

Homogen Kontrastmittel aufnehmende Leberherde weisen dabei normale Hepatozyten in z.T. abnormaler Gewebsarchitektur gegenüber dem physiologischen Leber-

Tabelle 12.4. Einteilung fokaler Leberläsionen in der hepatobiliären Phase nach Gabe von Gadolinium-BOPTA

Kontrastverhalten in der hepatobiliären Phase	Differenzialdiagnostisch zu erwägende Läsionen
Kontrastmittelaufnahme	
Homogen	FNH (oft stärkere Kontrastmittelaufnahme als das umgebende Leberparenchym) Regenerative Hyperplasie Regeneratknoten Kleine, nicht regressiv veränderte Adenome ohne Einblutung
Inhomogen	Leberzelladenom Dysplastischer Knoten Gut differenziertes HCC
Keine spezifische Kontrastmittelaufnahme	
Homogen hypointens	Zysten Hämangiome Metastasen ohne regressive Veränderungen
Inhomogen hypointens mit unspezifischer Kontrastmittelretention in regressiv verändertem Tumorarealen (meist zentral)	Metastasen mit regressiven Veränderungen (spätes „wash-out sign") Primäre, maligne Leberläsionen (HCC, CCC) mit regressiven Veränderungen, Nekrosen

parenchym auf. Die Hepatozyten dieser in der Regel benignen Läsionen sind in der Lage, das Kontrastmittel intrazellulär aufzunehmen, wobei jedoch je nach Läsionstyp eine Ausscheidung des Kontrastmittels in die Gallenwege nicht möglich ist. Vielmehr kommt es zu einer langsamen Rückverteilung des Kontrastmittels aus den Zellen bzw. den primitiven Gallenwegen in das Blut, wodurch die Läsionen in der hepatobiliären Phase eine dem umliegenden Lebergewebe gegenüber hyperintense Charakteristik annehmen, da im normalen Lebergewebe bereits eine teilweise Ausscheidung des Kontrastmittels in die Gallenwege und daraus resultierendem Abtransport in den Magen-Darm-Trakt erfolgt ist.

Gegeneinander abzugrenzen sind in dieser Gruppe die FNH, das Leberzelladenom, Regeneratknoten und die regenerative Hyperplasie. Die FNH grenzt sich hierbei in der hepatobiliären Phase überwiegend hyper- bis isointens ab. Der Grund für diesen meist stärkeren Kontrastmittelanstieg als im normalen Lebergewebe scheint in dem Vorhandensein primitiver Gallenwege ohne Anschluss an größere, ableitende Gallengänge zu liegen. Dadurch trägt in einer FNH sowohl das Kontrastmittel in den Hepatozyten als auch das Kontrastmittel in den primitiven Gallenwegen zum Signal bei, wogegen im normalen Lebergewebe das Kontrastmittel bereits z. T. über die Galle ausgeschieden wird und dementsprechend insgesamt weniger Kontrastmittel im Gewebe vorliegt. Für diese Theorie spricht auch die Beobachtung, dass die hyperintense Darstellung der FNH mit der Zeit zunimmt, d. h. zwischen 40 min bis hin zu 12 h nach Kontrastmittelgabe. Zwar kann die Mehrzahl der FNH aufgrund der zentralen Narbe mit typischer Kontrastmittelkinetik bereits in der dynamischen Untersuchung diagnostiziert werden, jedoch handelt es sich in 15–30 % der FNH um sog. atypische fokale noduläre Hyperplasien. Diese zeigen zwar eine homogene arterielle Hypervas-

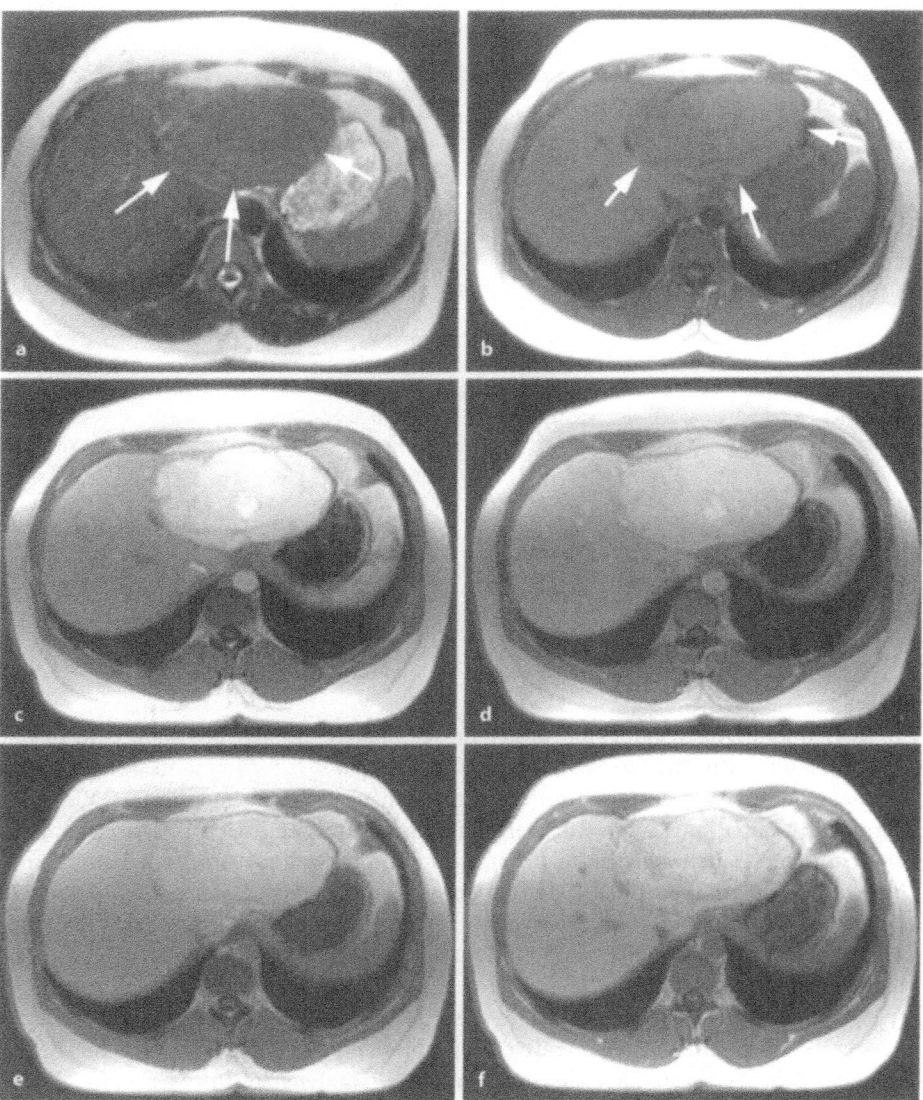

Abb. 12.15 a–f. Atypische FNH der Leber ohne Nachweis einer zentralen Narbe. Nativ T_2- (**a**) und T_1-gewichtet (**b**) stellt sich eine große, zum Lebergewebe nahezu isointense Raumforderung des linken Leberlappens dar (**Pfeile**). In der arteriellen Phase der Kontrastmittelanflutung (**c**) ist die Läsion homogen hypervaskularisiert mit angedeuteter Lobulierung, wobei portalvenös (**d**) und in der Equilibriumphase (**e**) eine persisitierende hyperintense Darstellung zu beobachten ist. Deutlich zeigt die Läsion in der hepatobiliären Phase (**f**) eine Kontrastmittelaufnahme, die z. T. stärker als im normalen Lebergewebe ausgeprägt ist

kularisation, jedoch ohne makroskopisch d. h. in der Bildgebebung erkennbare Narbe, sodass in diesen Fällen die hepatobiliäre Bildgebung wichtige zusätzliche Informationen liefern kann (Abb. 12.15 a–f).

Auch die regenerative Hyperplasie und der Regeneratknoten zeigen regelhaft eine hyper- bis isointense Signalintensität in der hepatobiliären Phase. Im Gegensatz dazu kommt das Leberzelladenom zumeist hypointens bzw. in selteneren Fällen isointens zur Darstellung. Auch hier ist der histologische Aufbau der Läsion als Grund für das Kontrastmittelverhalten anzusehen. Leberzelladenome zeigen einen irregulären Aufbau aus benignen Hepatozyten ohne Nachweis von Gallenwegen, sodass die Signalintensität des Leberzelladenoms in der hepatobiliären Phase allein durch das Kontrastmittel in den Hepatozyten beeinflusst wird. Da jedoch im normalen Lebergewebe zumindest z. T. auch das Kontrastmittel in den Gallenwegen zum Signal beiträgt, kommt es in den Aufnahmen zwischen 40 min und 2 h nach Kontrastmittelgabe zumeist zu einer hypo- und selten isointensen Darstellung des Leberzelladenoms (Abb. 12.16 a,b). Dies ist speziell bei kleinen Leberzelladenomen ein wichtiger zusätzlicher differenzialdiagnostischer Aspekt, da gerade kleine Leberzelladenome keine Einblutungen oder regressive Veränderungen als differenzialdiagnostischen Hinweis auf ein Leberzelladenom zeigen.

Homogen hypointens kommen in der hepatobiliären Phase solche Läsionen zur Darstellung, die keine funktionsfähigen Hepatozyten enthalten. Zu dieser Gruppe zählen Hämangiome, einfache Zysten sowie Leberzysten im Rahmen z. B. der polyzystischen Nierendegeneration oder die Echinokokkose; des Weiteren primäre maligne Läsionen der Leber im Sinne eines HCC oder CCC sowie Metastasen unterschiedlicher Primärtumoren ohne regressive Veränderungen.

Neben den fokalen Herden mit homogen hypointenser Darstellung lassen sich Herde mit inhomogenem Erscheinungsbild und unspezifischer Kontrastmittelretention abgrenzen. Bei diesen Läsionen kommt es durch das Vorliegen regressiver Veränderungen, meist im Zentrum der Läsion, zu einer unspezifischen Kontrastmittelretention, die wahrscheinlich durch eine Diffusion des Kontrastmittels in die nekrotisch

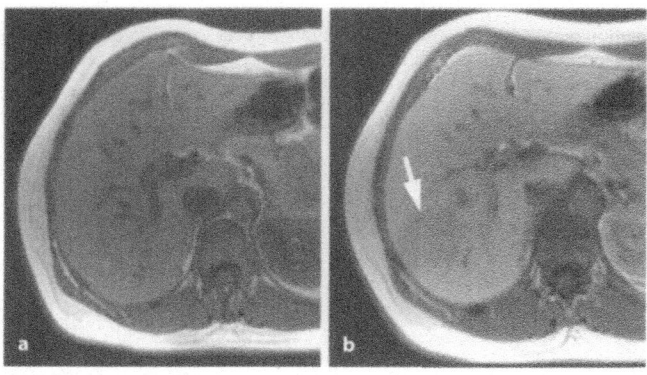

Abb. 12.16 a,b. Leberzelladenom T_1-gewichtet nativ (**a**) und in der hepatobiliären Phase (**b**). Da in dem relativ kleinen Leberzelladenom keine regressiven Veränderungen vorliegen ist es nativ nahezu isointens zum Lebergewebe. Erst in der hepatobiliären Phase kann es klar vom umliegenden Lebergewebe abgegrenzt werden (*Pfeil*), wobei es im Gegensatz zu der FNH in Abb. 12.15 a–f hypointens zur Darstellung kommt

regressiv veränderten Areale bedingt ist. Da das Kontrastmittel aus diesen Bereichen nur sehr langsam zurück in den Kreislauf aufgenommen wird, kommen diese Areale in der hepatobiliären Phase hyperintens zur Darstellung (Abb. 12.17 a,b). Aus diesem Grund kann bei malignen Läsionen ein spätes „wash-out sign" beobachtet werden, welches gerade bei kleinen oder ungünstig gelegenen Läsionen die Differenzialdiagnose erleichtert (Abb. 12.18). Dabei können Metastasen unterschiedlicher Primärtumoren aber auch primäre Lebertumoren wie das CCC ein peripheres Wash-out mit zentralem Enhancement zeigen (vgl. Abb. 12.14 a–f).

Im Gegensatz zum Wash-out sign in der Equilibriumphase ist in der hepatobiliären Phase jedoch nicht ein frühes Auswaschen des Kontrastmittels für das Phänomen des hypointensen Randsaumes verantwortlich. Vielmehr nimmt das umliegende normale Lebergewebe das Kontrastmittel auf, der vitale Randbereich des Tumors dagegen zeigt

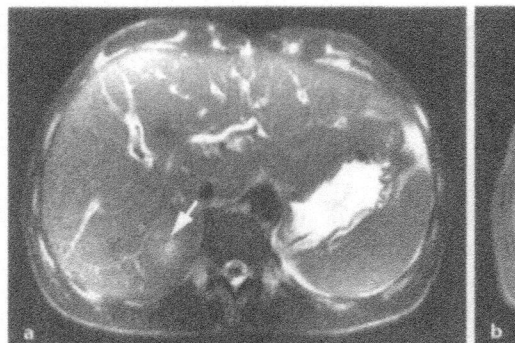
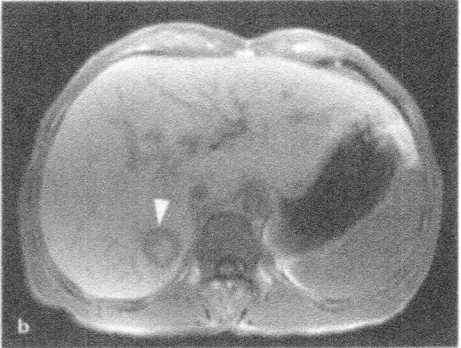

Abb. 12.17 a,b. Metastase eines kolorektalen Karzinoms mit zentralen, regressiven Veränderungen. Im T_2-gewichteten Bild (**a**) zeigen sich zentral in der Metastase hyperintense Areale (*Pfeil*) im Sinne des sog. „doughnut-signs", wobei es sich hierbei um eine zentrale Nekrose handelt. **b** Im T_1-gewichteten Bild der hepatobiliären Phase kommt dieses Areal hyperintens zur Darstellung, umgeben von einem hypointensen Saum (*Pfeilspitze*), ähnlich dem „wash-out sign" in der Equilibriumphase

Abb. 12.18. Darstellung eines hypointensen Randsaums in der hepatobiliären Phase bei einer kleinen, im Bereich der Leberkuppe gelegenen Metastase (*Pfeil*) zur Verdeutlichung der erleichterten differenzialdiagnostischen Einordnung

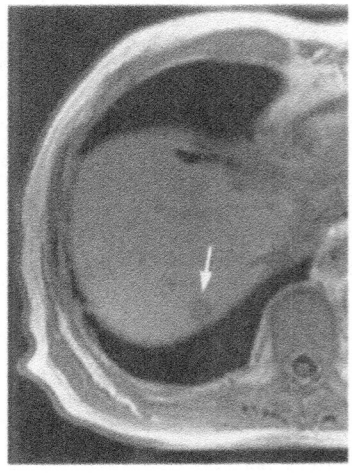

keine Kontrastmittelaufnahme mit daraus resultierender hypointenser Darstellung, bei wiederum hyperintenser, jedoch wie bereits erwähnt unspezifisch bedingter Darstellung der zentralen, regressiv veränderten bzw. nekrotischen Tumoranteile.

Zusammenfassend bietet die magnetresonanztomographische Untersuchung der Leber mit Gadolinium-BOPTA (Gadobenate dimeglumin) sowohl die Möglichkeit der Detektion und Differenzialdiagnose fokaler Leberläsionen von Seiten des extrazellulären Wirkansatzes als auch zusätzlich von Seiten der leberspezifischen Eigenschaften des Kontrastmittels. Dies erlaubt speziell in Fällen mit nicht typischer Darstellung fokaler Leberläsionen in der dynamischen Untersuchung, wie z. B. der atypischen fokalen nodulären Hyperplasie ohne zentrale Narbe, eine zusätzliche Möglichkeit der Charakterisierung. Durch die Informationen sowohl bezüglich der Perfusion und auch des histologischen Aufbaus einer Läsion, d. h. funktionsfähige Hepatozyten vs. Zellen, welche nicht in der Lage sind, in der hepatobiliären Phase das Kontrastmittel aufzunehmen, ist eine weitreichende Charakterisierung von fokalen Leberläsionen nichtinvasiv möglich. Des Weiteren ist die Kontraststeigerung zwischen fokalen Leberläsionen und umliegendem Lebergewebe in der hepatobiliären Phase bei der Detektion fokaler Leberläsionen im T_1-gewichteten Bild von zusätzlicher Bedeutung, speziell bei nativ und dynamisch unklaren Raumforderungen.

Literatur

Bachmann R, Kreft B, Dombrowski F, Block W, Oksendal A, Schild H (1999) Enhanced tumor detection in the presence of liver cirrhosis: Experimental study on the diagnostic value of a superparamagnetic iron oxide MR imaging contrast agent. J Magn Reson Imaging 9: 251–256

Bonnemain B (1998) Superparamagnetic agents in magnetic resonance imaging: Physicochemical characteristics and clinical applications. A review. J Drug Target 6: 167–174

Chevallier P, Peten EP, Baldini E, Gugenheim J (1999) Pedunculated hepatic adenoma: Sonographic and MR imaging features. AJR Am J Roentgenol 172: 1146–1147

Dill-Macky M, Frazer C, de Boer WB (1999) Magnetic resonance features of focal nodular hyperplasia of the liver. Australas Radiol 43: 315–320

Earls JP, Rofsky NM, DeCorato DR, Krinsky GA, Weinreb JC (1997) Hepatic arterial-phase dynamic gadolinium-enhanced MR imaging: Optimization with a test examination and a power injector. Radiology 202: 268–273

Earls JP, Rofsky NM, DeCorato DR, Krinsky GA, Weinreb JC (1999) Echo-train STIR MRI of the liver: Comparison of breath-hold and non-breath-hold imaging strategies. J Magn Reson Imaging 9: 87–92

Grazioli L, Kirchin M, Pirovano G, Spinazzi A (1999) MultiHance in the dynamic phase of contrast enhancement: A pictorial assessment. J Comput Assist Tomogr 23 Suppl 1: S61–S64

Grazioli L, Federle MP, Ichikawa T, Balzano E, Nalesnik M, Madariaga J (2000) Liver adenomatosis: Clinical, histopathologic, and imaging findings in 15 patients. Radiology 216: 395–402

Hamed MM, Hamm B, Ibrahim ME, Taupitz M, Mahfouz AE (1992) Dynamic MR imaging of the abdomen with Gadopentetate Dimeglumine: Normal enhancement patterns of the liver, spleen, stomach and pancreas. AJR Am J Roentgenol 158: 303–307

Hamm B, Vogl TJ, Branding G, Schnell B, Taupitz M, Wolf KJ, Lissner J (1992) Focal liver lesions: MR imaging with Mn-DPDP-initial clinical results in 40 patients. Radiology 182: 167–174

Horton KM, Bluemke DA, Hruban RH, Soyer P, Fishman EK (1999) CT and MR imaging of benign hepatic and biliary tumors. Radiographics 19: 431–451 (review)

Ito K, Honjo K, Fujita T, Awaya H, Matsumoto T, Matsunaga N (1996) Hepatic parenchymal hyperperfusion abnormalities detected with multisection dynamic MR imaging: Appearance and interpretation. J Magn Reson Imaging 6: 861–867

Jeong MG, Yu JS, Kim KW (2000) Hepatic cavernous hemangioma: Temporal peritumoral enhancement during multiphase dynamic MR imaging. Radiology 216: 692–697

Kelekis NL, Semelka RC, Siegelman ES et al. (1997) Focal hepatic lymphoma: Magnetic resonance demonstration using current techniques including gadolinium enhancement. Magn Reson Imaging 15: 625–636

Mac Sween R, Anthony P, Scheuer P, Burt A, Portmann B (1995) Pathology of the liver. Churchill Livingstone, New York

Macdonald GA, Peduto AJ (2000) Magnetic resonance imaging (MRI) and diseases of the liver and biliary tract. Part 1. Basic principles, MRI in the assessment of diffuse and focal hepatic disease. J Gastroenterol Hepatol 15: 980–991

Mahfouz A-E, Hamm B, Taupitz M (1997) Hepatic magnetic resonance imaging: New techniques and contrast agents. Endoscopy 29: 504–514

Marti-Bonmati L, Casillas C, Dosda R (2000) Enhancement characteristics of hepatic focal nodular hyperplasia and its scar by dynamic magnetic resonance imaging. Magnet Resonance Materials in Physics, Biology and Medicine 10: 200–204

McLarney JK, Rucker PT, Bender GN, Goodman ZD, Kashitani N, Ros PR (1999) Fibrolamellar carcinoma of the liver: Radiologic-pathologic correlation. Radiographics 19: 453–471 (review)

Murakami T, Kim T, Tomoda K, Narumi Y, Sakon M, Wakasa K, Nakamura H (1997) Combined hepatocellular and cholangiocellular carcinoma. Radiat Med 15: 243–246

Noone TC, Semelka RC, Balci NC, Graham ML (1999) Common occurrence of benign liver lesions in patients with newly diagnosed breast cancer investigated by MRI for suspected liver metastases. J Magn Reson Imaging 10: 165–169

Pawluk RS, Tummala S, Brown JJ, Borrello JA (1999) A retrospective analysis of the accuracy of T2-weighted images and dynamic gadolinium-enhanced sequences in the detection and characterization of focal hepatic lesions. J Magn Reson Imaging 9: 266–273

Petersein J, Spinazzi A, Giovagnoni A et al. (2000) Focal liver lesions: Evaluation of the efficacy of gadobenate dimeglumine in MR imaging – a multicenter phase III clinical study. Radiology 215: 727–736

Peterson MS, Murakami T, Baron RL (1998) MR imaging patterns of gadolinium retention within liver neoplasms. Abdom Imaging 23: 592–599

Pirovano G, Vanzulli A, Marti-Bonmati L et al. (2000) Evaluation of the accuracy of gadobenate dimeglumine-enhanced MR imaging in the detection and characterization of focal liver lesions. AJR Am J Roentgenol 175: 1111–1120

Rubin DL, Desser TS, Semelka R et al. (1999) A multicenter, randomized, double-blind study to evaluate the safety, tolerability, and efficacy of OptiMARK (gadoversetamide injection) compared with Magnevist (gadopentetate dimeglumine) in patients with liver pathology: Results of a Phase III clinical trial. J Magn Reson Imaging 9: 240–250

Runge VM, Kenney CM (2000) Phase II double-blind, dose-ranging clinical evaluation of gadobenate dimeglumine in focal liver lesions: With analysis of liver and kidney signal change on early and delayed imaging. J Magn Reson Imaging 11: 655–664

Semelka RC, Custodio CM, Cem Balci N, Woosley JT (2000 a) Neuroendocrine tumors of the pancreas: Spectrum of appearances on MRI. J Magn Reson Imaging 11: 141–148

Semelka RC, Hussain SM, Marcos HB, Woosley JT (2000 b) Perilesional enhancement of hepatic metastases: Correlation between MR imaging and histopathologic findings-initial observations. Radiology 215: 89–94

Senetrre E, Taourel P, Bouvier Y et al. (1996) Detection of hepatic metastases: Ferrumoxides-enhanced MR imaging versus unenhaced MR-imaging and CT during arterial portography. Radiology 200: 785–792

Shellock FG, Kanal E (1999) Safety of magnetic resonance imaging contrast agent. J Magn Reson Imaging 10: 477–484

Tang Y, Yamashita Y, Arakawa A et al. (1999 a) Detection of hepatocellular carcinoma arising in cirrhotic livers: Comparison of gadolinium- and ferumoxides-enhanced MR imaging. AJR Am J Roentgenol 172: 1547–1554

Tang Y, Yamashita Y, Ogata I, Namimoto T, Abe Y, Urata J (1999 b) Metastatic liver tumor from cystic ovarian carcinomas: CT and MRI appearance. Radiat Med 17: 265–270

Tanimoto A, Kuwatsuru R, Kadoya M et al. (1999) Evaluation of gadobenate dimeglumine in hepatocellular carcinoma: Results from phase II and phase III clinical trials in Japan. J Magn Reson Imaging 10: 450–460

Torzilli G, Minagawa M, Takayama T et al. (1999) Accurate preoperative evaluation of liver mass lesions without fine-needle biopsy. Hepatology 30: 889–893

Wang C, Johansson L, Western A, Fagertun H, Ahlstrom H (1999) Sequence optimization in mangafodipir trisodium-enhanced liver and pancreas MRI. J Magn Reson Imaging 9: 280–284

Teslascan (Mangan-DPDP) als Kontrastmittel für die Leber

E. J. RUMMENY

13.1
Einleitung

Die Detektion und Differenzierung von Lebertumoren ist von großer Bedeutung für die weitere klinische Behandlung und die Prognose eines Patienten. Während für die Computertomographie (CT) bis heute nur jodhaltige Kontrastmittel zur Verfügung stehen, wurden für die Magnetresonanztomographie (MRT) inzwischen z. T. organspezifische Kontrastmittel für die Leberdiagnostik entwickelt. Teslascan ist ein derartiges Kontrastmittel, das der Gruppe der sog. heaptobiliären Kontrastmittel zuzuordnen ist.

13.2
Das Kontrastmittel Teslascan

Teslascan [Mangan-DPDP; Mangan(II)-N,N'-Dipyridoxylethylenediamin-N,N'-Diacetat-5,5'-bis-Phosphat-Natriumsalz] ist ein paramagnetisches Kontrastmittel, das bereits seit 1997 unter dem Handelsnamen Teslascan (Nycomed-Amersham) für die MRT der Leber zugelassen ist. Als paramagnetisches Kontrastmittel verkürzt es die T_1-Relaxationszeit und führt somit zu einem deutlichen Signalanstieg auf T_1-gewichteten Bildern. Wie bereits im Rahmen einiger Studien gezeigt werden konnte, lässt sich nach Injektion von Teslascan keine signifikante Änderung des MR-Signals auf T_2-gewichteten Bildern erkennen.

Schon während der ersten präklinischen und klinischen Studien konnte gezeigt werden, dass der Mangan(Mn)-DPDP-Komplex nach intravenöser Injektion dephosporyliert wird und Mangan gegen Zink ausgetauscht wird (Grant et al. 1997). Das so freigesetzte Mangan bindet teilweise an Plasmaproteine und wird so in die Leber, aber auch in verschiedenen Organen des Körpers (endokrine Drüsen) aufgenommen. Hier entfaltet es dann seinen paramagnetischen Effekt. Während der Ligand des Metallkomplexes (Zn-PLED) glomerulär filtriert wird, wird Mangan teilweise hepatobiliär ausgeschieden oder in den Körperhaushalt aufgenommen. Als Spurenelement muss Mangan mit der Nahrung aufgenommen werden, sodass körpereigene Mechanismen zur Umsetzung und Ausscheidung von Mangan vorhanden sind.

In dieser Beziehung unterscheidet es sich deutlich von Gadolinium, für das keine körpereigenen metabolischen Wege existieren.

13.3
Durchführung der Untersuchung mit Teslascan

Teslascan wird in einer Dosis von 5 µmol/kg Körpergewicht als Kurzinfusion über eine Zeit von etwa 7 min injiziert. Zahlreiche amerikanische Studien haben jedoch belegt, dass es auch als relativ schnelle Injektion, ja sogar in einer Bolusinjektion verabreicht werden kann.

Das Spektrum subjektiver Nebenwirkungen umfasst Kopfschmerzen und Übelkeitsgefühl sowie eine Flash-Symptomatik nach Injektion. Diese Nebenwirkungen liegen im Bereich von 1–2 %, wobei die Flash-Symptomatik mit einem allgemeinen Wärmegefühl einhergeht (Bernarding et al. 1992; Torres et al. 1997).

Im Rahmen groß angelegter Multizenterstudien konnte gezeigt werden, dass nach Injektion von Teslascan T_1-gewichtete Gradientenecho(GRE)-Sequenzen einen optimalen Tumor-Leber-Kontrast ergeben (Rummeny et al. 1994). Ein optimaler Bildkontrast wird etwa 20 min nach Beginn der Injektion erreicht. Neuere Studien zeigen, dass durch die Anwendung von fettgesättigten T_1-gewichteten GRE-Sequenzen noch eine weitere Kontrasterhöhung erreicht werden kann, sodass diese Sequenzen heute als optimale Techniken zur Bildgebung der Leber nach Gabe von Teslascan anzusehen sind.

13.4
Detektion von Leberläsionen

Im Rahmen der vor der Zulassung durchgeführten Studien wurden in Europa insgesamt 624 Patienten untersucht. Dabei konnte gezeigt werden, dass sich die Zahl der erkannten Läsionen, insbesondere von kleinen Metastasen (<2 cm) signifikant (p<0,0001) verbessern lässt (Hamm et al. 1992; Rummeny et al. 1997; Torres et al. 1997). Nach Teslascan wurden 40 % mehr Läsionen entdeckt als auf nativen T_1- oder T_2-gewichteten MR-Aufnahmen (Abb. 13.1 a,b). Teslascan führte darüber hinaus zu einer verbesserten Abgrenzbarkeit und größeren Sicherheit in der Beurteilung. In über 50 % der Fälle wurden nach der Kontrastmittelinjektion zusätzliche Informationen gewonnen, die für die Diagnostik notwendig waren. Untersuchungen über die Zeitdauer des Tumor-Leber-Kontrastes ergaben ein sehr weites diagnostisches Fenster von 20 min bis ca. 6 h nach Injektion.

Patienten mit malignen primären Lebertumoren (z. B. hepatozellulärem Karzinom/ HCC) zeigten im Vergleich zu der Metastasengruppe einen geringeren Zuwachs an zusätzlichen Läsionen nach Kontrastmittelgabe. Dies ist auf eine Aufnahme von Teslascan in „differenzierte" HCC-Knoten bedingt. In histopathologischen Studien konnte belegt werden, dass hierfür nur gering oder gar nicht veränderte Hepatozyten in gut differenzierten Lebertumoren verantwortlich sind. Deshalb sollten bei Verdacht auf primäre Lebertumoren möglichst auch zusätzliche Spätaufnahmen ca. 8–24 h nach der Gabe von Teslascan durchgeführt werden.

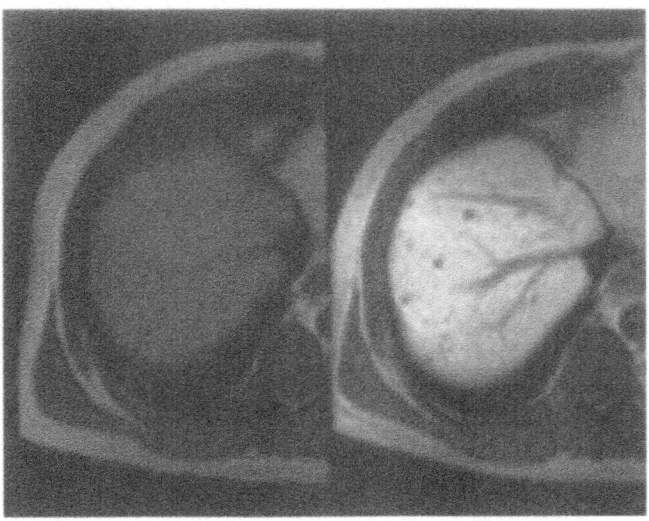

Abb. 13.1 a,b. Nachweis kleiner randständiger Lebermetastasen auf T_1-gewichteten GRE-Aufnahmen, **a** vor, **b** nach Teslascan

13.5
Differenzierung von Lebertumoren nach Gabe von Teslascan

Die Aufnahme von Mangan in benigne primäre Lebertumoren (z. B. fokale noduläre Hyperplasie/FNH, hepatozelluläres Adenom) ist vergleichbar mit der aus der Nuklearmedizin bekannten Traceraufnahme von hepatobiliären Substanzen. Eine deutliche Aufnahme, die ähnlich schnell erfolgt wie in normalem Lebergewebe, findet sich bei der FNH. Hierbei wird typischerweise die zentrale Narbe ausgespart.

In Leberzelladenomen und hochdifferenzierten HCCs findet sich eine eher inhomogene Aufnahme des Kontrastmittels. Interessanterweise lässt sich eine Aufnahme von Teslascan auch im Thrombusmaterial von HCCs nachweisen (Marti-Bonmati et al. 1997; Rummeny et al. 1992; Rofsky et al. 1993; Vogl et al. 1993).

Da die Kontrastmittelaufnahme in primäre Lebertumoren kleine Läsionen maskieren kann, sollten, wie schon oben erwähnt, bei Verdacht auf derartige Tumoren sog. Spätaufnahmen (8–24 h post injectionem) durchgeführt werden. Dabei ist die zeitlich nicht sehr aufwendige Wiederholung einer schnellen T_1-gewichteten Pulssequenz, z. B. einer T_1-gewichteten GRE-Sequenz, ausreichend. Auf diesen Aufnahmen lassen sich differenzierte primäre Lebertumoren mit einem zum Lebergewebe deutlich höheren Signal darstellen (Rofsky et al. 1993; Vogl et al. 1993).

Da Teslascan nicht für Perfusionsstudien geeignet ist, ist eine Diagnostik, die auf perfusionsbedingten Effekten beruht, wie z. B. bei dem sog. „Irisblendenphänomen" von Hämangiomen, nicht möglich. Da die T_2-Relaxationszeit durch Teslascan jedoch nicht wesentlich beeinflusst wird, ist auch nach der Gabe des Kontrastmittels die Durchführung von T_2-gewichteten Aufnahmen möglich. Hierbei kommen die üblichen Signale, insbesondere für Hämangiome und Zysten, aber auch für Metastasen und

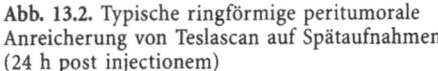

Abb. 13.2. Typische ringförmige peritumorale Anreicherung von Teslascan auf Spätaufnahmen (24 h post injectionem)

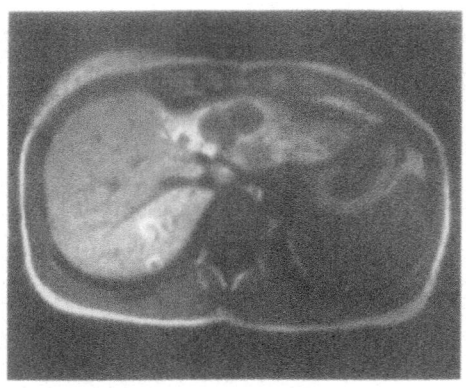

Abszesse in gewohnter Weise zur Darstellung. Auffällig ist, dass insbesondere Metastasen z. T. (etwa 30 %) ein peripheres Ring-Enhancement aufweisen, das insbesondere auf Spätaufnahmen (8–24 h post injectionem) noch sehr gut nachweisbar ist (Abb. 13.2).

Wie in tierexperimentellen Studien gezeigt werden konnte, handelt es sich hier um eine persistierende Aufnahme durch von Tumorgewebe komprimierten Leberzellen, die offenbar einen verzögerten Ausscheidungsmechanismus aufweisen. Diese langandauernde Persistenz der Markierung des Tumorrandes könnte evtl. bei einer laser- oder radiofrequenzinduzierten Thermoablation als Zeichen der Tumorbegrenzung genutzt werden.

13.6
Extrahepatische Aufnahme von Teslascan

Schon sehr bald nach den ersten Injektionen von MnDPDP konnte gezeigt werden, dass sich eine Anreicherung nicht nur in der Leber und dem biliären System sowie im Duodenum findet, sondern dass sich Signalveränderungen auch im Pankreas, der Nierenrinde, der Nebenniere, der Schilddrüse, der Darm- und Magenwand sowie im Myokard nachweisen lassen (Abb. 13.3 a,b). Dabei handelt es sich um Organe, die das Spurenelement Mangan auf physiologische Weise aufnehmen. Ähnliche Effekte sind auch nach dem Trinken von großen Mengen grünen Tees, der sehr manganhaltig ist, beobachtet worden. Der diagnostische Wert der Mangan-Aufnahme im Pankreasgewebe und Myokard ist derzeit Gegenstand klinischer Prüfungen. Durch die Einführung hochauflösender T_1-gewichteter Sequenzen lässt sich nach neueren Daten die Diagnostik von Pankreastumoren durchaus verbessern (Ahlström u. Gehl 1997; Gehl et al. 1993). Inwieweit die Aufnahme des Kontrastmittels in andere Organe diagnostisch genutzt werden kann, ist bisher nicht geklärt.

Zusammenfassend ist Teslascan ein paramagnetisches Kontrastmittel, das zur Verbesserung der Detektion von Leberläsionen sowie zu einer verbesserten Differenzierung von Lebertumoren einsetzbar ist.

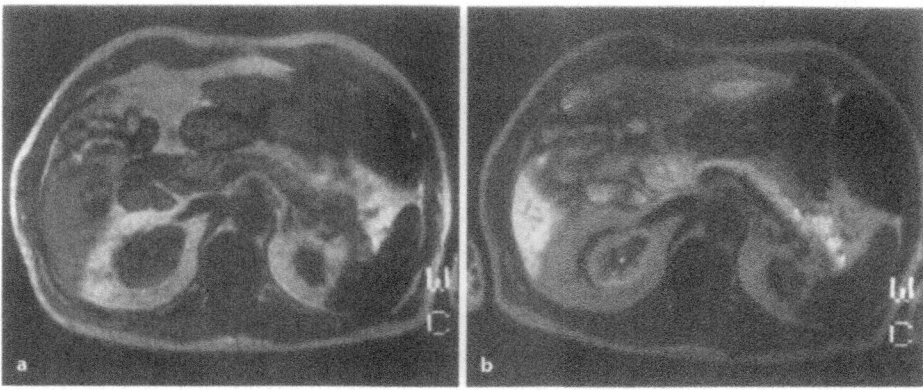

Abb. 13.3 a,b. Anreicherung von MnDPDP in normalem Pankreasgewebe. **a** T_1-gewichtete GRE-Aufnahme vor Teslascan. **b** T_1-gewichtete GRE-Aufnahme nach Teslascan. Zusätzliche Aufnahme des Kontrastmittels im Bereich der Darmwand sowie im Kortex der rechten Niere

Durch die Aufnahme in primäre Leberzelltumoren sowie seine nachweisbare Ausscheidung über das hepatobiliäre System ist auch eine Verbesserung der Funktionsdiagnostik zu erwarten.

Literatur

Ahlström H, Gehl HB (1997) Overview of MnDPDP as a pancreas-specific contrast agent for MR imaging. Acta Radiol 38: 660–664

Bernardino M, Young S, Lee J, Weinreb J (1992) Hepatic MR imaging with MnDPDP. Safety, image quality, and sensitivity. Radiology 183: 53–58

Gehl HB, Urhahn R, Bohndorf K et al. (1993) Mn-DPDP in MR imaging of pancreatic ductal adenocarcinomas. Initial clinical experience. Radiology 186: 795–798

Grant D, Toft KG, Martinsen I, Atzpodien E (1997) Tissue distribution and general safety of MnDPDP in male beagle dogs, with or without total common bile duct obstruction. Acta Radiol 38: 732–739

Hamm B, Vogl T, Branding G et al. (1992) Focal liver lesions. MR imaging with MnDPDP - initial clinical results in 40 patients. Radiology 182: 167–174

Marti-Bonmati L, Lonjedo E, Mathieu D, Coffin C, Poyatos C, Anglade MC (1997) Tumoural portal vein thrombosis; enhancement with MnDPDP. Acta Radiol 38: 655–659

Rummeny EJ, Wiesmann W, Menker S, Lodemann K, Peters PE (1992) Value of delayed MnDPDP-enhanced MR imaging in the detection and differential diagnosis of hepatic tumors. J Magn Reson Imaging 192: 65

Rummeny EJ, Lodemann KP, Gehl HP, Hamm BK, Laniado M, Vogl TJ (1994) MnDPDP. What are the optimal MR imaging pulse sequences and the optimal dose for detection of focal liver lesions? Radiology 193: 276

Rummeny EJ, Torres CG, Kurdziel JC, Nilsen G, Op de Beeck B, Lundby B (1997) MnDPDP for MR imaging of the liver; results of an independent image evaluation of the European phase III studies. Acta Radiol 38: 638–642

Rofsky NM, Weinreb JC, Bernardino ME, Young SW, Lee JKT, Noz ME (1993) Hepatocellular tumors. Characterization with Mn-DPDP-enhanced MR imaging. Radiology 188: 53–59

Torres CG, Lundby B, Tufte Sterud A, McGill S, Gordon PB, Strand Bjerknes H (1997) MnDPDP for MR imaging of the liver; results from the European phase III studies. Acta Radiol 38: 631–637

Vogl TJ, Hamm B, Schnell B et al. (1993) Mn-DPDP enhancement patterns of hepatocellular lesions on MR images. J Magn Reson Imaging 3: 51–58

Bildgebung der Leberzirrhose und ihrer Komplikationen

M. LANIADO

Die Leberzirrhose ist eine pathologisch-anatomische Diagnose, die mit charakteristischen klinischen Manifestationen einhergeht (Podolsky u. Isselbacher 1987). Histologisch finden sich Leberzellnekrosen neben Hepatozyten mit zytoplasmatischen Fettvakuolen (Steatose). Die von Fibrosesträngen abgegrenzten Regeneratknoten bestehen aus Hepatozyten, Gallengängen und Kupffer-Zellen. Definitionsgemäß unterscheidet man makroskopisch die feinknotige (Knoten <3 mm) von der grobknotigen Leberzirrhose (Knoten ≥3 mm; Cotran et al. 1989). Ungefähr ein Drittel der Patienten mit Leberzirrhose entwickeln eine sog. konfluierende Fibrose (Dodd et al. 1993), bevorzugt in den Segmenten 4, 5 und 8 (Ohtomo et al. 1993). Im Verlauf der Leberzirrhose kommt es zunächst zur Hepatomegalie, später zur segmentalen Atrophie (typischerweise Segmente 4–8) bzw. Hypertrophie (typischerweise Segmente 1–3; Torres et al. 1986). Abdominelle Lymphknotenvergrößerungen, insbesondere in der Leberpforte, sind bei ca. 65 % der Patienten mit Leberzirrhose vorhanden (Orrego et al. 1979).

Bei den Ursachen der Leberzirrhose steht in Nordamerika, Westeuropa und Südafrika der Alkoholabusus an erster Stelle (ca. 70 % der Zirrhosefälle). Über eine Alkohol-Fettleber und Alkohol-Hepatitis entwickelt sich die Alkohol-Zirrhose. Die in der westlichen Welt zweithäufigste ätiologisch zuzuordnende Form ist die postnekrotische oder posthepatitische Leberzirrhose. Aufgrund der endemischen Verbreitung von Hepatitis-B-Viren in weiten Teilen Asiens und Afrikas steht sie dort an erster Stelle. Zu den seltenen Ursachen zählen u. a. die Hämosiderose, der Morbus Wilson und Autoimmunerkrankungen (z. B. primär biliäre Zirrhose). Ein Teil der Erkrankungen bleibt jedoch ätiologisch unklar (Podolsky u. Isselbacher 1987).

Der klinische Verlauf einer fortgeschrittenen Leberzirrhose wird unabhängig von ihrer Ätiologie häufig kompliziert durch die portale Hypertension und ihre Folgen (z. B. Umgehungskreisläufe, gastrointestinale Blutung, Splenomegalie). Weitere Komplikationen, die teilweise durch die portale Hypertension aggraviert werden, sind Aszites, hepatische Enzephalopathie, spontan bakterielle Peritonitis und hepatorenales Syndrom.

Im Hinblick auf den thematischen Schwerpunkt des aktuellen Symposiums, der nichtchirurgischen, interventionellen Therapie von fokalen Leberläsionen, soll hier jedoch nur das hepatozelluläre Karzinom (HCC) behandelt werden. 3–6 % der Patienten mit Alkohol-Zirrhose versterben schlussendlich an den Folgen eines HCC. Für Patienten mit primär biliärer Zirrhose liegt das HCC-Risiko bei 3–4 %, und eine in jungen Jahren entstandene Zirrhose auf dem Boden einer chronisch aktiven Hepatitis B ist mit einem HCC-Risiko von 20–25 % behaftet (Podolsky u. Isselbacher

1987). Es wird angenommen, dass das HCC in der Zirrhoseleber aus dysplastischen Knoten (adenomatöse Hyperplasie nach älterer Terminologie) entsteht (Furuya et al. 1988). Dabei handelt es sich um eine mehr als 1 mm große Ansammlung von Hepatozyten mit Dysplasien ohne definitive Zeichen der Malignität. Abhängig vom Ausmaß der Dysplasien handelt es sich um niedriggradige oder hochgradige dysplastische Knoten. Ist das Areal <1 mm, spricht man von dysplastischen Herden (häufig bei Zirrhose nach Hepatitis B und C; International Working Party 1995).

Abgesehen von Zufallsbefunden haben bildgebende Verfahren für die Diagnosestellung der Leberzirrhose eine nur untergeordnete Bedeutung (Podolsky u. Isselbacher 1987). Auch zur Ätiologie sind von der Bildgebung keine wegweisenden Befunde zu erwarten, obwohl beispielsweise die Alkohol-Zirrhose vornehmlich mikronodulär, die posthepatitische vornehmlich makronodulär imponiert und diese Differenzierung bildgebend durchaus möglich ist. Für die Diagnose und die ätiologische Klassifizierung sind Anamnese und Klinik ausschlaggebend. Wird eine Biopsie durchgeführt, erfolgt die Histologiegewinnung zumeist unter sonographischer Kontrolle. Dabei zeigt die zirrhotisch umgebaute Leber durch das Nebeneinander von Fibrose und Steatose ein heterogenes, unspezifisches Echomuster (Zwiebel 1995). Relativ spezifisch ist dem gegenüber der Nachweis einer nodulären Organoberfläche, was besonders mit hoch auflösenden Schallköpfen und/oder bei Aszites gelingt (Di Lelio et al. 1989).

Im Gegensatz zu ihrer nachgeordneten Rolle bei der initialen Diagnosestellung haben die am häufigsten eingesetzten bildgebenden Verfahren Ultraschall (US), Computertomographie (CT) und Magnetresonanztomographie (MRT) beim Nachweis von Komplikationen der Leberzirrhose eine große Bedeutung (Brown et al. 1997). Das Screening des HCC bei Patienten mit einer Zirrhoseleber auf dem Boden einer chronischen Hepatits C erfolgt neben der Kontrolle des Alphafetoproteins (AFP) mittels US (Manns 1999). Bei einer hohen Spezifität betrug die Sensitivität des US in einer prospektiven nordamerikanischen Studie an Patienten im Endstadium der Zirrhose allerdings nur 45% (Dodd et al. 1992). Deutlich bessere Ergebnisse stammen aus dem asiatischen Raum (Tanaka et al. 1990 a).

Das sonomorphologische Bild des HCC ist variabel und unspezifisch. Tumoren unter 5 cm sind in der Regel homogen echoarm (Dodd et al. 1992), größere Knoten haben eine heterogene Echostruktur. Es besteht eine erhebliche Überlappung zwischen Regeneratknoten, dysplastischen Knoten und gut differenzierten HCC (Kanematsu et al. 1999 a). Das HCC kann im US einen echoarmen Ring aufweisen (relativ unspezifisch und wenig sensitiv; Ebara et al. 1986) oder als Schießscheibe mit echoreichem Zentrum und echoarmen Halo imponieren, was in der Zirrhoseleber sehr für ein HCC spricht (Wernecke et al. 1992). Viele HCC-Knoten zeigen in der Doppleruntersuchung arteriovenöse Shunts (Dock et al. 1991) und in der Farbdoppleruntersuchung ein feines Netzwerk von Gefäßen in der Umgebung des Tumors („basket sign"; Tanaka et al. 1990 b).

In der kontrastverstärkten CT ist das HCC zumeist hyperdens (arterielle Phase), seltener hypodens (Baron et al. 1996). Nativ imponieren HCC-Knoten in der Regel hypodens, sie können aber auch isodens zum Leberparenchym sein; dies betrifft insbesondere kleine, gut differenzierte Tumoren (Yamashita et al. 1993). Die Detektion des HCC wird erschwert durch das Nebeneinander von Regeneratknoten, Leberverfettung, Fibrose und Parenchymnekrosen. Eine mit dem Goldstandard der Leberexplantation korrelierte CT-Studie ergab für die monophasische CT eine Sensitivität von 63 % und eine Spezifität von 81 % (Miller et al. 1994).

Bessere Ergebnisse sind von derselben Arbeitsgruppe für die biphasische CT berichtet worden (Sensitivität arteriell 95 %, portalvenös 82 %; Baron et al. 1996), die derzeit als das CT-Verfahren der Wahl anzusehen ist (Oliver et al. 1996).

Die CT-Arterioportographie (CTAP) erfordert einen guten portalen Blutfluss und hat damit im Stadium der Zirrhose nur begrenzte Aussagekraft (Oliver et al. 1995).

Eine andere Option ist die CT-Arteriographie (CTA), die im Nachweis des HCC sensitiver ist als die CTAP. Nachteilig sind jedoch die in mehr als 30 % aberrierende arterielle Versorgung der Leber und die häufig sehr inhomogene Kontrastierung der Leber, die die Interpretation erschwert (Brown et al. 1997).

Eine dritte invasive Methode, die Lipiodol-CT, hat trotz ihres zunächst vielversprechenden Ansatzes keine weite Verbreitung gefunden (Taourel et al. 1995). Lipiodol wird über die Leberarterie appliziert, und nach 1–4 Wochen erfolgt eine Kontroll-CT, nachdem die Substanz durch das retikuloendotheliale Systems (RES) aus dem Leberparenchym, nicht aber den HCC-Knoten eliminiert wurde.

Die Unterscheidung des gut diffenrenzierten HCC von dysplastischen Knoten ist in der CT nicht mit Sicherheit möglich. Allerdings konnte gezeigt werden, dass mit einer malignen Entartung die arterielle Blutversorgung zu- und die portalvenöse abnimmt (Matsui et al. 1991). Dieses Kriterium erlaubt jedoch keine verlässliche Unterscheidung von dysplastischen Knoten und gut differenziertem HCC (Brown et al. 1997).

Die MRT wird derzeit zumeist in Fällen eingesetzt, die mittels US und/oder CT nicht zu klären sind. Sie hat jedoch von den Schnittbildverfahren das größte Potenzial in der Bildgebung der Leberzirrhose und ihrer Komplikationen, insbesondere in der Detektion und Differenzialdiagnose des HCC (Brown et al. 1997). Der Regeneratknoten hat im T_1- und T_2-gewichteten Bild häufig ein hypointenses Signal zum umgebenden Leberparenchym, was auf die Einlagerung von Eisen zurückzuführen ist (Ohtomo et al. 1990). Dysplastische Knoten sind typischerweise hyperintens oder isointens auf T_1- und isointens oder hypointens auf T_2-gewichteten Aufnahmen (Rummeny et al. 1989). Nach Injektion eines extrazellulären Gadolinium-(Gd-)haltigen Kontrastmittels reichern dysplastische Knoten nur gering an (Lencioni et al. 1996), und Eisenoxidhaltige Kontrastmittel bewirken eine Signalabnahme.

Das HCC kann bei T_1-Wichtung iso-, hyper- oder hypointens imponieren, bei T_2-Wichtung iso- oder hyperintens (Rummeny et al. 1989). Der Übergang eines dysplastischen Knotens in ein HCC kann u. U. mit der MRT nachgewiesen werden. Es zeigt sich dann im T_2-gewichteten Bild ein Areal mit erhöhter Signalintensität in einem ansonsten iso- oder hypointensen Knoten, das sog. „Nodule-within-nodule-Zeichen" (Mitchell et al. 1991). Mit einem Gd-Kontrastmittel kommt es im HCC in der arteriellen Phase zu einer starken Anreicherung (Lencioni et al. 1996), während Fe-Kontrastmittel keine oder eine nur geringe Signalabnahme bewirken.

Die Detektion des HCC in der Zirrhoseleber ist auch mit der MRT eine Herausforderung. Eine Studie an explantierten Lebern ergab für Läsionen >2 cm eine Sensitivität von 93 %, für HCC <2 cm jedoch nur von 62 % (Born et al. 1998). Die Frage nach der am besten geeigneten Untersuchungstechnik, Gd- oder Fe-verstärkte MRT, ist nicht abschließend geklärt. Ging man zunächst davon aus, dass die Fe-verstärkte MRT die sensitivste Methode zum Nachweis des HCC in der Zirrhoseleber ist (Van Beers et al. 1997), zeigen Arbeiten insbesondere aus Japan eine Überlegenheit der Gd-MRT (dynamische MRT; Tang et al. 1999). Mit der dynamischen Gd-MRT können die Sensitivität und Spezifität weiter gesteigert werden, wenn eine Bildmatrix mit höherer räumlicher Auflösung verwendet wird (256 $\times$ 128 vs. 512 $\times$ 224; Kanematsu et al. 1999 b).

Zusammenfassend ist die Leberzirrhose eine klinische Diagnose, die in der Regel durch US bestätigt wird. Auch für das Screening des HCC in der Zirrhoseleber ist der US die Methode der Wahl. Wird ein HCC-verdächtiger Herd im US nachgewiesen, schließt sich die US-gesteuerte Biopsie an. Bestehen Kontraindikationen gegen die Biopsie oder ist das histologische Ergebnis nicht eindeutig, erfolgt eine MRT der Leber zur Differenzialdiagnose. Auch für den Nachweis oder Ausschluss multipler HCC-Herde ist die MRT das Verfahren der Wahl. Nicht zuletzt aufgrund von Kapazitätsproblemen in der MRT ist die biphasisch kontrastverstärkte CT hier eine probate Alternative, die möglicherweise durch die Multidetektortechnik eine noch größere Bedeutung erlangen wird.

Literatur

Baron RL, Oliver JH, Dodd GD, Nalesnik M, Holbert BL, Carr B (1996) Hepatocellular carcinoma: Evaluation with biphasic contrast-enhanced, helical CT. Radiology 199: 505–511

Born M, Layer G, Kreft B, Schwarz N, Schild H (1998) MRT, CT und CTAP in der Diagnostik maligner Lebertumoren bei Leberzirrhose. Röfo Fortschr Geb Röntgenstr Neuen Bildgeb Verfahr 168: 567–572

Brown JJ, Naylor MJ, Yagan N (1997) Imaging of hepatic cirrhosis. Radiology 202 1–16

Cotran RR, Kumar V, Robbins SL (1989) Robbins pathologic basis of disease. WB Saunders, Philadelphia, pp 941–950

Di Lelio A, Cestari C, Lomazzi A, Baretta L (1989) Cirrhosis: Diagnosis with sonographic study of the liver surface. Radiology 172: 389–392

Dock W, Grabenwöger F, Metz V, Eibenberger K, Farrs MT (1991) Tumor vascularization: Assessment with duplex sonography. Radiology 181: 241–244

Dodd GD, Miller WJ, Baron RL, Skolnick ML, Campbell WL (1992) Detection of malignant tumors in end-stage cirrhotic livers: Efficacy of sonography as a screening tool. AJR Am J Roentgenol 159: 727–733

Dodd GD, Oliver JH, Federle MP et al. (1993) Spectrum of imaging findings in hepatic cirrhosis: Pathologic correlation in 500 complete hepatectomy specimens. Radiology 189 (P): 421 (abstract)

Ebara M, Ohto M, Shinagawa T et al. (1986) Natural history of minute hepatocellular carcinoma smaller than three centimetres complicating cirrhosis. Gastroenterology 90: 289–298

Furuya K, Nakamura M, Yamamoto Y, Togei K, Atsuka H (1988) Macroregenerative nodule of the liver: A clinicalpathologic study of 345 autopsy cases of chronic liver disease. Cancer 61: 99–105

International Working Party (1995) Terminology of nodular hepatocellular lesions. Hepatology 22: 983–993

Kanematsu M, Hoshi H, Yamada T et al. (1999 a) Small hepatic nodules in cirrhosis: Ultrasonographic, CT, and MR imaging findings. Abdom Imaging 24: 47–55

Kanematsu M, Hoshi H, Murakami T et al. (1999 b) Detection of hepatocellular carcinoma: Comparison of low- and high-spatial resolution dynamic MR images. AJR Am J Roentgenol 173: 1207–1212

Lencioni R, Mascalchi M, Caramella D et al. (1996) Small hepatocellular carcinoma: Differentiation from adenomatous hyperplasia with color Doppler US and dynamic Gd-DTPA-enhanced MR imaging. Abdom Imaging 21: 41–48

Manns M (1999) Europäischer Konsens zu Hepatitis C. Epidemiologie, Diagnose und Therapie (Kongressbericht). Dtsch Ärztebl 96: A3252–A3257

Matsui O, Kadoya M, Kameyama T et al. (1991) Benign and malignant nodules in cirrhotic livers: Distinction based on blood supply. Radiology 178: 493–497

Miller WJ, Baron RL, Dodd GD, Federle MP (1994) Malignancies in patients with cirrhosis: CT sensitivity and specificity in 200 consecutive transplant patients. Radiology 193: 645–650

Mitchell DG, Rubin R, Siegelman E et al. (1991) Hepatocellular carcinoma within siderotic regenerative nodules: The „nodule-within-nodule" sign on MR images. Radiology 178: 101–103

Ohtomo K, Itai Y, Ohtomo Y, Shiga J, Iio M (1990) Regenerating nodules of liver cirrhosis: MR imaging with pathologic correlation. AJR Am J Roentgenol 154: 505–507

Ohtomo K, Baron RL, Dodd GD et al. (1993) Confluent hepatic fibrosis in advanced cirrhosis: Appearance at CT. Radiology 188: 31–35

Oliver JH, Baron RL, Dodd GD, Peterson MS, Carr BI (1995) Does advanced cirrhosis with portosystemic shunting affect the value of CT arterial portography in the evaluation of the liver? AJR Am J Roentgenol 164: 333–337

Oliver JH, Baron RL, Federle MP et al. (1996) Detecting hepatocellular carcinoma: Value of unenhanced or arterial phase CT imaging or both used in conjunction with conventional portal venous phase contrast-enhanced CT imaging. AJR Am J Roentgenol 167: 71–77

Orrego H, Medline A, Blendis LM, Rankin JG, Kreaden DA (1979) Collagenisation of the Disse space in alcoholic liver disease. Gut 20: 673–679

Podolsky DK, Isselbacher KJ (1987) Cirrhosis. In: Braunwald E, Isselbacher KJ, Petersdorf RG, Wilson JD, Martin JB, Fauci AS (eds) Harrison's principles of internal medicine. McGraw-Hill, New York, pp 1341–1351

Rummeny E, Weissleder R, Stark DD et al. (1989) Primary liver tumors: Diagnosis by MR imaging. AJR Am J Roentgenol 152: 63–72

Tanaka S, Kitamura T, Nakanishi K et al. (1990 a) Effectiveness of periodic check up by ultrasonography for the early diagnosis of hepatocellular carcinoma. Cancer 66: 2210–2214

Tanaka S, Kitamura T, Fujita M, Nakanishi K, Okuda S (1990 b) Color Doppler flow imaging of liver tumors. AJR Am J Roentgenol 154: 509–514

Tang Y, Yamashita Y, Arakawa A et al. (1999) Detection of hepatocellular carcinoma arising in cirrhotic livers: Comparison of gadolinium- and ferumoxides-enhanced MR imaging. AJR Am J Roentgenol 172: 1547–1554

Taourel PG, Pageaux GP, Coste V et al. (1995) Small hepatocellular carcinoma in patients undergoing liver transplantation: Detection with CT after injection of iodised oil. Radiology 197: 377–380

Torres WE, Whitmire LF, Gedgaudas-McClees K et al. (1986) Computed tomography of hepatic morphologic changes in cirrhosis of the liver. J Comput Assist Tomogr 10: 47–50

Van Beers BE, Gallez B, Pringot J (1997) Contrast-enhanced MR imaging of the liver. Radiology 203: 297–306

Wernecke K, Vasallo P, Bick U, Diederich S, Peters PE (1992) The distinction between benign and malignant liver tumors on sonography: Value of a hypoechoic halo. AJR Am J Roentgenol 159: 1005–1009

Yamashita Y, Takahashi M, Baba Y et al. (1993) Hepatocellular carcinoma with and without cirrhosis: A comparison of CT and angiographic presentation in the United States and Japan. Abdom Imaging 18: 168–175

Zwiebel WJ (1995) Sonographic diagnosis of diffuse liver disease. Semin Ultrasound CT MR 16: 8–15

Diagnostik der Lebermetastasen des Pankreaskarzinoms

J. Gaa

Das duktale Adenokarzinom des Pankreas zählt mit einer Inzidenz von 9 Fällen auf 100.000 Einwohner zu einem der häufigsten malignen Tumoren in der westlichen Welt (Warshaw et al. 1992). Bei einer Fünfjahresüberlebensrate von 5 % hat der Tumor insgesamt eine schlechte Prognose. Für die ungünstige Situation können vier Hauptfaktoren angeschuldigt werden (Trede 1985):

1. die fehlende Möglichkeit, den Tumor in einem frühen, asymptomatischen Stadium zu diagnostizieren,
2. die schwierige Stadieneinteilung des Tumors nach Diagnosestellung,
3. die hohe Morbidität und Mortalität chirurgischer Verfahren und
4. eine fehlende effektive adjuvante onkologische Therapie.

Trotz dieser ungünstigen Konstellation kommt den bildgebenden Verfahren eine wichtige Rolle in der Diagnostik und Stadieneinteilung des Pankreaskarzinoms zu (Trede 1985; Trede et al. 1997). Allerdings werden diese Verfahren zunehmend komplexer und auch teurer. Sie umfassen derzeit die konventionelle, endoskopische und laparoskopische Sonographie, die Spiral-(Computertomographie-)CT, die Magnetresonanztomographie (MRT), die endoskopische retrograde Cholangiopankreatikographie (ERCP), die konventionelle Angiographie, die Positronenemissionstomographie (PET) und die Laparoskopie. Durch die immer umfangreicher werdenden Möglichkeiten, das Pankreas bildlich darzustellen, besteht jedoch die Gefahr, dass bei jedem Patienten mit einem vermuteten oder auch bereits nachgewiesenen Pankreastumor eine Vielzahl von bildgebenden Verfahren „kritiklos" angewandt wird. Der Chirurg erwartet bei einem Patienten mit einem möglichen bzw. nachgewiesenen Pankreastumor von den bildgebenden Verfahren präoperativ eine Antwort auf folgende Fragen:

1. Liegt tatsächlich ein Tumor vor oder besteht ein hinreichender Verdacht auf die Existenz eines Tumors (grundsätzliche Operationsindikation)?
2. Sind Nachbarorgane oder Nachbarstrukturen von dem Tumor befallen (technische Operabilität)?
3. Welches Tumorstadium liegt vor (Frage nach der Operationsindikation im Hinblick auf die Prognose und Lebensqualität des Patienten)?

In den meisten hepatopankreatikobiliären Zentren hat sich die CT als das Verfahren der Wahl zur Diagnostik und Stadieneinteilung der Pankreastumoren durchgesetzt.

Insbesondere die Einführung der Spiral-CT erbrachte deutliche Fortschritte (Bluemke et al. 1995). Während die konventionelle CT bei der Beurteilung der Gefäßinfiltration von Pankreastumoren lediglich eine Sensitivität von 45 % bei einer Spezifität von 92 % erreicht (Warshaw et al. 1990), konnte mit der Spiral-CT eine Sensitivität von 84 bzw. 91 % bei einer Spezifität von 98 bzw. 96 % erzielt werden (Lu et al. 1997; Richter et al. 1998).

Eine ähnliche Tendenz war bei dem Nachweis von Lebermetatsasen zu beobachten. Während in der konventionellen CT Leberfiliae mit einer Sensitivität von 58 % nachgewiesen werden konnten (Warshaw et al. 1990), lag die Sensitivität der Spiral-CT bei 79 % (Zeman et al. 1997) bzw. 75 % (Diehl et al. 1998). Im Vergleich zu der Spiral-CT kam der konventionellen MRT bis etwa Mitte der 90er Jahre aufgrund der langen Messzeiten bei Verwendung von Spinecho-Sequenzen nur eine untergeordnete Rolle zu.

Aufgrund der jüngsten technischen Weiterentwicklungen sowohl in der Hard- als auch in der Software moderner MR-Geräte hat sich in der abdominellen und hier insbesondere der Pankreasdiagnostik ein grundlegender Wandel vollzogen. Durch erheblich schnellere Schaltzeiten der Magnetfeldgradienten lassen sich sowohl T_1- als auch T_2-gewichtete Bilder in Mehrschicht- und Atemanhaltetechnik erstellen und somit unerwünschte Bewegungsartefakte vollständig unterdrücken (Abb. 15.1 a,b).

Daneben ergaben sich für die abdominelle MRT durch den zusätzlichen Einsatz der MRCP (MR-Cholangiopankreatikographie) und der kontrastverstärkten 3D-MR-Angiographie (MRA) neue diagnostische Möglichkeiten (Gaa et al. 1997, 1998, 1999, 2000; Abb. 15.2 a–d, 15.3 a–d).

Die durch diese Fortschritte zu erwartenden theoretischen Vorteile der MRT wurden kürzlich in einer prospektiven Studie an 58 Patienten mit gesicherten Pankreastumoren untersucht und mit den Ergebnissen der transabdominellen Sonographie, der Spiral-CT und der konventionellen Angiographie verglichen (Gaa et al. 1999). In der Beurteilung der lokalen Gefäßinfiltration schnitt die MRT mit der kontrastverstärkten 3D-MRA bei einer Sensitivität und Spezifität von 81 bzw. 96 % im Vergleich zu den anderen Verfahren am besten ab. Auch bei der Beurteilung von Lebermetas-

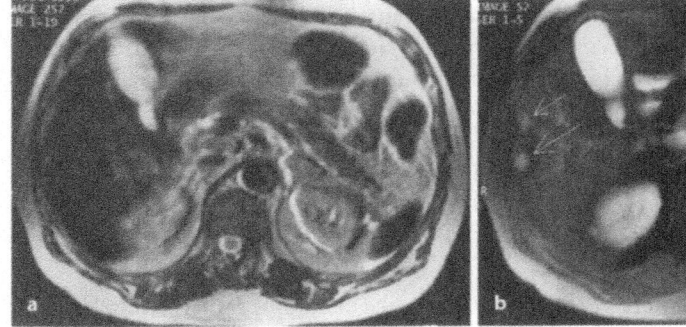

Abb. 15.1 a,b. Vergleich von T_2-gewichteter SE-Sequenz (a) und T_2-gewichteter, in Atemstillstand durchgeführter HASTE-Sequenz (b). Im Gegensatz zu der HASTE-Sequenz sind die Lebermetatsasen (*Pfeile*) aufgrund von ausgeprägten Bewegungartefakten in der SE-Sequenz nicht nachweisbar. Die linksseitige Nebennierenmetastase ist in der HASTE-Sequenz deutlich schärfer abgrenzbar

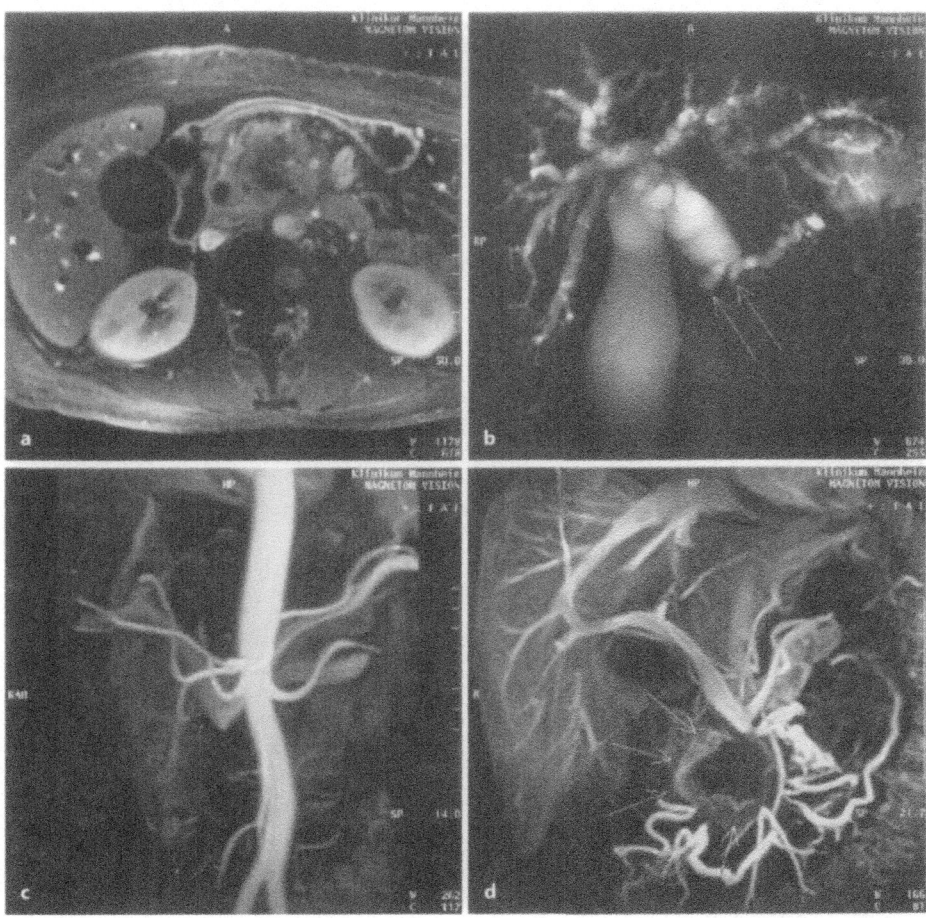

Abb. 15.2 a–d. „One-stop-shop-MRT" mit Schnittbild (**a**), MRCP (**b**), arterieller (**c**) und portalvenöser (**d**), kontrastverstärkter 3D-MRA bei einer 53-jährigen Patientin mit inoperablem Pankreaskopfkarzinom. **b** In der MRCP Nachweis einer ausgeprägten intra- und extrahepatischen Cholestase sowie eines „Double-duct-Zeichens" (*Pfeile*). **d** Verschluss der V. mesenterica superior mit ausgedehnten Kollateralen (*Pfeile*) in der portalvenösen MRA

tasen ergaben sich für die MRT bei einer Sensitivität von 100 und einer Spezifität von 91,7 % die besten Resultate (Abb. 15.4 a,b). Die ungewöhnlich hohe Sensitivität (vermutlich auch durch das relativ kleine Kollektiv mit Leberfiliae mitverursacht) ließ sich in einer Folgestudie an 140 Patienten trotz Verwendung optimierter STIR-Sequenzen nicht mehr bestätigen und reduzierte sich auf eine Sensitivität von nunmehr 83 %.

In der eigenen Abteilung werden bevorzugt STIR-Sequenzen zur Detektion und Charakterisierung von fokalen Leberläsionen bei Pankreastumoren eingesetzt. Das ausführliche Protokoll wurde an anderer Stelle vorgestellt (Gaa et al. 1997).

Bereits vor einigen Jahren konnte gezeigt werden, dass die Verwendung von Spinecho(SE)-Sequenzen in der Diagnostik von Lebermetastasen obsolet ist und diese

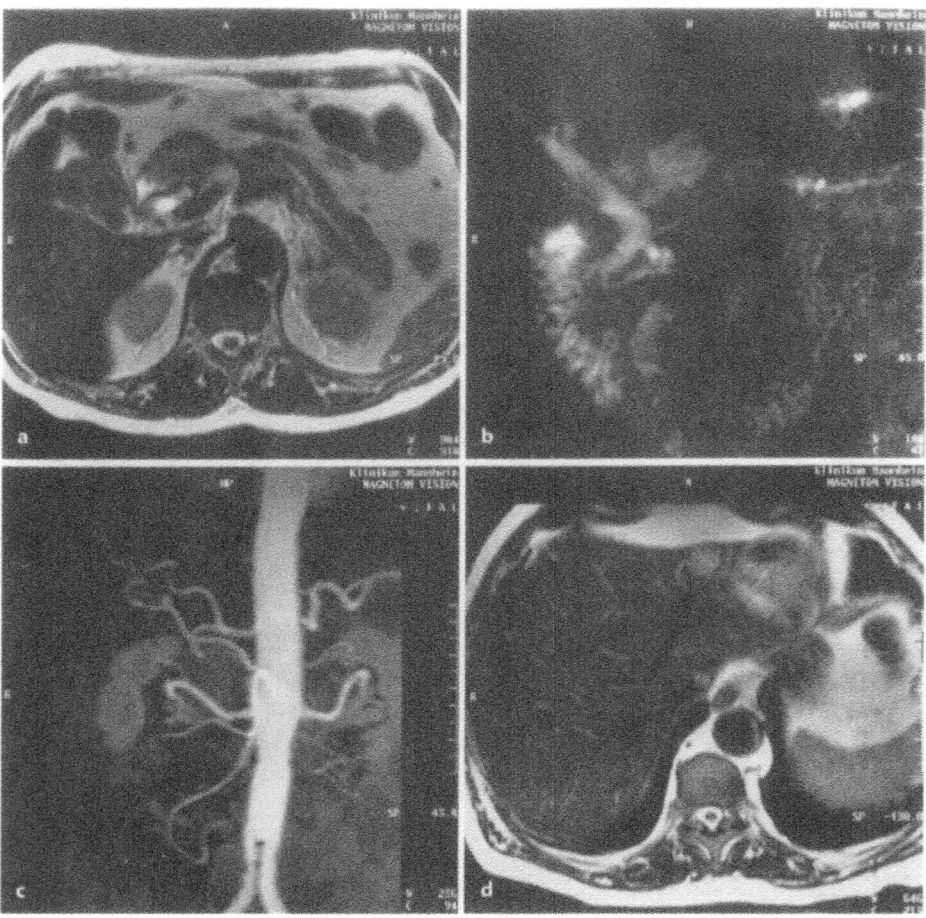

Abb. 15.3 a–d. „One-stop-shop-MRT" bei inoperablem Pankreaskopfkarzinom mit Gangabbruch in der MRCP, einer aberrierenden rechten Leberarterie (c) sowie einer singulären Metastase im linken Leberlappen (d)

durch neue, in Atemstillstand durchführbare Sequenzen zu ersetzen sind (Gaa et al. 1996 a,b). Bei der Vielzahl von derzeit zur Verfügung stehenden Sequenzen sollten jedoch nur T_2-gewichtete Sequenzen mit einem hohen Milz-Leber-Kontrast zum Einsatz kommen. Ein hoher Milz-Leber-Kontrast garantiert einen hohen Läsions-Leber-Kontrast und somit eine bessere Nachweisbarkeit fokaler Leberläsionen (Abb. 15.5 a–d, 15.6 a–d).

In einer ausgedehnten Pulssequenzanalyse konnte gezeigt werden, dass mit Hilfe von in Atemstillstand durchgeführten T_2-gewichteten Turbo-STIR-Sequenzen sowohl der höchste Leber-Läsions-Kontrast als auch die meisten Lebermetastasen nachgewiesen werden konnten (Gaa et al. 1996 a). Die Verwendung von Turbospinecho(TSE)-Sequenzen kann aufgrund von „Magnetization-transfer-Effekten" und wegen des erheblich schlechteren Läsions-Leber-Kontrastes zur Metastasendetektion nicht emp-

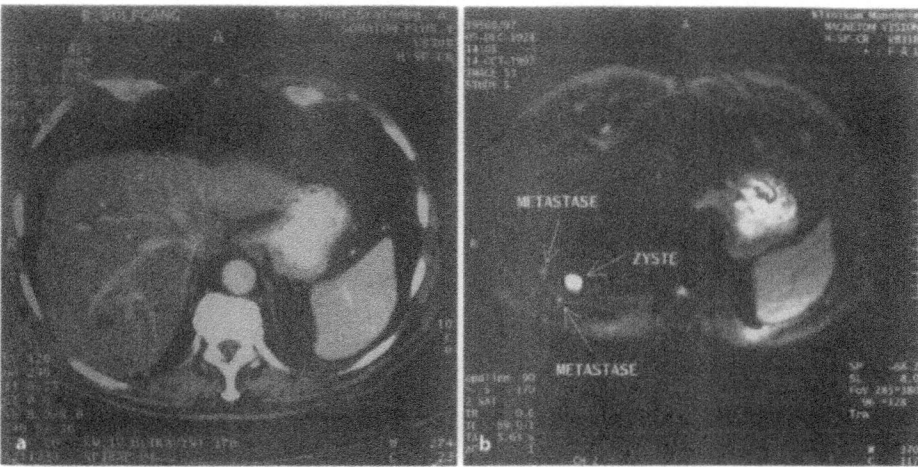

Abb. 15.4 a,b. 72-jähriger Patient mit einem 2 cm großen Karzinom im Processus uncinatus. In der Spiral-CT lediglich Darstellung einer Zyste im rechten Leberlappen (a). b In der echoplanaren STIR-Sequenz zusätzlicher Nachweis von 2 ca. 5–6 mm großen Metastasen

fohlen werden. Gelegentlich können sich die relativ langen Atemstillstandsphasen von ca. 18–20 s bei Verwendung der Turbo-STIR-Sequenzen als problematisch erweisen, sodass der Einsatz von modifizierten echoplanaren STIR-Sequenzen sinnvoll ist. Diese zeichnen sich neben ihrem nahezu „reinen" T_2-Kontrast durch einen ausgezeichneten Leber-Läsions-Kontrast aus. Durch die Implementierung dephasierender Gradientenpulse werden die arteriellen und venösen Gefäßsignale unterdrückt, sodass falsch-positive Ergebnisse (Ausnahme: Cholestase!) vermieden werden können. Ihr Einsatz erfordert jedoch neben dem Einsatz eines sog. „gradient-overdrive" ein sehr homogenes Magnetfeld bzw. einen guten Shim.

Da mit diesen neueren Techniken auch Läsionen in der Größenordnung von wenigen Milimetern nachgewiesen werden können, können sich jedoch zunehmend Probleme in der Dignitätsbeurteilung fokaler Leberläsionen ergeben (Abb. 15.7 a–d).

Zusammenfassend bleibt festzuhalten, dass in jüngster Zeit große Fortschritte in der MRT-Bildgebung von Pankreastumoren gemacht wurden. Neben den Fortschritten in der Beurteilung der lokalen Gefäßverhältnisse durch die kontrastverstärkte 3D-MRA konnte insbesondere die Detektion von Leberläsionen durch neue, in Atemstillstand durchgeführte STIR-Sequenzen verbessert werden. Problematisch bleibt allerdings derzeit neben dem schwierigen Nachweis einer Peritonealkarzinose die sichere Charakterisierung von Leberläsionen im Bereich von wenigen Millimetern.

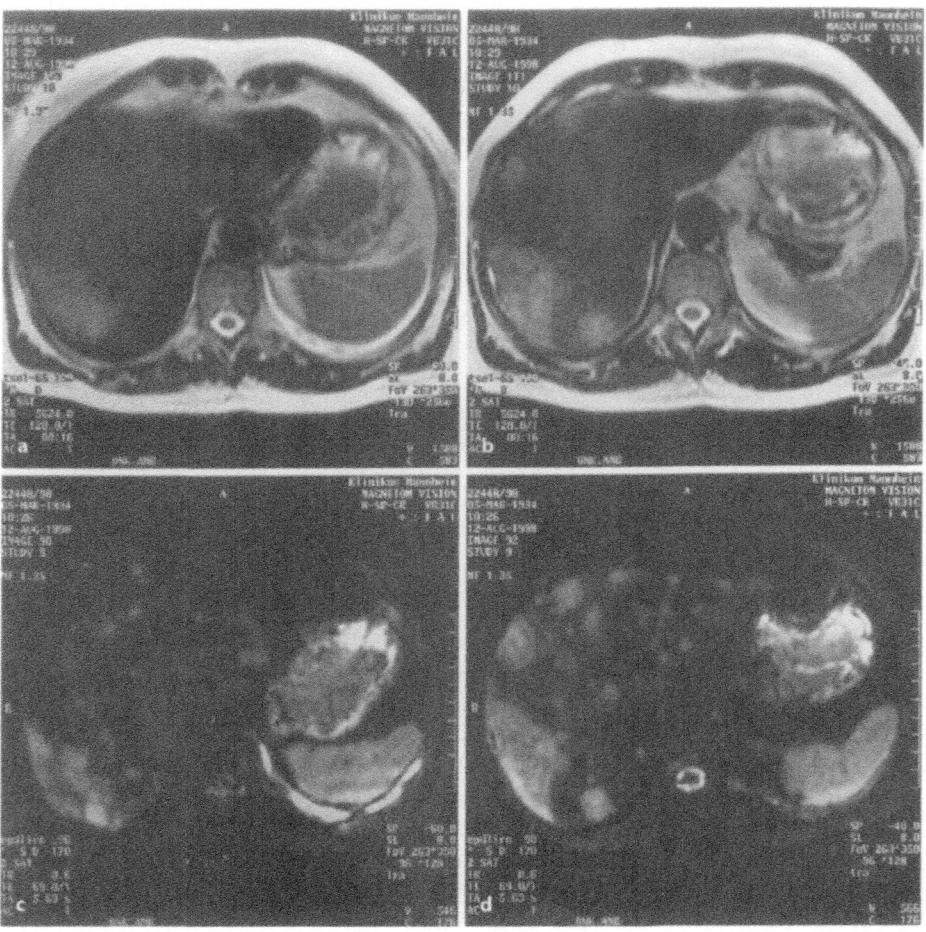

Abb. 15.5 a–d. Vergleich von T_2-gewichteter TSE-Sequenz (**a,b**) und T_2-gewichteter echoplanarer STIR-Sequenz (**c,d**) bei multiplen Lebermetastasen. In der STIR-Sequenz zeigt sich ein deutlich besserer Milz-Leber- sowie Läsions-Leber-Kontrast

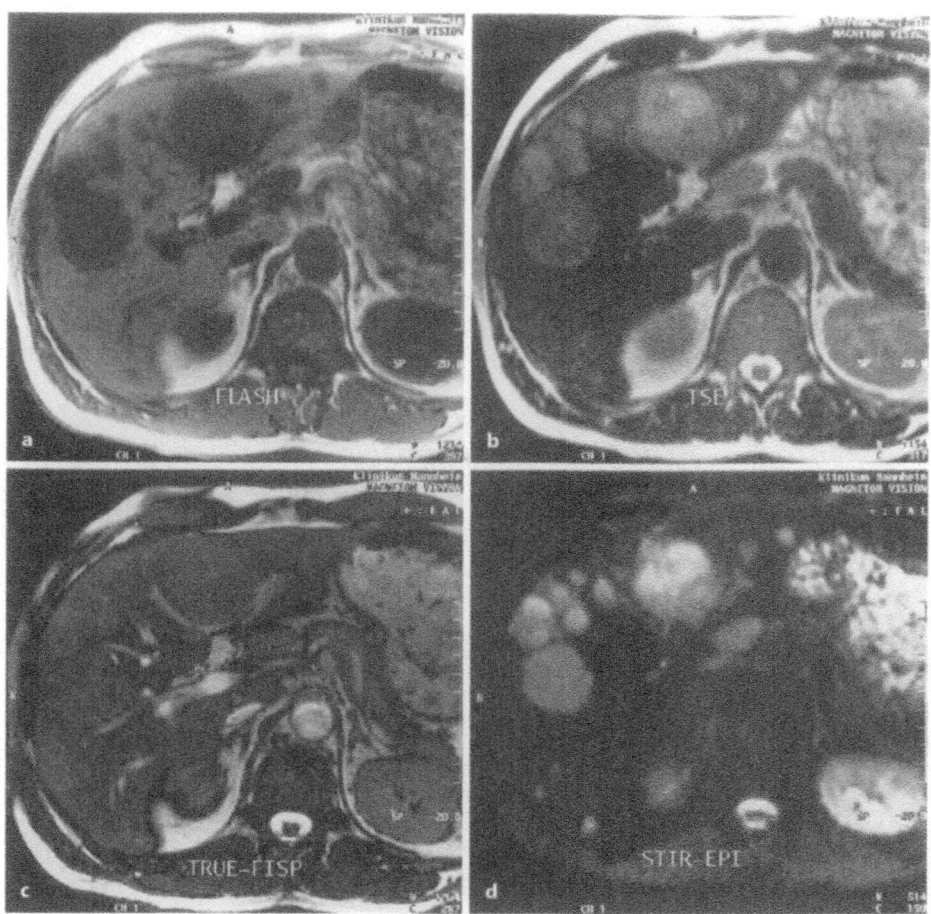

Abb. 15.6 a–d. Vergleich von T_1-gewichteter FLASH-Sequenz (**a**), T_2-gewichteter TSE-Sequenz (**b**), T_2-gewichteter TRUE-Fisp-Sequenz (**c**) und T_2-gewichteter echoplanarer STIR-Sequenz (**d**)

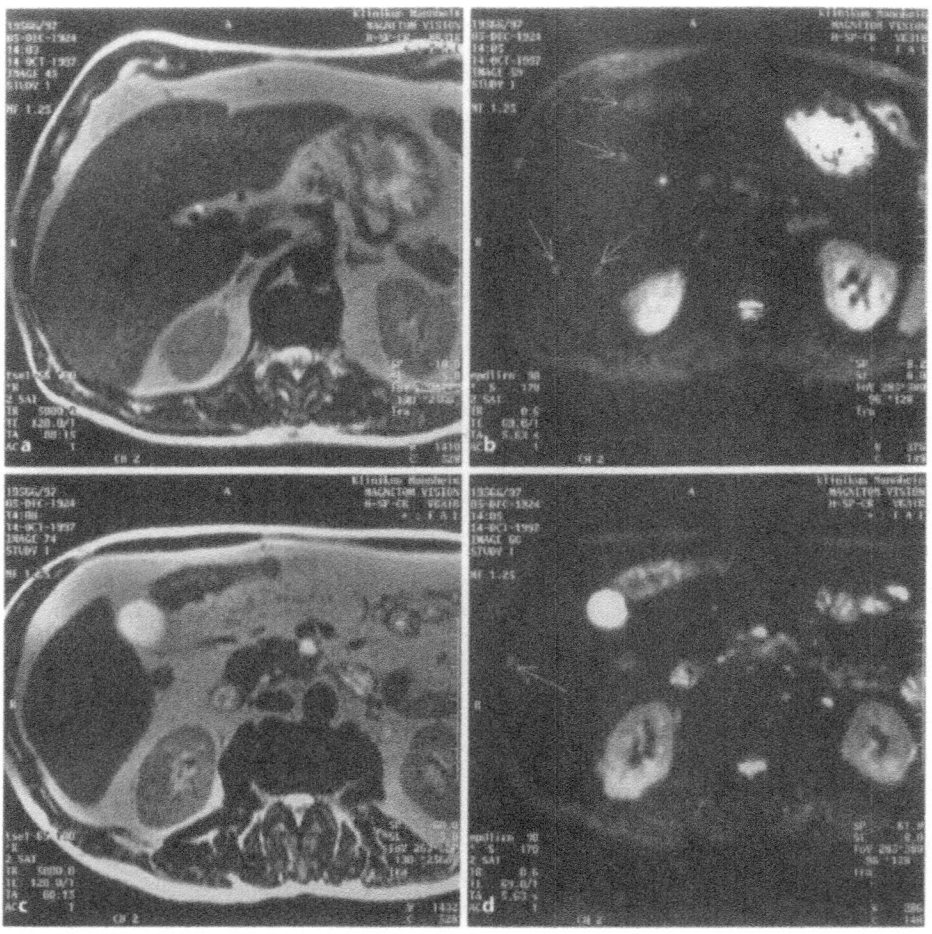

Abb. 15.7 a–d. Vergleich von T_2-gewichteter TSE-Sequenz (**a,c**) und T_2-gewichteter echoplanarer STIR-Sequenz (**b,d**). Im Gegensatz zu der unauffälligen TSE-Sequenz können in der STIR-Sequenz 5 Lebermetastasen (*Pfeile*) mit einer Größe von wenigen Millimetern nachgewiesen werden

Literatur

Bluemke DA, Cameron JL, Hruban RH, Pitt HA, Siegelman SS, Soyer P, Fishman EK (1995) Potentially resectable pancreatic adenocarcinoma. Spiral-CT assessment with surgical and pathologic correlation. Radiology 197: 381–385

Diehl SJ, Lehmann KJ, Sadick M, Lachmann R, Georgi M (1998) Pancreatic cancer: Value of dual-phase helical CT in assessing resectability. Radiology 206: 373–378

Gaa J, Hatabu H, Jenkins RL, Finn JP, Edelman RR (1996 a) Liver masses: Replacement of conventional T2-weighted spin-echo MR imaging with breath-hold MR imaging. Radiology 200: 459–464

Gaa J, Fischer H,Laub G, Georgi M (1996 b) Breath-hold MR imaging of focal liver lesions: Comparison of fast and ultrafast MR techniques. Eur Radiol 6: 838–843

Gaa J, Georgi M, Trede M (1997) New concepts in MR imaging of pancreatic tumors. Imag Dec MRI 2: 2–7

Gaa J, Laub G, Edelman RR, Georgi M (1998) Erste klinische Ergebnisse mit der ultraschnellen, kontrastverstärkten 2-Phasen-3D-MR-Angiographie im Abdomen. Rofo Fortschr Geb Rontgenstr Neuen Bildgeb Verfahr 169: 135–139

Gaa J, Wendl K, Tesdal IK et al. (1999) Kombinierter Einsatz von MRT, MRCP und kontrastverstärkter 2-Phasen 3D-MRA in der Diagnostik von Pankreastumoren: Erste klinische Ergebnisse. Rofo Fortschr Geb Rontgenstr Neuen Bildgeb Verfahr 170: 528–533

Gaa J, Wielopolski P, Böhm C, Oudkerk M, Georgi M (1999): Vergleich von konventioneller und hochauflösender 2D-RARE Sequenz in der Diagnostik pankreatikobiliärer Erkrankungen. Rofo Fortschr Geb Rontgenstr Neuen Bildgeb Verfahr 171: 254–257

Gaa J, Lehmann KJ, Georgi M (2000) MR-Angiographie und Elektronenstrahl CT-Angiographie. Thieme, Stuttgart

Lu DS, Reber HA, Krasny RM, Kadell BM, Sayre J (1997) Local staging of pancreatic cancer: Criteria for unresectability of major vessels as revealed by pancreatic-phase, thin section helical CT. AJR Am J Roentgenol 168: 1439–1443

Richter GM, Wunsch C, Schneider B, Düx M, Klar E, Seelos R, Kaufmann GW (1998) Hydro-CT in der Detektion und im Staging des Pankreaskarzinoms. Radiologe 38: 279–286

Trede M (1985) The surgical treatment of pancreatic carcinoma. Surgery 97: 28–35

Trede M, Rumstadt B, Wendl K et al. (1997) Ultrafast Magnetic Resonance Imaging improves the staging of pancreatic tumors. Ann Surg 226: 393–407

Warshaw A, Gu ZY, Wittenberg J, Waltman AC (1990) Preoperative staging and assessment of resectability of pancreatic cancer. Arch Surg 125: 230–233

Warshaw AL, del Castillo C (1992) Pancreatic carcinoma. New Engl J Med 326: 455–465

Zeman RK, Cooper C, Zeiberg AS et al. (1997) TNM staging of pancreatic carcinoma using helical CT. AJR Am J Roentgenol 169: 459–464

Leitlinien zur Diagnostik und Therapie von Lebermetastasen

TH. JUNGINGER

Leitlinien sind systematisch entwickelte Entscheidungshilfen für Arzt und Patient. Leitlinien sollten von einer optimalen Behandlungsqualität ausgehen. Sie finden ihre Begründung in Situationen, bei denen eine hohe Variabilität der Behandlungsqualität besteht, wenn Maßnahmen mit fraglicher Indikation oder ohne Wirkungsnachweis zur Anwendung kommen oder bei unzureichender Verfügbarkeit begründeter Maßnahmen. In Anbetracht der zahlreichen Therapieoptionen bei Lebermetastasen war es das Ziel der Deutschen Krebsgesellschaft (DKG) in Zusammenarbeit mit der Deutschen Gesellschaft für Chirurgie (DGCH) Entscheidungshilfen für die Diagnostik und Therapie bei Patienten mit Lebermetastasen im interdisziplinären Expertenkonsens zu formulieren (Kurzgefasste Interdisziplinäre Leitlinien 2000).

16.1
Diagnostik

Lebermetastasen werden meist bei bekanntem und bereits behandeltem Primärtumor nachgewiesen. Die prätherapeutische Diagnostik hat dementsprechend

- die Klärung eines lokoregionären Rezidivs des Primärtumors,
- den Nachweis oder Ausschluss von extrahepatischen, intra- und extraabdominellen Tumormanifestationen und
- die Klärung der Ausdehnung der hepatischen Metastasierung

zum Ziel.

Die Diagnostik intraabdomineller Tumormanifestationen umfasst die perkutane Sonographie, die Spiral-(Computertomographie-)CT ggf. die Magnetresonanztomographie (MRT) der Leber. In Bezug auf den Nachweis von Lebermetastasen weist die perkutane Sonographie eine vergleichsweise geringe Sensitivität (41 %, 38–68 %; Soyer et al. 1994) auf, die ihre Ursache in der Schwierigkeit, kleinere Herde zu detektieren, hat. Die Spezifität der Sonographie ist demgegenüber ähnlich der anderer bildgebender Verfahren (Tabelle 16.1). Die Sensitivität der CT (48 % ohne Kontrastmittel, 10-mm-Schichten; Machi et al. 1987) kann durch die Gabe von Kontrastmittel (71 %, 10-mm-Schicht; Soyer et al. 1994) und durch weitere technische Verbesserungen auf etwa 85 % gesteigert werden (Heiken et al. 1989) bei hoher Spezifität (93 %; Machi et al. 1987). Die Sensitivität ist abhängig von der Tumorgröße (71,4 % <1 cm,

Tabelle 16.1. Prä- und intraoperative Diagnostik bei Lebermetastasen. (Nach Machi et al. 1987)

| | Präoperativ | | Intraoperativ | |
	Sonographie	CT	Palpation	Sonographie
Sensitivität	41 %	48 %	59 %	98 %
Spezifität	96 %	93 %	85 %	94 %
Genauigkeit	74 %	74 %	74 %	96 %

84,2 % 1–2 cm, 96 % 2–3 cm, 100 % >3 cm, Doppelspiraltechnik, 7-mm-Schichten; Foroutani et al. 2000). Die Untersuchung erlaubt die genaue Zuordnung der Läsionen zu den anatomischen Leberstrukturen und liefert Informationen über weitere intraabdominelle, tumorverdächtige Befunde.

Die CT mit Kontrastmittelgabe in die Pfortader über einen Katheter in die A. mesenterica superior (CT-Arterioportographie/CTAP) weist die höchste Sensitivität (81 %, 21–100 %; Schmidt et al. 2000) auf. Insbesondere kleinere Herde werden erkennbar; allerdings beträgt die Rate falsch-positiver Befunde bis zu 40 % (Ferrucci 1990). Infolge der hierdurch geringeren Spezifität (68 %; Schmidt et al. 2000) und der Invasivität der Methode findet sie weniger zum Nachweis als zum Ausschluss von Lebermetastasen Anwendung; dies insbesondere in Situationen, in denen die Indikation zu einer ausgedehnten Leberresektion vom fehlenden Befall des verbleibenden Parenchyms abhängig ist.

Die MRT hat gegenüber der CT den Vorteil, Hämangiome und Zysten besser von Metastasen unterscheiden zu können und kein jodhaltiges Kontrastmittel zu benötigen, andererseits den Nachteil, extrahepatische Tumormanifestationen weniger genau zu erfassen (Ferrucci 1990), ohne dass umfangreiche Vergleichsuntersuchungen hierzu vorliegen. Die Frage nach Unterschieden in Sensitivität und Spezifität beim Nachweis von Lebermetastasen zwischen CT und MRT ist nicht definitiv zu beantworten, da beide Methoden kontinuierlich verbessert werden und Studienergebnisse rasch überholt sind. Unstrittig wird jedoch die Aussagekraft von der Erfahrung des Untersuchers mit dem jeweiligen Verfahren beeinflusst (Ferrucci 1990). Ausgehend von der Verfügbarkeit und im Hinblick auf die bessere extrahepatische Tumordiagnostik wurde die CT des Abdomens in den Leitlinien der DKG als notwendige Untersuchung gesehen, die bei speziellen Fragestellungen (s. oben) durch eine MRT-Untersuchung ergänzt werden muss (Kurzgefasste Interdisziplinäre Leitlinien 2000).

Die Lunge ist zumindest beim kolorektalen Karzinom nach der Leber am nächst häufigsten von Metastasen befallen, was die routinemäßige Durchführung einer Röntgenthoraxaufnahme in zwei Ebenen im Rahmen der prätherapeutischen Diagnostik bei Lebermetastasen begründet. Die CT des Thorax weist eine höhere Sensitivität bei geringerer Spezifität für den Nachweis intrapulmonaler Metastasen auf. Kontrovers wird der routinemäßige Einsatz der CT des Thorax vor der Resektion von Lebermetastasen diskutiert. In einer prospektiven Untersuchung (Nagorney et al. 1998) wurde bei 100 Patienten mit operablen Lebermetastasen und negativem Lungenbefund der konventionellen Röntgenaufnahme eine CT durchgeführt. 11 Patienten, bei denen sich pathologische Lungenbefunde fanden, wurden thorakotomiert bzw. thorakoskopiert. Bei 3 der 11 Patienten handelte es sich um Metastasen des kolorektalen Karzinoms, einmal um ein bronchoalveoläres Karzinom. Die Rate der durch die CT bei negativer Röntgenthoraxaufnahme nachgewiesenen Lungenmetastasen lag damit bei 4 % und der positive Vorhersagewert bei entdecktem Lungenrundherd bei 36 %. Damit stellt sich die Frage nach dem Nutzen der routinemäßigen CT auch in Anbetracht der nicht unerheblichen Kosten. Offen ist auch, ob bei Operation der Lungenmetastase zu einem späteren Zeitpunkt die Prognose wesentlich verschlechtert wird. Unter diesen Aspekten sehen die Leitlinien der DKG eine CT des Thorax nur bei pathologischem Befund der konventionellen Röntgenthoraxaufnahmen vor (s. nachfolgende Übersicht).

Diagnostik bei Lebermetastasen. Leitlinien der DKG und DGCH 2000
- Notwendig
  - Anamnese und klinische Untersuchung
  - Sonographie des Abdomens
  - Spiral-CT
  - (MRT)
- im Einzelfall nützlich
  - Tumormarker
  - Laparoskopie (fragliche Operationsindikation)
  - Positronenemissionstomographie (PET).

Zusätzliche im Einzelfall nützliche Verfahren sind die Bestimmung der Tumormarker und die PET-Untersuchung (Heiken et al. 1989). Die prätherapeutische, mikroskopische Diagnose ist bei geplanter Resektion unnötig, jedoch bei unbekanntem Primärtumor sowie vor nichtoperativen, therapeutischen Konsequenzen indiziert.

Zunehmend wird die prätherapeutische Laparoskopie mit Ultraschalluntersuchung eingesetzt. Nach einem Konsensus der Gesellschaft der amerikanischen gastrointestinalen, endoskopischen Chirurgen stellen Lebermalignome eine Indikation zur Laparoskopie dar (Society of American Gastrointestinal Endoscopic Surgeons 1999). In einer prospektiven Vergleichsuntersuchung zwischen Doppelspiral-CT und Laparoskopie mit Ultraschall wurden hierdurch 9,5 % zusätzliche Tumoren bei 20 % der untersuchten Patienten nachgewiesen (11/55; Foroutani et al. 2000). Wenngleich offen ist, inwieweit hierdurch das therapeutische Ergebnis beeinflusst wurde, sprechen diese Untersuchungen für dieses Vorgehen vor einer perkutanen, lokal destruierenden Therapie und bekräftigen die Notwendigkeit der intraoperativen Sonographie (Tabelle 16.2) vor der Resektion von Metastasen. In den Leitlinien der DKG sind diese beiden Verfahren bisher nicht aufgeführt.

Tabelle 16.2. Sensitivität und Spezifität der intraoperativen Sonographie (IOUS) bei der Diagnose kolorektaler Lebermetastasen. (Nach Schmidt et al. 2000)

Autor/en	n	Sensitivität (%)	Spezifität (%)
Knol et al. (1993)	51	88	97
Rafaelsen et al. (1995)	295	97	98
Moran et al. (1995)	48	98	96
Takeuchi et al. (1996)	119	100	98
Schmidt et al. (2000)	33	98	95

16.2
Operative Therapie mit kurativem Ziel

Nur die operative Therapie eröffnet Patienten mit Lebermetastasen eine Heilungschance. Die mediane Überlebenszeit von 42 Monaten (Fong et al. 1998) ist auch mit
den neu verfügbaren Chemotherapeutika nicht erreichbar (9–16 Monate; Cunningham et al. 1998, Metaanalyse). Die gegenüber der Lebenserwartung bei Spontanverlauf
(6–21 Monate; Cunningham et al. 1998; Wagner et al. 1984) deutlich bessere Prognose
spricht für den therapeutischen Effekt der operativen Therapie. Begründet wird die
Metastasenresektion durch Sektionsbefunde, die zeigten, dass eine auf die Leber
beschränkte Metastasierung vorliegen kann (Fong et al. 1998), sowie durch den Langzeitverlauf nach operativer Therapie, der nach dem 5. postoperativen Jahr ein Plateau
der Überlebensrate von 22 % (Fong et al. 1998) bzw. 23 % (Scheele et al. 1995) zeigt.

Zahlreiche Prognosefaktoren wurden untersucht und mehrere Score-Systeme
entwickelt (Cady et al. 1992; Fong et al. 1998; Gayowski et al. 1994; Nordlinger et al.
1996), um Patienten, bei denen die Heilungschance hoch ist, von denjenigen zu unterscheiden, bei denen bereits eine generalisierte Erkrankung vorliegt und die Metastasenresektion ohne Einfluss auf den Krankheitsverlauf ist. Ungünstige Faktoren nach
Metastasenresektion kolorektaler Karzinome ergeben sich aus (Fong et al. 1998):

- dem Primärtumor (positiver Lymphknotenbefall),
- dem Vorliegen extrahepatischen Tumorwachstums,
- einem Intervall von weniger als 12 Monaten zwischen Primäroperation und Auftreten der Metastase,
- bei multiplen Metastasen (>1),
- über 5 cm großen Metastasen und
- einem CEA-Wert von über 200 ng/ml.

Diese Faktoren werden nicht in allen Untersuchungen bestätigt. Vielfach bestätigt
wird jedoch der tumorfreie Schnittrand als wichtiger prognostischer und durch die
Therapie beeinflussbarer Faktor. Der Befall des Schnittrandes bedeutet nicht nur
ein erhöhtes Risiko eines hepatischen Rezidivs (Hughes et al. 1986) sondern auch –
von wenigen Ausnahmen abgesehen (Butler et al. 1986; Rosen et al. 1992) – eine
ungünstige Gesamtprognose (Cady et al. 1992; Fong et al. 1998; Gayowski et al.
1994; Nordlinger et al. 1996; Scheele et al. 1995). Ziel der operativen Therapie, wie
auch anderer lokal destruierender Verfahren, ist damit die vollständige Ausschaltung

Tabelle 16.3. Überleben bei inoperablen Lebermetastasen kolorektaler Karzinome. (Nach Gibbs et al.
1998)

Ursache der Inoperabilität	n	Überleben (Monate)
>4 Metastasen	8	33
Peritonealbefall	13	24
Hiliärer Lymphknotenbefall	7	21
Hiliäre Lymphknoten – Peritoneum	5	8

aller Metastasen, d. h. die Entfernung mit einem mikroskopisch tumorfreien Schnittrand (s. folgende Übersicht).

Operative Therapie mit kurativem Ziel bei Lebermetastasen.
Indikationen und Kontraindikationen. Leitlinien der DKG und DGCH 2000
- Indikation
    - R0-Resektion aller Metastasen
    - ausreichende Paremchymreserve
    - vertretbares Risiko
- Kontraindikation
    - komplette Metastasenentfernung nicht möglich
    - Lymphknotenmetastasen im Lig. hepatoduoduale
    - extrahepatisches Tumorwachstum.

Zum Ausmaß des erforderlichen Sicherheitsabstandes liegen nur wenige, teilweise kontroverse Aussagen vor. Cady et al. (1992) haben bei einem Sicherheitsabstand von unter 1 cm bereits einen ungünstigeren Verlauf als bei größerem Abstand gesehen, sodass dieser Bereich möglichst eingehalten werden sollte.

Wesentlich für eine vollständige Resektion ist der Nachweis aller vorhandenen Metastasen. Hierzu ist die *intraoperative Sonographie* in besonderem Maße geeignet, da sie im Vergleich zu den präoperativ eingesetzten bildgebenden Verfahren die höchste Sensitivität besitzt und auch der Palpation überlegen ist (Machi et al. 1987; vgl. Tabelle 16.2). In 20 % bis 30 % (Cady et al. 1992; Foroutani et al. 2000) finden sich hiermit zusätzliche Herde.

Kontraindikationen zur Leberresektion ergeben sich konsequenterweise dann, wenn eine vollständige Metastasenentfernung nicht möglich ist. Dies betrifft die intrahepatische wie die extrahepatische Metastasierung, insbesondere eine Peritonealkarzinose. Liegen extrahepatische Metastasen im Lig. hepatoduodenale oder in anderen Organen vor, die mit den Lebermetastasen entfernbar sind, kann nur im Einzelfall über das geeignete Vorgehen entschieden werden (Sugihara et al. 1993). Bei histologisch gesichertem Lymphknotenbefall im Lig. hepatoduodenale überlebte in der Studie von Rosen et al. (1992) kein Patient 5 Jahre. Besonders ungünstig ist der gleichzeitige Befall der Lymphknoten des Lig. hepatoduodenale und des Peritoneums (Überleben 8 Monate; Gibbs et al. 1998; Tabelle 16.3).

16.3
Adjuvante Therapie

Auch nach vollständiger Resektion der Metastasen ist in der Leber in 32 % (Sugihara et al. 1993) bis 60 % (Doci et al. 1991) mit dem erneuten Auftreten von Tumoren und in 28–36 % (Cady et al. 1992; Doci et al. 1991; Hughes et al. 1986; Sugihara et al. 1993) mit einem extrahepatischen Rezidiv zu rechnen. Seit langem wird versucht, durch adjuvante Maßnahmen die Prognose nach operativer Therapie zu verbessern. In früheren Untersuchungen ließ sich kein Einfluss der adjuvanten Chemotherapie nachweisen (Fortner 1988). Auch die intraarterielle Chemotherapie der Leber war in einer randomisierten Vergleichsstudie ohne Effekt (Lorenz et al. 1998). Möglicherweise kann durch die Kombination von regionaler und systemischer Chemotherapie eine Prognoseverbesserung erzielt werden (Kemeny et al. 1987). Derzeit gibt es für adjuvante Therapiemaßnahmen nach R0-Resektion von Lebermetastasen außerhalb von Studien keine Berechtigung (s. folgende Übersicht).

Adjuvante Therapie nach R0-Resektion von Lebermetastasen.
Leitlinien der DKG und DGCH 2000
* Regionale Chemotherapie:
  kontroverse Ergebnisse
* systemische Chemotherapie:
  prospektive Studien fehlen
  Anwendung nur unter Studienbedingungen.

Eine neoadjuvante (präoperative) Chemotherapie wurde bei 330 Patienten eingesetzt und ermöglichte bei 53 Patienten die vollständige Tumorentfernung mit einer Fünfjahresüberlebensrate von 40 % (Bismuth et al. 1996). Die Übertragbarkeit dieser Ergebnisse wird derzeit in einer Studie überprüft.

16.4
Lokal destruierende Verfahren

Nur in 5–20 % der Patienten mit Metastasen kolorektale Karzinome ist eine Resektion möglich. Dies führte in Fortführung der Erfahrungen beim hepatozellulären Karzinom (HCC) auch bei Lebermetastasen zur Anwendung lokal destruierender Verfahren. Diese führen entweder über chemische oder physikalische Prozesse zur Tumornekrose (Abb. 16.1). Vorteil aller Verfahren – abgesehen von der Kryotherapie – ist die perkutane Anwendung und die Wiederholbarkeit.

Unter den chemischen Verfahren kam die perkutane Alkoholinjektion in zwei Studien bei Metastasen unter 4–5 cm zur Anwendung. In 52–56 % konnte eine komplette Nekrose erzielt werden, meist bei Herden unter 2 cm und bei endokrinen Tumoren (Livraghi et al. 1991). In einer Serie von 40 Patienten (Giovannini u. Seitz 1994)

Abb. 16.1. Lokal destruierende Maßnahmen bei Lebermetastasen

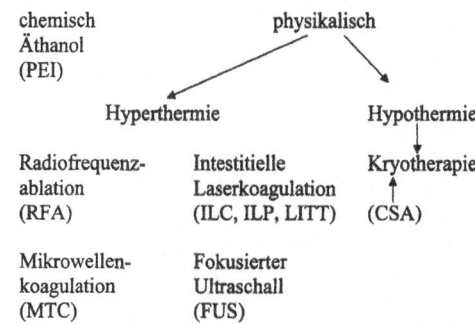

wurde eine Dreijahresüberlebensrate von 39 % mitgeteilt. Allerdings wurden auch Zweifel an der Wirksamkeit der Methode geäußert (Mazziotti et al. 1998). Anders als HCC weisen Metastasen eine festere Konsistenz auf, die einer gleichmäßigen Verteilung der eingebrachten Substanzen entgegensteht. HCC sind eher von weicher Konsistenz und von derbem Lebergewebe umgeben und damit für die Alkoholinjektion besser geeignet. Derzeit dürfte für die Alkoholinjektion nur in Ausnahmefällen eine Indikation gegeben sein.

Die *Radiofrequenztherapie* beruht auf einer thermischen Tumorzelldestruktion, die ab einer Temperatur von über 45–50 °C erfolgt. Sie kommt perkutan oder intraoperativ unter sonographischer Kontrolle zur Anwendung. Erste Erfahrungen zeigten eine geringe Komplikationsrate und niedrige Rezidivrate (1,8 %; Curley et al. 1999). Andere Untersucher fanden Rezidive in 10–38 % (bei Tumoren über 3 cm). Problematisch ist die Kontrolle der Tumordestruktion, die sich an der Gasbildung im Sonogramm orientiert.

Die *interstitielle Lasertherapie* (laserinduzierte Thermotherapie/LITT) setzt gleichfalls die Wärmeentwicklung zur Tumordestruktion ein, die mittels MRT kontrolliert wird. Die Angaben über eine komplette Tumordestruktion schwanken zwischen 15 und 75 % (Heisterkamp et al. 1999). Durch technische Weiterentwicklung konnte eine Kontrollrate von über 95 % und Überlebenszeiten von 41 Monaten, allerdings bei Einsatz von zusätzlichen Therapiemodalitäten beobachtet werden (Vogl et al. 1999). Sollten sich diese Ergebnisse bestätigen, könnte das Verfahren in bestimmten Situationen (Durchmesser unter 5 cm, weniger als 5 Metastasen, Fehlen extraheptischen Tumorbefalls) eine Alternative zur Resektion darstellen. Eine derzeit laufende Studie wird diese Frage klären.

Daneben kommen weitere Verfahren zur Anwendung, wie die Mikrowellenkoagulation und der fokusierte Ultraschall, ohne dass die bisherigen Verfahren Aussagen zu deren Nutzen zulassen (Scudamore et al. 1997; Tabelle 16.4).

Die *Kryotherapie* findet demgegenüber vorwiegend nach Laparotomie Anwendung. Dies ist im Vergleich zu den anderen lokal destruierenden Verfahren von Nachteil, ermöglicht aber die Kombination mit einer Resektion, sodass bei etwa 15 % ansonsten inoperabler Patienten die vollständige Tumorausschaltung in einer Sitzung erfolgen kann. Zudem erlaubt die Laparotomie ein genaues Staging, insbesondere die Klärung eines extraheptischen Tumorwachstums. Die Kryotherapie ist auch bei größeren Tumoren wirksam und hier möglicherweise der Radiofrequenztherapie überlegen.

Tabelle 16.4. Vergleich der lokal destruierenden Maßnahmen bei Lebermetastasen. (Mod. nach Scudamore et al. 1997)

	Lokale Wirkung	Tumorgröße <3 cm	5 cm	Morbidität	Kosten
PEI	+	+++++	–	++	+
CSA	+++++	+++++	++	+++++	++++
ILP	++++	+++++	–	+	+++++
RFA	+++++	+++++	–	–	+
MC	+++	+++	–	–	+
FUS	++	+++	–	–	+++

PEI perkutane Ethanolinjektion; *CSA* Kryochirurgie; *ILP* interstitielle Laserkoagulation; *RFA* Radiofrequenztherapie; *MC* Mikrowellenkoagulation; *FUS* fokussierter Ultraschall.

Die *Chemoembolisation* hat Ansprechraten zwischen 95 und 100 % erbracht, die mediane Überlebenszeit belief sich auf 7–23 Monate, sodass dieses Vorgehen bei Lebermetastasen keine Vorteile ergibt (Tellez et al. 1998). Ob die Kombination der regionalen Chemotherapie mit einer Flussverzögerung durch Mikrosphären eine Prognoseverbesserung ermöglicht (Pohlen et al. 1999) müssen weitere Untersuchungen zeigen.

Alle Verfahren müssen sich an den Ergebnissen der Resektion messen und sollten nur bei nicht gegebener Resektabilität unter den kontrollierten Bedingungen einer klinischen Studie zur Anwendung kommen.

16.5
Diffuse Lebermetastasierung

Bei diffuser Lebermetastasierung stehen die intraarterielle, regionale und die systemische Chemotherapie neben einem rein supportiven Vorgehen zur Verfügung. Mehrere prospektiv randomisierte Studien habe eine höhere Remissionsrate der lokoregionären Chemotherapie im Vergleich zur systemischen nachgewiesen, der Einfluss auf die Überlebensrate war jedoch nicht signifikant (Tabelle 16.5). In einer Metaanalyse war ein prognostischer Vorteil der regionalen Chemotherapie lediglich bei Vergleich der regionalen Chemotherapie mit einer Kontrollgruppe, in der es frei gestellt war, ob eine intravenöse Chemotherapie oder keine Behandlung zur Anwendung kam, festzustellen (mediane Überlebenszeit 14,5 Monate vs. 10,1 Monate, p = 0,002; Cunningham et al. 1998). In Anbetracht der Komplikationen, die vom Kathetersystem der regionalen Chemotherapie ausgehen, kann dieses Verfahren derzeit nicht als Standardverfahren gelten. Für die systemische Behandlung finden eine Reihe Chemotherapeutika Anwendung, wobei insbesondere Irinotecan und Oxaliplatin Vorteile gegenüber den bisherigen Medikamenten erbrachten.

Tabelle 16.5. Ergebnisse der regionalen und systemischen Chemotherapie bei Lebermetastasen (randomisierte Studien)

		n	Response	p	Überleben	p
MSKCC	i. a.	48	52 %	0,001	17 Monate	ns
Kemeny et al. 1987	i. v.	51	20 %		12 Monate	
NCOG	i. a.	58	42 %	0,001	17 Monate	ns
Hohn et al. 1987	i. v.	59	10 %		16 Monate	
NCI	i. a.	21	62 %	0,003	22 %	ns
Chang et al. 1987	i. v.	29	17 %		15 %	
MAYO	i. a.	36	48 %	0,02	12,6 Monate	ns
Martin et al. 1990	i. v.	33	21 %		10,5 Monate	
Frankreich	i. a.	81	43 %	0,001	15 Monate	ns
Rougier et al. 1992	i. v.[a]	82	9 %		11 Monate	
UK HAPT	i. a.	51	k. A.	0,001	405 Tage	0,03
Allen-Mersh et al. 1994	i. v.[a]	49	k. A.		226 Tage	

i. a. intraarteriell; *i. v.* intravenös; *ns* nicht signifikant; *k. A.* keine Angaben.
[a] intravenöse Chemotherapie oder keine Therapie.

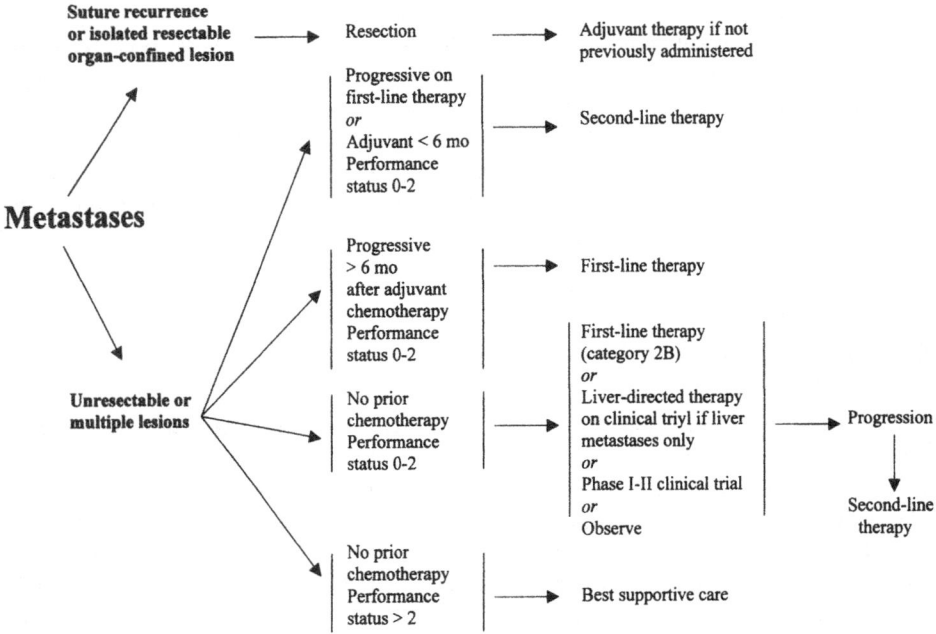

Abb. 16.2. Colon Cancer – NCCN Practice Guidelines 1/2000

Die Anwendung der Chemotherapie bei diffuser Lebermetastasierung erfolgt im Einzelfall abhänging vom Allgemeinzustand des Patienten, vom Vorhandensein zusätzlicher extrahepatischer Metastasen und der bereits erfolgten adjuvanten oder palliativen Chemotherapie. Die NCCN (National Comprehensive Cancer Network) hat Leitlinien für diese Situationen entworfen (Abb. 16.2). Die Leitlinien der DKG haben sich bisher auf die Erwähnung der verschiedenen therapeutischen Optionen beschränkt (s. nachfolgende Übersicht).

Palliativmaßnahmen bei Lebermetastasen kolorektaler und neuroendokriner Tumoren. Leitlinien der DKG und DGCH 2000
- Palliativmaßnahmen
  - Kolorektales Karzinom
    systemische Chemotherapie
    regionale Chemotherapie
    supportive Therapie
  - neuroendokriner Tumor
    medikamentöse Therapie
    Debulking
    Chemoembolisation
    perkutane Tumordestruktion
- supportive Therapie

Zur Therapie von Lebermetastasen stehen eine Reihe von therapeutischen Optionen zur Verfügung. Für den Patienten ist die interdisziplinäre Kooperation und Absprache von großer Wichtigkeit, um ein optimales Therapiekonzept zu finden. Leitlinien können nur unterstützende Informationen liefern, jedoch die notwendige Analyse der vorliegenden Situation des Patienten durch den Arzt und die individuelle, mit dem Patienten gemeinsam getroffene therapeutische Entscheidungen nicht ersetzen.

Literatur

Allen-Mersh TG, Earlam S, Fordy C, Abrams K, Houghton J (1994) Quality of life and survival with continuous hepatic-artery floxuridine infusion for colorectal liver metastasis. Lancet 344: 1255–1260

Bismuth H, Adam R, Levi F et al. (1996) Resection of nonresectable liver metastases from colorectal cancer after neoadjuvant chemotherapy. Ann Surg 4: 509–522

Butler J, Attiyeh FF, Daly JM (1986) Hepatic resection for metastases of the colon and rectum. Surgery 2: 109–113

Cady B, Stone MD, McDermott Jr WV et al. (1992) Technical and biological factors in disease-free survival after hepatic resection for colorectal cancer metastases. Arch Surg 127: 561–569

Chang AE, Schneider PD, Sugarbaker PH et al. (1987) A prospective randomized trial of regional versus systemic continuous 5-fluorodeoxyuridine chemotherapy in the treatment of colorectal liver metastases. Ann Surg 206: 685–693

Charnley RM, Morris DL, Dennison AR, Amar SS, Hardcastle JD (1991) Detection of colorectal liver metastases using intraoperative ultrasonography. Br J Surg 1: 45–48

Civalleri D, Pector JC, Hakansson L, Arnaud JP, Duez N, Buyse M (1994) Treatment of patients with irresectable liver metastases from colorectal cancer by chemo-occlusion with degradable starch micropheres. Br J Surg 81: 1338–1341

Clarke MP, Kane RA, Stelle G Jr, Hamilton ES, Ravikumar ThS, Onik G, Clouse ME (1989) Prospective comparison of preoperative imaging and intraoperative ultrasonography in the detection of liver tumors. Surgery 5: 849–855

Cunningham D, Pyrhönen S, James RD et al. (1998) Randomised trial of irinotecan plus supportive care versus supportive care alone after fluorouracil failure for patients with metastatic colorectal cancer. Lancet 10: 1413–1418

Curley SA, Izzo F, Delrio P et al. (1999) Radiofrequency ablation of unresectable primary and metastatic hepatic malignancies. Ann Surg 1: 1–8

Doci F, Gennari L, Bignami P, Montalto F, Morabito A, Bozzetti F (1991) One hundred patients with hepatic metastases from colorectal cancer treated by resection: Analysis of prognostic determinants. Br J Surg 7: 797–801

Fernandez-Trigo V, Shamsa F, Sugarbaker PH (1995) Repeat liver resections from colorectal metastases. Surgery 3: 296–304

Ferrucci JT (1990) Liver tumor imaging: Current concepts. AJR Am J Roentgenol 155: 473–484

Finlay IG, McArdle CS (1986) Occult hepatic metastases in colorectal carcinoma. Br J Surg 9: 732–735

Fong Y, Fortner J, Sun RL, Brennan MF, Blumgart LH (1998) Clinical score for predicting recurrence after hepatic resection for metastatic colorectal cancer. Ann Surg 9: 309–321

Foroutani A, Garland AM, Berber E et al. (2000) Laparoscopic ultrasound vs triphasic computed tomography for detecting liver tumors. Arch Surg 8: 933–938

Fortner JG (1988) Recurrence of colorectal cancer after hepatic resection. Am J Surg 155: 378–382

Gayowski TJ, Iwatsuki S, Madariaga JR, Selby R, Todo S, Irish W, Starzl TE (1994) Experience in hepatic resection for metastatic colorectal cancer: Analysis of clinical and pathologic risk factors. Surgery 10: 703–711

Gibbs JF, Weber ThK, Rodriguez-Bigas MA, Driscoll DL, Petrelli NJ (1998) Intraoperative determinants of unresectability for patients with colorectal hepatic metastases. Am Cancer Soc 7: 1244–1249

Giovannini M, Seitz JF (1994) Ultrasound-guided percutaneous alcohol injection of small liver metastases. Cancer 2: 294–297

Heiken JP, Weyman PhJ, Lee JKT, Balfe DM, Picus D, Brunt EM, Flye MW (1989) Detection of focal hepatic masses: Prospective evaluation with CT, delayed CT, CT during arterial portography, and MR imaging. Radiology 171: 47–51

Heisterkamp J, v. Hillegersberg R, Ijzermans JNM (1999) Interstitial laser coagulation for hepatic tumours. Br J Surg 86: 293-304

Hohn DC, Stagg RJ, Friedman MA et al. (1987) The NCOG randomized trial. Proc Am Soc Oncol 6: 85

Hohn DC, Stagg RJ, Friedman MA et al. (1989) A randomized trial of continuous intravenous versus hepatic intraarterial floxuridine in patients with colorectal cancer metastatic to the liver: The Northern California Oncology Group trial. J Clin Oncol 7: 645-654

Hughes KS, Simon R, Songorabodi S et al. (1986) Resection of the liver for colorectal carcinoma metastases: A multi-institutional study of patterns of recurrence. Surgery 2: 278-284

Kemeny N, Daly J. Reichman B, Geller N, Botet J, Odermann P (1987) Intrahepatic or systemic infusion of fluorodeoxyuridine in patients with liver metastases from colorectal carcinoma. A randomized trial. Ann Intern Med 107: 459-465

Kemeny N, Huang Y, Cohen AM et al. (1999) Hepatic arterial infusion of chemotherapy after resection of hepatic metastases from colorectal cancer. N Engl J Med 27: 2039-2048

Knol JA, Marn CS, Francis IR, Rubin JM, Bromberg J, Chang AE (1993) Comparisons of dynamic infusions and delayed computed tomography, intraoperative ultrasound and palpation in the diagnosis of liver metastases. Am J Surg 165: 81

Kurzgefaßte Interdisziplinäre Leitlinien (2000) Zuckschwerdt, München Bern Wien New York

Lai DTM, Fulham M, Stephen MS et al. (1996) The role of whole-body positron emission tomography with [^{18}F] fluorodeoxyglucose in identifying operable colorectal cancer metastases to the liver. Arch Surg 7: 703-706

Livraghi T, Vettori C, Lazzaroni S (1991) Liver metastases: Results of percutaneous ethanol injection in 14 patients. Radiology 179: 709-712

Livraghi T, Goldberg SN, Monti F et al. (1997) Saline-enhanced radio-frequency tissue ablation in the treatment of liver metastases. Radiology 202: 205-210

Lorenz M, Müller HH, Schramm H et al. (1998) Randomized trial of surgery versus surgery followed by adjuvant hepatic arterial infusion with 5-fluorouracil and folinic acid for liver metastases of colorectal cancer. Ann Surg 6: 756-762

Machi J, Isomoto H, Yamashita Y, Kurohiji T, Shirouzu K, Kakegawa T (1987) Intraoperative ultrasonography in screening for liver metastases from colorectal cancer: Comparative accuracy with traditional procedures. Surgery 6: 678-684

Majno PE, Adam R, Bismuth H et al. (1997) Influence of preoperative transarterial lipiodol chemoembolization on resection and transplantation for hepatocellular carcinoma in patients with cirrhosis. Ann Surg 6: 688-703

Makuuchi M, Hasegawa H, Yamazaki S, Takayasu K, Moriyama N (1987) The use of operative ultrasound as an aid to liver resection in patients with hepatocellular carcinoma. World J Surg 11: 615-621

Martin JK Jr, O'Connell MJ, Wieand HS et al. (1990) Intra-arterial floxuridine vs systemic fluorouracil for hepatic metastases from colorectal cancer. A randomized trial. Arch Surg 125: 1022-1027

Mazziotti A, Grazi GL, Gardini A et al. (1998) An appraisal of percutaneous treatment of liver metastases. Liver Transplant Surg 4: 271-275

Moran BJ, O'Rourke N, Plant GR, Rees M (1995) Computed tomographic portography in preoperative imaging of hepatic neoplasms. Br J Surg 82: 669

Nagorney D, Povoski SP, Fong Y, Sgouros SC, Kemeny NE, Downey RJ, Blumgart LH (1998) Role of chest CT in patients with negative chest X-rays referred for hepatic colorectal metastases. Ann Surg Oncol 5: 9-15

Nordlinger B, Guiguet M, Vaillant JC, Balladur P, Boudjema P, Bachellier P, Jaeck D (1996) Surgical resection of colorectal carcinoma metastases to the liver. Cancer 7: 1254-1262

Olsen AK (1990) Intraoperative ultrasonography and the detection of liver metastases in patients with colorectal cancer. Br J Surg 9: 998-999

Pohlen U, Berger G, Binnenhei M, Buhr HJ (1999) Ein neues Konzept zur regionalen Chemotherapie kolorektaler Lebermetastasen. Deutsche Gesellschaft für Chirurgie (Kongressband), S 1286-1288

Rafaelsen SR, Kronborg O, Larsen C, Fenger C (1995) Intraoperative ultrasonography in detection of hepatic metastases from colorectal cancer. Dis Colon Rectum 38: 355

Rosen CB, Nagorney DM, Taswell HF, Helgeson SL, Ilstrup DM, van Heerden JA, Adson MA (1992) Perioperative blood transfusion and determinants of survival after liver resection for metastatic colorectal carcinoma. Ann Surg 10: 493-505

Rossi S, Buscarini E, Garbagnati F et al. (1998) Percutaneous treatment of small hepatic tumors by an expandable RF needle electrode. AJR Am J Roentgenol 170: 1015-1022

Rougier P, Laplanche A, Huguier M et al. (1992) Hepatic arterial infusion of floxuridine in patients with liver metastases from colorectal carcinoma: Long-term results of a prospective randomized trial. J Clin Oncol 10: 1112-1118

Scheele J, Stang R, Altendorf-Hofmann A, Paul M (1995) Resection of colorectal liver metastases. World J Surg 19: 59–71

Schmidt J, Strotzer M, Fraunhofer St, Boedeker H, Zirngibl H (2000) Intraoperative ultrasonography versus helical computed tomography and computed tomography with arterioportography in diagnosing colorectal liver metastases: Lesion-by-lesion analysis. World J Surg 24: 43–48

Scudamore CH, Patterson E, Shapiro AM, Buczkowski AK (1997) Liver tumor ablation techniques. J Invest Surg 10: 157–164

Society of American Gastrointestinal Endoscopic Surgeons (1999) Guidelines for diagnostic laparoscopy, SAGES Guidelines. Surg Endosc 13: 202–203

Solbiati L, Ierace T, Goldberg SN et al. (1997) Percutaneous US-guided radio-frequency tissue ablation of liver metastases: Treatment and follow-up in 16 patients. Radiology 202: 195–203

Soyer P, Levesque M, Elias D, Zeitoun G (1992) Detection of liver metastases from colorectal cancer: Comparison of intraoperative US and CT during arterial portography. Radiology 183: 541–544

Soyer P, Bluemke DA, Hruban RH, Sitzmann JV, Fishman EK (1994) Primary malignant neoplasms of the liver: Detection with helical CT during arterial portography. Radiology 192: 389–392

Steele G Jr, Bleday R, Mayer RJ, Lindblad A, Petrelli N, Weaver D (1991) A prospective evaluation of hepatic resection for colorectal carcinoma metastases to the liver: Gastrointestinal Tumor Study Group Protocol 6584. J Clin Oncol 7: 1105–1112

Sugihara K, Hojo K, Moriya Y, Yamasaki S, Kosuge T, Takayama T (1993) Pattern of recurrence after hepatic resection for colorectal metastases. Br J Surg 8: 1032–1035

Takeuchi N, Ramirez JM, Mortensen NJ, Cobb R, Whittlestone T (1996) Intraoperative ultrasonography in the diagnosis of hepatic metastases during surgery for colorectal cancer. Int J Colorectal Dis 11: 92

Tellez C, Benson AB III, Lyster MT et al. (1998) Phase II trial of chemoembolisation for the treatment of metastatic colorectal carcinoma of the liver and review of the literature. Cancer 82: 1250–1259

Vogl TJ, Mack MG, Straub R, Engelmann K, Zangos S, Eichler K (1999) Interventionelle MR-gesteuerte laserinduzierte Thermotherapie bei onkologischen Fragestellungen. Radiologe 39: 764–771

Wagner JS, Adson MA, van Heerden JA, Adson MH, Ilstrup DM (1984) The natural history of hepatic metastases from colorectal cancer. Ann Surg 5: 502–507

Wernecke K, Vassallo P, Bick U, Diederich St, Peters PE (1992) The distinction between benign and malignant liver tumors on sonography: Value of a hypoechoic halo. American Roentgen Ray Society 159: 1005–1009

Palliative regionale Chemotherapie von Lebermetastasen

S. Heinrich, E. Staib-Sebler, C. Gog, A. Encke, M. Lorenz

Nichtresektable Lebermetastasen stellen bei den meisten Tumoren einen prognostisch ungünstigen Faktor dar, da sie eine Generalisierung der Erkrankung anzeigen und ein isolierter Befall der Leber selten ist.

Einen Sonderfall nimmt das kolorektale Karzinom mit einer initial auf die Leber beschränkten Metastasierung bei 50 % der betroffenen Patienten ein. Da die systemische Chemotherapie lange Zeit bei diesen Patienten keine überzeugenden Ergebnisse lieferte, wird seit langem die regionale Chemotherapie intensiv untersucht (Moertel 1994).

17.1
Rationale der regionalen Chemotherapie

Aufgrund der dualen Blutversorgung der Leber durch die A. hepatica und die Pfortader bietet sich die Leber als ideales Organ für eine regionale Applikation von Zytostatika an. Des Weiteren zeigten pathologische Untersuchungen im Gegensatz zum normalen Leberparenchym die fast ausschließliche arterielle Versorgung von Lebermetastasen (Archer u. Gray 1989). Durch die lokale Applikation sollen eine selektive Anreicherung des Zytostatikums im Tumor und damit höhere Wirkstoffspiegel als bei einer systemischen Therapie erzielt werden.

Der Quotient aus der lokalen Gewebekonzentration nach regionaler und systemischer Applikation ergibt den therapeutischen Vorteil der regionalen Therapie. Dieser wird durch Faktoren bestimmt, die ein höheres Zeit-Dosis-Integral („area under the curve"/AUC) für die arterielle Gabe sicherstellen. Das Ausmaß des regionalen Vorteils (Rd) bei Zytostatika mit linearer Pharmakokinetik wird durch die Perfusionsrate (Q) und Extraktionsrate (E) des Zielorgans sowie durch die Gesamteliminationsrate (CL_{TB}) des Körpers bestimmt (Collins 1984) und berechnet sich nach folgender Formel:

$$RD = 1 + \frac{CL_{TB}}{Q \cdot (1 - E)}.$$

Substanzen wie 5-Fluoruracil (5-FU) oder Fluorodeoxyuridine (FUdR), die eine ausgeprägte hepatische Clearance und Extraktion besitzen, weisen einen deutlichen therapeutischen Vorteil bei regionaler Gabe auf (Collins 1984), solange die Metabolisierungskapazität des Organs nicht überschritten wird. Eine kontinuierliche Gabe kann somit der Bolusgabe gegenüber vorteilhaft sein. Sie werden daher vorwiegend für die regionale Chemotherapie der Leber verwendet. Zusätzlich können andere Zytostatika oder Folinsäure eingesetzt werden.

17.2
Intraarterielle Applikation

17.2.1
Technik der Katheterimplantation

Ein dickwandiger kleinlumiger Katheter (1,5–3,8 mm Außendurchmesser) wird über die distal ligierte A. gastroduodenalis mit seiner Spitze tangential an die A. hepatica communis plaziert und mit nichtresorbierbarem Nahtmaterial (z. B. Seide) fixiert (Curley et al. 1990). Dabei werden alle Abgänge distal und 1–2 cm proximal des Abgangs der A. gastroduodenalis unterbunden. Der Katheter wird dann mit dem Infusionssystem verbunden und dieses wird in einer subkutanen Tasche auf dem rechten Rippenbogen platziert. Als Infusionssystem kann ein Port oder auch eine implantierbare Pumpe dienen.

Im Bereich der Leber sind Gefäßvariationen häufig; sie müssen bei der Kathetereinlage besonders berücksichtigt werden. Bei akzessorischen Leberarterien genügt in der Regel eine Ligatur (Curley et al. 1990), wobei sich im Verlauf wieder eine regelrechte Versorgung der kompletten Leber durch intrahepatische Shunts einstellt. Größere gefäßchirurgische Maßnahmen, wie die Transposition von Gefäßen oder die Implantation von zwei Kathetern zur vollständigen Perfusion, sollten vermieden werden.

Alternativ kann heute eine Katheterimplantation radiologisch kontrolliert über die A. subclavia erfolgen, welche in Lokalanästhesie durchgeführt werden kann. Hierfür wird der Katheter so in der A. gastroduodenalis verankert, dass das Seitenloch in der A. hepatica zu liegen kommt. Die Fixation erfolgt über Coils an der Katheterspitze (Arai et al. 1997); die Komplikationsrate dieses Verfahrens, das bislang nur in kleinen Serien angewandt wurde, entspricht der chirurgischen Technik.

17.2.2
Ergebnisse der palliativen intraarteriellen Chemotherapie

Wie eingangs bereits erwähnt, sind die beiden Basischemotherapeutika für die intraarterielle Therapie der Leber 5-FU und FUdR, wobei in der Regel 5-FU in Europa und FUdR in den USA eingesetzt wird. Die intraarterielle Therapie kann über eine implantierte Pumpe oder einen Port erfolgen. Für eine Pumpentherapie kann jedoch nur FUdR verwendet werden, da die Pumpenreservoire für eine 5-FU-Therapie zu klein sind.

Fluorodeoxyuridine

Standarddosierungen für eine FUdR-Therapie sind 0,2–0,3 mg/kg/Tag kontinuierlich über 5–14 Tage. In Phase-II-Studien wurden mit derartigen Protokollen Ansprechraten von 20 bis zu 88 % und eine mediane Überlebenszeit von 11–25 Monaten erreicht (Balch et al. 1983; Lorenz et al. 1992; Kemeny et al. 1993, 1994). Diese Therapie zeichnete sich durch eine geringe Rate systemischer Nebenwirkungen aus: Knochenmarkschädigungen wurden nicht beobachtet, und nur bis zu 10 % der Patienten klagten über Durchfall. Bereits früh fielen jedoch hepatobiliäre Nebenwirkungen in Form einer chemischen Hepatitis bzw. einer heute als biliäre Sklerose bezeichneten Engstellung der Gallenwege auf (Balch et al. 1983).

Durch eine Kombination von FUdR mit einer kontinuierlichen Folinsäuregabe (FS) 30 mg/Tag über 14 Tage konnte die Ansprechrate auf bis zu 75 % gesteigert werden. Allerdings wurden nichtakzeptable hepatobiliäre Nebenwirkungen beobachtet: Bei bis zu 17 % der Patienten trat eine biliäre Sklerose auf (Kemeny et al. 1994).

Die Inzidenz der biliären Sklerose kann durch eine Reduktion der FS-Dosis (Kemeny et al. 1994), die Verkürzung der FUdR-Infusionsdauer von 14 auf 7 Tage (Gelin et al. 1968) oder eine zusätzliche Infusion von Kortison (20 mg Dexamethason, intraarteriell) zu einer 14-tägigen intraarteriellen FUdR-Therapie (Kemeny et al. 1992) verringert werden.

Durch die Kombination mit anderen Zytostatika oder die chronomodulierte Applikation von FUdR konnte in kleinen Studien eine Steigerung der Ansprechrate wie auch eine Verlängerung der Überlebenszeit erzielt werden (Hrushesky et al. 1990), der randomisierte Vergleich steht jedoch aus.

5-Fluoruracil

Durch eine intraarterielle 5-FU-Monotherapie über 5 Tage können Ansprechraten von über 60 % erreicht werden, wobei in Einzelstudien auch Ansprechraten von bis zu 78 % erzielt wurden. Die zusätzliche FS-Gabe führte zu Ansprechraten von 55–63 % (Arai et al. 1997, Raab et al. 1989). Inwiefern diese 5-FU/FS-Therapie durch die Kombination mit Mitomycin C und Mitoxantron (z. B. Novantron) verbessert werden kann, wird jetzt in einer prospektiven Studie der FGOT (Forschungsgruppe Onkologie Gastrointestinaler Tumoren) untersucht.

Als weitere Option für die regionale Therapie bietet sich in Anlehnung an die systemische Hochdosistherapie auch die wöchentliche hochdosierte 5-FU-Therapie an. Ein intraarterielles adaptiertes wöchentliches Schema mit 2.400 mg/m^2 Körperoberfläche (KO) 5-FU über 24 h und 500 mg/m^2 KO FS induzierte selbst bei intensiv intraarteriell vorbehandelten Patienten in 33 % der Fälle ein nochmaliges Ansprechen bei gleichzeitig geringeren Nebenwirkungsraten als unter konventioneller Therapie (Lorenz et al. 1998). Bei 40 nicht vorbehandelten Patienten lag die Ansprechrate bei 61 % (Staib-Sebler et al. 1998). Das Nebenwirkungsspektrum entsprach der systemischen Therapie bezüglich der Qualität, Intensität und Frequenz.

Ein ähnlich guter Erfolg wurde für die arterielle 48-h-Hochdosistherapie mit 5-FU beschrieben. In der Kombination von Bolusinjektion und kontinuierlicher 5-FU-Infusion über 48 h wurden deutlich höhere 5-FU-Dosen (1.500 mg/m^2/Tag) als bei der systemischen Gabe (600 mg/m^2/Tag) toleriert (Howell et al. 1997). Diese Kombination wird z. Z. in einer Medical Research Council(MRC)- und European Organization for

Research and Treatment of Cancer(EORTC)-Studie im Vergleich mit einer identischen systemischen 5-FU/FS-Therapie überprüft.

Kombinierte intraarterielle und intravenöse Therapie

In einer ersten eigenen multizentrischen Studie mit der Kombination von intraarteriellem FUdR und systemischer Gabe von 5-FU konnte weder das Auftreten extrahepatischer Metastasen verringert noch die metastasenfreie Zeit verlängert werden (Lorenz et al. 1989).

Zur Zeit wird in einer randomisierten Studie der Cancer & Leucemia Group (USA) eine Kombination von FUdR über 14 Tage und 5-FU/FS über 5 Tage zeitlich versetzt alle 5 Wochen erprobt, nachdem in einer Phase-I-Studie die Verträglichkeit gezeigt wurde (Kemeny et al. 1994).

Randomisierte Untersuchungen

Eine Metaanalyse mit insgesamt 654 Patienten (intraarteriell n=325; intravenös n=198; symptomatische Therapie n=131) fasst die Ergebnisse von 7 randomisierten Studien der 80er Jahre zur intraarteriellen Therapie zusammen (Tabelle 17.1; Meta-Analysis Group 1996): Die intraarterielle Therapie wurde mit einer systemischen FUdR-Therapie, einer 5-FU-Monotherapie oder einer symptomatischen Therapie verglichen, die auch aus einer 5-FU-Monotherapie bestehen konnte. Die intraarterielle

Tabelle 17.1. Randomisierte Studien zur intraarteriellen vs. systemischen Chemotherapie bei kolorektalen Lebermetastasen. (Meta-Analysis Group 1996)

Autor	n	Therapieprotokoll	Ansprechrate (%)	Medianes Überleben (Monate)	Zeit bis zur Progression (Monate)
Hohn et al. 1998	143	FUdR i.a.	42[a]	17	–
		FUdR i.v.	10	16	–
Kemeny N et al. 1987	95	FUdR i.a.	50[a]	17	9
		5-FU i.v.	20	12	5
Martin et al. 1990	74	FUdR i.a.	48	12.6	6
		5-FU i.v.	21	10.5	5
Chang et al. 1987	64	FUdR i.a.	62[a]	17	–
		FUdR i.v.	17	12	–
Kemeny M et al. 1986	15	FUdR i.a.	78	23	–
		FUdR i.v.	50	11	–
Rougier et al. 1992	163	FUdR i.a.	43[a]	15[a]	14.5[a]
		Ad libitum[b]	9	11	5.5
Allen-Mersh et al. 1994	100	FUdR	–	14[a]	–
		Ad libitum[b]	–	8	–
Meta-Analysis 1996	654	FUdR i.a.	41[a]	16	–
		Ad libitum[b]	14	12.2	–
Arbeitsgruppe Lebermetastasen/ALM 2000[c]	168	FUdR i.a.	43[a]	13	6
		5-FU/FS i.a.	45[a]	19	9
		5-FU/FS i.v.	20	18	7

– nicht aufgeführt in der Originalpublikation.
[1] signifikanter Unterschied.
[2] systemsiche oder supportive Therapie.
[3] randomisierte Studie mit drei Behandlungsarmen.

Therapie war in dieser Auswertung der intravenösen Therapie bezüglich Tumor-ansprechen (41 vs. 14 %, p < 10^{-10}) deutlich überlegen. Die intraarterielle Therapie konnte zudem eine Überlebensverlängerung gegenüber einer symptomatischen Thera-pie erzielen (14,5 vs. 10,1 Monate, p = 0,002). Im Vergleich zur systemischen Chemo-therapie konnte jedoch kein signifikanter Unterschied bezüglich der Überlebenszeit erreicht werden (16 vs. 12 Monate, p = 0,14). Es wurde allerdings nicht berücksich-tigt, dass in drei Studien das Protokoll bei Progression einen Therapiewechsel von der intravenösen zur intraarteriellen Therapie vorschrieb. Beim Vergleich der Neben-wirkungen bestätigte diese randomisierte Untersuchung nochmals die hohe Gefahr der Entwicklung einer biliären Sklerose bei bis zu 25 % der Patienten.

In einer aktuell durch die Arbeitsgemeinschaft Lebermetastasen (ALM) durch-geführten randomisierten Studie zeigt sich die intraarterielle 5-FU/FS-Therapie der intraarteriellen 5-FUdR-Therapie bezüglich des progressionsfreien Intervalls (9,2 vs. 6,6 Monate) und der Ansprechrate (45 vs. 19,7 %) deutlich überlegen. Zudem lebten diese Patienten länger als die mit HAI („hepatic artery infusion") FUdR behandelten Patienten (Lorenz u. Müller 2000). Bezüglich des medianen Überlebens konnte in die-ser Studie kein signifikanter Vorteil für die intraarterielle Therapie belegt werden. Es zeigte sich jedoch, dass die intraarterielle 5-FU/FS- und intravenöse 5-FU/FS-Thera-pien einen deutlichen Überlebensvorteil gegenüber der intraarteriellen FUdR-Thera-pie ergaben (18,7 vs. 17,6 vs. 12,7 Monate; Abb. 17.1, 17.2).

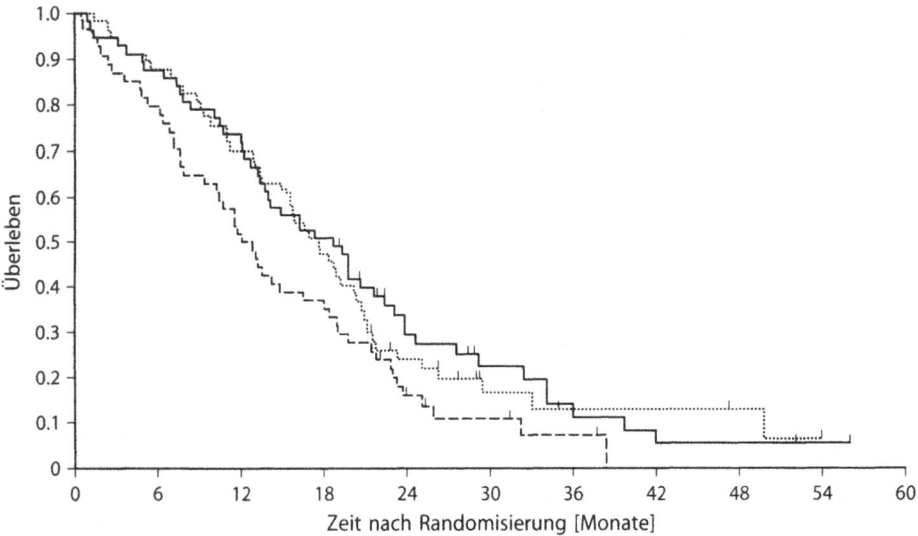

Abb. 17.1. Medianes Überleben („intention-to-treat") der drei Behandlungsgruppen in der ALM-Studie zur intraarteriellen Chemotherapie mit intraarteriellem FUdR (- - - - - -), intraarteriellem 5-FU/FS (———) oder intravenösem 5-FU/FS (·······)

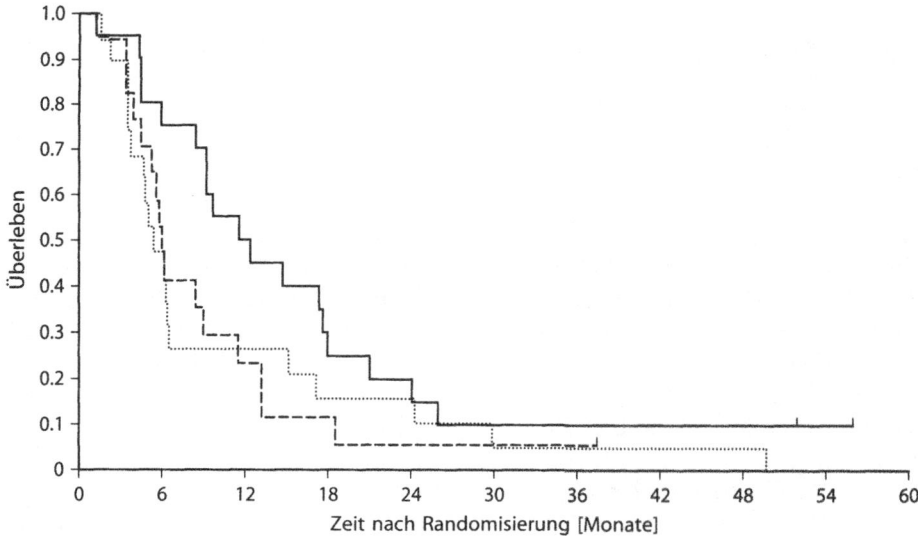

Abb. 17.2. Progressionsfreies Überleben der drei Behandlungsgruppen in der ALM-Studie zur intraarteriellen Chemotherapie mit intraarteriellem FUdR (------), intraarteriellem 5-FU/FS (———) oder intravenösem 5-FU/FS (······)

17.2.3
Technische Komplikationen der regionalen Chemotherapie

Neben den Toxizitäten, die durch eine intraarterielle Chemotherapie verursacht werden, führt die regionale Chemotherapie zu einer Reihe von technischen Komplikationen, die die Langzeittherapie einschränken oder gar unmöglich machen können.

Die Katheterimplantation wurde durch Watkins standardisiert und stellt heutezutage ein sicheres Verfahren dar. Trotzdem ist eine Laparotomie notwendig, und es wurden eine Morbidität von bis zu 25 % und eine Letalität von bis zu 6 % beschrieben. Allerdings hängt die perioperative Komplikationsrate stark von der Erfahrung des Operateurs ab. Zudem steigt die Komplikationsrate deutlich bei Vorliegen von Gefäßanomalien. Deshalb wird heute vor der geplanten Implantation eine Angiographie gefordert, wenn nicht gleichzeitig eine Tumoroperation notwendig wird. Bei schwierigen Gefäßvariationen sollte auf eine solche Kathetereinlage verzichtet werden.

Daher wurden minimal-invasive Verfahren der Katheterimplantation entwickelt, zu denen jedoch noch keine prospektiven Untersuchungen vorliegen (Germer et al. 1996; Seki et al. 1999).

Die Langzeitkomplikationen der regionalen Chemotherapie können eingeteilt werden in solche, die den Infusionskatheter und solche, die die Infusionskammer (Port/Pumpe) betreffen. Im Vordergrund stehen Thrombosen der A. hepatica sowie Verschlüsse des Infusionskatheters. Die Rate dieser technischen Komplikationen kann durch den Einsatz implantierbarer Pumpensysteme, die einen kontinuierlichen Fluss und Heparininfusion im Katheter gewährleisten, reduziert werden. Allerdings empfinden viele der Patienten die Größe der bisher zur Verfügung stehenden Pumpen als störend.

Zudem können unter der intraarteriellen Therapie eine biliäre Sklerose (FUdR) oder eine Rarefizierung der Lebergefäße (5-FU) auftreten (s. oben).

17.2.4
Zukunftsaussichten

Kolorektale Karzinome sind heute nach der Einführung von neuen Substanzen (z. B. CPT 11 oder Oxaliplatin) chemosensible Tumoren. Damit kann sich der Verlauf dieser Tumorerkrankung deutlich verändern gegenüber der Zeit, als lediglich Fluoropyridine-Schemata zur Verfügung standen. Allerdings tritt trotzdem in aller Regel nach einer gewissen Zeit eine Tumorprogression ein, wobei oft die Leber den Hauptort darstellt. Hier bietet sich zunehmed häufiger die regionale Therapie als einzige Alternativtherapie an. Diese kann evtl. mit lokal ablativen Verfahren kombiniert werden.

Das Arsenal der regionalen Therapie wurde durch die Möglichkeit erweitert, durch abbaubare Mikrosphären im Tumor passager eine Stase zu erzeugen. Ebenfalls zeigen die neuen Substanzen wie Oxaliplatin und Gemcitabine eine deutliche regionale Potenz, die z. Z. in prospektiven Studien untersucht wird. Zusätzlich können über den Katheter direkt in den Tumor apoptoseinduzierende Faktoren, wie Adenoviren mit p53-Vektor bzw. onkolytische Herpes-simplex-Viren, eingebracht werden.

17.3
Kritische Wertung

Die bislang einzige kurative Therapieoption hepatischer Metastasen stellt die Leberresektion dar. Da aber nur ein kleiner Teil der Patienten für eine solche Operation geeignet ist, kommt den palliativen Therapieverfahren eine entscheidende Rolle zu. Die Chemotherapie steht hier im Vordergrund. Viele kleine Studien belegen exzellente Ergebnisse der regionalen Therapie. In der aktuellsten randomisierten Studie konnte die Überlegenheit der intraarteriellen 5-FU/FS-Therapie im Vergleich zur konventionellen intraarteriellen FUdR-Therapie nachgewiesen werden. Gegenüber einer modernen intravenösen Therapie fehlt jedoch der Beweis bezüglich des medianen Überlebens. Immer führt allerdings die regionale Applikation zu signifikant höheren Ansprechraten als die systemische Therapie.

Die regionale Chemotherapie der Leber stellt somit kein Standardtherapieverfahren dar und sollte daher nur in spezialisierten Zentren und in Studien durchgeführt werden. Die Indikation zur intraarteriellen Therapie ist dann gegeben, wenn eine suffiziente systemische Therapie versagt hat und weiterhin eine isolierte hepatische Metastasierung vorliegt. Bei Patienten mit weiteren, extrahepatischen Fernmetastasen verbietet sich die lokale Applikation, von einigen individuellen Fällen abgesehen. Eine Tumorlast von ca. 30–50 % verbietet eine chirurgische Katheterimplantation, da dann die Morbidität stark ansteigt. Im Rahmen einer Laparotomie für eine Primärtumorresektion oder geplante Leberresektion kann jedoch eine Katheterimplantation vorgenommen werden. Alternativ kann in einer solchen Situation eine interventionelle Kathetereinlage durch einen Radiologen erfolgen.

In jedem Fall bedarf die Indikationsstellung und Betreuung der intraarteriellen Therapie speziell geschulten und erfahrenen Personals, um eine optimale, komplikationsarme Therapie zu gewährleisten.

Literatur

Allen-Mersh TG, Earlam S, Fordy C, Abrams K, Hougthon J (1994) Quality of life and survival with continous hepatic-artery floxuridine infusion for colorectal liver metastases. Lancet 344: 1255–1260

Arai Y, Inaba Y, Takeuchi Y, Ariyoshi Y (1997) Intermittent hepatic arterial infusion of high-dose 5-FU on a weekly schedule for liver metastases from colorectal cancer. Cancer Chemother Pharmacol 40: 526–530

Archer SG, Gray BN (1989) Vascularization of small liver metastases. Br J Surg 76: 545–548

Balch CM, Urist MM, Soong SJ, McGregor M (1983) A prospective phase II clinical trial of continuous FUDR regional chemotherapy for colorectal metastases to the liver using a totally implantable drug infusion pump. Ann Surg 198: 567–573

Chang AE, Schneider PD, Sugarbaker PH, Simpson C, Culnane M, Steinberg SM (1987) A prospective randomized trial of regional versus continous 5-fluorodeoxyuridine chemotherapy in the treatment of colorectal liver metastases. Ann Surg 206: 685–693

Collins JM (1984) Pharmacologic rationale for regional drug delivery. J Clin Oncol 2: 498–504

Curley SA, Hohn DC, Roh MS (1990) Cannulation techniques and other surgical considerations. Langenbecks Arch Chir 375: 119–124

Gelin LE, Lewis DH, Nilsson L (1968) Liver blood flow in man during abdominal surgery. II. The effect of hepatic artery occlusion on the blood flow through metastatic tumor nodules. Acta Hepato-Splenol 15: 21–24

Germer C, Boese-Landgraf J, Albrecht D, Wagner A, Wolf K, Buhr H (1996) The fully implantable minimally invasive hepatic artery catheter for locoregional chemotherapy of nonresectable liver metastases in defective conventional therapy catheters. Chirurg 67: 458–462

Hohn DC, Stagg RJ, Friedmann MA et al. (1998) A randomized trial of continous intravenous versus hepatic intraarterial floxuridine in patients with colorectal cancer metastatic of the liver: The Northern California Oncology Group Trial. J Clin Oncol 7: 1649–1654

Howell JD, McArdle CS, Kerr DJ et al. (1997) A phase II study of regional 2-weekly 5-fluorouracil infusion with intravenous folinic acid in the treatment of colorectal liver metastases. Br J Cancer 76: 1390–1393

Hrushesky WJ, von Roemeling R, Rabatin JT (1990) Circadian shaping of FUDR infusion reduces toxicity even at higher-dose intensity. Proc ECCO 4: 157

Kemeny MM, Goldberg D, Beatty JD et al. (1986) Results of a prospective randomized trial of continous regional chemotherapy and hepatic resection as treatment of hepatic metastases from colorectal cancer. Cancer 57: 492–498

Kemeny N, Daly J, Reichmann B, Geller N, Botet J, Odermann P (1987) Intrahepatic or systemic infusion of fluorodeoxyuridine in patients with liver metastases form colorectal carcinoma. Ann Intern Med 107: 459–465

Kemeny N, Seiter K, Niedzwiecki D et al. (1992) A randomized trial of intrahepatic infusion of fluorodeoxyuridine with dexamethasone versus fluorodeoxyuridine alone in the treatment of metastatic colorectal cancer. Cancer 69: 327–334

Kemeny N, Cohen A, Seiter K et al. (1993) Randomized trial of hepatic arterial floxuridine, mitomycin, and carmustine versus floxuridine alone in previously treated patients with liver metastases from colorectal cancer. J Clin Oncol 11: 330–335

Kemeny N, Seiter K, Conti JA et al. (1994) Hepatic arterial floxuridine and leucovorin for unresectable liver metastases from colorectal cancer. Cancer 73: 1134–1142

Martin JK, O'Connel MJ, Wieand MS et al. (1990) Intra-arterial floxuridine vs systemic fluouracil for hepatic metastases from colorectal cancer. A randomized trial. Arch Surg 125: 1022–1026

Lorenz M, Müller HH (2000) Randomized, multicenter trial of 5-fluorouracil plus leucovorin administered either via hepatic arterial or intravenous infusion versus fluorodeoxyuridine administered via hepatic arterial infusion in patients with non-resectable liver metastases from colorectal carcinoma. J Clin Oncol 18: 243–254

Lorenz M, Hottenrott C, Inglis R, Kirkowa-Reimann M (1989) Prevention of extrahepatic disease during intraarterial floxuridine of colorectal liver metastases by simultaneous systemic 5-fluorouracil treatment? A prospective multicenter study. Jpn J Cancer Chemoth 16: 3662–3671

Lorenz M. Hottenrott C, Maier P, Reimann M, Inglis R, Encke A (1992) Continuous regional treatment with fluoropyrimidines for metastases from colorectal carcinomas: Influence of modulation with leucovorin. Semin Oncol 19 (Suppl 3): 163–170

Lorenz M, Staib-Sebler E, Gog C, Petrowsky H, Köhne CH, Encke A (1998) A pilot study on intense weekly 24-hour intraarterial infusion with 5-fluorouracil and folinic acid for colorectal liver metastases. Oncology 55: 53–58

Meta-Analysis Group In Cancer (1996) Reappraisal of hepatic arterial infusion in the treatment of nonresectable liver metastases from colorectal cancer. J Natl Cancer Inst 88: 252–258

Moertel CG (1994) Chemotherapy for colorectal cancer. N Engl J Med 330: 1136–1142

Raab R, Schmoll E, Schöber C, Ringe B (1989) Intraarterielle Chemotherapie colorectaler Lebermetastasen mit 5-Fluorouracil/Folinsäure. In: Hamelmann H (Hrsg) Chirurgisches Forum 1989 für experimentelle und klinische Forschung. Springer, Berlin Heidelberg New York Tokyo, S 507

Rougier P, Laplanche A, Hay JM et al. (1992) Hepatic arterial infusion of floxuridine in patients with liver metastases from colorectal carcinoma: Long-term results of a prospective randomized trial. J Clin Oncol 10:112–118

Seki H, Kimura M, Yoshimura N, Yamamoto S, Ozaki T, Sakai K (1999) Hepatic arterial infusion chemotherapy using percutaneous catheter placement with an implantable port: Assessment of factors affecting patency of the hepatic artery. Clin Radiol 54: 221–227

Staib-Sebler E, Müller HH, Mattes P, Junginger T, Saeger HD, Lorenz M (1998) Multicenter trial of continous 24 h hepatic arterial infusion of high-dose 5-FU and folinic acid for colorectal liver metastasis tumors. Langenbecks Arch Chir Suppl II (Kongressbericht): 1441–1444

Kryotherapie von Lebermetastasen

J. K. Seifert, Th. Junginger

18.1
Rationale

Das kolorektale Karzinom stellt in Deutschland die zweithäufigste malignombedingte Todesursache dar. Lebermetastasen sind bei 15–25 % der Patienten bei Diagnose des Primärtumors vorhanden und weitere 20 % entwickeln Lebermetastasen im weiteren Krankheitsverlauf (Ballantyne u. Quin 1993). Dabei ist die Lebermetastasierung zumeist prognosebestimmend. Die Prognose von Patienten mit kolorektalen Lebermetastasen ohne Therapie ist mit medianen Überlebenszeiten unter 12 Monaten (Ballantyne u. Quin 1993; Wingo et al. 1995) ungünstig. Medikamentöse Behandlungsmethoden wie systemische oder regionale Chemotherapie konnten keine, oder nur eine geringe Verbesserung der Prognose bewirken – hier werden zumeist mediane Überlebenszeiten von 11–15 Monaten angegeben (Isacoff u. Borud 1997; Meta-Analysis Group in Cancer 1996).

Die Leberresektion gilt als Behandlungsmethode der Wahl. Nach Resektion kolorektaler Lebermetastasen sind in zahlreichen Publikationen Fünfjahresüberlebensraten von 20–50 % bei vertretbarer perioperativer Morbidität (23 %) und Letalität (4,7 %) angegeben worden (Ballantyne u. Quin 1993; Seifert u. Junginger 1999). Ähnliches gilt auch für Lebermetastasen einiger nichtkolorektaler Primärtumoren, auch wenn isolierte Lebermetastasen hier deutlich seltener als beim kolorektalen Karzinom auftreten. In der Literatur werden insbesondere nach Resektion isolierter Metastasen neuroendokriner Tumoren (Que et al. 1995; Seifert u. Junginger 1996), des Mammakarzinoms (Raab et al. 1996; Seifert et al. 1999), des Nierenzellkarzinoms (Ramming et al. 1977; Stehlin et al. 1988; Thompson et al. 1983) und des malignen Melanoms (Stoelben et al. 1995) im Einzelfall günstige Ergebnisse mit langfristigen rezidivfreien Verläufen berichtet.

Allerdings besteht nur bei maximal 25 % der Patienten mit kolorektalen Lebermetastasen und einem erheblich geringeren Prozentsatz der Patienten mit nichtkolorektalen Lebermetastasen, die bei einem chirurgischen Zentrum vorgestellt werden, technische Resektabilität (Scheele et al. 1995). Vor diesem Hintergrund ist in den letzten 15 Jahren die Kryotherapie, neben anderen lokalen Gewebeablationsverfahren, wie der perkutanen Ethanolinjektion (Livraghi et al. 1991), der Lasertherapie (Vogl et al. 1997) und der Radiofrequenzablation (Solbiati et al. 1997), mit dem Ziel einer Verbesserung der Prognose von Patienten mit nichtresektablen Lebertumoren klinisch erprobt worden. Der Wirkmechanismus, die Technik und die klinischen Ergebnisse der hepatischen Kryotherapie bei Metastasen sollen in den nachfolgenden Abschnitten anhand einer Literaturanalyse und dem eigenen Krankengut dargestellt werden.

18.2
Geschichte und Wirkmechanismus der Kryotherapie

Die Anwendung von Kälte zur Therapie maligner Tumoren ist bereits lange bekannt (Arnott 1851). Erst nach der Etablierung moderner Kryotherapiegeräte, die dünne Metallsonden durch zirkulierenden flüssigen Stickstoff abkühlen können und somit eine gezielte Kälteanwendung ermöglichen (Chang et al. 1994; Charnley et al. 1989; Cooper u. Lee 1961), und der Einführung des intraoperativen Ultraschalls zur Kontrolle der Sondenplatzierung und des Einfrierprozesses (Gilbert et al. 1985, 1986) wurde die Kryotherapie in der Behandlung von Lebermetastasen und primären Lebertumoren Ende der 80er Jahre zunehmend klinisch eingesetzt (Charnley et al. 1989; Ravikumar et al. 1987; Zhou et al. 1988).

Ziel der Kryotherapie ist die Zerstörung des Tumorgewebes *in situ in vivo* unter möglichst geringer Schädigung des umliegenden Leberparenchyms mit nachfolgender Belassung des abgetöteten Gewebes *in situ*. Durch rasches Abkühlen von Gewebe auf sehr tiefe Temperaturen wird intrazelluläre Eisbildung mit konsekutiver Membranschädigung und Zelltod erreicht (Mazur 1977). Bei langsamerem Einfrieren oder weniger tiefen Endtemperaturen, wie klinisch in der Peripherie des entstehenden Eisballs, findet zunächst eine extrazelluläre Eisbildung mit resultierender Zunahme der Osmolarität der verbleibenden extrazellulären Flüssigkeit statt. Der dadurch bedingte osmotische Gradient führt zur Zelldehydratation und Veränderungen des intrazellulären Millieus, die den Zelltod bewirken können (Gill u. Fraser. 1968; Mazur 1977; Wittaker 1984). Im Fall von Lebergewebe führt zusätzlich die extrazelluläre Eisbildung zu einer Ausdehnung der Sinusoide um den Faktor zwei und dadurch zur Zerstörung der Mikrovaskulatur und Gewebsischämie mit konsekutivem Zelltod im abhängigen Gebiet (Rubinsky et al. 1990).

Während für die Abtötung normalen Lebergewebes eine Temperatur gerade unterhalb des Gefrierpunktes auszureichen scheint (Dilley et al. 1993; Fraser u. Gill 1967; Gill u. Long 1971), liegt die notwendige Gewebstemperatur zur sicheren Abtötung von Tumorgewebe in der Leber wahrscheinlich tiefer – in einem kolorektalen Lebermetastasenmodell an Ratten wurde hier für einfache Gefrier-Auftau-Zyklen eine „kritische Temperaturgrenze" von $-38\,°C$ beschrieben (El-Shakhs et al. 1999).

18.3
Patientenselektion und Technik

In der Behandlung isolierter Lebermetastasen haben sich, unter der Voraussetzung eines ausreichend guten Allgemeinzustandes des Patienten für eine Laparotomie und dem Ausschluss extrahepatischer Tumorabsiedlungen (Koloskopie, Computertomographie-Abdomen und -Thorax, evtl. Knochenszintigraphie), folgende Indikationen etabliert:

- bilobare, nichtresektable Metastasen,
- Metastasen in der Nähe größerer Gefäße (Pfortader, Lebervenen, V. cava),
- Kryotherapie des Resektionsrandes nach erfolgter Leberresektion mit tumorbefallenem Schnittrand oder inadäquatem (1 cm) Sicherheitsabstand,
- Kryotherapie von technisch resektablen Tumoren, aber
  - unzureichender funktioneller Leberreserve (z. B. bei Leberzirrhose) für eine Resektion oder
  - hohes operatives Risiko aufgrund von Begleiterkrankungen,
  - Ablehnung der Resektion durch den Patienten.

In der Regel verwenden wir als Zugang einen bilateralen Rippenbogenrandschnitt. In letzter Zeit wurde die Kryotherapie jedoch zunehmend auch laparoskopisch durchgeführt. Nach Ausschluss extrahepatischen Tumorwachstums, ggf. auch mit Hilfe von Schnellschnittuntersuchung vergrößerter Lymphknoten im Hilusbereich, erfolgt die Mobilisation der Leber und die intraoperative Ultraschalluntersuchung (Onik et al. 1991, 1993; Ross et al. 1995). Diese dient zum Nachweis und der anatomischen Zuordnung der Metastasen, zur Sondenplatzierung und Überwachung des Einfrierprozesses. Der Eisball imponiert als dichte schwarze (echoarme) Zone mit einem weißen (echoreichen) Rand. Die exzellente Übereinstimmung des im Ultraschall erkennbaren Eisballs mit der entstehenden Kryoläsion (Gilbert et al. 1985) lässt ein exaktes Echtzeitmonitoring des Einfrierprozesses zu.

Oberflächlich gelegene Metastasen können unter Sicht und Palpation direkt mit den Trokarsonden punktiert werden oder mit flächigen Sonden durch Auflegen der Sonde auf die Leberoberfläche behandelt werden (Ross et al. 1995). Für tiefliegende Metastasen ist die ultraschallgesteuerte Punktion in Seldinger-Technik zu empfehlen.

Durch Starten des Durchflusses von flüssigem Stickstoff durch die Sonde wird die Metastase unter Ultraschallkontrolle vereist, wobei mindestens 1 cm Sicherheitssaum gesunden Lebergewebes um die Metastase herum eingefroren werden sollte (Onik et al. 1991; Ravikumar et al. 1991; Ross et al. 1995). Zusätzlich kann die Temperatur an kritischen Stellen des Metastasenrandes durch eingebrachte Temperaturfühler kontrolliert werden (Shafir et al. 1996; Zhou et al. 1988). Danach erfolgt das passive Auftauen des Eisballs.

Wie die meisten Zentren verwenden auch wir doppelte Gefrier-Auftau-Zyklen, aufgrund der experimentell gezeigten größeren Wirksamkeit dieses Vorgehens (Dilley et al. 1993; Gill et al. 1968; Neel et al. 1971; Whittaker 1984). Nach Abschluss der Gefrierzyklen und Entfernen der Sonde kann in den Kanal zur Blutungsprophylaxe Gelfoam oder ähnliches gerinnungsaktivierendes Material eingebracht werden. Als postoperative Kontrolle der Kryoläsion führen wir in Mainz eine Kernspintomographie der Leber durch, die eine Beurteilung des Behandlungserfolgs bereits wenige Tage postoperativ erlaubt (Abb. 18.1 a–c).

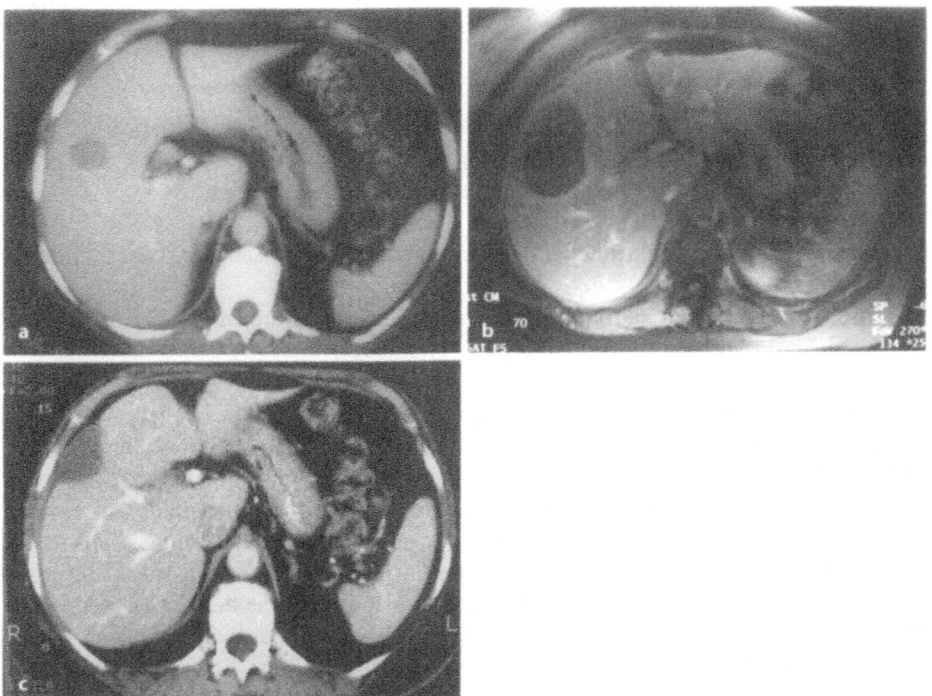

Abb. 18.1 a–c. a Präoperative CT-Untersuchung bei einer solitären Lebermetastases eines Spindelzelltumors des Rektums. **b** MRT nach laparoskopischer Kryotherapie der Metastase (eine Resektion wurde von der Patientin abgelehnt) 10 Tage postoperativ. Man erkennt die Nekrosezone nach kompletter Ablation der Metastase. **c** CT 6 Monate nach Kryotherapie mit deutlicher narbiger Schrumpfung der Nekrose und konsekutiver Einziehung des umgebenden Lebergewebes (Zeichen des „Golfballs im Sand")

18.4
Ergebnisse der Kryotherapie – eigene Daten und Literaturübersicht

Zwischen September 1985 und August 2000 wurden in der Klinik für Allgemein- und Abdominalchirurgie der Johannes Gutenberg-Universität Mainz 486 operative Eingriffe an der Leber bei malignen Tumoren unter kurativer Intention vorgenommen. Seit Einführung der Kryotherapie im Januar 1996 wurden 68 kryotherapeutische Eingriffe bei 62 Patienten mit malignen Lebertumoren durchgeführt. Damit wurde durch die Kryotherapie jährlich ein zusätzlicher Anteil von 26–33 % der Patienten mit Lebermetastasen, bei denen eine alleinige Resektion möglich war, einer potenziell kurativen Therapie zugeführt (Abb. 18.2).

Das mediane Alter der Patienten betrug 64,5 Jahre (37–78), 29 Patienten waren weiblich. Bei 3 Patienten wurden primäre hepatozelluläre Karzinome und bei 59 Patienten Lebermetastasen behandelt. Davon lag bei 43 Patienten als Primärtumor ein kolorektales Karzinom vor, bei jeweils vier Patienten ein Mamma- oder Magenkarzinom, bei zwei ein Hypernephrom und bei sechs andere Primärtumoren. Bei

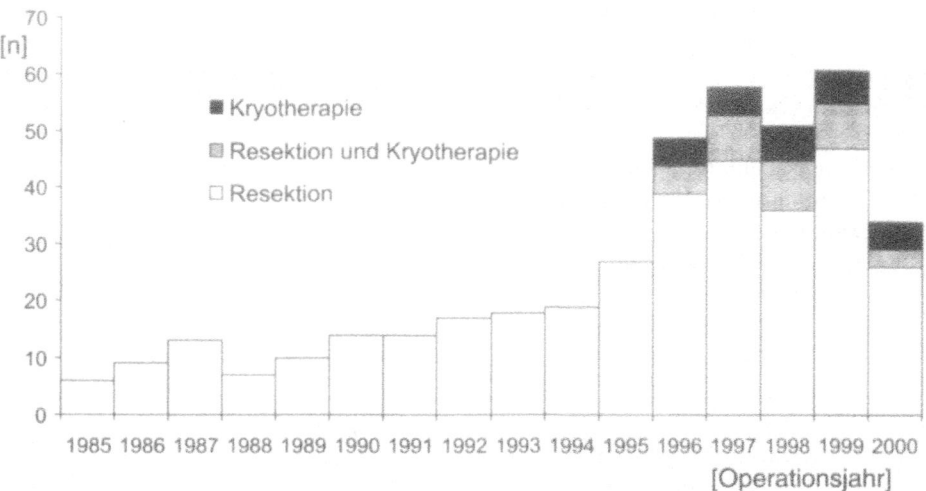

Abb. 18.2. Potenziell kurative Eingriffe bei Lebermetastasen von 9/1985 bis 9/2000 im Mainzer Krankengut (n=409)

16 Patienten lagen synchrone, bei 43 metachrone Metastasen vor. 16 Patienten (26 %) hatten Rezidivlebermetastasen nach erfolgter Leberresektion. Die letzte Nachbeobachtung der Patienten war im September 2000. Es wurden, z. T. in Zusammenarbeit mit den betreuenden Hausärzten oder Onkologen, regelmäßige Tumornachsorgeuntersuchungen zur Identifikation von Rezidiven an der Kryostelle oder der Restleber, bzw. extrahepatischer Tumormanifestationenin in dreimonatigen Abständen durchgeführt. Die mittlere Nachbeobachtung beträgt 18 Monate, die längste Nachbeobachtung 50 Monate.

Bei 34 Patienten (55 %) wurde bereits eine systemische Chemotherapie durchgeführt, bevor sie bei uns vorstellig wurden. Im Mittel lagen je Patient drei Metastasen (1–10) vor, wobei der mittlere größte Metastasendurchmesser bei 3,7 cm (1,5–11) lag. Bei 32 Patienten (52 %) lagen bilobare Metastasen vor. Wir führten bei 29 Patienten (47 %) eine alleinige Kryotherapie durch (bei 5 dieser Patienten laparoskopisch), bei 33 Patienten wurde die Kryotherapie mit einer zusätzlichen Leberresektion bei weiteren Metastasen kombiniert. Folgende Leberresektionen wurden durchgeführt:

- erweiterte Hemihepatektomien (n=6),
- Hemihepatektomien (n=5),
- Segmentresektionen oder nichtanatomische Resektionen (n=22).

Die mediane Operationszeit betrug 280 min (95–564). Im Mittel wurden intraoperativ 1,7 Erythrozytenkonzentrate verabreicht, bei 37 Patienten (60 %) war keine intraoperative Bluttransfusion notwendig. Bei alleiniger Kryotherapie wurde nur bei 4 von 29 Patienten (14 %) eine intraoperative Bluttransfusion notwendig. Der postoperative Krankenhausaufenthalt lag im Median bei 13,5 Tagen (7–59).

Bei einem Patienten mit erweiterter Hemihepatektomie rechts und zusätzlicher Kryotherapie von zwei Metastasen in den linkslateralen Lebersegmenten kam es postoperativ zu einer Sepsis mit letalem Multiorganversagen. 14 der restlichen 61 Patienten (23 %) entwickelten Komplikationen:

- Blutung/Nachblutung (n=3),
- intraabdomineller Verhalt (n=3),
- biliopulmonale Fistel (n=1),
- transientes Leberversagen (n=2),
- Wundinfekt (n=1),
- drainagepflichtiger Pleuraerguss (n=4),
- Pneumonie (n=1) und
- Lungenembolie (n=1).

Somit betragen die Klinikletalität und Morbidität 1,6 und 24 %.

Bei 30 der 43 Patienten mit kolorektalem Primarius (70 %) war der Tumormarker CEA präoperativ erhöht (>4 ng/ml). Bei 22 dieser 30 Patienten (73 %) lag das CEA postoperativ im Normbereich.

40 Patienten (65 %) haben postoperativ ein Tumorrezidiv entwickelt. Bei 8 dieser Patienten war eine erneute R0-Behandlung (Resektion oder lokal ablatives Verfahren) möglich. Fünf dieser 8 Patienten sind bisher rezidivfrei, sodass derzeit 27 von 62 Patienten (44 %) nach Kryotherapie rezidivfrei am Leben sind. Die Tumorrezidive waren bei 18 Patienten nur in der Leber, bei 18 Patienten hepatisch und extrahepatisch und bei vier Patienten ausschließlich extrahepatisch lokalisiert. Die beteiligten Rezidivlokalisationen sind in Abb. 18.3 aufgeführt. Bei 10 Patienten wurden Lokalrezidive im Bereich der Kryoablationsstelle beobachtet. Bei keinem der 6 kryotherapeutischen Reeingriffe trat ein Lokalrezidiv an der Kryostelle auf. Die lokale Tumorkontrollrate nach Kryotherapie liegt damit bei 85 %.

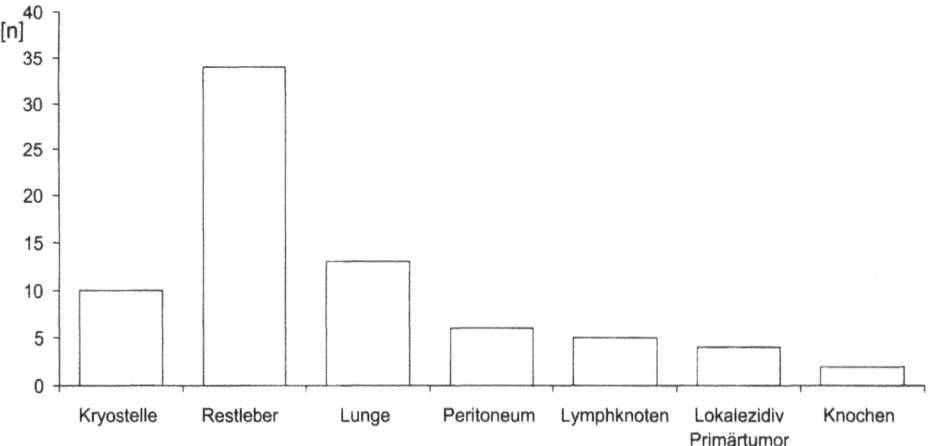

Abb. 18.3. Lokalisation der Tumorrezidive nach hepatischer Kryotherapie (mehrere Rezidivlokalisationen pro Patient möglich)

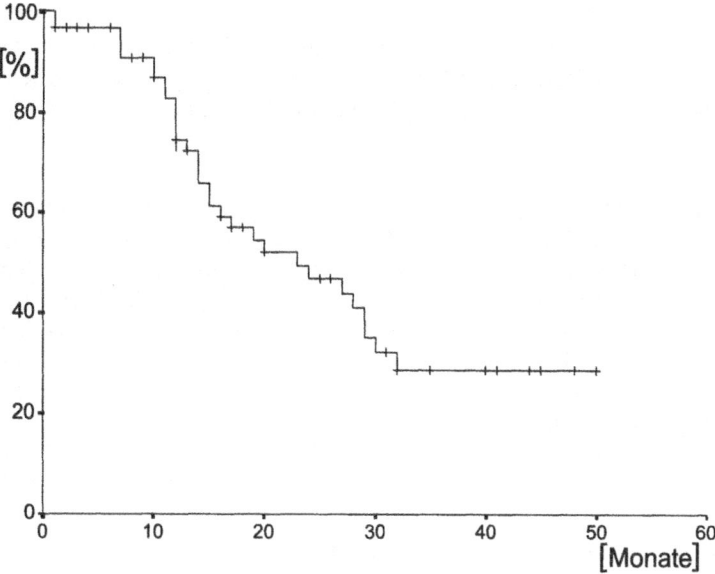

Abb. 18.4. Überlebenswahrscheinlichkeit (Kaplan-Meier) nach hepatischer Kryotherapie (n=62)

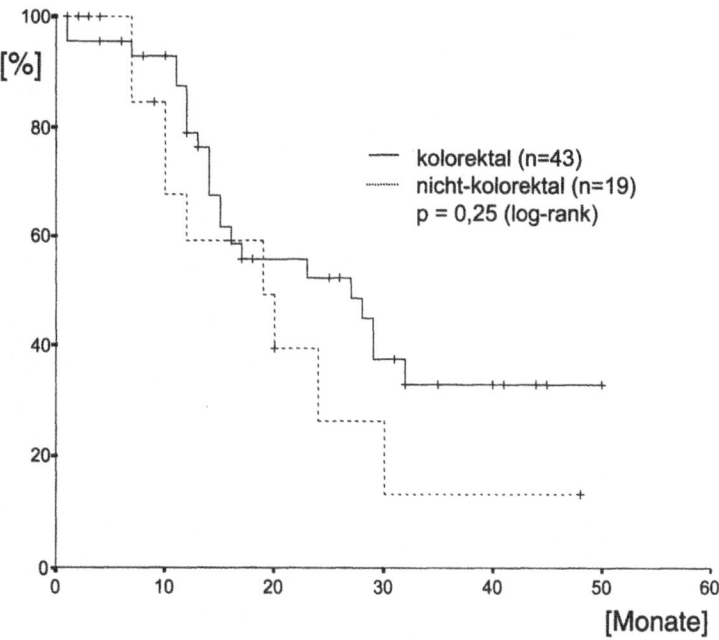

Abb. 18.5. Überlebenswahrscheinlichkeit (Kaplan-Meier) nach hepatischer Kryotherapie (n=62) in Abhängigkeit vom Primärtumor

Die mediane Überlebenszeit nach Kryotherapie (Kaplan-Meier) für alle Patienten beträgt 23 Monate (Abb. 18.4) bei einer Zwei- und Dreijahresüberlebensrate von 47 und 29 %. Bei Patienten mit kolorektalem Primärtumor beträgt die mediane Überlebenszeit 27 Monate (Abb. 18.5) bei einer Zwei- und Dreijahresüberlebensrate von 53 und 33 % und unterscheidet sich nicht signifikant von den Ergebnissen bei anderen Tumoren.

Diese Ergebnisse entsprechen weitgehend den publizierten Daten anderer Autoren, wo eine Morbidität von 8–60 % bei einer Letalität von 0–8 % beschrieben wurde (Tabelle 18.1). Die Überlebensdaten sind schwer zu vergleichen, zumeist werden jedoch mediane Überlebenszeiten von 23–30 Monaten und Zwei-(Drei)-Jahresüberlebensraten von 33–56(22–37)% angegeben. In einer größeren Untersuchung lag die Fünfjahresüberlebensrate bei 19 % (vgl. Tabelle 18.1). Lokalrezidive am Ort der Kryotherapie werden bei unterschiedlich langer Nachbeobachtungszeit in 8–44 % der Fälle berichtet (vgl. Tabelle 18.1).

Tabelle 18.1. Literaturübersicht zu den Ergebnissen der hepatischen Kryotherapie

Autor	Primärtumor	Patienten (n)	Morbidität (Letalität) (%)	Lokalrezidive (%)	Überleben
Ravikumar et al. 1991	Kolorektal	24	8(0)	8	15/24[a]
Weaver et al. 1998	Kolorektal	136	–(0)	Median: 30 Monate (19% 5 Jahre)	
Shafir et al. 1996	Verschiedene	39	9(0)	–	34/39[b]
Yeh et al. 1997	Kolorektal	24	42(8)	10	Mittelwert: 33 Monate
Adam et al. 1997	Kolorektal	25	8(0)	44	52 % 2 Jahre
Haddad et al. 1998	Verschiedene	31	60(6)	–	33(22)% 2(3) Jahre
Stubbs et al. 1998	Kolorektal	30	27(0)	–	Median: 18 Monate
Feifel et al. 1999	Verschiedene	47	19(2)	–	–
Pearson et al. 1999	Verschiedene	54	41(2)	14	–
Wallace et al. 1999	Kolorektal	20	–(0)	–	54(37)% 2(3) Jahre
		52[d]	–(0)	–	38(24)% 2(3) Jahre
Seifert u. Morris 1998	Kolorektal	116	28(1)	33	Median: 26 Monate [56(32)% 3(5) Jahre]
Seifert u. Morris 1999 b[e]	Verschiedene	2173	–(1,5)	–	–
Eigene Daten	Verschiedene	62	24(1,6)	15	Median: 23 Monate [47(29)% 2(3) Jahre]
	Kolorektal	43			Median: 27 Monate [53(33)% 2(3) Jahre]

[a] mediane Nachbeobachtung 24 Monate.
[b] mediane Nachbeobachtung 14 Monate.
[c] nur Kryotherapie.
[d] Kryotherapie in Kombination mit Leberresektion.
[e] Fremddatenerhebung mit Fragebogen.
– keine Angaben.

18.5
Diskussion

Inzwischen existiert eine Vielzahl von klinischen Fallkontrollstudien der hepatischen Kryotherapie. Es konnte gezeigt werden, dass mit der Methode für einen Teil der Patienten mit nichtresektablen Lebertumoren eine lokale Tumorkontrolle erzielt werden kann und damit eine sinnvolle Erweiterung des therapeutischen Spektrums bei Lebermetastasen gelang. Dabei ist die Morbidität und Letalität der Methode vertretbar, wobei jedoch ähnliche Komplikationsraten wie nach Leberresektion erreicht werden. Im Vergleich zur systemischen oder regionalen Chemotherapie (Isacoff u. Borud 1997; Meta-Analysis Group in Cancer 1996) sind die erzielten Überlebenszeiten günstig. Ein Vergleich zu den Ergebnissen der Leberresektion ist schwierig, da nur wenige Studien mit einem ausreichenden Anteil von Patienten mit langer Nachbeobachtung existieren und die langfristige Prognose nach hepatischer Kryotherapie noch nicht abschließend beurteilt werden kann.

Auch wenn tierexperimentell potenzielle Vorteile einer kryotherapeutischen Tumorablation vs. Resektion von Lebertumoren durch geringere Ausschüttung von Wachstumsfaktoren, die okkultes verbliebenes Tumorgewebe zum Wachstum anregen könnten, beschrieben wurde (Allen et al. 1998), kann die Kryotherapie *resektabler* Metastasen derzeit, insbesondere in Anbetracht der lokalen Rezidivraten an der Behandlungsstelle von 8–44 %, nicht empfohlen werden. Damit wird die minimal-invasive Anwendung der Kryotherapie als laparoskopischer Eingriff, die hinsichtlich der Komplikationen und Patientenbelastung sicher eine wünschenswerte Entwicklung darstellt, teilweise in Frage gestellt, da hier doch zumeist solitäre Metastasen behandelt wurden, die wohl auch einer Resektion zugänglich gewesen sein dürften (Cuschieri 1995; Heniford et al. 1998; Lezoche et al. 1998; Tandan et al. 1997). Die Lokalrezidivraten der Kryotherapie sind jedoch bei kleinen (<3 cm) Lebermetastasen erheblich niedriger (Seifert u. Morris 1999 a), sodass für Patienten mit kleinen tiefliegenden Metastasen, deren chirugische Entfernung große anatomische Resektionen erfordern würde, in der Kryotherapie eine gewebeschonende Alternative vorliegen könnte. Die Bedeutung der Kryotherapie in dieser Indikation und auch der Stellenwert der Kryotherapie in Abgrenzung zu anderen lokal ablativen Verfahren, wie der laserinduzierten Thermotherapie und der Radiofrequenzablation sollte in prospektiv randomisierten Studien bestimmt werden.

Literatur

Adam R, Akpinar E, Johann M, Kunstlinger F, Majno P, Bismuth H (1997) Place of cryosurgery in the treatment of malignant liver tumors. Ann Surg 225: 39–50
Allen PJ, D'Angelica M, Hodyl C, Lee J, You Y-J, Fong Y (1998) The effects of hepatic cryosurgery on tumour growth in the liver. J Surg Res 77: 132–136
Arnott J (1851) On the treatment of cancer by the regulated application of an anaesthetic temperature. Churchill, London, pp 32–54
Ballantyne GH, Quin J (1993) Surgical treatment of liver metastases in patients with colorectal cancer. Cancer (Suppl) 71: 4252–4266
Chang Z, Finkelstein JJ, Ma H, Baust J (1994) Development of a high-performance multiprobe cryosurgical device. Biomed Instrum Technol 28: 393–390

Charnley RM, Doran J, Morris DL (1989) Cryotherapy for liver metastases: A new approach. Br J Surg 76: 1040–1041

Cooper IS, Lee ASJ (1961) Cryostatic congelation: A system for producing a limited, controlled region of cooling or freezing of biological tissues. J Nerv Ment Dis 133: 259–263

Cuschieri A (1995) Laparoscopic management of cancer patients. J R Coll Surg Edinb 40: 1–9

Dilley AV, Dy DY, Warlters A et al. (1993) Laboratory and animal model in evaluation of the Cryotech LCS 2000 in hepatic cryotherapy. Cryobiology 30: 74–85

El-Shakhs SA, Shimi SA, Cuschieri A (1999) Effective hepatic cryoablation: Does it enhance tumor dissemination? World J Surg 23: 306–310

Feifel G, Schüder G, Pistorius G (1999) Kryochirurgie – Renaissance oder echter Fortschritt? Chirurg 70: 154–159

Fraser J, Gill W (1967) Observations on ultra-frozen tissue. Br J Surg 54: 770–776

Gilbert JC, Onik GM, Hoddick WK, Rubinsky B (1985) Real time ultrasonic monitoring of hepatic cryosurgery. Cryobiology 22: 319–330

Gilbert JC, Onik GM, Hoddick WK, Rubinsky B, Ferrell LD (1986) Ultrasound monitored hepatic cryosurgery: Longetivity study on an animal model. Cryobiology 23: 277–285

Gill W, Fraser J (1968) A look at cryosurgery. Scot Med J 13: 268–273

Gill W, Long WB (1971) The completeness of cellular destruction within a cryolesion. Br J Surg 58: A870

Gill W, Fraser J, Carter DR (1968) Repeated freeze-thaw cycles in cryosurgery. Nature 219: 410–413

Haddad FF, Chapman WC, Wright JK, Blair TK, Pinson CW (1998) Clinical experience with cryosurgery for advanced hepatobiliary tumors. J Surg Res 75: 103–108

Heniford BT, Arca MJ, Iannitti DA, Walsh RM, Gagner M (1998) Laparoscopic cryoablation of hepatic metastases. Semin Surg Oncol 15: 194–201

Isacoff WH, Borud K (1997) Chemotherapy for the treatment of patients with metastatic colorectal cancer: An overview. World J Surg 21: 748–762

Lezoche E, Paganini AM, Feliciotti F, Guerrieri M, Lugnani F, Tamburini A (1998) Ultrasound-guided laparoscopic cryoablation of hepatic tumors: Preliminary report. World J Surg 22: 829–836

Livraghi T, Vettori C, Lazzaroni S (1991) Liver metastases: Results of percutaneous ethanol injection in 14 patients. Radiology 179: 709–712

Mazur P (1977) The role of intracellular freezing in the death of cells cooled at supraoptimal rates. Cryobiology 14: 251–272

Meta-Analysis Group in Cancer (1996) Reappraisal of hepatic arterial infusion treatment of non-resectable liver metastases from colorectal cancer. J Natl Cancer I 88: 252–257

Neel HB (III), Ketcham AS, Hammond WG (1971) Ischemia potentiating cryosurgery of primate liver. Ann Surg 174: 309–318

Onik G, Rubinsky B, Zemel R, Weaver L, Diamond D, Cobb C, Porterfield B (1991) Ultrasound-guided hepatic cryosurgery in the treatment of metastatic colon carcinoma. Preliminary results. Cancer 67: 901–907

Onik GM, Atkinson D, Zemel R, Weaver L (1993) Cryosurgery of liver cancer. Semin Surg Oncol 9: 309–317

Pearson AS, Izzo F, Flemign RY et al. (1999) Intraoperative radiofrequency ablation or cryoablation for hepatic malignancies. Am J Surg 178: 592–599

Que FG, Nagorney DM, Batts KP et al. (1995) Hepatic resection for metastatic neuroendocrine carcinomas. Am J Surg 169: 36–43

Raab R, Nussbaum K-T, Werner U, Pichlmayr R (1996) Lebermetastasen beim Mammacarcinom. Ergebnisse der Leberteilresektion. Chirurg 67: 234–237

Ramming KP, Sparks FC, Eilber F, Morton D (1977) Management of hepatic metastases. Semin Oncol 4: 71

Ravikumar TS, Kane R, Cady B et al. (1987) Hepatic cryosurgery with intraoperative ultrasound monitoring for metastatic colon carcinoma. Arch Surg 122: 403–409

Ravikumar TS, Kane R, Cady B, Jenkins R, Clouse M, Steele G Jr (1991) A 5-year study of cryosurgery in the treatment of liver tumors. Arch Surg 126: 1520–1524

Ross WB, Horton M, Bertolino P, Morris DL (1995) Cryotherapy of liver tumours – a practical guide. HPB Surg 8: 167–173

Rubinsky B, Lee CY, Bastacky J, Onik G (1990) The process of freezing and the mechanism of damage during hepatic cryosurgery. Cryobiology 27: 85–97

Scheele J, Stang R, Altendorf-Hoffmann A, Paul M (1995) Resection of colorectal liver metastases. World J Surg 19: 59–71

Seifert JK, Junginger T (1996) Leberresektionen bei Metastasen nicht-colorectaler Primärtumoren. Chirurg 67: 161–168

Seifert JK, Junginger T (1999) Prognosefaktoren nach Resektion von Lebermetastasen kolorektaler Tumoren. In: Holzgreve A, Junginger T (Hrsg) Jahrbuch der Chirurgie 1999. Biermann, Münster, S 35–51

Seifert JK, Morris DL (1998) Prognostic factors after cryotherapy for hepatic metastases from colorectal cancer. Ann Surg 228: 201–208

Seifert JK, Morris DL (1999 a) Indicators of recurrence following cryotherapy for hepatic metastases from colorectal cancer. Br J Surg 86: 234–240

Seifert JK, Morris DL (1999 b) World survey on the complications of hepatic and prostate cryotherapy. World J Surg 23: 109–114

Seifert JK, Weigel TF, Gönner U, Junginger T (1999) Liver resection for breast cancer metastases. Hepatogastroenterology 29: 2935–2940

Shafir M, Shapiro R, Sung M, Warner R, Sicular A, Klipfel A (1996) Cryoablation of unresectable malignant liver tumors. Am J Surg 171: 27–31

Solbiati L, Ierace T, Goldberg SN et al. (1997) Percutaneous US-guided radio-frequency tissue ablation of liver metastases: Treatment and follow-up in 16 patients. Radiology 202: 195–203

Stehlin JS, Delpoly PD, Greef PJ (1988) Twenty years 'experience with infusion and resection in 414 patients. Ann Surg 208: 23

Stoelben E, Sturm J, Schmoll J, Keilholz U, Saeger H-D (1995) Resektion von solitären Lebermetastasen des malignen Melanoms. Chirurg 66: 40–44

Stubbs RS, Alwan MH, Booth MWC (1998) Hepatic cryotherapy and subsequent hepatic arterial chemotherapy for colorectal metastases to the liver. HPB Surgery 11: 97–104

Tandan VR, Litwin D, Asch M, Margolis M, Gallinger S (1997) Laparoscopic cryosurgery for hepatic tumours. Surg Endosc 11: 1115–1117

Thompson H, Tompkins R. Longmire WP (1983) Major hepatic resection. Ann Surg 197: 375

Vogl TJ, Mack MG, Straub R, Roggan A, Felix R (1997) Percutaneous MRI-guided laser-induced thermotherapy for hepatic metastases from colorectal cancer. Lancet 350: 29

Wallace JR, Christians KK, Pitt HA, Quebbeman EJ (1999) Cryotherapy extends the indications for treatment of colorectal liver metastases. Surgery 126: 766–774

Weaver ML, Ashton JG, Zemel R (1998) Treatment of colorectal liver metastases by cryotherapy. Semin Surg Oncol 14: 163–170

Whittaker DK (1984) Mechanisms of tissue destruction following cryosurgery. Ann Roy Coll Surg 66: 313–317

Wingo PA, Tong T, Bolden S (1995) Cancer statistics 1995. CA Cancer J Clin 45: 8–30

Yeh KE, Fortunato L, Hoffman JP, Eisenberg BL (1997) Cryosurgical ablation of hepatic metastases from colorectal carcinomas. Am Surg 63: 63–68

Zhou X-D, Tang Z-Y, Yu Y-Q, Ma Z-C (1988) Clinical evaluation of cryosurgery in the treatment of primary liver cancer. Report of 60 cases. Cancer 61: 1889–1892

Experimentelle Grundlagen der laserinduzierten Thermotherapie (LITT) – Energie und Temperaturfindung zur vollständigen Ablation experimenteller Lebertumoren und potenzielle Ursachen einer Tumorrezidiventstehung

C.-T. Germer, C. Isbert, A. Roggan, J.-P. Ritz, K. Lehmann, G. Müller, H. J. Buhr

19.1
Einführung

Lebenserwartung und Heilungschancen von Patienten mit soliden Tumoren des Gastrointestinaltrakts werden in entscheidendem Maße durch das Vorhandensein oder Fehlen von Fernmetastasen bestimmt. Beim kolorektalen Karzinom haben 25 % der Patienten zum Zeitpunkt der Diagnosestellung des Primärtumors Lebermetastasen und 50 % entwickeln diese im Verlauf ihrer Erkrankung. Die chirurgische Resektion von Lebermetastasen kann bei selektionierten Patienten zu einem Langzeitüberleben führen. Die Effektivität der operativen Therapie ist durch die Tatsache limitiert, dass lediglich ca. 30 % der Patienten mit kolorektalen Lebermetastasen für eine chirurgische Resektion in Frage kommen und dass die Mehrzahl der resezierten Patienten ein intrahepatisches Rezidiv entwickeln (Jaeck et al. 1997). In zunehmendem Maße gewinnen deshalb die sog. thermischen In-situ-Ablationsverfahren klinische Bedeutung in der Behandlung primärer und sekundärer Lebertumoren.

Zu den thermischen In-situ-Ablationsverfahren werden die Kryochirurgie, die Radiofrequenztherapie und die laserinduzierte Thermotherapie (LITT) gezählt (Lencioni et al. 1998; Seifert et al. 2000; Vogl et al. 1999). Gemeinsames Grundprinzip dieser Verfahren ist, dass durch eine lokale Temperaturveränderung biologisches Gewebe zerstört werden soll. Von entscheidender Bedeutung für die Effektivität der genannten Methoden in der Behandlung von Lebermetastasen ist daher, dass tatsächlich sämtliche maligne Zellen im Zielgebiet vollständig zerstört werden.

Trotz der wiederholt belegten erhöhten Thermosensitivität maligner Zellen gegenüber Wärmeexposition im Vergleich zu gesunden Zellen (Armour et al. 1993; Bleehen 1982; Storm et al. 1980; Wheatley et al. 1989), existieren nur unzureichend Daten bezüglich der Relation von Temperatur und Einwirkzeit (Energie) zur Behandlung solider Tumoren in vivo. Darüber hinaus existieren bislang keinerlei experimentelle Daten zur Tumorthermometrie diffus abstrahlender Laserapplikationssysteme. Diese Applikationssysteme stellen jedoch heute die Grundlage der klinischen Anwendung der LITT zur Therapie humaner Lebermetastasen dar (Albrecht et al. 1998; Vogl et al. 1997, 1999), da hiermit die Induktion großer, klinisch relevanter Läsionsvolumina ermöglicht wird. Ziel der im Folgenden dargestellten experimentellen Studie war es, unter Verwendung eines diffus abstrahlenden Applikationssystems (Diffuser-Tip), die notwendige Laserenergie und „Steady-state-Temperatur", die für eine vollständige Destruktion intrahepatisch gelegener Tumoren notwendig ist, zu evaluieren. Hierzu wurden in vivo tierexperimentelle Lebertumoren mit definiertem Tumorvolumen induziert und mit unterschiedlichen Zieltemperaturen am Tumorrand (45–60 °C) über einen konstanten Zeitraum (10 min) lasertherapiert. Neben der energie- und temperaturabhängigen Tumorresponse sollte darüber hinaus histologisch untersucht werden, in welchen Zonen der laserinduzierten Läsion potenziell Tumorresiduen nach LITT verbleiben können und worin die möglichen Ursachen einer Tumorrezidiventstehung liegen.

19.2
Material und Methoden

19.2.1
Tiere und Tumormodell

85 Chinchilla-Bastard Kanninchen (Zentrale Tierlaboratorien, Berlin) mit einen Körpergewicht von 3.000–5.000 g dienten als Versuchstiere. Die Tierhaltung und Pflege erfolgte nach den Richtlinien des Tierschutzamtes (Senat für Gesundheit, Berlin). Die Tumorinduktion und Laserapplikation erfolgte unter Allgemeinanästhesie durch intramuskuläre Applikation von Ketamine (Ketanest, Parke-Davis) in einer Dosierung von 5 mg/100 g Körpergewicht (KG) und Xylazin (Rompun, Bayer, Leverkusen; 0,3 mg/100 g KG). Zur intrahepatischen Tumorinduktion wurde eine Zellsuspension der Tumorzelllinie des VX-2-Karzinoms (TZB No. 840116, Lfd. No. 0116, Deutsches Krebsforschungszentrum Heidelberg) in vitro produziert. Die Tumorzellen wurden bei 37 °C und 8 %iger CO_2-Begasung in 20 ml Complete-Medium (RPMI 1640 (Gibco) mit 10 % fetalem Kälberserum (Seromed) und 1 % Pen/Strep (Seromed) kultiviert. Nach drei Tagen wurden die Zellen zweimal mit Phosphatpuffer (PBS) gewaschen und mit 3 ml Trypsin abgelöst. Durch Complete-Medium wurde das Trypsin deaktiviert. Nach Zentrifugation und und Resuspension mit PBS erfolgte die Vitalitätszählung in der Bürker-Kammer. Die Zellsuspension wurde auf eine Zelldichte von 1×10^6 vitalen Zellen/100 μl eingestellt. Zur Tumorbeimpfung wurden die Tiere laparotomiert, und 0,1 ml Tumorzellsuspension wurden subkapsulär unter die Leberkapsel des rechten Leberlappens injiziert. Die Punktionsstelle wurde mit Histacrylblau verschlossen. 14 Tage nach Tumorbeimpfung wurden die Tiere relaparotomiert, und die Tumoren wurden makroskopisch vermessen. Nur Tiere mit einem minimalen Tumordurchmesser von 20 mm wurden für die Versuche verwendet.

19.2.2
Laser, Laserapplikation, Temperaturmonitoring

Für die Laserapplikationen kamen ein Nd:YAG Laser (Medilas 2, MBB-Medizintechnik), mit einer Wellenlänge von 1.064 nm, eine 400 μm Quarzfaser und ein speziell angefertigter Diffuser-Tip-Applikator zur Anwendung (Germer et al. 1997). Für die Lasertherapie wurde der Applikator entlang des längsten Durchmessers (A) in das Zentrum des Tumors in einer Tiefe von ca. 2,5 cm platziert. Die LITT erfolgte mit 4–6 W. Zur Temperaturmessung wurde eine Temperatursonde (Standard Integrated

Thermocouple Thermocoax, Phillips, Hamburg) am makroskopisch erkennbaren Tumorrand parallel zum Applikator platziert. Durch eine spezielle Haltevorrichtung konnte der Abstand zwischen der Temperatursonde und dem Applikator über den Zeitraum der LITT konstant gehalten werden. Um eine temperaturgesteuerte Regelung der Laserleistung zu ermöglichen, wurde eigens ein entsprechendes Regelsystem aufgebaut, bei dem durch Aufarbeitung der analogen Signale des einkanaligen Temperaturmessgerätes mit einem Proportional-Differential-Regler und anschließender Digitalisierung mit einer Analog/Digital-Wandlerschnittstelle der freigelegte 10-Bit-Digitaleingang des Lasergerätes angesteuert werden konnte. Die gewünschte Solltemperatur wurde am Proportional-Differential-Regler mittels 10-Gang-Potentiometer und Spannungsmessgerät eingestellt. Die Basisausgangsleistung des Lasergerätes bis zum Erreichen der gewünschten Solltemperatur wurde durch eine entsprechendes Offset am Proportional-Differential-Regler vorgewählt. Durch geeignete Widerstandswahl in den Regelkreisen wurde die Regelcharakteristik so eingestellt, dass ein zu langsames Ansprechen und ein Übersteuern der Temperatur verhindert wurden.

19.2.3
Gruppeneinteilung und postinterventionelles Vorgehen

Die Tiere wurden in 4 Versuchs-(Gruppen I–IV) und eine Kontrollgruppe (V) randomisiert. In den Gruppen I–IV (je n=20) wurden eine LITT mit einer über 600 s konstanten Temperatur durchgeführt. In der Gruppe I betrug die Temperatur 45 °C, in der Gruppe II 50 °C, in der Gruppe III 55 °C und in der Gruppe IV 60 °C. In der Gruppe V (h = 5) wurde lediglich eine Scheinoperation durchgeführt. Postinterventionell wurden je 5 Tiere einer jeden Gruppe zu den Zeitpunkten 0, 24, 96 s und 14 Tage getötet. Die Tiere der Gruppe V wurden 14 Tage nach Tumorbeimpfung getötet.

Nach Hepatektomie wurden die Tumoren entlang ihres größten Durchmessers (A) und in der Höhe und Breite (B, C) vermessen. Die Tumorvolumina wurden mit Hilfe der Formel für Rotationsellipsoide berechnet, wobei a, b und c den Radien von A, B und C entsprachen (Germer et al. 1998, 1999 a). Zur histologischen Analyse wurden die Gewebeproben in 10–15 Sektionen lamelliert. Zur weiteren Analyse wurden jeweils korrespondierende Sektionen kryo- und formalinasserviert. Nach Paraffineinbettung wurden von den Paraffinblöcken und den Gefrierproben Schnittpräparate mit einer Dicke von 3–5 μm angefertigt und mit H & E und einem NADPH-Substrat gegengefärbt. Die Färbung für den enzymhistochemischen Nachweis der NADPH-Dehydrogenase erfolgte wie bereits an anderer Stelle beschrieben (Gerner et al. 1997). Die Auswertung der NADPH-Dehydrogenase-Aktivität erfolgte semiquantitativ; die Einteilung erfolgte anhand der Intensität der Färbung in stark (+++), mittel (++), gering (+) und fehlend (–). Die histologischen Schnittpräparate wurden von zwei Untersuchungen unabhängig voneinander und in Unkenntnis des Behandlungsmodus der Tiere beurteilt. Als Tumorremission wurde bezeichnet, wenn in der H & E-Färbung lichtmikroskopisch keine vitalen Tumorzellen nachweisbar waren und die enzymhistochemische Aktivität der NADPH-Dehydrogenase in den Tumorzellen negativ (–) war.

19.2.4
Statistik

Das Signifikanzniveau der Randomisation der Tiere und der Vergleich der Läsionsvolumina wurde mit dem Kruskal-Wallis-Test (ungepaarter Mehrgruppenvergleich) ermittelt. Die gepaarte Analyse wurde mit dem Friedmann-Test berechnet. Die Werte sind als Mittelwerte ± SEM (Standard Fehler des Mittelwertes) angegeben. Eine Irrtumswahrscheinlichkeit von $p < 0{,}05$ wurde als signifikant akzeptiert.

19.3
Ergebnisse

19.3.1
Energie und Temperatur

Die Zieltemperatur war in der Gruppe I nach Applikation von durchschnittlich 410 ± 28 Joule, in der Gruppe II nach 923 ± 98 Joule, in der Gruppe III nach 1.497 ± 100 und in der Gruppe IV nach 3.200 ± 212 Joule erreicht. Die gesamt applizierte Energie betrug in der Gruppe I 1.380 ± 77 Joule, in der Gruppe II 2.224 ± 180 Joule, in der Gruppe III 3.657 ± 203 und in der Gruppe IV 6.198 ± 256 Joule. Die Energie zum Erreichen der Zieltemperaturen und die Gesamtenergie sind in Abb. 19.1 wiedergegeben.

19.3.2
Tumor- und Läsionsvolumina

14 Tage nach Tumorbeimpfung betrugen die Tumorachsen A, B und C bei allen Tieren durchschnittlich 24,7 ± 0,7, 15,5 ± 0,6 and 10,9 ± 0,4 und zeigten keine Unterschiede in den einzelnen Gruppen ($p > 0{,}05$). Das durchschnittliche Tumorvolumen aller

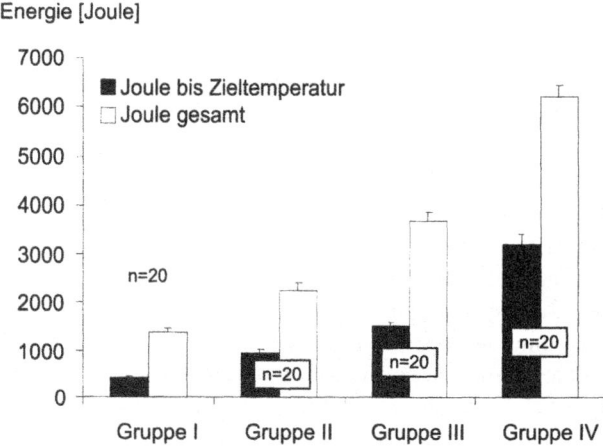

Abb. 19.1. Dargestellt ist die Energie bis zum Erreichen der Zieltemperatur sowie die Gesamtenergie der Gruppen I–IV

Abb. 19.2. Dargestellt sind die Läsionsvolumina der Gruppen I–IV (45–60 °C) 0, 24, 96 h und 14 Tage nach LITT (* = p<0,01 und § = p>0,05, Kruskal-Wallis-Test)

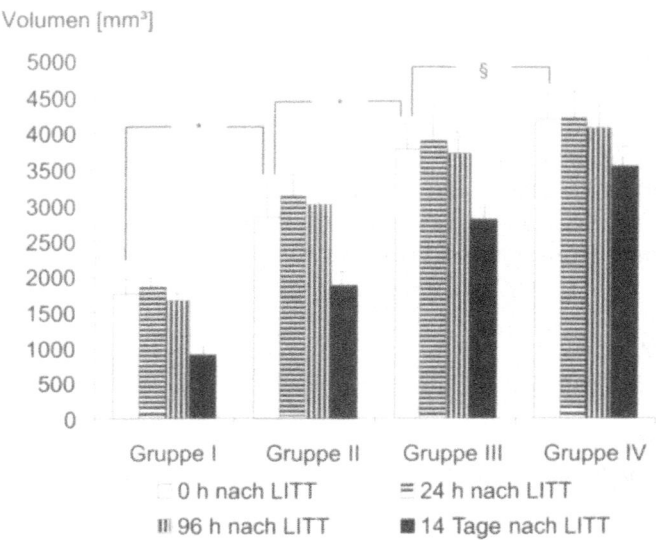

Tumortiere (n=85) betrug 2.205 ± 112 mm^3 und unterschied sich ebenfalls nicht in den Gruppen (p>0,05).

Unmittelbar nach LITT waren die Läsionsvolumina in der Gruppe I mit 1.774 ± 205 mm^3 kleiner und in der Gruppe III mit 3.780 ± 334 mm^3 größer als in der Gruppe II mit 2.829 ± 438 mm^3 (jeweils p=0,007). Die Läsionsvolumina der Gruppe IV waren mit 4.190 ± 347 mm^3 im Vergleich zu den Läsionsvolumina der Gruppe III nicht erhöht (p=0,35). In allen Gruppen kam es 14 Tage nach LITT zu einer deutlichen Reduktion des Läsionsvolumens. In der Gruppe I reduzierte sich das Volumen auf durchschnittlich 889 ± 119 mm^3 (p=0,006), in der Gruppe II auf 1.867 ± 208 mm^3 (p=0,007), in der Gruppe III auf 2.791 ± 197 mm^3 (p=0,003) und in der Gruppe IV auf 3.541 ± 264 mm^3 (p=0,003). Die Tumor- und Läsionsvolumina der einzelnen Gruppen sind in Abb. 19.2 wiedergegeben.

19.3.3
Histologie

In den H & E-Präparaten der scheintherapierten Gruppe V war das VX-2-Tumorgewebe von gesundem Lebergewebe umgeben. Der entdifferenzierte Tumor zeigte ein teils solides, teils trabekuläres Wachstum mit breiter Infiltrationsfront in das umliegende Lebergewebe. Das Tumorgewebe war von zahlreichen, gut vaskularisierten Bindegewebssepten durchzogen. Im Bereich der Invasionsfront und auch fokal im Tumorzentrum zeigten sich inflammatorische Rundzellinfiltrate. Im Bereich der soliden Tumorzellformationen waren zahlreiche Mitosen und Apoptosefiguren nachweisbar. Im Tumorzentrum betrug der Anteil spontaner Nekrosen 40–50 %. Bei dem enzymhistochemischen Nachweis der NADPH-Dehydrogenase zeigte sich eine starke Aktivität (+++) in Hepatozyten, eine mittlere Aktivität in Tumorzellen (++), eine geringe Aktivität in Bindegewebszellen (+) und eine fehlende Aktivität in den Tumorspontannekrosen (Abb. 19.3).

Die Präparate der Gruppen I–IV zeigten eine zonale Gliederung der laserinduzierten Läsion. Von innen nach außen konnte bei allen Präparaten eine Applikationszone, eine Zentralzone, eine Übergangszone und eine Referenzzone abgegrenzt werden. Der thermisch geschädigte Gewebeanteil der Läsion (Koagulationsvolumen) entsprach definitionsgemäß der Applikationszone und der Zentralzone, wobei als Applikationszone der Anteil der Läsion bezeichnet wurde, der während der Laserapplikation dem Diffuser-Tip-Applikator unmittelbar anlag. Die Übergangszone grenzte das thermisch geschädigte Gewebe vom nicht-thermisch geschädigten Gewebe ab. Das nicht-thermisch geschädigte umgebende Gewebe wurde als Referenzzone definiert und konnte entsprechend dem Behandlungsmodus und Therapieerfolg aus Tumor oder gesundem Lebergewebe bestehen. Die einzelnen Zonen sind in Abb. 19.4 schematisch dargestellt.

Innerhalb der *Applikationszone* zeigten sich bei keinem Präparat Zeichen einer Karbonisation des Gewebes. Histomorphologisch unterschied sich das Gewebe nicht wesentlich von dem der Zentralzone.

Innerhalb der *Zentralzone* war eine vollständige Destruktion der Tumor- bzw. Leberarchitektur nicht erkennbar. Die thermische Gewebeschädigung war bei den H & E-Präparaten lediglich indirekt nachweisbar. 0 h und 24 h nach LITT zeigte sich im Bereich geschädigter Tumorzellen bzw. Hepatozyten eine deutliche Volumenreduktion, eine partielle Auslösung aus dem Zellverband und eine Eosinophilie des Zytoplasmas sowie eine Basophilie der Zellkerne. Innerhalb der erweiterten Lebersinus ließen sich keine Erythrozyten nachweisen. Das Bindegewebe der Tumor-Bindegewebs-Septen, Portalfelder und Zentralvenen erschien deutlich basophil als Zeichen einer Kollagendenaturierung. Direkter Nachweis einer letalen Zellschädigung gelang

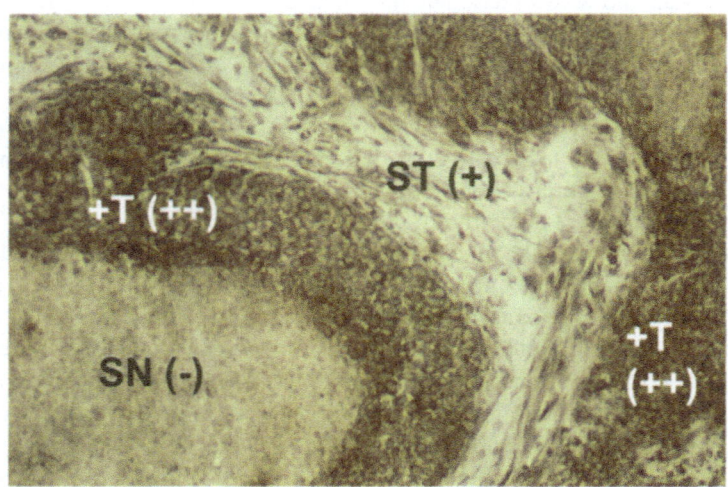

Abb. 19.3. NADPH-Dehydrogenase-Aktivität des VX-2-Tumors Gruppe V (unbehandelt) 14 Tage nach Tumorimplantation. Die vitalen Tumorzellen (+T) weisen eine mittlere (++), die bindegewebigen Septen (ST) eine geringe (+) und die Tumorspontannekrosen (SN) keine (–) Aktivität auf

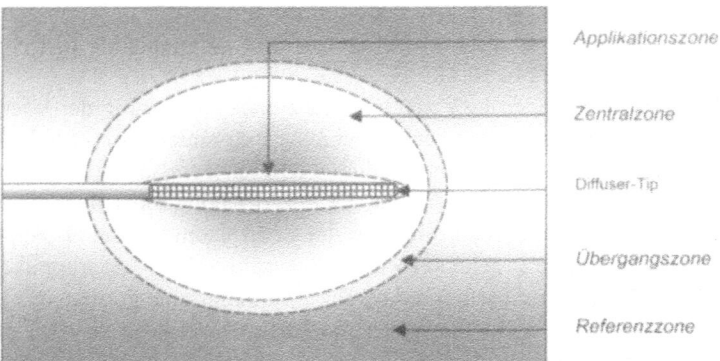

Applikationszone

Zentralzone

Diffuser-Tip

Übergangszone

Referenzzone

Abb. 19.4. Schematische Darstellung der laserinduzierten Läsion mit Applikations-, Zentral-, Übergangs- und Referenzzone mit Diffuser-Tip-Applikator

anhand der NADPH-Färbung, bei der sich im Bereich der Zentralzone eine fehlende Aktivität (–) der NADPH-Dehydrogenase bei Hepatozyten und Tumorzellen zeigte.

Bei den Präparaten 96 h und 14 Tage nach LITT zeigte sich im Bereich der Zentralzone eine zunehmende Homogenisierung mit zunehmender Eosinophilie des Zytoplasmas und der Zellkerne der thermisch geschädigten Hepatozyten und Tumorzellen.

Im Bereich der *Übergangszone* zeigten sich 0 h und 24 h nach LITT entsprechend dem gewählten Behandlungsmodus und Therapieerfolg Hepatozyten und/oder Tumorzellen. Zusätzlich zeigte sich ein breiter hämorrhagischer Randsaum mit zahlreichen Erythrozyten. Bei den H & E-Präparaten war eine exakte Differenzierung letal geschädigter Hepatozyten und/oder Tumorzellen nicht möglich. Bei den Präparaten der NADPH-Färbung zeigte sich dagegen deutlich im Bereich der Übergangszone ein Verlust der NADPH-Dehydrogenaseaktivität einzelner Tumorzellen bzw. Hepatozyten (–), was als indirektes Merkmal einer letalen Zellschädigung angesehen wurde. Im Bereich originärer vaskulärer Strukturen (z. B. Zentralvenen und Periportalfelder) zeigte sich eine deutlich höhere NADPH-Dehydrogenaseaktivität der Tumorzellen bzw. Hepatozyten (+ bis +++) im Sinne eines direkten Vitalitätsnachweises der Zellen (Abb. 19.5). Hierbei zeigten sich vereinzelt vitale Tumorzellverbände (++), die teilweise vollständig von terminal geschädigtem Gewebe (–) umgeben waren. Dieses innerhalb des Koagulationsvolumens gelegene residuale Tumorgewebe wurde als intraläsionäres Tumorrezidiv definiert (Abb. 19.6).

Grenzten vitale Tumorzellformationen unmittelbar an die thermisch geschädigten Tumorzellen der Zentralzone an, wurde dieses außerhalb des Koagulationsvolumens gelegen residuale Tumorgewebe als extraläsionäres Tumorrezidiv definiert (Abb. 19.7).

96 h und 14 Tage nach LITT zeigte sich in der Übergangszone eine zunehmende mesenchymale Proliferation mit Ausbildung eines breiten kollagenfaserreichen Bindegewebesaumes mit einer geringen (+) NADPH-Dehydrogenaseaktivität. Bei Vorliegen eines extraläsionären Tumorrezidivs zeigte sich der Bindegewebesaum ausschließlich im Bereich angrenzenden vitalen Lebergewebes, nicht jedoch im Bereich vitalen Tumorgewebes. Dort war der Bindegewebesaum unterbrochen und vitale Tumorzellformationen grenzten unmittelbar an die thermisch geschädigten Tumorzellen der Zentralzone an (Abb. 19.8).

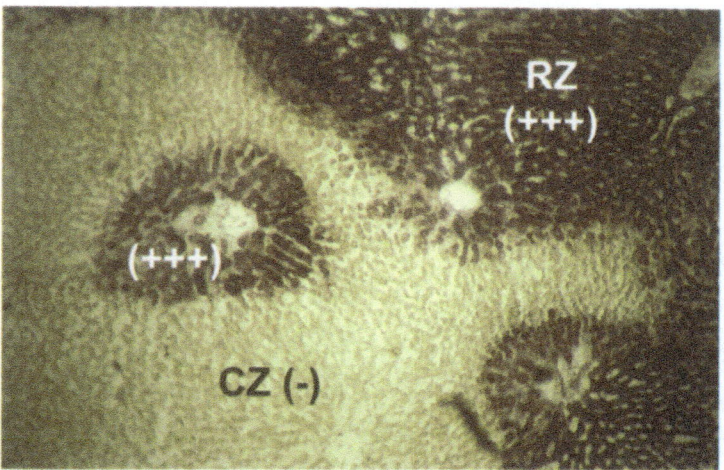

Abb. 19.5. NADPH-Dehydrogenase-Aktivität des VX-2-Tumors Gruppe IV (60 °C) 24 h nach LITT. Die vitalen Hepatozyten im Bereich größerer Gefäße (Zentralvene) und im Bereich der Referenzzone (*RZ*) weisen eine hohe (+++) Aktivität auf. Innerhalb der Zentralzone (*CZ*) zeigen alle übrigen Zellen keine (–) Aktivität. Es zeigt sich kein Tumorrezidiv

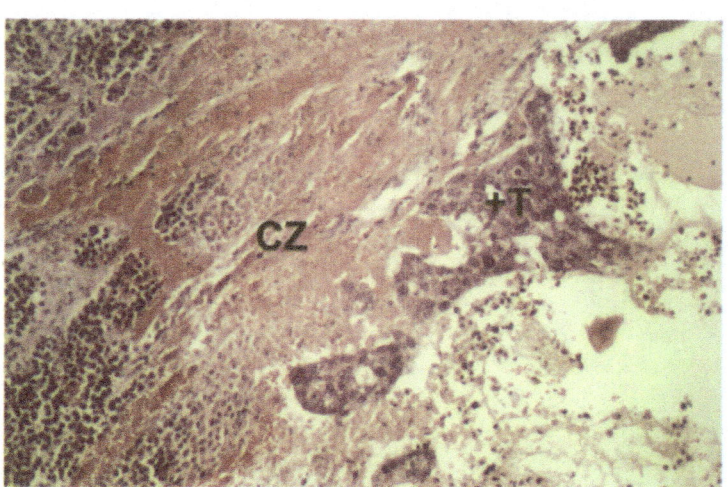

Abb. 19.6. Intraläsionäres Tumorrezidiv (H & E) 24 h nach LITT Gruppe III mit vitalen Tumorzellverbänden (+*T*) innerhalb des Koagulationsvolumens der Zentralzone (*CZ*)

Bei Vorliegen eines intraläsionären Tumorrezidivs zeigten sich vitale Tumorzellen durch einen faserreichen Bindegewebesaum von dem nichtgeschädigten Lebergewebe der Referenzzone getrennt (Abb. 19.9).

Im Bereich der *Referenzzone* zeigten sich 0 h und 24 h nach LITT entsprechend dem gewählten Behandlungsmodus und Therapieerfolg vitale Tumorzellen und Hepatozyten. Tumorzellen fanden sich einerseits unmittelbar angrenzend an die Übergangszone als Ausläufer der Tumorinvasionsfront bei suboptimaler Therapie, andererseits aber auch isoliert im vitalen Lebergewebe ca. 5 mm von der Übergangszone ent-

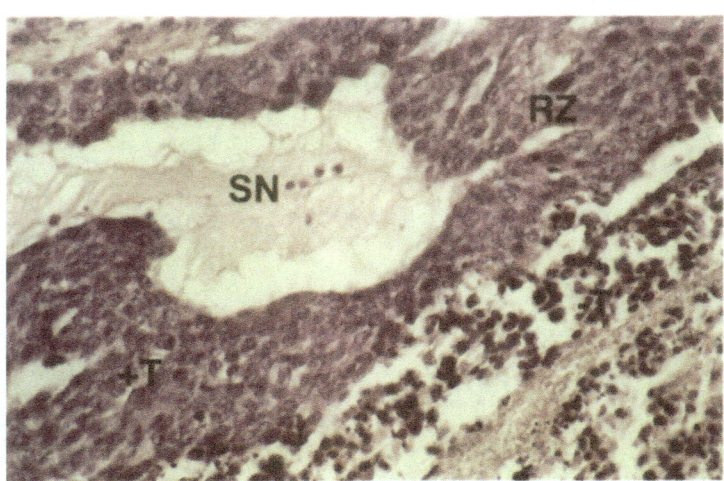

Abb. 19.7. Extraläsionäres Tumorrezidiv (H & E) 24 h nach LITT Gruppe I. Vitale Tumorzellen ($+T$) der Referenzzone (*RZ*) grenzen unmittelbar an die letal geschädigten Tumorzellen ($-T$) des Koagulationsvolumens der Läsion an (*SN* Spontannekrose)

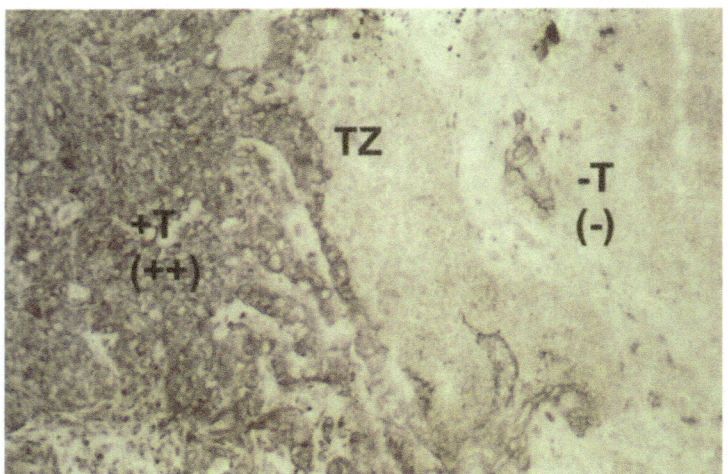

Abb. 19.8. Extraläsionäres Tumorrezidiv 96 h nach LITT Gruppe I (NADPH-Dehydrogenase). Es zeigt sich eine fehlende Bindegewebesynthese im Bereich der Übergangszone (*TZ*). Vitale Tumorzellformationen ($+T$) grenzen unmittelbar an die hyperthermisch geschädigten Tumorzellen ($-T$) der Zentralzone an

fernt. Diese Tumorzellen stellten sich zum einen als Satellitenmetastasen zum anderen als Gefäßkarzinose dar. In allen Fällen wurde diese Tumormanifestation als extraläsionäres Tumorrezidiv gewertet.

96 h und 14 Tage nach LITT zeigte sich ein Tumorrezidiv zum einen angrenzend an thermisch geschädigte Tumorzellen der Zentralzone, ohne dass ein Bindegewebesaum nachweisbar war, und zum anderen peripher angrenzend an den Bindegewebesaum der Übergangszone. Diese letztere Form des Rezidivs wurde auf einen extraläsionären

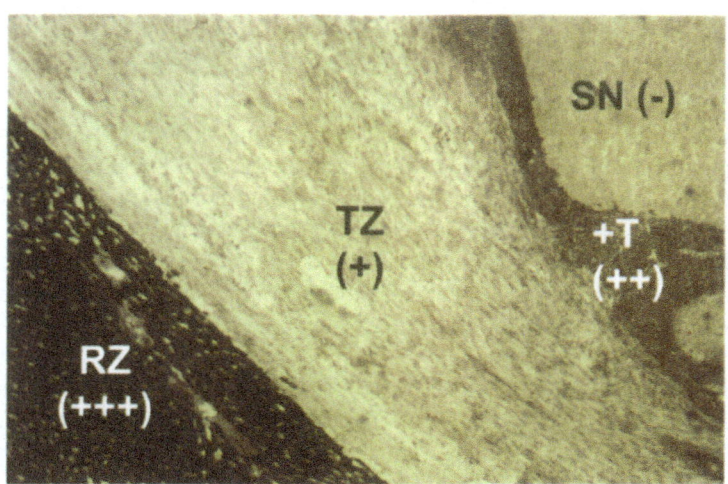

Abb. 19.9. Intraläsionäres Tumorrezidiv 14 Tage nach LITT Gruppe III (NADPH-Dehydrogenase). Vitale Tumorzellen (+T) zeigen sich durch den faserreichen Bindegewebesaum der Übergangszone (TZ) von dem nichtgeschädigten Lebergewebe der Referenzzone (RZ) getrennt (+++, ++, +, – = hohe, mittlere, geringe, keine Aktivität; SN Spontannekrose)

Tabelle 19.1. Darstellung der histologisch verifizierten Tumorrezidive in Abhängkeit des Therapiemodus

Versuchsgruppe	Zeit nach LITT	n	Rezidive	Rezidive gesamt
I	0 h	5	5	20
	24 h	5	5	
	96 h	5	5	
	14 Tage	5	5	
II	0 h	5	4	16
	24 h	5	5	
	96 h	5	4	
	14 Tage	5	3	
III	0 h	5	2	10
	24 h	5	3	
	96 h	5	3	
	14 Tage	5	2	
IV	0 h	5	0	1
	24 h	5	0	
	96 h	5	0	
	14 Tage	5	1	

Tumorprogress z. B. der Satellitenmetastasen zurückgeführt. Zeigte sich kein Tumorrezidiv, war 14 Tage nach LITT der breite faserreiche und und zellarme Bindegewebesaum der Übergangszone ausschließlich von vitalen Hepatozyten umgeben. Die Anzahl der histologisch verifizierten Tumorrezidive in Abhängkeit des Therapiemodus ist in Tabelle 19.1 dargestellt.

19.3
Diskussion

Biologische Grundlage einer thermischen Behandlung maligner Tumoren ist, dass eine Temperaturerhöhung von $\geq 42,5\,^\circ$C einen zytotoxischen Effekt induziert (Stevenson 1990). Trotz der wiederholt belegten erhöhten Thermosensitivität maligner Zellen gegenüber Wärmeexposition im Vergleich zu gesunden Zellen (Armour et al. 1993; Bleehen 1982; Storm et al. 1980; Wheatley et al.1989), existieren nur unzureichend Daten bezüglich der Relation von Temperatur und Einwirkzeit (Energie) zur Behandlung solider Tumoren in vivo. Die zur Verfügung stehenden Daten beziehen sich nahezu ausschließlich auf die relativ milden Temperaturerhöhungen von 42–44 °C, der klassischen Hyperthermie (Maehara et al. 1988; Storm et al. 1982). Diese Ergebnisse sind jedoch wegen grundlegender Unterschiede zwischen LITT und klassischer Hyperthermie nur bedingt auf thermische Laseranwendungen zur Gewebekoagulation übertragbar (Jacques 1992).

Ziel der vorliegenden Studie war es daher, die für eine vollständige Destruktion intrahepatisch gelegener Tumoren notwendige Laserenergie und Steady-state-Temperatur bei definiertem Tumorvolumen und definierter Applikationszeit an einem In-vivo-Tumormodell zu evaluieren. Darüber hinaus sollte untersucht werden, in welchen Zonen der laserinduzierten Läsion potenziell Tumorresiduen nach LITT verbleiben können und worin mögliche Ursachen einer Tumorrezidiventstehung liegen.

Mit dem Ziel, einen direkten zytotoxischen Effekt zu induzieren, wurden Zieltemperaturen bewusst oberhalb der sog. kritischen Temperatur (Castrén-Persons et al. 1992;Waldow u. Russell 1993) festgelegt, um den Einfluss der reinen Hyperthermie zu minimieren. Entsprechend wurde als Ausgangstemperatur 45 °C festgelegt und diese Zieltemperatur in den unterschiedlichen Behandlungsgruppen in 5 °C-Schritten bis auf 60 °C gesteigert. Die Zeitdauer, für die die Zieltemperatur konstant gehalten wurde, wurde mit 600 s festgelegt, da nach den eigenen Daten eine signifikante Steigerung des induzierbaren Läsionsvolumens bei Verlängerung der Applikationszeit nicht zu erwarten war (Germer et al. 1999 a).

In Analogie zu eigenen Ergebnissen und denen anderer Arbeitsgruppen im gesunden Lebergewebe (Germer et al. 1998; Matthewson et al. 1987) zeigte sich auch im Tumorgewebe, dass die Steigerung der applizierten Energie zu einer Zunahme der Läsionsvolumina in den Gruppen I–III führte. Entsprechend dem bereits von Matthewson et al. (1987) beobachteten Plateaueffekt in der Energie-Läsionsvolumen-Kurve, führte allerdings die Steigerung der Zieltemperatur von 55 °C (Gruppe III) auf 60 °C (Gruppe IV) nicht mehr zu einer Größenzunahme des Läsionsvolumens, obwohl nahezu doppelt soviel Laserenergie zur Aufrechterhaltung der Zieltemperatur appliziert werden musste (vgl. Abb. 19.1, 19.2). Allerdings sind die unter Verwendung des Diffuser-Tip-Applikators erzielten Volumina mit ca. 4.000 mm^3 deutlich größer als die von anderen Arbeitsgruppen mit einer blanken Quarzfaser erzielten Volumina (Heisterkamp et al. 1999; van Hillegersberg et al. 1994). Dieser Effekt ist auf die Verringerung der Leistungsdichte am Applikator im Vergleich zur blanken Quarzfaser mit konsekutiver Verhinderung der Karbonisation des Gewebes innerhalb der Applikationszone zurückzuführen. Hierdurch war die Applikation höherer Energiemengen und Induktion größerer Läsionsvolumina möglich.

Obgleich sich die Läsionsvolumina in der Gruppe IV statistisch nicht von denen der Gruppe III unterschieden, zeigte sich bei den Tieren, die mit 60 °C behandelt wurden, bei der Tumorresponse ein deutlicher Unterschied zu allen anderen Gruppen. Alle Tiere der Gruppe I, 16 von 20 Tieren der Gruppe II und 10 von 20 Tieren der Gruppe III zeigten einen residualen Tumor bzw. Tumorrezidive. Dagegen trat nur bei einem von 20 Tieren in der Gruppe IV ein „extraläsionäres" (s. unten) Tumorrezidiv auf (vgl. Tabelle 19.1).

Die Steigerung der Zieltemperatur von 55 auf 60 °C und die damit verbundene Applikation wesentlich höherer Laserenergiemengen führte also ohne relevante Vergrößerung des Läsionsvolumens zu einer nahezu vollständigen Tumorablation. Bedeutsam ist dabei, dass lediglich die Läsionsvolumina in der mit 45 °C-Zieltemperatur behandelten Gruppe I kleiner waren als das prätherapeutische mittlere Tumorvolumen. In allen anderen Behandlungsgruppen lagen die Läsionsvolumina deutlich oberhalb der initialen Tumorgröße.

Nach den experimentellen Daten dieser Studie ist bei einem definierten Tumorvolumen von ca. 2.000 mm^3 und Verwendung des dargestellten Laserequipementes die Applikation einer Energie von mindestens 6.000 Joule notwendig, um eine komplette lokale Tumorkontrolle zu erzielen. Dies entspricht einer Energie von 3 Joule/mm^3 Tumorvolumen. Dabei erscheint die Größe der induzierten Läsion als alleiniges Beurteilungskriterium für eine vollständige Thermoablation von Tumorgewebe als nicht ausreichend (Thomsen 1991). Die zugeführte Laserenergiemenge nach Erreichen des Plateaus in der Läsions-Energie-Kurve musste hierzu bei den eigenen Versuchen um das 1,7fache gesteigert werden (Energiedifferenz Gruppe III zu Gruppe IV). Folglich ist bei dem Ziel der kompletten lokalen Tumorkontrolle diese Energiedifferenz als eine Art „energetischer Sicherheitsabstand", in Analogie zum „onkologischen Sicherheitsabstand" bei der chirurgischen Resektion, bei der LITT von Lebermetastasen zu berücksichtigen.

Da das Ausmaß thermischer Zellschädigung eine Funktion von Temperatur und Einwirkzeit ist (Bleehen 1982), ist es für die Effektivität interstitieller thermischer Laseranwandung von Bedeutung, in welcher Zeitdauer die notwendige Laserenergie in das Gewebe eingebracht werden kann. Möller et al. (1996, 1997) untersuchten nach interstitieller Nd-YAG-Laserapplikation mit 2 Watt unter Verwendung einer blanken Quarzfaser die Tumorresponse am Lebermetastasenmodell der Ratte in Abhängigkeit von unterschiedlichen Einwirktemperaturen und Zeiten. Die Autoren kommen zu dem Schluss, dass zur effektiven lokalen Tumorkontrolle Zieltemperaturen von 54–61 °C am peripheren Tumorrand für eine Zeitdauer von 30 min notwendig sind. Bedingt durch die Verwendung der blanken Quarzfaser, konnten Möller et al. (1996, 1997) die zur vollständigen Tumorablation notwendige Laserenergie nur durch eine Verlängerung der Applikationszeit in das Zielgewebe einbringen, wobei Energiemengen von ca. 14 Joule/mm^3 Tumorvolumen appliziert wurden.

Bedingt durch das optimierte Applikationssystem des Diffuser-Tip-Applikators waren in den eigenen Versuchen lediglich 3 Joule/mm^3 Tumorvolumen zur vollständigen Tumorkontrolle notwendig, da größere Energiemengen in kürzerer Zeit ohne Karbonisation appliziert werden konnten. Die Folge ist ein schnellerer Temperaturanstieg im Zielvolumen mit verringertem Wärmeabtransport durch strömendes Blut. Nach den experimentellen Daten von Möller et al. (1996, 1997) kann alternativ auch die Behandlungszeit gesteigert werden, um die notwendige Laserenergie in das Zielvolumen einzubringen. Aus klinischer Sicht allerdings erscheint das Einbringen höherer Laserenergiemengen in kürzerer Behandlungszeit als das effektivere Vorgehen.

Bei den Tieren, bei denen keine vollständige Thermoablation des Tumors gelang, ließen sich histologisch prinzipiell zwei unterschiedliche Formen des Tumorrezidivs differenzieren (Abb. 19.10). Zum einen fanden sich vitale Tumorzellformationen unmittelbar angrenzend an thermisch geschädigte Tumorzellen (vgl. Abb. 19.7) oder im Bereich nichtgeschädigten Lebergewebes (Satellitenmetastasen, Gefäßkarzinose). Entsprechend war das Rezidiv außerhalb des Koagulationsvolumens gelegen und wurde als „extraläsionär" definiert. Alle Tiere mit einer Zieltemperatur von 45 °C (Gruppe I) wiesen dieses Rezidivmuster auf, da das Koagulationsvolumen der laserinduzierten Läsion primär kleiner war als das Tumorvolumen und somit eine unvollständige Thermoablation resultierte.

Vornehmlich im Bereich originärer vaskulärer Strukturen (z. B. Zentralvenen und Periportalfelder) zeigten sich darüber hinaus vereinzelt vitale Tumorzellverbände, die vollständig von termisch geschädigten Tumorzellen umgeben waren (vgl. Abb. 19.8). Dieses innerhalb des Koagulationsvolumens gelegene residuale Tumorgewebe wurde als „intraläsionäres" Tumorrezidiv definiert. In Anbetracht des zentripe-

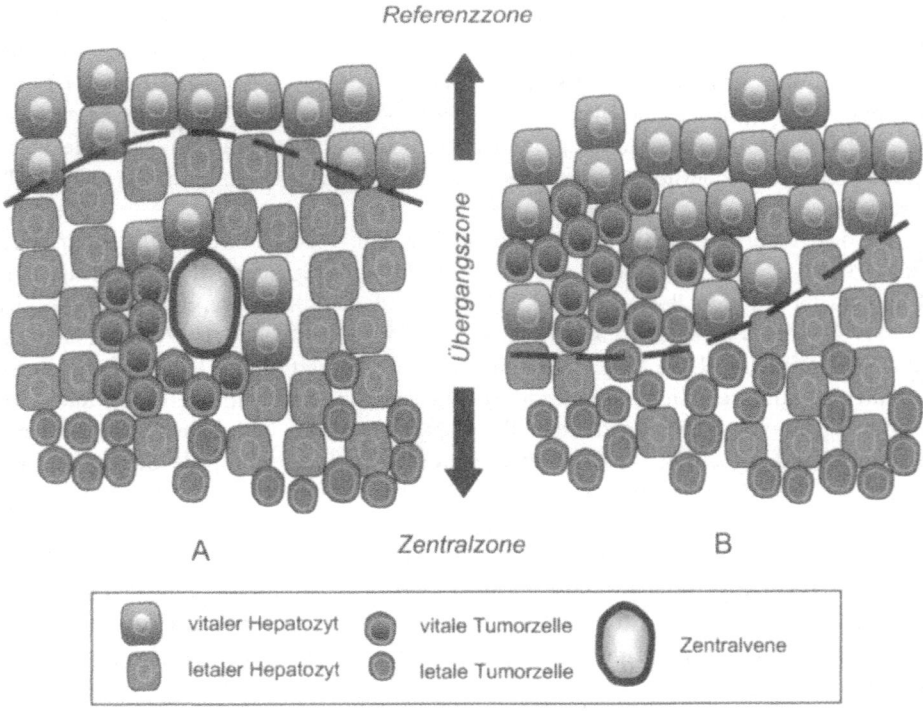

Abb. 19.10. Schematische Darstellung der histopathologischen Unterschiede der Rezidiventstehung im Bereich der Übergangszone 24 h nach LITT. *A* Intraläsionäres Tumorrezidiv: Vitale Tumorzellen zeigen sich innerhalb des Koagulationsvolumens (- - -) im Bereich einer thermoprotektiv wirkenden Zentralvene. *B* Extraläsionäres Tumorrezidiv: Vitale Tumorzellen zeigen sich außerhalb des Koagulationsvolumens (- - -), angrenzend an die letal geschädigten Tumorzellen bzw. Hepatozyten

dalen Temperaturgradienten innerhalb der Läsion mit Temperaturen, die weit oberhalb des Bereiches liegen, der von lebenden Säugetierzellen toleriert wird (Wheatley et al. 1989), ist dieses Phänomen durch einen Kühleffekt des Blutstromes erklärbar, der zu einer inhomogenen Wärmeverteilung innerhalb des hyperthermierten Areals führt (Arkin et al. 1994; Kolios et al. 1995; Whelan et al. 1995). Diese Beobachtung der inhomogenen Wärmeverteilung wurde auch von Sturesson et al. (1997) im Tumormodell der Ratte gemacht und ebenfalls mit der thermoprotektiven Wirkung der Blutgefäße auf das umgebende Gewebe erklärt.

Die Verhinderung „extraläsionärer" Rezidive ist generell nur durch eine Vergrößerung des Läsionsvolumens (Koagulationsvolumens) zu erreichen, wobei dies bei Vorliegen von z. B. Satellitenmetastasen problematisch erscheint. Hier sollten zusätzlich zum lokaltherapeutischen Vorgehen der LITT systemische Therapieverfahren (z. B. Chemotherapie) erwogen werden.

Zur Verhinderung „intraläsionärer" Rezidive ist die Berücksichtigung des bereits diskutierten „energetischen Sicherheitsabstandes" von entscheidender Bedeutung. Darüber hinaus legen die eigenen Ergebnisse nahe, dass zur Verhinderung intraläsionärer Rezidive nach Möglichkeit die interstitielle Laserapplikation mit einer temporären Unterbrechung der hepatischen Perfusion kombiniert werden sollte. Durch diese Maßnahme könnte der thermoprotektive Mechanismus der vaskulären Strukturen wirkungsvoll eliminiert werden. Denkbar ist eine solche Unterbrechung in Form einer temporären Okklusion des Lig. hepatoduodenale (Pringle-Manöver) im Rahmen einer Laparotomie oder Laparoskopie (Germer et al. 1997) oder bei perkutaner Applikation durch die intraarterielle Applikation temporär embolisierender Substanzen, wie z. B. Stärkemikrosphären (Germer et al. 1999 b). Diesbezüglich liegen jedoch noch keine klinischen Ergebnisse vor, welche eine Verbesserung der lokalen Tumorresponse unter Verwendung gefäßokkludierender Substanzen bzw. Maßnahmen belegen.

Literatur

Albrecht D, Germer CT, Roggan A, Isbert C, Ritz JP, Buhr HJ (1998) Optimized laser-induced thermotherapy in treatment of liver metastases of colorectal carcinomas, an interdisciplinary responsibility – a clinical study. Langenbecks Arch Chir Suppl Kongressbd 115: 1438–1440
Arkin H, Xu L, Holmes KR (1994) Recent developments in modeling heat transfer in blood perfused tissue. IEEE Trans Biomed Eng 41: 97–107
Armour EP, McEachern D, Wang Z, Corry PM, Martinez A (1993) Sensitivity of human cells to mild hyperthermia. Cancer Res 53: 2740–2744
Bleehen NM (1982) Hyperthermia in the treatment of cancer. Br J Cancer (Suppl V) 45: 96–100
Castrén-Persons M, Lipasti J, Poulakkainen P, Schröder T (1992) Laser-induced hyperthermia: Comparison of two different methods. Lasers Surg Med 12: 665–668
Germer CT, Albrecht D, Roggan A, Isbert C, Buhr HJ (1997) Experimental study of laparoscopic laser-induced thermotherapy for liver tumors. Br J Surg 84: 317–320
Germer CT, Isbert C, Albrecht D et al. (1998) Laser-induced thermotherapy (LITT) for the treatment of liver metastasis – correlation of gadolinium-DTPA-enhanced MRI with histmorphological findings to determine for follow-up monitoring. Surg Endosc 12: 1317–1325
Germer CT, Albrecht D, Isbert C, Ritz JP, Roggan A, Buhr HJ (1999 a) Diffusing fiber tip for the minimal-invasive treatment of liver tumors by interstitial laser coagulation (ILC) an experimental ex-vivo study Lasers Med Sci 14: 32–39
Germer CT, Isbert C, Albrecht D, et al. (1999 b) Laser-induced thermotherapy combined with hepatic arterial embolization in the treatment of liver tumors in a rat tumor model. Ann Surg 230: 55–62
Heisterkamp J, van Hillegersberg R, Ijzermans JN (1999) Interstitial laser coagulation for hepatic tumours. Br J Surg 86: 293–304

Jacques SL (1992) Laser-tissue interactions; photochemical, photothermal and photomechanical. Surg Clin North Am 72: 531–558

Jaeck D, Bachellier P, Guiguet M, Boudjema K, Vaillant JC, Balladur P, Nordlinger B (1997) Long-term survival following resection of colorectal hepatic metastases. Association Francaise de Chirurgie. Br J Surg 84: 977–980

Kolios MC, Sherar MD, Hunt JW (1995) Large vessel cooling in heated tissues: A numerical study. Phys Med Biol 40: 477–494

Lencioni R, Goletti O, Armillotta N et al. (1998) Radio-frequency thermal ablation of liver metastases with a cooled-tip electrode needle: Results of a pilot clinical trial. Eur Radiol 8: 1205–1211

Maehara Y, Kusumoto T, Kusumoto H et al. (1988) Excised human neoplastic tissues are more sensitive to heat than the adjacent normal tissues. Eur Surg Res 20: 254–259

Matthewson K, Barton T, Lewin MR, O'Sullivan JP, Northfield TC, Bown SG (1987) Biological effects of intrahepatic neodymium:yttrium-aluminum-garnet laser photocoagulation in rats. Gastroenterology 93: 550–557

Möller PH, Lindberg L, Henriksson PH, Persson BR, Tranberg KG (1996) Temperature control and light penetration in a feedback interstitial laser thermotherapy system. Int J Hyperthermia 12: 49–63

Möller PH, Ivarsson K, Stenram U, Radnell M, Tranberg KG (1997) Interstitial laser thermotherapy of adenocarcinoma transplanted into rat liver. Eur J Surg 163: 861–870

Seifert JK, Achenbach T, Heintz A, Bottger TC, Junginger T (2000) Cryotherapy for liver metastases. Int J Colorectal Dis 15: 161–166

Stevenson HN (1990) The effect of heat upon tumor tissues. J Cancer Res 4: 54–60

Storm FK, Harrison WH, Elliott RS, Morton DL (1980) Hyperthermic therapy for human neoplasms: Thermal death time. Cancer 46: 1849–1854

Storm FK, Morton DL, Kaiser LR et al. (1982) Clinical radiofrequency hyperthermia: A review. Natl Cancer Inst Monogr 61: 343–350

Sturesson C, Liu DL, Stenram U, Andersson-Engels S (1997) Hepatic inflow occlusion increases the efficacy of interstitial laser-induced thermotherapy in rat. J Surg Res 71: 67–72

Thomsen S (1991) Pathologic analysis of photothermal and photomechanical effects of laser-tissue interactions. Photochem Photobiol 53: 825–835

Van Hillegersberg R, van Staveren HJ, Kort WJ, Zondervan PE, Terpstra OT (1994) Interstitial Nd:YAG laser coagulation with a cylindrical diffusing fiber tip in experimental liver metastases. Lasers Surg Med 14: 124–138

Vogl TJ, Mack MG, Straub R, Roggan A, Felix R (1997) Percutaneous MRI-guided laser-induced thermotherapy for hepatic metastases for colorectal cancer. Lancet 350(9070): 29

Vogl TJ, Muller PK, Mack MG, Straub R, Engelmann K, Neuhaus P (1999) Therapiemöglichkeiten bei nicht resektablen Lebermetastasen. Chirurg 70: 133–140

Waldow SM, Russell GE (1993) Response of the Rif-1 tumour to superficial or interstitial heating (46–50 °C) using an Nd-YAG Laser. Lasers Med Sci 8: 171–178

Wheatley DN, Kerr C, Gregory DW (1989) Heat-induced damage to HeLa-S3 cells: Correlation of viability, permeability, osmosensitivity, phase-contrast light-, scanning electron- and transmission electron-microscopical findings. Int J Hyperthermia 5: 145–162

Whelan WM, Wyman DR, Wilson BC (1995) Investigations of large vessel cooling during interstitial laser heating. Med Phys 22: 105–115

Laserinduzierte interstitielle Thermotherapie (LITT) – Technik, Indikation und lokale Tumorkontrolle

M. G. MACK, R. STRAUB, K. EICHLER, D. WOITASCHEK, M. BÖTTGER, H. LOTZ, A. ROGGAN, T. J. VOGL

20.1
Einleitung

Aufgrund der zentralen Rolle im menschlichen Stoffwechsel stellt die Leber im Rahmen von metastasierenden Tumorerkrankungen ein häufig betroffenes Organsysteme dar. Die Gruppe kolorektaler Karzinome befällt metastatisch fast ausschließlich dieses Organ, was nach Untersuchungen von Weiss und Mitarbeitern (1986) auf die venöse Drainage des Darms durch die Pfortader zurückzuführen ist. Auch eine Vielzahl weiterer Primärtumoren verursachen neben Knochen-, Lungen- und Hirnmetastasen oft Lebermetastasen. Nach kurativer Sanierung des Primärtumors beeinflusst dann der Leberbefall in vielen Fällen entscheidend die Überlebenszeit betroffener Patienten.

Die therapeutische Strategie bei malignen Leberläsionen basiert auf einer Vielzahl von Faktoren, wie dem zugrunde liegenden Primärtumor, Lokalisation, Tumorstadium und allgemeinen Faktoren, wie dem Alter oder vorliegenden Begleiterkrankungen.

Die Leberresektion solitärer Läsionen stellt bislang das einzige potenziell kurative Therapieverfahren dar. Als problematisch gelten jedoch die hohe Rate an intrahepatischen Rezidiven und eine mögliche Potenzierung des intrahepatischen Metastasenwachstums im Rahmen der Tumorstimulation durch freigesetzte Wachstumsstoffe. Aus diesem Grunde haben in den letzten Jahren Weiterentwicklungen interstitieller Verfahren wie der laserinduzierten interstitiellen Thermotherapie (LITT) großes Interesse gefunden.

Die LITT stellt eine neu entwickelte, minimal-invasive, lokoregionale Therapieform dar, die aufgrund koagulativer Effekte zur Tumordestruktion in soliden Organen führt. Wegen der vergleichsweise hohen Eindringtiefe der Photonen und der Möglichkeit der problemlosen Strahlungsübertragung durch Lichtleiter werden Laser des nahen Infrarotbereichs (NIR) zur LITT verwendet. Hierzu zählen vor allem der Nd:YAG-Laser (1.064 nm), der bereits klinisch weit verbreitet ist, bzw. in neuerer Zeit auf den Markt gekommene Halbleiterlaser (800–950 nm).

Interstitielle Therapieverfahren erzeugen eine umschriebene Koagulationsnekrose mit größtmöglicher Schonung der umliegenden Strukturen. Perkutaner Zugang, Lokalanästhesie und das ambulante Therapiemanagement sind die wesentlichen Vorteile dieser minimal-invasiven Verfahren, um den ohnehin sehr belasteten Patienten eine kurative oder palliative Therapieoption zu bieten.

Im Rahmen der folgenden Arbeit sollen die technischen Grundlagen, die Indikationen sowie die lokale Tumorkontrollrate bei der LITT vorgestellt werden.

20.2
Laserinduzierte Thermotherapie

Mit der LITT steht eine photothermische Tumordestruktionstechnik zur Verfügung, die es erlaubt, solide Tumorkonfigurationen innerhalb parenchymatöser Organe zu zerstören. Die Ausdehnung des gewebezerstörenden Effektes ist von der Wahl der Parameter Strahlungsleistung und Strahlungszeit abhängig. Dies bedeutet, dass die Parameter so vorgewählt werden müssen, dass möglichst alle Tumorzellen dem koagulativen Effekt ausgesetzt sind und auch ein Sicherheitssaum von möglichst 10 mm Breite therapiert wird. Gleichzeitig ist zu berücksichtigen, dass sich in unmittelbarer Umgebung eines Tumors weitere sensible Strukturen befinden können, die nicht geschädigt werden dürfen.

Die Auswahl des geeigneten Lasers beruht auf folgenden Gesichtspunkten: Eine optimale Tiefenwirkung in einem Gewebe, welches durch die Absorptionseigenschaften von Wasser und Hämoglobin bestimmt wird, kann mit einer Wellenlänge zwischen 800 und 1.200 nm erreicht werden. Der Nd:YAG-Laser ist der am häufigsten verwendete Festkörperlaser und kommt mit einer Wellenlänge von 1.064 nm zum Einsatz.

Die gewebeabhängige Eindringtiefe der Photonen stellt einen wesentlichen Parameter der Absorption in unterschiedlich tiefen Gewebeschichten dar. Der Bereich der daraus resultierenden Temperaturerhöhung ist dabei nicht auf die optische Eindringtiefe beschränkt, sondern wird durch Wärmeleitungsprozesse wesentlich vergrößert. Normale Zellen sind gegenüber der thermischen Exposition geringer sensibel; maligne Zellen zeigen eine signifikant höhere Sensibilität. Der veränderte Stoffwechselstatus von malignen Zellen mit ausgeprägter Hypoxie bedingt diese erhöhte Empfindlichkeit.

Um die vollständige Koagulation einer dreidimensionalen Tumorgeometrie zu erzielen, muss ein angenähert sphärisches Gewebevolumen gleichmäßig erhitzt werden. Aus diesem Grunde sind Applikationssysteme entwickelt worden, die eine gleichmäßige zirkumferente Abstrahlung ermöglichen. Die temperaturabhängigen Gewebewirkungen des Laserlichts im Gewebe sind definiert als Enzyminduktion, Ödemausbildung und Membranauflockerung in einem Temperaturbereich von 40–45 °C. Ab 60 °C resultiert eine Proteindenaturierung, ab 80 °C eine Kollagendenaturierung bis hin zur Trocknung und eine Karbonisierung über 150 °C.

Der Laser wird im Rahmen einer LITT-Behandlung in der Regel in einem kontinuierlichen Modus betrieben. Die heute verfügbaren Lasersysteme liefern Ausgangsleistung bis 100 W (z. B. Dornier MediLas 5100).

Es sind Applikationssysteme definierter Raumabstrahlcharakteristik entwickelt worden, die an ihrem distalen Ende derart präpariert sind, dass sich eine gleichmäßige zirkumferente Abstrahlung ergibt.

Entscheidend für die Ausmaße der Koagulationszone sind neben der Applikatorgeometrie die Parameter Strahlungsleistung und Bestrahlungszeit, aber auch die spezifischen Gewebeeigenschaften wie optische Parameter oder Perfusionsrate.

20.2.1
Applikatoren und Applikationstechniken

Um großvolumige Koagulationszonen zu erzielen und eine sichere Anwendung gewährleisten zu können, muss eine Gewebekarbonisation vermieden werden. Der kritische Wert liegt bei einer Leistungsdichte von ca. 5 W/cm². Dies bedeutet applikatorabhängig eine Laserleistung von 3–10 W. Damit wird zu diesem Zeitpunkt die Migration der Photonen in die Tiefe des Gewebes durch Absorption in der entstehenden „Kohleschicht" verhindert und lediglich „ein heißer Punkt" erzeugt. Die dann nur noch wirkende Wärmediffusion begrenzt die LITT-Zone auf kleine Volumina (Durchmesser um 1 cm in vitro).

Um diesen stark volumenbegrenzten Karbonisationseffekt zu umgehen, wurde ein domförmiger Applikator („scattering dome") entwickelt (Abb. 20.1 a–c). Die optimierte Abstrahlungscharakteristik des hier verwendeten Scattering-dome-Applikators wird dafür genutzt, um eine maximale Eindringtiefe der Photonen in das Gewebe zu erreichen. Die Laserapplikatoren stehen heute in unterschiedlichen Längen zwischen 1 und 6 cm aktive Zone zur Verfügung. In der Praxis haben sich jedoch Applikatoren zwischen 2 und 4 cm aktiver Länge am besten bewährt.

Die vom Laserapplikator ausgehenden Photonen werden im Gewebe absorbiert, und durch Konvektionsprozesse erfolgt eine zusätzliche Wärmeausbreitung in tiefere Gewebsschichten und damit eine virtuelle „Vergrößerung" des Applikators, wodurch dann die Diffusionsprozesse der Wärmeausbreitung dominant werden. Der Streuapplikator lässt sich technisch einfacher und auch effektiver an die gewünschte therapeutische Situation adaptieren (vgl. Abb. 20.1 a–c). Strahlungszeiten über einen Zeitraum von 30 min hinaus führen zu keiner wesentlichen zusätzlichen Ausdehnung des geschädigten Gewebevolumens (Diffusionsgleichgewicht).

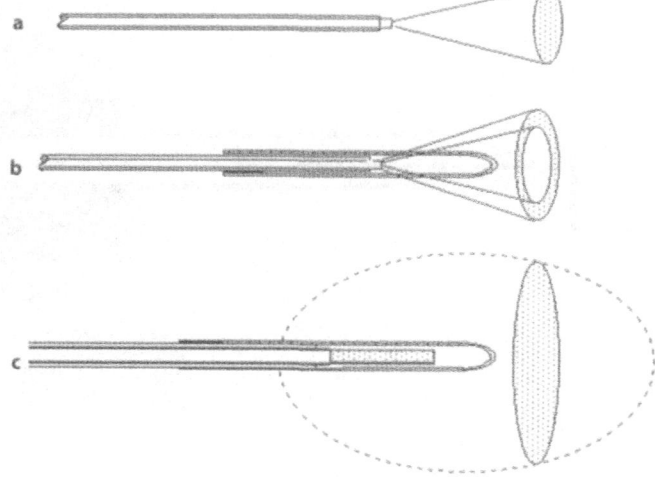

Abb. 20.1 a–c. Darstellung der Einstrahlungsgeometrie: Bare fiber (**a**) und die zwei Applikator-Grundvarianten **b** Ringmode Applikator, **c** Scattering-Dome-Applikator, der heute für die LITT eingesetzt wird

Applikationstechniken

Ein wesentlicher Schritt zur klinischen LITT stellen die technische Entwicklung von perkutan applizierbaren Applikationssystemen, die auch bei laparoskopischen oder operativen Eingriffen eingesetzt werden können, dar. Zunächst stand ein konventionelles System zur Verfügung, bestehend aus einem Scattering-dome-Applikator, einem Schleusensystem sowie aus einem thermostabilen Hüllkatheter, über den der LITT-Applikator steril und beliebig positionierbar war. Mit dieser Technik waren lediglich kleine Koagulationsnekrosen in vivo zu erzielen. Zur Therapie größerer Läsionen mussten mehrere Laserapplikatoren simultan im Abstand von 1–1,5 cm eingesetzt werden. Limitiert durch die Zahl der notwendigen Punktionen konnten mit diesem ungespülten („konventionellen") Laserapplikationssystem nur kleinere Metastasen sicher behandelt werden. Bei größeren war es nicht mehr möglich, einen Sicherheitssaum um die Metastase herum zu koagulieren, wodurch eine hohe Lokalrezidivrate entstand.

Aufgrund dieser ersten Erfahrungen wurde das Applikationssystem von uns in Zusammenarbeit mit der Fa. SOMATEX weiterentwickelt. Dieses gekühlte Power-Laser-Applikationssystem (Abb. 20.2) ist aufgebaut aus einem 9-Charr-Schleusensystem mit Zentimetermarkierungen sowie einem 7-Charr-Hüllkatheter mit gespültem Doppellumen. Als Spülmedium hat sich sterile Kochsalzlösung von Raumtemperatur bewährt. Mit einem in den Laser integrierten Pumpensystem können Spülraten von bis zu 100 ml/min realisiert und damit eine verlässliche Kühlung der aktiven Applikatorzone erreicht werden.

Durch diese Weiterentwicklung gelang es, eine deutliche Vergrößerung der Koagulationsnekrose zu induzieren. Die Kühlung verhindert dabei eine frühzeitige Karbonisation an der Oberfläche des Applikationssystems, da der Punkt des Temperaturmaximums erst in einem bestimmten Abstand von der Applikatoroberfläche im Gewebe aufgebaut wird (Abb. 20.3).

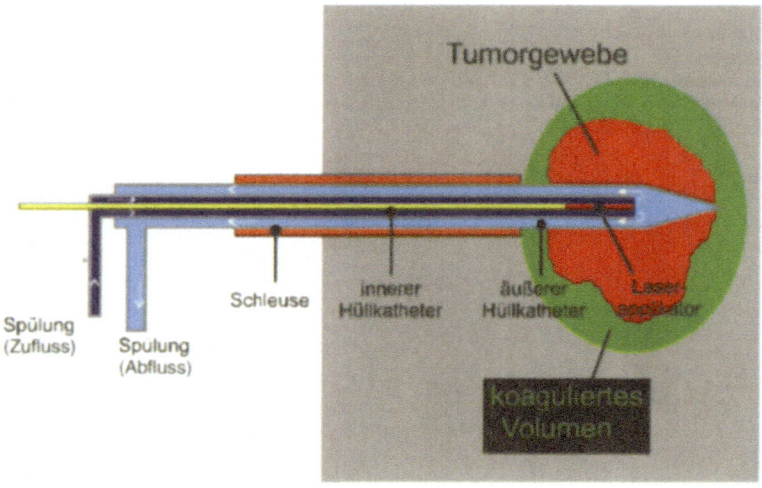

Abb. 20.2. Schematische Darstellung des gekühlten Laserapplikationssystems

Folgende Applikationstechniken erlauben eine weitere Therapieoptimierung: Bei der Monoapplikation wird durch einen perkutanen Zugang ein Applikationsystem in der Läsion platziert und nach einer Wärmeapplikation das System wieder entfernt.

Eine Methode zur Modifizierung der Nekrosengröße und -morphologie ist die Multiapplikation mit unifokalem Zugang (Rückzugs-/„Pull-back-Technik"). Über dem einzelnen perkutanen Zugang wird der Applikator nach Beendigung der ersten Hitzeapplikation um 1–2 cm im Punktionskanal zurückgezogen, und eine weitere Wärmeapplikation wird angeschlossen (Abb. 20.4).

Neben Monoapplikatoranwendungen kommen auch Multiapplikatoranwendungen (Multiapplikationen mit multifokalem Zugang) zum Einsatz. Dabei werden 2, auch

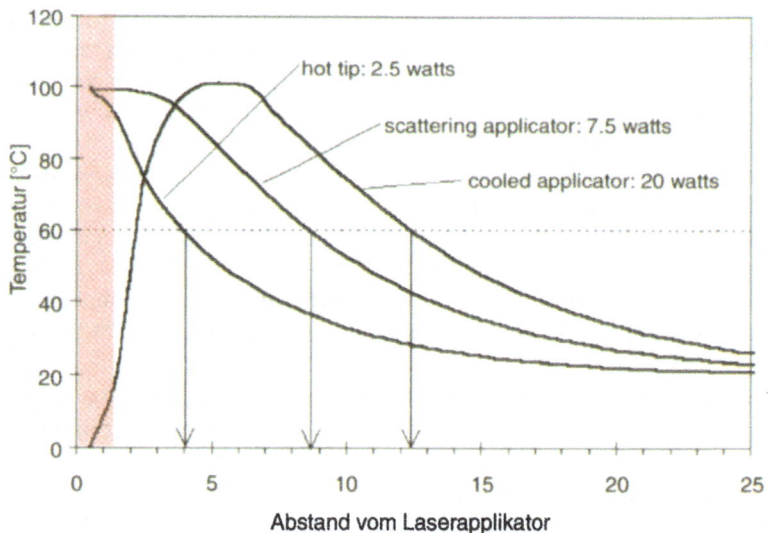

Abb. 20.3. Darstellung der Temperaturkurven für eine Bare fiber („hot tip"), ein konventionelles Applikationssystem mit Scattering-dome-Applikator und ein gekühltes Power-Laserapplikationssystem

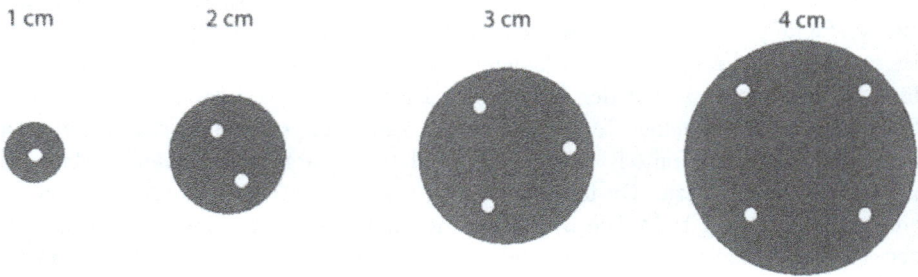

Abb. 20.4. Applikatoranordnung bei der 1fach-, 2fach-, 3fach- und 4fach-Applikation

bis zu 4 Applikatoren parallel gelegt und simultan betrieben. Voraussetzung ist die entsprechende Anzahl von Lasergeräten oder Strahlenteilern. Dadurch kann die Therapie von größeren malignen Prozessen zeitlich wesentlich verkürzt werden. Nachteilig sind hierbei jedoch die höhere Anzahl der notwendigen Punktionen (vgl. Abb. 20.4)

20.2.2
Therapiemonitoring

Nach bisherigen Erfahrungen stellen die Magnetresonanztomographie (MRT) und die MR-Thermometrie (MRTE) optimale bildgebende Verfahren zum Therapiemonitoring dar. Dies beruht auf mehreren Faktoren wie der multiplanaren Darstellung und dem hohen Weichteilkontrast der MRT.

Da zahlreiche bildcharakterisierende MRT-Parameter wie Perfusion oder Diffusion temperaturabhängig sind, können Sequenzen, welche diese Parameter betonen, prinzipiell zur nichtinvasiven Temperaturmessung benutzt werden. Solche Parameter sind der Diffusionskoeffizient des Wassers, die Protonenresonanzfrequenz oder chemische Verschiebung und die T_1-Relaxationszeit.

Aufgrund der relativ geringen Empfindlichkeit gegenüber Bewegungsartefakten, ihrer breiten Verfügbarkeit und der Geschwindigkeit der Datenakquisition kommen bei der klinischen Durchführung der LITT im Bereich der ausgesprochen atemverschieblichen Leber thermosensitive T_1-gewichtete MRTE-Sequenzen zur Anwendung. Die longitudinale oder Spin-Gitter-Relaxationszeit eines Gewebes ist temperaturabhängig, wobei eine lokale Temperaturerhöhung einen Signalabfall im MRT-Bild zur Folge hat.

In-vivo-Untersuchungen sowie Erfahrungen unserer und anderer Arbeitsgruppen zeigten eine nahezu lineare Korrelation zwischen dem Signalabfall im Bild und der Temperatur. Entsprechend gewichtete Gradientenecho(GRE)-Sequenzen (FLASH- und Turbo-FLASH) mit Messzeiten zwischen 6 und 15 s in Atemanhaltetechnik erweisen sich als geeignet, um die laserinduzierten Temperaturveränderungen im Bereich zwischen 60–110 °C darzustellen.

Vor- und nach LITT dienen ein Messprotokoll von T_1- und T_2-gewichteten Spinecho(SE)- und GRE-Sequenzen der Therapieplanung und der Therapiekontrolle. Zusätzlich kommen kontrastmittelunterstützte (0,1 mmol Gadolinium-DTPA pro kg Körpergewicht/KG) T_1-gewichtete Sequenzen zum Einsatz.

Zur weiteren Therapieoptimierung steht eine computergestützte Therapieplanung zur Verfügung, die durch In-vivo-Vergleichsuntersuchungen ergänzt wurde. Damit ist es möglich, die optimalen Parameter für Strahlungsleistung und Strahlungszeit für jede einzelne Faser vor der eigentlichen Lasertherapie rechnerisch zu ermitteln. Der Verlauf der aktuellen Temperatur- und Schädigungsverteilung kann simultan zum Therapieverlauf mittels „Real-time-Simulation" dargestellt werden, sodass als Ergänzung zum nahezu „On-line-Monitoring" mittels MRT ein indirektes „Monitoring" zur Verfügung steht. Die Durchführung und Bewertung einer computergestützten Thermoplanung bei LITT-Anwendungen ist jedoch aufwendig, da die zu erwartende Schädigungszone von verschiedenen Parametern in komplexer Weise abhängt. Einflussfaktoren stellen dar:

- die Laserleistung,
- die Bestrahlungszeit,
- Applikatorcharakteristika,
- optische und thermische Gewebeparameter wie Gewebeperfusion und Blutfluss.

Erste Applikationen derartiger Systeme lassen eine weitere Verbesserung der Therapiepräzision erwarten.

Lokale Tumorkontrollraten

Die lokale Tumorkontrollrate nach einer perkutanen hepatischen Tumorablation ist definiert als die Verifizierung einer kompletten Tumordestruktion ohne Vorliegen eines Lokalrezidivs in der bildgebenden und klinischen Nachkontrolle. Die Ergebnisse der lokalen Tumorkontrollrate für primäre und sekundäre maligne Lebertumoren wurden in verschiedenen Gruppen ausgewertet.

- Patienten, die im Rahmen der Phase-I- und -II-Studien therapiert wurden, wurden dabei in die *Gruppe 1* (Patienten 1 bis 100; Zeitraum 06/93 bis 10/96) zusammengefasst. Dabei wurde die LITT unter Verwendung konventioneller Applikatoren in Mono- oder Dualapplikation durchgeführt.
- Die Patienten in *Gruppe 2* (Phase-III-Studie, Patient 101–176; Zeitraum 10/96 bis 08/97) wurden in Multiapplikatortechnik therapiert.
- Alle Patienten, die ab 08/97 außerhalb von Studien im Rahmen einer klinischen Anwendungsbeobachtung therapiert wurden, wurden als *Gruppe 3* (Patient 177 bis 718) zusammengefasst und mittels gespülter Powerapplikation in Multiapplikatortechnik oder auch Pullbacktechnik (vgl. Abb. 20.4) behandelt.

Die Tumorkontrollrate in der Dreimonatskontrolle lag für die Gruppe-1-Patienten bei 64,9 %, für die Gruppe 2 bei 79,7 %. Bei Auswertung aller Patienten der Gruppe 3 ab 08/97 hinsichtlich der lokalen Tumorkontrolle ergab sich in der Dreimonatskontrolle mittels nativer und kontrastverstärkter MRT eine lokale Tumorkontrolle von 98,2 % und in der Sechsmonatskontrolle von 97,2 %. Diese sehr gute lokale Tumorkontrolle in der Gruppe 3 ist durch die optimierte Applikationstechnik bedingt sowie durch die Erfahrungen hinsichtlich optimaler Wahl der Laserparameter und Punktionswege und die konsequente Koagulation eines Sicherheitssaumes von 5–10 mm zirkulär um die Metastase.

Bei der Auswertung erwiesen sich die nativen und kontrastverstärkten T_1-gewichteten GRE-Sequenzen, die in Atemanhaltetechnik durchgeführt wurden, als die diagnostisch wichtigsten Sequenzen. Typischerweise zeigten sich nach der Laserbehandlung die erfolgreich therapierten Metastasen in der nativen T_1-gewichteten Sequenz mit einer diskret erhöhten Signalintensität aufgrund einer geringgradigen hämorrhagischen Imbibierung. Nach Kontrastmittelapplikation kann die induzierte Koagulationsnekrose hypointens im Vergleich zum umgebenden Lebergewebe zur Abbildung kommen. Die Koagulationsnekrose zeigte zudem regelmäßig im T_2-gewichteten Bild eine mäßige Signalintensitätserhöhung im Randbereich im Sinne eines begleitenden Ödems (Abb. 20.5 a–c).

Entscheidend für den Erfolg einer LITT-Behandlung ist die initial vollständige Tumordestruktion sowie die Koagulation eines angemessenen Sicherheitssaumes von

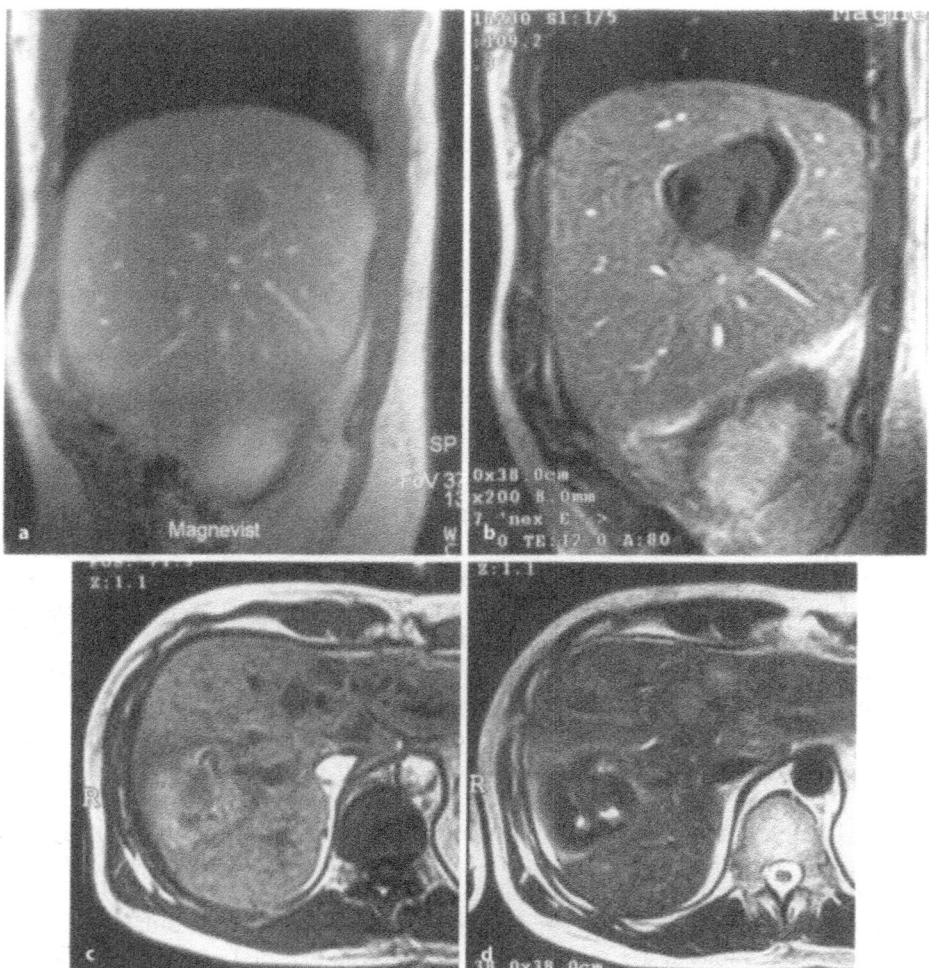

Abb. 20.5 a–d. Lebermetastase eines kolorektalen Karzinoms vor und nach LITT-Behandlung. **a** Darstellung einer Metastase im Segment 8 in sagittaler Schichtorientierung in einer kontrastverstärkten T_1-gewichteten GRE-Sequenz. **b** Die kontrastverstärkte Aufnahme nach LITT zeigt die induzierte Koagulationsnekrose im Bereich der Metastase. Die Metastase und ein ca. 10 mm messender Sicherheitssaum um die Metastase herum wurden vollständig koaguliert. **c** T_1-gewichtete Aufnahme nativ nach der LITT-Behandlung zeigt ein mäßig hyperintenses Bild der Koagulationsnekrose im Bereich der therapierten Metastase. **d** Die T_2-gewichtete Aufnahme zeigt die induzierte Koagulationsnekrose mit einem geringgradigen Ödemsaum. Mit Ausnahme der Punktionskanäle stellt sich die Koagulationsnekrose signalarm dar

5–10 mm um die Metastase herum. Dieser Sicherheitssaum sollte, wenn immer anatomisch möglich, mindestens 10 mm betragen. Die dazu notwendige exakte Steuerung und Kontrolle der LITT kann während der laufenden LITT-Behandlung nur mittels der MRTE durchgeführt werden. Die Sonographie oder Computertomographie sind dabei der MRT hinsichtlich der Genauigkeit unterlegen. Vorrangiges Ziel des Monitorings während der LITT muss es sein, dass der Tumor vollständig koaguliert wird.

20.3
Indikationen der LITT

20.3.1
LITT von Lebertumoren

- maximale Anzahl: 5 Läsionen,
- maximaler Durchmesser: 50 mm,
- Rezidivmetastasen bei Patienten, bei denen bereits eine Leberteilresektion erfolgte,
- Progress der Metastasen unter Chemotherapie,
- bilobulärer Befall (Befall beider Leberlappen),
- Patienten mit Kontraindikationen zur Operation,
- Patienten, die bei primärer Inoperabilität durch LITT in eine operable Situation überführt werden können (Metastasen in beiden Leberlappen),
- LITT als Ersatz der chirurgischen Resektion oder systemischen/lokalen Chemotherapie, wenn diese vom Patienten abgelehnt wird.

20.3.2
LITT von Weichteiltumoren

- Rezidivtumoren
  - Kopf-Hals-Region,
  - Oberbauch,
  - Retroperitoneum;
- Lymphknotenmetastasen
  - Kopf-Hals-Region,
  - Oberbauch,
  - Retroperitoneum.

20.3.3
Spezialindikationen

- Nierentumor,
- Prostatatumor,
- sonstige Weichteiltumoren.

20.4
Vorteile der LITT

- Ambulantes Therapiemanagement,
- Wiederholbarkeit der Behandlung,
- Durchführung in örtlicher Betäubung,
- alle Metastasen können erreicht werden,
- exakte Steuerung der Therapie mittels MRT.

20.5
Schlussfolgerungen

Die MR-gesteuerte LITT stellt ein minimal-invasives Therapieverfahren zur Behandlung von Lebermetastasen und anderen Weichteiltumoren dar. Die exakte Steuerbarkeit der Therapie mittels MRT macht die LITT zu einem sicheren Therapieverfahren mit sehr niedriger Komplikationsrate bei gleichzeitig hoher lokaler Tumorkontrollrate.

Weiterführende Literatur

Ackerman NB, Jacobs R (1985) The blood supply of experimental liver metastases. VIII. Increased capillary blood flow within liver tumors with administration of epinephrine. Microcirc Endothelium Lymphatics 2: 457–475

Ackerman NB, Jacobs R, Bloom ND, Poon TT (1988) Increased capillary flow in intrahepatic tumors due to alpha-adrenergic effects of catecholamines. Cancer 61: 1550–1554

Albrecht D, Germer C, Isbert C, Buhr HJ (1996) Laser-induced thermotherapy for palliative treatment of malignant liver tumors: Results of a clinical study. Langenbecks Arch Chir Suppl Kongressbd 113: 136–138

Albrecht D, Germer CT, Roggan A, Isbert C, Ritz JP, Buhr HJ (1998 a) Laser-induced thermotherapy. Technical prerequisites for treatment of malignant liver tumors. Chirurg 69: 930–937

Albrecht D, Germer CT, Roggan A, Isbert C, Ritz JP, Buhr HJ (1998 b) Optimized laser-induced thermotherapy in treatment of liver metastases of colorectal carcinomas, an interdisciplinary responsibility – a clinical study. Langenbecks Arch Chir Suppl Kongressbd 115: 1438–1440

Albrecht D, Germer CT, Isbert C, Ritz JP, Roggan A, Muller G, Buhr HJ (1998 c) Interstitial laser coagulation: Evaluation of the effect of normal liver blood perfusion and the application mode on lesion size. Lasers Surg Med 23: 40–47

Amin Z, Donald JJ, Masters A, Kant R, Steger AC, Bown SG, Lees WR (1993 a) Hepatic metastases: Interstitial laser photocoagulation with real-time US monitoring and dynamic CT evaluation of treatment. Radiology 187: 339–347

Amin Z, Harries SA, Lees WR, Bown SG (1993 b) Interstitial tumour photocoagulation. Endosc Surg Allied Technol 1: 224–229

Amin Z, Bown SG, Lees WR (1993 c) Local treatment of colorectal liver metastases: A comparison of interstitial laser photocoagulation (ILP) and percutaneous alcohol injection (PAI). Clin Radiol 48: 166–171

Bockmühl U, Knöbber D, Vogl TJ, Mack MG (1996) Einsatz der MR-gesteuerten laserinduzierten Thermotherapie (LITT) bei Plattenepithelkarzinomrezidiven im Kopf-Hals-Bereich. Laryngorhinootologie 75: 597–601

Bremer C, Allkemper T, Menzel J, Sulkowski U, Rummeny E, Reimer P (1998) Preliminary clinical experience with laser-induced interstitial thermotherapy in patients with hepatocellular carcinoma. J Magn Reson Imaging 8: 235–239

Buroker NE, Magenis RE, Weliky K, Bruns G, Litt M (1986) Four restriction fragment length polymorphisms revealed by probes from a single cosmid map to human chromosome 12q. Hum Genet 72: 86–94

Caspani B, Cecconi P, Bottelli R, Della Vigna P, Ideo G, Gozzi G (1997) The interstitial photocoagulation with laser light of liver tumors. Radiol Med (Torino) 94: 346–354

Chapman R (1998 a) New therapeutic technique for treatment of uterine leiomyomas using laser-induced interstitial thermotherapy (LITT) by a minimally invasive method [see comments]. Lasers Surg Med 22: 171–178

Chapman R (1998 b) Successful pregnancies following laser-induced interstitial thermotherapy (LITT) for treatment of large uterine leiomyomas by a minimally invasive method. Acta Obstet Gynecol Scand 77: 1024–1025

Cholewa D, Gdanietz K, Wiedenmann B, Waldschmidt J (1996) Interstitial laser hyperthermia of gastrinoma liver metastases in a child. Langenbecks Arch Chir Suppl Kongressbd 113: 272–274

de Jode MG, Vale JA, Gedroyc WM (1999) MR-guided laser thermoablation of inoperable renal tumors in an open-configuration interventional MR scanner: Preliminary clinical experience in three cases. J Magn Reson Imaging 10: 545–549

Desinger K, Stein T, Boehme A, Mack MG, Müller GJ (1998 a) Interstitial thermotherapy with bipolar electrosurgical devices. Proc SPIE 3193: 88–100

Desinger K, Stein T, Müller GJ, Mack MG, Vogl TJ (1998 b) Interstitial bipolar rf-thermotherapy (RFITT): Therapy planning by computer simulation and MRI monitoring – a new concept for minimally invasive procedures. Proc SPIE 3249: 147–159

Devaux BC, Roux FX (1996) Experimental and clinical standards, and evolution of lasers in neurosurgery. Acta Neurochir (Wien) 138: 1135–1147

Eichler K, Mack MG, Straub R, Engelmann K, Müller P, Roggan A, Vogl TJ (1999) Minimal invasive MR-gesteuerte laserinduzierte Thermotherapie bei Patienten mit hepatozellulärem Karzinom. Fortschr Geb Rontgenstr Neuen Bildgeb Verfahr 170: 146–147

Eyrich GK, Bruder E, Hilfiker P et al. (2000) Temperature mapping of magnetic resonance-guided laser interstitial thermal therapy (LITT) in lymphangiomas of the head and neck. Lasers Surg Med 26: 467–476

Feyh J, Gutmann R, Leunig A et al. (1996) MRI-guided laser interstitial thermal therapy (LITT) of head and neck tumors: Progress with a new method. J Clin Laser Med Surg 14: 361–366

Germer CT, Albrecht D, Roggan A, Isbert C, Buhr HJ (1997) Experimental study of laparoscopic laser-induced thermotherapy for liver tumours. Br J Surg 84: 317–320

Germer CT, Roggan A, Ritz JP, Isbert C, Albrecht D, Muller G, Buhr HJ (1998 a) Optical properties of native and coagulated human liver tissue and liver metastases in the near infrared range. Lasers Surg Med 23: 194–203

Germer CT, Albrecht D, Roggan A, Buhr HJ (1998 b) Technology for in situ ablation by laparoscopic and image-guided interstitial laser hyperthermia. Semin Laparosc Surg 5: 195–203

Germer C, Isbert CM, Albrecht D et al. (1998 c) Laser-induced thermotherapy for the treatment of liver metastasis. Correlation of gadolinium-DTPA-enhanced MRI with histomorphologic findings to determine criteria for follow-up monitoring. Surg Endosc 12: 1317–1325

Germer CT, Isbert C, Albrecht D et al. (1999) Laser-induced thermotherapy combined with hepatic arterial embolization in the treatment of liver tumors in a rat tumor model. Ann Surg 230: 55–62

Gewiese B, Beuthan J, Fobbe F et al. (1994) Magnetic resonance imaging-controlled laser-induced interstitial thermotherapy. Invest Radiol 29: 345–351

Guglielmi R, Pacella CM, Dottorini ME et al. (1999) Severe thyrotoxicosis due to hyperfunctioning liver metastasis from follicular carcinoma: Treatment with (131)I and interstitial laser ablation. Thyroid 9: 173–177

Heisterkamp J, van Hillegersberg R, Mulder PG, Sinofsky EL, JN IJ (1997) Importance of eliminating portal flow to produce large intrahepatic lesions with interstitial laser coagulation. Br J Surg 84: 1245–1248

Hemingway DM, Angerson WJ, Anderson JH, Goldberg JA, McArdle CS, Cooke TG (1992) Monitoring blood flow to colorectal liver metastases using laser Doppler flowmetry: The effect of angiotensin II. Br J Cancer 66: 958–960

Jager L, Muller-Lisse GU, Gutmann R, Feyh J, Thoma M, Reiser M (1996) Initial results with MRI-controlled laser-induced interstitial thermotherapy of head and neck tumors. Radiologe 36: 236–244

Kahn T, Bettag M, Ulrich F, Schwarzmaier HJ, Schober R, Furst G, Modder U (1994) MRI-guided laser-induced interstitial thermotherapy of cerebral neoplasms. J Comput Assist Tomogr 18: 519–532

Kahn T, Bettag M, Harth T, Schwabe B, Schwarzmaier HJ, Modder U (1996) Laser-induced interstitial induced hyperthermia of cerebral tumors with nuclear magnetic resonance tomography control. Radiologe 36: 713–721

Kahn T, Harth T, Bettag M, Schwabe B, Ulrich F, Schwarzmaier HJ, Modder U (1997) Preliminary experience with the application of gadolinium-DTPA before MR imaging-guided laser-induced interstitial thermotherapy of brain tumors. J Magn Reson Imaging 7: 226–229

Kahn T, Harth T, Kiwit JC, Schwarzmaier HJ, Wald C, Modder U (1998) In vivo MRI thermometry using a phase-sensitive sequence: Preliminary experience during MRI-guided laser-induced interstitial thermotherapy of brain tumors. J Magn Reson Imaging 8: 160–164

Knappe V, Roggan A, Mack MG et al. (1997) Experimental study and first clinical results with a cooled applicator system for LITT. SPIE 3193: 69–79

Layer G (1999) Image-guided interventions in liver tumors. Radiologe 39: 750–755

Mack MG, Vogl TJ (1997 a) Local therapy of liver metastases. Anticancer Research. Int J Cancer Res Treat 17: 4239

Mack MG, Vogl TJ (1997 b) Interstitial laser therapy of head and neck lesions. In: Debatin JF, Adam G (eds) Interventional magnetic resonance imaging. Springer, Berlin Heidelberg New York Tokyo, pp 223–228

Mack MG, Vogl TJ (1999 a) Interventional MRI: New developments. Erasmus Course Syllabus (EMRI) MRI of the head and neck pp 301–312

Mack MG, Vogl TJ (1999 b) Magnetic resonace guided laser-induced thermotherapy of recurrent head and neck tumors. Semin Intervent Radiol 16: 63–69

Mack MG, Vogl TJ (1999 c) Interstitial laser therapy of head and neck lesions. In: Lufkin RB (ed) Interventional MRI. Mosby, St. Louis Baltimore Boston New York, pp 309–314

Mack MG, Vogl TJ, Müller P et al. (1996 a) MR-guided laser-induced thermotherapy of head and neck tumors. Proc SPIE 2623: 228–237

Mack MG, Vogl TJ, Müller P et al. (1996 b) Laserinduzierte Thermotherapie (LITT) von Kopf-Hals-Tumoren. Rofo Fortschr Geb Rontgenstr Neuen Bildgeb Verfahr 194: 172

Mack MG, Vogl TJ, Roggan A, Straub R, Wust P, Felix R (1997 a) In-vitro evaluation of MR-thermometry for interventional laser induced thermotherapy. ESHO-97, 16th Annual Meeting, 2.–5. April 1997, Berlin, Book of Abstracts

Mack MG, Vogl TJ, Straub R et al. (1997 b) MR-guided laser-induced thermotherapy of head and neck tumors. ISMRM Abstracts 776

Mack MG, Vogl TJ, Eichler K, Müller P, Straub R, Roggan A, Felix R (1998 a) Laser-induced thermoablation of tumors of the head and neck under MR tomographic control. Minim Invasiv Ther Allied Technol 7: 573–579

Mack MG, Vogl TJ, Müller P, Straub R, Roggan A, Bockmühl U, Felix R (1998 b) Laser-induced thermotherapy of head and neck tumors. In: Waidelich W, Waidelich R, Waldschmidt J (Hrsg) Laser in der Medizin/in Medicine. Springer, Berlin Heidelberg New York Tokyo, pp 207–210

Mack MG, Vogl TJ, Straub R, Müller PK, Eichler K, Felix R (1998 c) Extrahepatic abdominal indications for laser induced thermotherapy in soft tissue tumors. Radiology 209(P): 252

Mack MG, Vogl TJ, Straub R et al. (1998 d) Laser induced thermotherapy of recurrent head and neck tumors. ESHNR 98, 11th Annual Meeting, Book of abstracts 71

Mack MG, Straub R, Eichler K, Engelmann K, Roggan A, Zangos S, Vogl TJ (1999 a) Indikationen und Erfahrungen mit der laserinduzierten Thermotherapie bei extrahepatischen abdominellen Weichteiltumoren. Fortschr Geb Rontgenstr Neuen Bildgeb Verfahr 170: 23

Mack MG, Straub R, Eichler K, Engelmann K, Roggan A, Vogl TJ (1999 d) MR-guided laser-induced thermotherapy (LITT) of liver metastases: Indications, complications, imaging criteria and local tumor control rate: Experience after 2138 laser applications in 822 metastases. Book of abstracts, ISMRM 3: 1944

Mack MG, Straub R, Eichler K, Engelmann K, Roggan A, Vogl TJ (1999 e) MR-guided laser-induced thermotherapy (LITT) of liver metastases: Comparison of colorectal cancer mets versus breast cancer mets and other primary tumors regarding survival rates. Book of Abstracts, ISMRM 1: 513

Mack MG, Straub R, Eichler K, Engelmann K, Zangos S, Vogl TJ (2000 a) Local tumor control and complications of MR-guided laser induced thermotherapy (LITT): Experience after 3555 laser applications in 1181 lesions. Eur Radiol (Suppl) 10: 170

Mack MG, Straub R, Eichler K, Engelmann K, Zangos S, Vogl TJ (2000 b) Survival rates of patients with liver metastases treated with MR-guided laser-induced interstitial thermotherapy (LITT). Eur Radiol (Suppl) 10: 170

Mack MG, Straub R, Zangos S et al. (2000 c) Lebermetastasen: MR-gesteuerte laserinduzierte Thermotherapie. Medizin im Bild 2: 27–31

Mack MG, Straub R, Zangos S, Eichler K, Engelmann K, Hess S, Vogl TJ (2000 d) Indikationen und Erfahrungen mit der laserinduzierten Thermotherapie (LITT)bei extrahepatischen abdominellen Weichteiltumoren. Fortschr Geb Rontgenstr Neuen Bildgeb Verfahr 172 Suppl: 2

Mack MG, Straub R, Zangos S, Eichler K, Engelmann K, Hess S, Vogl TJ (2000 e) Nebenwirkungen und Komplikationen der LITT sowie bildmorphologische Kriterien einer erfolgreichen LITT-Behandlung: Ergebnisse nach 4466 Laserapplikationen bei 1378 Metastasen. Fortschr Geb Rontgenstr Neuen Bildgeb Verfahr 172 Suppl: 1

Mack MG, Straub R, Zangos S, Eichler K, Engelmann K, Hess S, Vogl TJ (2000 f) Technik, Indikationen und lokale Tumorkontrolle der MR-gesteuerten LITT-Behandlung von Lebermetastasen: Ergebnisse nach 4466 Laserapplikationen bei 1378 Metastasen. Fortschr Geb Rontgenstr Neuen Bildgeb Verfahr 172(S): 1

Manns F, Milne PJ, Gonzalez-Cirre X, Denham DB, Parel JM, Robinson DS (1998) In situ temperature measurements with thermocouple probes during laser interstitial thermotherapy (LITT): Quantification and correction of a measurement artifact. Lasers Surg Med 23: 94–103

Masters A, Steger AC, Lees WR, Walmsley KM, Bown SG (1992) Interstitial laser hyperthermia: A new approach for treating liver metastases. Br J Cancer 66: 518–522

Milne PJ, Parel JM, Manns F, Denham DB, Gonzalez-Cirre X, Robinson DS (2000) Development of stereotactically guided laser interstitial thermotherapy of breast cancer: In situ measurement and analysis of the temperature field in ex vivo and in vivo adipose tissue. Lasers Surg Med 26: 67–75

Morrison PR, Jolesz FA, Charous D, Mulkern RV, Hushek SG, Margolis R, Fried MP (1998) MRI of laser-induced interstitial thermal injury in an in vivo animal liver model with histologic correlation. J Magn Reson Imaging 8: 57–63

Mueller-Lisse UG, Heuck AF, Schneede P, Muschter R, Scheidler J, Hofstetter AG, Reiser MF (1996 a) Postoperative MRI in patients undergoing interstitial laser coagulation thermotherapy of benign prostatic hyperplasia. J Comput Assist Tomogr 20: 273–278

Muller-Lisse UG, Heuck A, Stehling MK et al. (1996 b) MRI monitoring before, during and after interstitial laser-induced hyperthermia of benign prostatic hyperplasia. Initial clinical experiences. Radiologe 36: 722–731

Mueller-Lisse UG, Heuck AF, Thoma M et al. (1998) Predictability of the size of laser-induced lesions in T1-weighted MR images obtained during interstitial laser-induced thermotherapy of benign prostatic hyperplasia. J Magn Reson Imaging 8: 31–39

Mueller-Lisse UG, Thoma M, Faber S et al. (1999) Coagulative interstitial laser-induced thermotherapy of benign prostatic hyperplasia: Online imaging with a T2-weighted fast spin-echo MR sequence – experience in six patients. Radiology 210: 373–379

Muschter R, Hofstetter A (1995) Interstitial laser therapy outcomes in benign prostatic hyperplasia. J Endourol 9: 129–135

Nolsoe CP, Torp-Pedersen S, Holm HH, Karstrup S, Nerstrom H, Lorentzen T, Olldag PE (1991) Ultrasonically guided interstitial Nd-YAG laser diffuser tip hyperthermia: An in vitro study. Scand J Urol Nephrol Suppl 137: 119–124

Nolsoe CP, Torp-Pedersen S, Burcharth F et al. (1993) Interstitial hyperthermia of colorectal liver metastases with a US-guided Nd-YAG laser with a diffuser tip: A pilot clinical study. Radiology 187: 333–337

Orth K, Russ D, Duerr J, Hibst R, Steiner R, Beger HG (1997 a) Thermo-controlled device for inducing deep coagulation in the liver with the Nd:YAG laser. Lasers Surg Med 20: 149–156

Orth K, Russ D, Steiner R, Beger HG (1997 b) Dynamic interstitial laser application for therapy of secondary liver tumors. An animal experiment study. Chirurg 68: 1268–1273 (discussion 1274)

Prapavat V, Roggan A, Walter J, Beuthan J, Klingbeil U, Muller G (1996) In vitro studies and computer simulations to assess the use of a diode laser (850 nm) for laser-induced thermotherapy (LITT). Lasers Surg Med 18: 22–33

Prudhomme M, Rouy S, Tang J, Landgrebe J, Delacretaz G, Godlewski G (1999) Biliary structures lead to tumour recurrences after laser-induced interstitial thermotherapy. Lasers Surg Med 24: 269–275

Reimer P, Bremer C, Horch C, Morgenroth C, Allkemper T, Schuierer G (1998) MR-monitored LITT as a palliative concept in patients with high grade gliomas: Preliminary clinical experience. J Magn Reson Imaging 8: 240–244

Reither K, Wacker F, Ritz JP et al. (2000) Laser-induced thermotherapy (LITT) for liver metastasis in an open 0.2 T MRI. Rofo Fortschr Geb Rontgenstr Neuen Bildgeb Verfahr 172: 175–178

Ritz JP, Isbert C, Roggan A, Germer CT, Albrecht D, Buhr HJ (1998) Thermal laser dosimetry in treatment of liver tumors – correlation of optical tissue parameters with in vivo temperature distribution in VX-2 tumors and healthy liver tissue. Langenbecks Arch Chir Suppl Kongressbd 115: 1445–1447

Roggan A, Mesecke-von-Rheinbaben I, Knappe V et al. (1997) Applikatorentwicklung und Bestrahlungsplanung bei der laserinduzierten Thermotherapie (LITT). Biomed Tech (Berlin) 42: 332–333

Roggan A, Knappe V, Mack MG et al. (1998) Experimental study and first clinical results with a cooled applicator system for interstitial laser coagulation (LITT). Proc SPIE 3249: 85–93

Runyon BA (1986) Elevated ascitic fluid fibronectin concentration. A non-specific finding. J Hepatol 3: 219–222 (published erratum appears in J Hepatol 1987, 4: 158)

Scheele J, Stangl R, Altendorf-Hofmann A (1990) Surgical interventions in liver metastases. Langenbecks Arch Chir Suppl II Verh Dtsch Ges Chir 217–225

Schroder T, Castren-Persons M, Lehtinen A, Taavitsainen M (1994) Percutaneous interstitial laser hyperthermia in clinical use. Ann Chir Gynaecol 83: 286–290

Schulze CP, Kahn T, Harth T, Schwurzmaier HJ, Schober R (1998) Correlation of neuropathologic findings and phase-based MRI temperature maps in experimental laser-induced interstitial thermotherapy. J Magn Reson Imaging 8: 115–120

Schwabe B, Kahn T, Harth T, Ulrich F, Schwarzmaier HJ (1997) Laser-induced thermal lesions in the human brain: Short- and long-term appearance on MRI. J Comput Assist Tomogr 21: 818–825

Schwarzmaier HJ, Yaroslavsky IV, Yaroslavsky AN, Fiedler V, Ulrich F, Kahn T (1998) Treatment planning for MRI-guided laser-induced interstitial thermotherapy of brain tumors – the role of blood perfusion. J Magn Reson Imaging 8: 121–127

Shankar A, Loizidou M, Burnstock G, Taylor I (1999) Noradrenaline improves the tumour to normal blood flow ratio and drug delivery in a model of liver metastases. Br J Surg 86: 453–457

Sohn C, Wallwiener D, Kurek R, Hahn U, Schiesser M, Bastert G (1996) Treatment of the twin-twin transfusion syndrome: Initial experience using laser-induced interstitial thermotherapy [see comments]. Fetal Diagn Ther 11: 390–397

Solbiati L (1998) New applications of ultrasonography: Interventional ultrasound. Eur J Radiol 27 Suppl 2: S200–S206

Torzilli G, Livraghi T, Olivari N (1999) Interstitial percutaneous therapies in primary and secondary liver tumors. Ann Ital Chir 70: 185–194

Van Hillegersberg R, Kort WJ, ten Kate FJ, Terpstra OT (1991) Water-jet-cooled Nd:YAG laser coagulation: Selective destruction of rat liver metastases. Lasers Surg Med 11: 445–454

Van Hillegersberg R, Kort WJ, Vermeij M, Terpstra OT (1992) Treatment of experimental liver metastases with a noncontact neodymium: YAG laser. J Surg Res 53: 128–135

Van Hillegersberg R, de Witte MT, Kort WJ, Terpstra OT (1993) Water-jet-cooled Nd:YAG laser coagulation of experimental liver metastases: Correlation between ultrasonography and histology. Lasers Surg Med 13: 332–343

Van Hillegersberg R, van Staveren HJ, Kort WJ, Zondervan PE, Terpstra OT (1994) Interstitial Nd:YAG laser coagulation with a cylindrical diffusing fiber tip in experimental liver metastases. Lasers Surg Med 14: 124–138

Vitale GC, Heuser LS, Polk HC Jr (1986) Malignant tumors of the liver. Surg Clin North Am 66: 723–741

Vogl TJ, Mack MG (1997 a) Laser induced thermotherapy of liver metastases: Results of a prospective study. Eur Radiol 5: 353

Vogl TJ, Mack MG (1997 b) MR-monitoring of laser interventions: Body applications. ESMRMB: Book of abstracts pp 27–28

Vogl TJ, Mack MG (1997 c) Interstitial laser therapy of liver lesions. In: Debatin JF, Adam G (eds) Interventional magnetic resonance imaging. Springer, Berlin Heidelberg New York Tokyo, pp 229–233

Vogl TJ, Mack MG (1999 a) Liver tumor ablation with image guidance. Radiology 213(P): 33

Vogl TJ, Mack MG (1999 b) Clinical uses of MR-guided laser ablation of the liver. In: Lufkin RB (ed) Interventional MRI. Mosby, St. Louis Baltimore Boston New York, pp 356–365

Vogl TJ, Mack MG, Müller P et al. (1995 a) Recurrent nasopharyngeal tumors: Preliminary clinical results with interventional MR Imaging-controlled laser induced thermotherapy. Radiology 196: 725–733

Vogl TJ, Mack MG, Müller P et al. (1995 b) MR-guided laser induced thermotherapy of head and neck tumors. In: Müller G, Roggan A (eds) Laser-induced interstitial thermotherapy. SPIE, IS 13 Part 6, pp 493–504

Vogl TJ, Mack MG, Müller P et al. (1995 c) MR-gesteuerte laserinduzierte Thermotherapie bei Tumoren in der Kopf-Halsregion: Erste klinische Ergebnisse. RoFo Fortschr Geb Rontgenstr Neuen Bildgeb Verfahr 163: 505–514

Vogl TJ, Müller PK, Hammerstingl R et al. (1995 d) Malignant liver tumors treated with MR imaging-guided laser-induced thermotherapy: Technique and prospective results. Radiology 196: 257–265

Vogl TJ, Müller P, Weinhold N et al. (1995 e) MR-guided laser induced thermotherapy (LITT) of liver metastases. In: Müller G, Roggan A (eds) Laser-induced interstitial thermotherapy. SPIE, IS 13 Part 6, pp 477–492

Vogl TJ, Mack MG, Scholz WR et al. (1996 a) MR imaging guided laser-induced thermotherapy. Minima Invasive Ther Allied Technol 5: 243–248

Vogl TJ, Weinhold N, Müller PK, Scholz WR, Mack MG, Kuemmel S, Felix R (1996 b) MR-Imaging guided laser-induced thermotherapy of liver metastases: Multiapplicator technique versus mono-application. Radiology 201: 249

Vogl TJ, Weinhold N, Müller P et al. (1996 c) Erste klinische Erfahrungen zur MR-gesteuerten laser-induzierten Thermotherapie (LITT) von Lebermetastasen im präoperativen Einsatz. Fortschr Geb Rontgenstr Neuen Bildgeb Verfahr 164: 413–421

Vogl TJ, Weinhold N, Müller P et al. (1996 d) MR gesteuerte laserinduzierte Thermotherapie (LITT) von Lebermetastasen: Klinische Evaluierung. Röntgenpraxis 49: 161–168

Vogl TJ, Müller PK, Mack MG, Weinhold N, Scholz WR, Hammerstingl R, Felix R (1996 f) MR-imaging guided laser-induced thermotherapy of primary and secondary malignant liver tumors: First results of survival rate. Radiology 201: 249–250

Vogl TJ, Müller P, Mack MG et al. (1996 g) MR-imaging controlled laser-induced thermotherapy (LITT) of liver metastases. Proc SPIE 2623: 222–227

Vogl TJ, Mack MG, Hirsch HH et al. (1997 a) In-vitro-Evaluierung der MR-Thermometrie zum Einsatz der laserinduzierten Thermotherapie. Fortschr Geb Rontgenstr Neuen Bildgeb Verfahr 167: 638–644

Vogl TJ, Mack MG, Straub R, Roggan A, Felix R (1997 b) Magnetic resonance imaging – guided abdominal interventional radiology: Laser-induced thermotherapy of liver metastases. Endoscopy 29: 577–583

Vogl TJ, Mack MG, Straub R, Roggan A, Felix R (1997 c) Percutaneous MRI-guided laser-induced thermotherapy for hepatic metastases for colorectal cancer. Lancet 350: 29

Vogl TJ, Müller P, Weinhold N, Scholz WR, Mack MG, Hammerstingl R, Philipp C (1997 d) MRT-gesteuerte laserinduzierte Thermotherapie (LITT) in der Onkologie. Medizin im Bild 2: 31–39

Vogl TJ, Mack MG, Müller P, Roggan A, Jahnke V, Felix R (1998 a) Laser ablation of tumors of the head and neck. In: Young IR, Jolecz FA (eds) Interventional MR: Techniques and clinical experience. Dunitz, London, pp 239–254

Vogl TJ, Mack MG, Müller P, Straub R, Eichler K, Felix R (1998 b) Laser-induced and microwave thermotherapy of hepatocellular carcinoma. Digestion 59: 86–88

Vogl TJ, Mack MG, Müller P, Straub R (1998 c) Laser induced thermotherapy of metastases. Br J Cancer 5: 35

Vogl TJ, Mack MG, Müller P, Straub R (1998 d) MR-gesteuerte laser-induzierte Thermotherapie (LITT) von Lebermetastasen und primären Leberzellkarzinomen. Onkologe 4: 450–458

Vogl TJ, Mack MG, Straub R, Fussan A, Scholz W-R, Roggan A, Felix R (1998 e) MR-guided laser-induced thermotherapy of liver metastases. In: Waidelich W, Waidelich R, Waldschmidt J (Hrsg) Laser in der Medizin/in Medicine. Springer, Berlin Heidelberg New York Tokyo, pp 194–197

Vogl TJ, Mack MG, Straub R, Eichler KC, Müller PK, Knappe V, Felix R (1998 f) Internally cooled power laser for MR-guided interstitial laser-induced thermotherapy of liver lesions: Initial clinical results. Radiology 209: 381–385

Vogl TJ, Mack MG, Straub R, Müller PK, Scheib F, Roggan A, Felix R (1998 h) Value of MR-guided laser induced thermotherapy (LITT) of liver metastases of colorectal cancer versus other primary tumors: Results of survival. Radiology 209(P): 176

Vogl TJ, Mack MG, Straub R, Müller PK, Eichler K, Roggan A, Felix R (1998 i) Überlebensraten und Komplikationen der laserinduzierten Thermotherapie von Lebermetastasen. Erfahrungen nach 1400 Laserapplikationen bei 200 Patienten. Fortschr Geb Rontgenstr Neuen Bildgeb Verfahr 168: 38–39

Vogl TJ, Mack MG, Straub R, Müller PK, Eichler K, Engelmann K, Felix R (1998 j) MR-guided laser induced thermotherapy of malignant liver lesions: Technique and results. Onkologie 21: 412–419

Vogl TJ, Weinhold N, Mack MG et al. (1998 k) Verifizierung der MR-Thermometrie mittels in vivo intraläsionaler fluoroptischer Temperaturmessung für die laserinduzierte Thermotherapie von Lebermetastasen. Fortschr Geb Rontgenstr Neuen Bildgeb Verfahr 169: 182–188

Vogl TJ, Müller P, Weinhold N, Mack MG, Philipp C, Felix R (1998 l) Laser ablation of the liver and the pelvis. In: Young IR, Jolecz FA (eds) Interventional MR: Techniques and clinical experience. Dunitz, London, pp 297–318

Vogl TJ, Mack MG, Roggan A (1999 a) Magnetresonanztomographisch gesteuerte laserinduzierte Thermotherapie (LITT) von Lebermetastasen. Abstract-Band Pfälzer Tage für Hämatologie und Onkologie S 5–7

Vogl TJ, Mack MG, Müller PK, Straub R, Engelmann K, Eichler K (1999 b) Interventional MR: Interstitial therapy. Eur Radiol 9: 1479–1487

Vogl TJ, Mack MG, Müller PK, Straub R, Engelmann K, Neuhaus P (1999 c) Therapiemöglichkeiten bei nicht resektablen Lebermetastasen. Chirurg 70: 133–140

Vogl TJ, Mack MG, Müller P et al. (1999 d) Percutaneous laser-induced thermotherapy of malignant liver tumors. Semin Intervent Radiol 16: 3–12

Vogl TJ, Mack MG, Straub R, Engelmann K, Eichler K, Zangos S (1999 e) MR-guided laser-induced thermotherapy (LITT): Indications, complications and local tumor control rate: Experience after 2440 laser applications in 923 lesions. Radiology 213(P): 122

Vogl TJ, Mack MG, Straub R, Engelmann K, Müller PK (1999 f) Aktuelle Therapieansätze bei Lebermetastasen mittel Lasertechnologie. In: Clemm C, Gutschkow K (Hrsg) Neuerungen in der Onkologie: Utopie oder Wirklichkeit. Zuckschwerdt, München Bern Wien New York, S 51–56

Vogl TJ, Mack MG, Straub R, Engelmann K, Zangos S, Eichler K, Roggan A (1999 g) Interventionelle laserinduzierte Thermotherapie von Lebermetastasen des Mammakarzinoms. Gynäkologe 32: 666–674

Vogl TJ, Mack MG, Straub R, Engelmann K, Zangos S, Eichler K (1999 h) Interventionelle MR-gesteuerte laserinduzierte Thermometrie bei onkologischen Fragestellungen. Radiologe 39: 764–771

Vogl TJ, Mack MG, Straub R, Engelmann K, Zangos S, Eichler K (1999 i) Laserinduzierte Thermotherapie maligner Lebertumoren. mta 14: 654–658

Vogl TJ, Müller PK, Mack MG, Straub R, Engelmann K, Neuhaus P (1999 j) Liver metastases: Interventional therapeutic techniques and results, state of the art. Eur Radiol 9: 675–684

Vogl TJ, Mack MG, Müller PK, Straub R, Engelmann K, Eichler K (2000 a) Interstitial therapy. Eur Radiol (Suppl) 10: 15

Vogl TJ, Mack MG, Müller PK, Straub R, Engelmann K, Eichler K (2000 b) Interventional MR: Interstitial therapy. Syllabus: MRI – from basic knowledge to advanced strategies, pp 104–112

Vogl TJ, Mack MG, Straub R, Eichler K, Engelmann K, Roggan A, Zangos S (2000 c) Perkutane interstitielle Thermotherapie maligner Lebertumoren. Fortschr Geb Rongtenstr Neuen Bildgeb Verfahr 172: 12–22

Vogl TJ, Mack MG, Straub R et al. (2000 d) Laserinduzierte Thermotherapie – Temperaturbildgebung, Neue Technologien für die Medizin. Bochum, LPS und WGP, S 19–31

Vogl TJ, Mack MG, Straub R, Eichler K, Engelmann K, Roggan A, Zangos S (2000 e) Percutaneous interstitial thermotherapy of malignant liver tumors. Rofo Fortschr Geb Rontgenstr Neuen Bildgeb Verfahr 172: 12–22

Weiss L, Grundmann E, Torhorst J et al. (1986) Haematogenous metastatic patterns in colonic carcinoma: An analysis of 1541 necropsies. J Pathol 150: 195–203

Laserinduzierte Thermotherapie (LITT) von Lebermetastasen – Überlebensraten, Komplikationen und Therapiekonzepte

T. J. Vogl, M. G. Mack, R. Straub, K. Eichler

21.1
Einleitung

Die chirurgische Resektion von Lebermetastasen beim kolorektalen Karzinom (CRC) sowie seltener anderer Primärtumoren ist als Goldstandard der Therapie anerkannt. Typischerweise liegen die Fünfjahresüberlebensraten nach der chirurgischen Resektion von Lebermetastasen beim kolorektalen Karzinom zwischen 25 und 38 %. Zwei Drittel der Patienten entwickeln im Verlauf eine erneute hepatische Metastasierung nach Resektion, und die klinische Effizienz des Verfahrens ist dabei nicht in vollem Umfang geklärt. Analysiert man aus der bekannten Literatur die Überlebensraten nach chirurgischer Resektion, so gelten für die Einjahresüberlebensrate Werte zwischen 71 und 88 %, und für die Dreijahresüberlebensrate Werte zwischen 21 und 46 %. Die mittleren Überlebenszeiträume schwanken dabei zwischen 25 und 36 Monaten. Die perioperative Mortalität reicht von 4,4–10 %.

Die hohe Inzidenz einer De-novo-Lebermetastasierung nach erfolgreicher Resektion von Lebermetastasen (Rate von 60–80 %) ist eine Herausforderung für die Entwicklung neuer therapeutischer Strategien und Alternativen. Die oberste Zielsetzung muss dabei im Erzielen vergleichbarer Überlebensdaten im Vergleich zur Leberresektion liegen. Idealerweise sollten alternative Therapiestrategien im Vergleich zur Leberresektion weniger invasiv sein, bei niedriger Komplikationsrate. Wesentlich wäre des Weiteren eine minimal-invasive Eingriffsweise, möglichst unter Lokalanästhesie und ambulant.

Die Weiterentwicklung der MR-(magnetresonanz-)gesteuerten laserinduzierten Thermotherapie stellt prinzipiell eine derartige Möglichkeit dar. Die im Folgenden dargestellten Daten zu den Überlebensraten, Komplikationen und Therapiekonzepten basieren auf einem größeren Patientenkollektiv mit Lebermetastasen und einer lokalen Therapie mittels laserinduzierter Thermotherapie. Die vorgestellten Daten beruhen auf Behandlungen von Patienten, die primär keine Kandidaten für die chirurgische Resektion darstellten. Dieses prospektiv untersuchte Patientenkollektiv wird im Verlauf dreimonatlich nachgesorgt, um Daten zu erfassen, die sowohl die Lokalrezidivrate wie auch das Auftreten neuer Metastasen erfassen.

Tabelle 21.1. Patientenkollektiv LITT: Zeitraum von Juni 1993 bis August 2000

Patienten	
n=718	
Männlich/weiblich	71,7/28,3 %
Mittleres Alter	61,2 Jahre (24–89 Jahre)
Läsionen	
Gesamtzahl	n=1.821
LITT-Applikationen	n=6.020
Behandlungssitzungen	n=1.661
Technische Daten	
Laserleistung (konventionelle Applikation)	5,4 Watt
Power-LITT-Applikationen	25–48 Watt
Applikationsdauer	15–40 min

21.2
Methodik und Patientengut

Auf die technischen Aspekte der laserinduzierten Thermotherapie wurde bereits hingewiesen. Die nachfolgend dargestellten Überlebensdaten beruhen auf bislang 718 Patienten, die im Zeitraum von Juni 1993 bis August 2000 therapiert wurden. Die Geschlechtsrelation betrug 71,7 % männlich zu 28,3 % weiblich, bei einem mittleren Lebensalter von 61,2 Jahren (34–84 Jahre). Insgesamt wurden 1.821 Lebermetastasen in 1.661 Sitzungen therapiert (Tabelle 21.1).

Zur Evaluation von Überlebensdaten ist es wesentlich, dass das erste Patientenkollektiv bis 1997 z. T. konventionell mit dem gekühlten Laserapplikationssystem therapiert wurde. Ein zweites Patientenkollektiv (273 Patienten) wurde dann, bis August 2000, mit einer optimierten Therapietechnik evaluiert. Die qualitative und quantitative Auswertung beruht auf der Evaluation der laserinduzierten Therapieeffekte und den Überlebensdaten, wobei in der Magnetresonanztomographie (MRT) nach der Kaplan-Mayer-Methode untersucht wurde.

21.3
Nebenwirkungen und Komplikationen

Alle Patienten tolerierten die Intervention unter Lokalanästhesie. Klinisch relevante Komplikationen wie Blutungen, Infektionen oder Pleuraergüsse wurden wie folgt beobachtet:

- Pleuraerguss: 1,1 %,
- intraabdominelle Blutungen: 0,1 %,
- Leberabszess: 0,4 %,
- 30-Tage-Mortalität: 0,1 %,
- Pneumothorax: 0,1 %,
- Verletzung des Gallenwegsystems: 0,1 %,
- bronchobiliäre Fistel: 0,07 %.

Tabelle 21.2. Komplikationen bei der LITT von Lebertumoren: Zeitraum von Juni 1993 bis August 2000 (1.661 Behandlungssitzungen)

Komplikation	Visualisierbarkeit	Therapienotwendigkeit
	(n)	(n)
Pleuraerguss	67	14
Subkapsuläres Hämatom	32	2
Abdominelle Blutung	3	–
Intrahepatische Blutung	3	–
Abszess	6	2
Pleuraempyem	2	2
Gallengangverletzung	3	2
Lokale Wundinfektion	7	3
Verletzung Darm	1	1
30-Tages-Mortalität	2	2

Insgesamt lag damit die Komplikationsrate bei 1,5 %. In der Regel waren diese Komplikationen nicht schwerwiegend (Tabelle 21.2).

Zwei Patienten starben innerhalb von 30 Tagen nach der Intervention. Dabei starb ein Patient 4 Wochen nach der Behandlung, nach Auftreten einer Leckage im Jejunum nach LITT einer Lebermetastase im Segment 4 a. Trotz chirurgischer Intervention entwickelte sich eine Peritonitis und ein ARDS („adult respiratory distress syndrome"). Die Letalität stand damit möglicherweise im Zusammenhang mit der LITT, am ehesten auf der Basis eines Stressulkus im Jejunum. Ein zweiter, 72 Jahre alter Patient starbt 30 Tage nach Lasertherapie an einem septischen Geschehen, ohne dass jedoch eine Autopsie durchgeführt werden konnte.

Alle anderen Komplikationen waren in der Regel nicht schwerwiegend und konnten entweder mittels Drainage oder Punktion (Pleuraerguss, Abszess) oder einer perkutanen Gallenwegsintervention und Stentapplikation beherrscht werden. Bei einem Patienten mit einer intraabdominellen Blutung kam diese von selbst zum Stillstand, ohne dass eine Behandlung notwendig war. Bei 1,9 % aller Patienten verifizierte die Bildgebung während und nach LITT kleinere, nicht symptomatische subkapsuläre Hämatome. Lokale Infektionen im Punktionskanal traten bei zwei Patienten auf und wurden mittels intravenöser Antibiose behandelt. Eine Tumorzellverschleppung aufgrund der Intervention wurde bei keinem Patienten beobachtet.

21.4
Überlebensraten

Wie bereits vorgestellt, basiert die Anwendung der MR-gesteuerten laserinduzierten Thermotherapie auf der extrem hohen Ortskontrollrate, gesichert durch den Verlauf nach der MR-gesteuerten LITT (Abb. 21.1 a–d. 21.2 a–f).

Die nach der Kaplan-Mayer-Methode evaluierten Überlebensdaten ergeben eine mittlere Überlebensrate für die Patienten mit Lebermetastasen von 47,7 Monaten (95 %, Konfidenzintervall 37,3–46,4 Monate; Abb. 21.3). Die Einjahresüberlebensrate betrug 93 %, die Zweijahresüberlebensrate 74 %, die Dreijahresüberlebensrate 50 % und die Fünfjahresüberlebensrate 30 %. Die maximale Überlebenszeit betrug 83,4

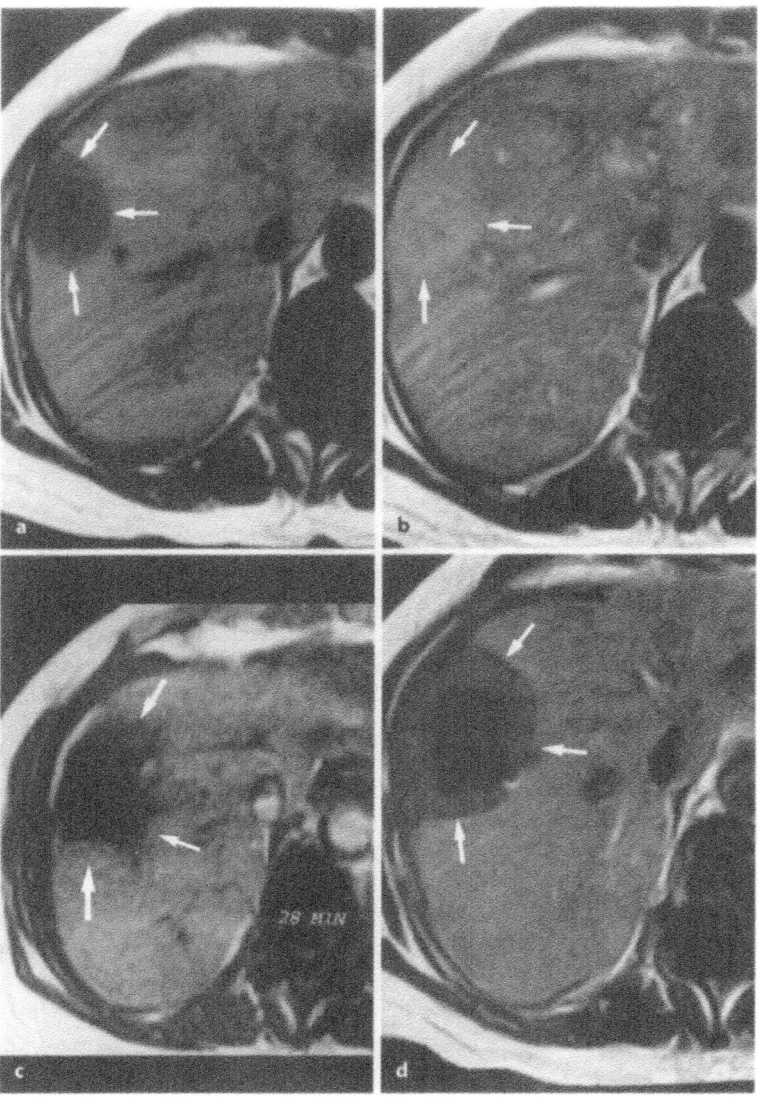

Abb. 21.1 a–d. Patient mit Lebermetastase eines kolorektalen Karzinoms. **a** Die T_1-gewichtete Aufnahme ohne Kontrastmittel zeigt eine Metastase im Lebersegment 8 (*Pfeile*) vor einer LITT-Behandlung, signalarm im Vergleich zum umgebenden Lebergewebe. **b** Die kontrastmittelverstärkte T_1-gewichtete Aufnahme zeigt eine deutliche Kontrastmittelanreicherung im Bereich der Metastase (*Pfeile*). **c** Die thermosensitive T_1-gewichtete Aufnahme 28 min nach Beginn der LITT-Behandlung zeigt im Bereich der Metastase und einem Anteil des umgebenden Gewebes (Sicherheitssaum!) einen deutlichen Signalabfall, bedingt durch den Anstieg der Temperatur im Gewebe (*Pfeile*). Im Bereich der Metastase beträgt die Temperatur jetzt ca. 110 degC. Bedingt durch die Position der Laserapplikatoren ist das Signal im Zentrum niedriger, die Temperatur ist also höher, als im Randbereich. **d** Die kontrastverstärkte T_1-gewichtete Metastase 24 h nach der LITT-Behandlung zeigt die laserinduzierte Koagulationsnekrose (*Pfeile*) im Bereich der Metastase, die mit einem 10 mm Sicherheitssaum koaguliert wurde

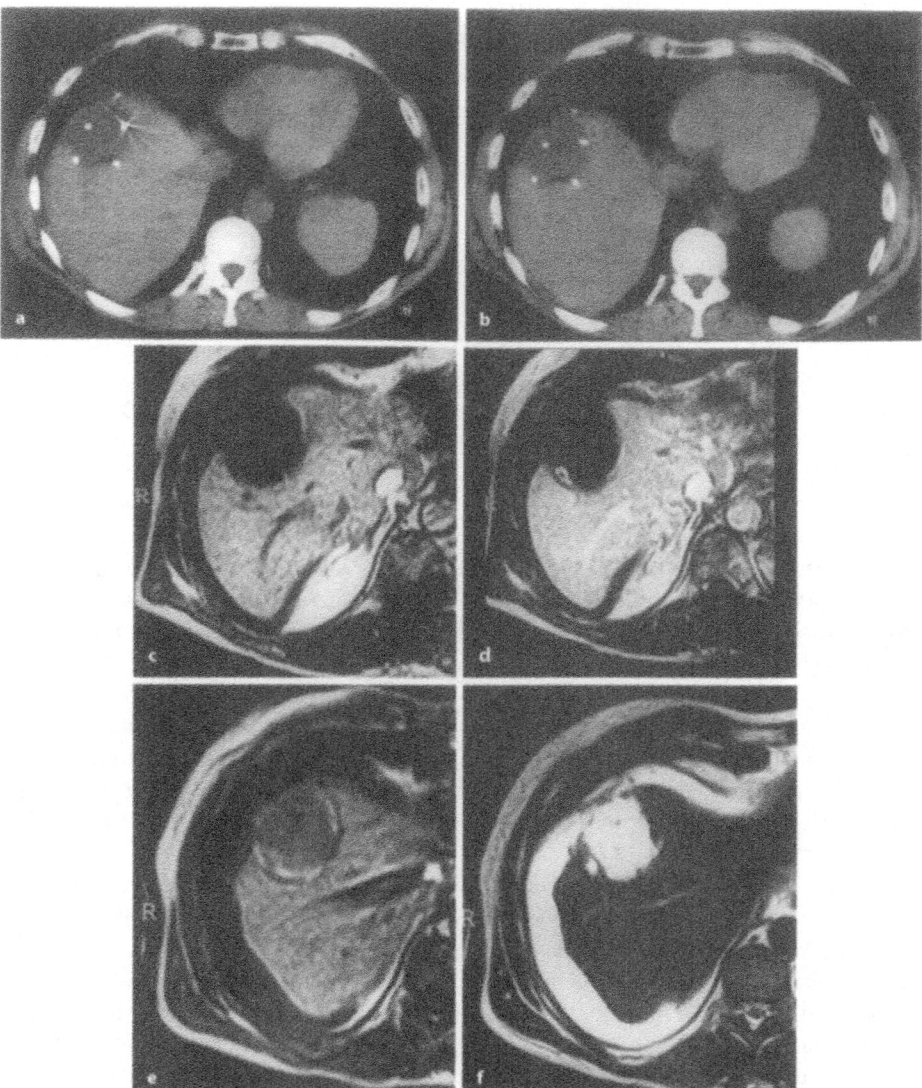

Abb. 21.2. a CT-Verifikation der Lagebeziehung der eingebrachten Laserapplikatoren. Zum Zeitpunkt der initialen Intervention kein Nachweis einer lokalen Blutung. **b** Bei Platzierung des 5. Applikationssystems beginnendes subkapsuläres Hämatom. **c** Gradientenecho(GRE)-Sequenz zur MR-Thermometrie, 20 min post LITT. Verifikation des Signalverlustes innerhalb der Metastase. **d** Kontrastmittelverstärkte GRE-Sequenz mit Verifikation des Ausmaßes der laserinduzierten Nekrose. **e** Dokumentation der Parenchymhämorrhagie innerhalb der Nekrose als Folge der LITT-Prozedur. **f** T$_2$-gewichtete Spinechosequenz mit Dokumentation der induzierten Nekrose mit hohem Signal. Additiv Darstellung eines klinisch asymptomatischen subkapsulären Hämatoms mit hoher Signalintensität

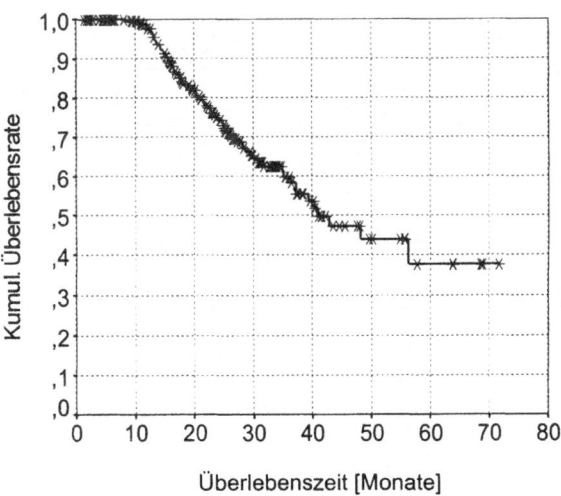

Abb. 21.3. Die mittlere Überlebenszeit im Gesamtkollektiv von Patienten mit Lebermetastasen (n=718) betrug 47,7 Monate

Monate. Es gab einen Trend für Patienten zum besseren Überleben mit einer oder zwei initial auftretenden Lebermetastasen (mittlere Überlebensrate 74,4 Monate, 95%, Konfidenzintervall 41,6–53, 2 Monate) im Vergleich zu Patienten mit drei oder mehreren initialen Metastasen (mittlere Überlebensrate 35,5 Monate, 95%, Konfidenzintervall 32–39 Monate). Diese Unterschiede waren jedoch nach dem Log-rank-Test und dem Tarone-vial-Test statistisch nicht signifikant. Patienten mit metachronen Metastasen zeigten eine Tendenz zu einer Verbesserung der Überlebensrate im Vergleich zu Patienten mit synchronen Metastasen. Bei unserem Patientenkollektiv lag dabei eine nahezu gleiche Verteilung synchroner und metachroner Lebermetastasen zugrunde. Wir fanden keinen Unterschied bezüglich der Größe der behandelten Metastasen ($p>0,05$).

Bei der Evaluation entsprechender Indikationen für die MR-gesteuerte LITT errechnete sich für die Rezidiv-Lebermetastasen nach Chirurgie eine mittlere Überlebensrate von 44,4 Monaten (95%, Konfidenzintervall 38,4–51,6 Monate), bei Patienten mit Metastasen in beiden Leberlappen ein Wert von 43,2 Monaten (95%, Konfidenzintervall 36–50,4 Monate). Bei Patienten mit Kontraindikationen für die Chirurgie ergab sich ein Wert von 34,8 Monaten (Konfidenzintervall 28,8–40,8 Monate). Bei Patienten, die eine Leberresektion verweigerten, errechnete sich ein Mittelwert von 55,2 Monaten (95%, Konfidenzintervall 48–62,9 Monate). Die statistische Evaluierung mit dem Log-rank-Test sowie dem Press-low-Test ergab keinen Unterschied. Wir fanden weiterhin eine Tendenz, dass bei Patienten mit kolorektalen Karzinomen und Lebermetastasen (Abb. 21.4) bei Vorliegen eines Lymphknotenstatus N0 oder N1 eine verbesserte Überlebensrate resultierte. Die mittlere Überlebensrate bei Patienten mit N0- und N1-Lymphknotenstadium lag bei 52,2 Monaten (95%, Konfidenzintervall 43,9–60,4 Monate). Die mittleren Überlebensdaten für Patienten mit N2- und N3-Lymphknotenstadium betrug 40,8 Monate (Konfidenzintervall 35–46,7 Monate). Als nichtchirurgische Kandidaten wurden per Definition Patienten mit Lebermetastasen in kritischen Leberregionen, in der Nähe von zentralen Gallenwegen oder mit einer Gefäßlagebeziehung zur V. cava inferior oder der Pfortader eingeschlossen. Diese Patienten hatten eine reduzierte Überlebensrate von 34,8 Monaten.

Abb. 21.4. Bei Patienten mit Lebermetastasen eines kolorektalen Karzinoms
(n=364) betrug die mittlere Überlebenszeit 42,7 Monate

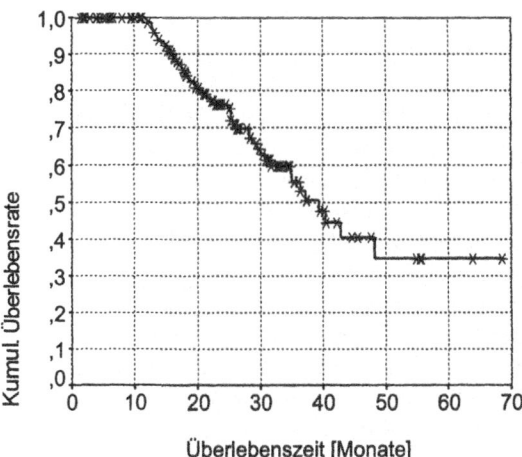

21.5
Diskussion

Die interventionelle Therapie von Lebermetastasen wird in zunehmendem Umfang
das onkologische Konzept bei Lebermetastasen verschiedener Primärtumoren bestimmen. Dabei werden derzeit unterschiedliche Verfahren evaluiert, die auf eine lokale
Destruktion der Lebermetastasen unter Organerhalt ausgerichtet sind, mit minimal-
invasivem Charakter und einer möglichst niedrigen Komplikationsrate. Die MR-gesteuerte LITT stellt derzeit das am besten evaluierte Therapieverfahren dar und ver-
einigt die Vorzüge einer extrem guten Steuerbarkeit mit einer niedrigen Komplikationsrate. Auch im Langzeitverlauf konnte durch Arbeiten unserer Frankfurter Arbeitsgruppe gezeigt werden, dass eine hohe Ortskontrollrate erzielt werden kann und nur
in 1–2 % der Fälle mit einem Lokalrezidiv gerechnet werden muss. An diesem Goldstandard der minimal-invasiven interventionellen Therapie müssen die sich derzeit in
Erprobung befindlichen Verfahren wie die Radiofrequenzablation, die Mikrowellentherapie oder die interventionelle Kryotherapie gemessen werden. Die Zielsetzung
weiterer Arbeiten ist ausgerichtet auf vergleichend randomisierte Studien, die die
minimal-invasiven Therapieverfahren mit dem Goldstandard der chirurgischen
Resektion vergleichen sollen. Im Rahmen eines vom Bundesministerium für Bildung
und Forschung (BMBF) geförderten Forschungsvorhabens soll diese Fragestellung
interdisziplinär evaluiert werden. Weitere Schwerpunktfragestellungen sind ausgerichtet auf die Möglichkeit, noch größere Koagulationsvolumina zu erzielen, jedoch
unter Beibehaltung der ambulanten Therapieform und des minimal-invasiven Cha-
rakters.

Bei der Therapie hepatischer Metastasen unterschiedlicher Primärtumoren müssen
drei Tumorentitäten gesondert betrachtet werden:

- Lebermetastasen des kolorektalen Karzinoms,
- Lebermetastasen des Mammakarzinoms sowie
- Lebermetastasen weiterer Primärtumoren (z. B. neuroendokrine Tumoren)

(Vogl et al. 1999, 2000). Nach unseren Daten ergaben sich bezüglich der Überlebensdaten keine signifikanten Unterschiede.

Die Arbeiten von Stangl et al. sowie weiterer Gruppen (Livraghi 1991; Rossi et al 1996; Stangl et al. 1994) konnten für die Lebermetastasen kolorektaler Karzinome zeigen, dass durch die Resektion, bei ausschließlich hepatischem Befallsmuster, eine primäre Kuration erzielt werden kann. Damit müssen sich alle lokalen Therapieverfahren an diesem Goldstandard messen. Die Evaluationen der von unserer Arbeitsgruppe vorgestellten Ergebnisse für den Einsatz der LITT zeigen, dass auch bei primär palliativer Zielsetzung eines lokal ablativen Verfahrens beachtliche Fünfjahresüberlebensraten von 40 % erzielt werden können. Damit ist der Beweis nahezu erbracht, dass auch mittels lokaler Ablation eine Kuration zu erreichen ist. Bei Lebermetastasen des Mammakarzinoms sind die Ergebnisse sehr heterogen, auch hier zeichnet sich im Falle des Gelingens einer Kontrolle der Lebermetastasen ein klinischer Benefit ab. Ähnliches gilt bei lokalisiertem hepatischen Befall anderer Primärtumoren.

21.6
Schlussfolgerung

Die LITT als minimal-invasive onkologische Therapiestrategie unterscheidet sich prinzipiell von der klassischen Hyperthermie dadurch, dass im Rahmen des Lasertherapieverfahrens wesentlich höhere Temperaturen induziert werden, die über Prozesse der Proteindenaturierung und Koagulation zu einer Tumorzerstörung führen. Die Vorzüge dieses oben vorgeführten Verfahrens liegen in der enorm exakten Steuerbarkeit sowie der Möglichkeit, ein Echtzeit-Monitoring mittels der MRT durchzuführen. Die MRT erweist sich als optimales Abbildungsverfahren durch die Möglichkeit, multiplanar, d. h. in mehreren Ebenen, die räumliche Temperaturverteilung zu veranschaulichen und den Blutfluss angrenzender Gefäße, wie Arterien, Venen oder auch Gallenwege, darzustellen. Aufgrund dieser Erfahrungen ist es möglich, diese Therapie unter dem Risiko einer geringen Komplikationsrate, sprich einer geringen Morbidität, bei fehlender Mortalität durchzuführen.

Weiterhin konnte gezeigt werden, dass dieses Therapieverfahren ambulant durchführbar ist, bei einer für den Patienten akzeptablen Nebenwirkungsrate. Weitere Entwicklungen sind ausgerichtet auf die Kombination MR-gesteuerter Interventionsverfahren mit chirurgischen Therapieverfahren, der Chemotherapie oder auch radioonkologischen Therapiemaßnahmen. Die Analyse der Therapieerfolgsparameter, wie der Tumorkontrollrate und auch der Überlebensdaten, müssen zeigen, inwieweit es mittels dieser minimal-invasiven Therapieverfahren möglich sein wird, weitere Verbesserungen im Rahmen der Onkologie zu induzieren.

Derzeit umfassen die Indikationskriterien unserer Frankfurter Arbeitsgruppe zum Einsatz der LITT bei Lebermetastasen folgende Indikationsstellungen:

- Lebermetastasenanzahl $\leq$ 5,
- Lebermetastasengröße $\leq$ 5 cm,
- Fehlen extrahepatischer Metastasen.

Literatur

Bown SG (1983) Phototherapy of tumors. World J Surg 7: 700–709

Lee F, Bahn DK, McHugh TA, Onik GM, Lee FT Jr (1994) US-guided percutaneous cryoablation of prostate cancer. Radiology 192: 132–142

Lee FL, Mahvi DM, Chosy SG et al.(1997) Hepatic cryosurgery with intraoperative US guidance. Radiology 202: 624–632

Livraghi T (1991) Liver metastases: Results of percutaneous ethanol injection in 14 patients. Radiology 179: 709–712

Livraghi T (1993) Ultrasound guided percutaneous ethanol injection therapy of hepatic tumors and metastases. Z Gastroenterol 31: 260–264

Rossi S, Stasi M, Carini E et al. (1996) Percutaneous RF interstitial thermal ablation in the treatment of hepatic cancer. AJR Am J Roentgenol 167: 759–768

Stangl R, Altendorf Hofmann A, Charnley RM, Scheele J (1994) Factors influencing the natural history of colorectal liver metastases. Lancet 343: 1405–1410

Vogl T, Müller PK, Hammerstingl R, Weinhold N, Felix R (1995) Malignant liver tumors treated with imaging guided laser induced thermotherapy, technique and prospective results. Radiology 196: 257–265

Vogl TJ, Mack MG, Straub R, Roggan A, Felix R (1997) Percutaneous MRI-guided laser-induced thermotherapy for hepatic metastases for colorectal cancer. Lancet 350: 29

Vogl TJ, Müller P, Mack M, Straub R, Engelmann K, Neuhaus P (1999 a) Liver metastases: Interventional therapeutic techniques and results, state of the art. Eur Radiol 9: 675–684

Vogl TJ, Müller P, Mack MG, Straub R, Engelmann K, Neuhaus P (1999 b) Therapiemöglichkeiten bei nicht resektablen Lebermetastasen. Chirurg 70: 133–140

Vogl TJ, Mack M, Straub R, Engelmann K, Eichler K, Zangos S (1999 c) MR-gesteuerte laserinduzierte Thermotherapie von Lebermetastasen des Mammakarzinoms. Gynäkologe 32: 666–674

Vogl TJ, Mack M, Straub R, Eichler K, Engelmann K, Roggan A, Zangos S (2000 a) Perkutane interstitielle Therapie maligner Lebertumoren. Rofo Fortschr Geb Rontgenstr Neuen Bildgeb Verfahr 172: 12–22

Vogl TJ, Trapp M, Schroeder H et al. (2000 b) Transarterial chemoembolization for hepatocellular carcinoma: Volumetric and morphological CT criteria for assessment of prognosis and therapeutic success. Radiology 214: 349–357

MRT-gesteuerte laserinduzierte interstitielle Thermotherapie (LITT) primärer und sekundärer Lebertumoren in einem offenen 0,5-Tesla-System

F. Eickmeyer, V. U. Fiedler, F. P. Müller, C. Schoepp, P. R. Verreet, H.-J. Schwarzmaier

Die laserinduzierte interstitielle Thermotherapie (LITT) ist eine vergleichsweise neue Therapieform für primäre und sekundäre Lebertumoren. Für die Therapieüberwachung während der LITT wird in den meisten Zentren die Magnetresonanztomographie (MRT) genutzt. Die Positionierung der Laserapplikatoren erfolgt jedoch in der Regel bildgesteuert mittels Computertomographie (CT) oder Ultraschall.

Im Gegensatz dazu wurde in der vorliegenden Studie die gesamte Intervention in ein und derselben offenen MRT-Einheit durchgeführt. Für die Therapie verwendeten wir einen Nd:YAG-Dauerstrichlaser und gekühlte Lichtleiter. Insgesamt behandelten wir 72 Patienten mit 182 primären bzw. sekundären Lebertumoren. Eine vollständige Tumornekrose erreichten wir bei 75 % (n=137) der behandelten Tumoren, eine subtotale bzw. partielle Nekrose in 17 % (n=32) bzw. 7 % (n=13) der bestrahlten Neoplasien. In der vorliegenden Studie erwies sich das Einhalten des Sicherheitsabstandes bei großen Tumoren (> 4 cm) als problematisch. Solche Tumoren sollten daher zukünftig aggressiver therapiert werden. Die LITT im offenen MRT konnte problemlos durchgeführt werden. Das im MR-System integrierte „Real-time-Navigationssystem" erleichterte in Kombination mit einer multiplanaren Schichtführung die sichere und präzise Punktion der Tumoren. Letzteres erwies sich als Vorteil insbesondere bei der Behandlung von Neoplasien in enger Nachbarschaft zu Gefäßen, Hohlorganen, der Leberkapsel und dem Zwerchfell. Die Durchführung in Vollnarkose ermöglichte eine schmerzfreie Laserbestrahlung aller Tumorherde in einer Sitzung.

22.1
Einleitung

Die LITT wurde bereits von verschiedenen Arbeitsgruppen erfolgreich eingesetzt (Bown 1983; Kahn et al. 1994; Black et al. 1997; Castro et al. 1992), beispielsweise zur Behandlung von Hirntumoren (Kahn et al. 1994; Black et al. 1997), HNO-Tumoren (Castro et al. 1992) und Gefäßmalformationen bei Kindern (Wacker et al. 1998). Die LITT primärer und sekundärer Lebertumoren ist hingegen eine relativ neue minimalinvasive Behandlungsmethode für ein ausgewähltes Patientengut (Vogl et al. 1998). Hierzu wird mittels perkutaner, bildgesteuerter Punktion die Spitze eines Lichtleiters im Tumor platziert. Während der Bestrahlung bewirkt dann die absorbierte Laserenergie einen Anstieg der Gewebetemperatur mit konsekutiver thermischer Gewebezerstörung, primär basierend auf einer Koagulationsnekrose. Die Temperaturerhöhung im Gewebe kann kernspintomographisch überwacht werden (Jolesz et al. 1988). Für die Behandlung großer Tumoren (>2 cm) werden gekühlte Lichtleiter (Schwarzmaier et al. 1995) simultan und/oder sequenziell eingesetzt.

Die Zeitspanne nach LITT bis zum kompletten Absterben der Tumorzellen kann sich verzögert über mehrere Tage erstrecken. Das nekrotisierte Gewebe wird im zeitlichen Verlauf über mehrere Monate abgebaut und bildet sich zu einer schrumpfenden Parenchymnarbe um. Zur Schonung benachbarter Gefäß- und Gallengangstrukturen wie auch gesunden Lebergewebes ist es wichtig, ein bildgebendes Verfahren mit gutem Weichteilkontrast zur Verfügung zu haben, das eine optimale Tumordetektion und präzise Punktion erlaubt. In Gegensatz zu einer bildgesteuerten Punktion mittels CT oder Ultraschalltechnik ist hier die MRT mit ihrem sehr guten Weichteilkontrast und der Einsatzmöglichkeit unterschiedlicher Kontrastmittel in hohem Maße geeignet. Da das Kernspinsignal temperatursensitiv ist, erlaubt die MRT auch eine optimale Überwachung des thermoablativen Prozesses (Dickinson et al. 1990; Parker 1984; Le Bihan et al. 1989; De Poorter et al. 1994). Darüber hinaus schafft sie mit geeigneten Untersuchungsprotokollen gute Voraussetzungen für standardisierte Verlaufskontrollen.

Ziel dieser Studie war die Durchführung des gesamten Eingriffs einschließlich Tumorpunktion, Lichtleiterpositionierung und Temperaturüberwachung (Kettenbach et al. 1998) in steriler Umgebung ohne Ortswechsel. Die Behandlungen in Vollnarkose erlaubte die Bestrahlung von bis zu 5 Neoplasien in einer LITT-Sitzung.

22.2
Patienten und Methoden

22.2.1
Patienten

Die chirurgische Resektion ist nach wie vor der einzige potenziell kurative Behandlungsansatz bei ausgewählten Lebertumoren (Scheele et al. 1996; Weiss et al. 1986). Aber nur ein verhältnismäßig kleiner Anteil der Patienten ist hierfür geeignet. Für die nichtoperablen Patienten stehen eine Reihe von Therapieoptionen zur Verfügung. Zu nennen sind beispielsweise die systemische oder lokale Chemotherapie, die Chemoembolisation, die stereotaktische Bestrahlungstherapie oder lokal ablative Methoden wie die LITT, die Hochfrequenzkoagulation, die Kryotherapie oder die Gewebezerstörung mittels fokussiertem Ultraschall.

Für diese Studie wurden 72 Patienten mit 182 Tumoren (maximal 5 Tumoren, im Durchmesser bis zu 5,5 cm) ausgewählt. 59 Patienten hatten Lebermetastasen unterschiedlicher Primarien, 9 Patienten hatten ein hepatozelluläres Karzinom (HCC), zwei Patienten ein cholangiozelluläres Karzinom (CCC) und jeweils ein Patient ein extrahepatisches Gallengang- bzw. Gallenblasenkarzinom. Das durchschnittliche Alter der Patienten (männlich 38, weiblich 34) betrug 61,5 ± 8,5 Jahre.

Als Entscheidungsgrundlage für die Durchführung einer LITT diente eine aktuelle Untersuchung in einem 1,5-Tesla-MR-System (Magnetom Vision, Siemens, Erlangen). Patienten mit Lebermetastasen waren zuvor (R0) reseziert am Primärtumor. Ein Lokalrezidiv sowie eine extrahepatische Metastasierung wurde bei diesen Patienten zuvor ausgeschlossen. Patienten mit Zweittumoren wurden von der Therapie ausgenommen. Einschlusskriterien waren eine lokale Inoperabilität, beispielsweise aufgrund der Infiltration zentraler Lebergefäße, ein schlechter Allgemeinzustand oder eine reduzierte Leberfunktion. Patienten, die zwar hinsichtlich ihres Leberbefundes operabel waren, eine chirurgische Behandlung aber strikt ablehnten, wurden ebenfalls in die Studie aufgenommen. Patienten mit mehr als 5 hepatischen Tumormanifestationen, bzw. Tumordurchmesser über 5 cm (5,5 cm) wurden nicht therapiert. Die Entscheidung zur Durchführung einer LITT wurde immer im Konsens mit Onkologen, Leberchirurgen, Strahlentherapeuten und Laserspezialisten getroffen. Alle Patienten wurden in palliativer Intention behandelt.

22.2.2
Lasersystem und Applikator

Als Strahlenquelle diente ein Nd:YAG-Dauerstrichlaser (Wellenlänge = 1.064 nm; MY 80, Hüttinger Medizintechnik, Umkirch). Der Laser selbst war außerhalb des MRT-Raumes positioniert. Die Energieübertragung erfolgte über einen 12 m langen 400 µm-Quarzlichtleiter mit Diffusorspitze (Microdome Applikator, Hüttinger Medizintechnik, Umkirch). Während der LITT wurde diese Faser in einem geschlossenen Applikatorsystem (LITT Power Set, Somatex, Berlin) mit integriertem Kühlkreislauf platziert. Dieses System erlaubte, zur Erzielung großer Nekrosevolumina Leistungen bis 32 Watt ohne Karbonisationseffekte anzuwenden (Schwarzmaier et al. 1995). Bei den ersten 6 Patienten wurde ein Simulationsprogramm verwendet (Roggan u. Müller 1995; Schwarzmaier et al. 1998), um das zu erwartende Nekrosevolumen prätherapeutisch zu berechnen. Ein Vergleich mit den posttherapeutischen kernspintomographischen Befunden zeigte jedoch, dass die induzierten Nekrosevolumina und -geometrien trotz gleicher Laserparameter z.T. erheblich voneinander abwichen. Der Grund hierfür dürfte in der inhomogenen Wärmeleitung sowie den individuellen Perfusionsverhältnissen zu suchen sein (Schwarzmaier et al. 1998). Im weiteren Verlauf wurde eine Standardleistung von 30 Watt bei einer Einzelapplikation und 27 bzw. 32 Watt bei einer simultanen Doppelapplikation voreingestellt. Die unterschiedliche Leistung an den zwei Applikatorspitzen ergibt sich beim Betrieb mit einem Strahlteiler, wobei eine Laserleistung von 60 Watt gewählt wurde.

Vor der LITT wurde die jeweils vom Diffusor emittierte Laserstrahlung mit einem Leistungsmessgerät (Mytest, Hüttinger Medizintechnik, Umkirch) überprüft. Der Kühlmittelfluss wurde auf mindestens 80 ml/min eingestellt. Die Applikation erfolgte über einen Zeitraum von 30 min. Bei entsprechender Tumorgröße und -geometrie erfolgten teils auch mehrere simultane oder sequenzielle Laserapplikationen. Letzteres konnte beispielsweise auch durch Zurückziehen des Applikators erreicht werden.

22.2.3
Interventionelles „offenes" MRT-System

Das speziell für den interventionellen bzw. operativen Einsatz konzipierte 0,5-Tesla-MR-System (SIGNA SP, General Electric, Milwaukee, Wisconsin, USA; Abb. 22.1; Black et al. 1997) ist gekennzeichnet durch eine 56 cm breite vertikale Öffnung zwischen den senkrecht angeordneten Magnetspulen. Es verfügt darüber hinaus über ein integriertes Lokalisationssystem (Flashpoint, IGT, Boulder, Colorado, USA). Diese optische Navigationshilfe besteht aus einem im Operationsfeld frei zu bewegenden Navigationshandgriff mit einschraubbarer Punktionsnadel, der über zwei Infrarotlicht aussendende Dioden (LEDs) verfügt.

Das emittierte Licht wird von drei CCD-Kameras zwischen den Magnetspulen empfangen (Abb. 22.2) und die Daten zur exakten Bestimmung der aktuellen Nadelposition weiterverarbeitet. Die Bildebene wie auch Schichtorientierung bezüglich der Punktionsnadel kann auf diese Weise beinahe in Realzeit interaktiv gewählt werden (Abb. 22.3).

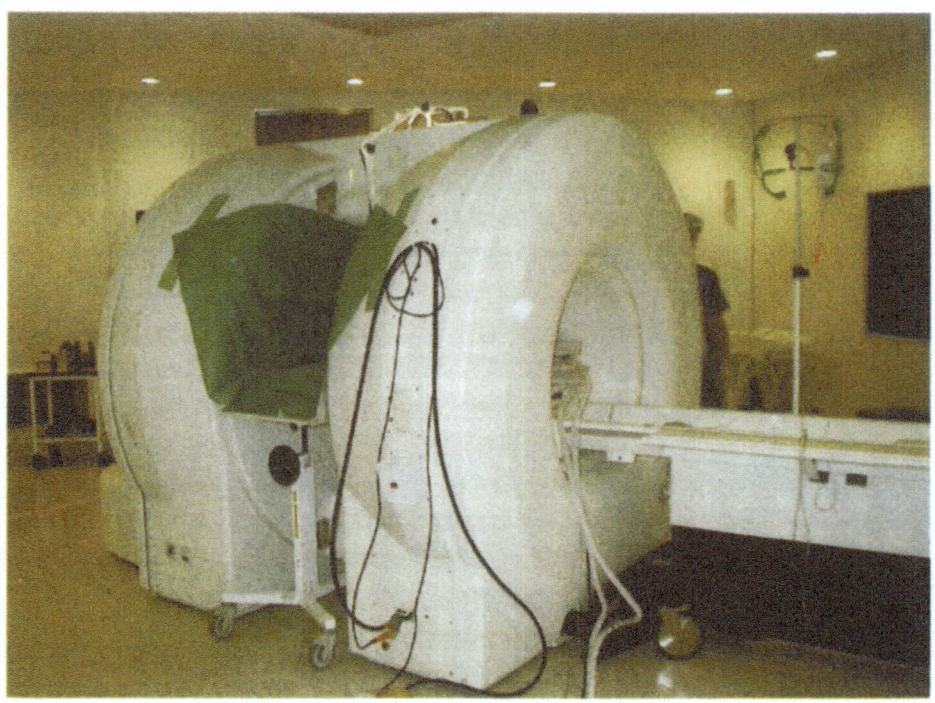

Abb. 22.1. Interventioneller Kernspintomograph (SIGNA SP, General Electric, Milwaukee, Wisconsin, USA) im Operationsraum

Abb. 22.2. Schematische Darstellung des integrierten optischen Navigationssystems (Flashpoint, IGT, Boulder, Colorado, USA), Einzelheiten s. Text

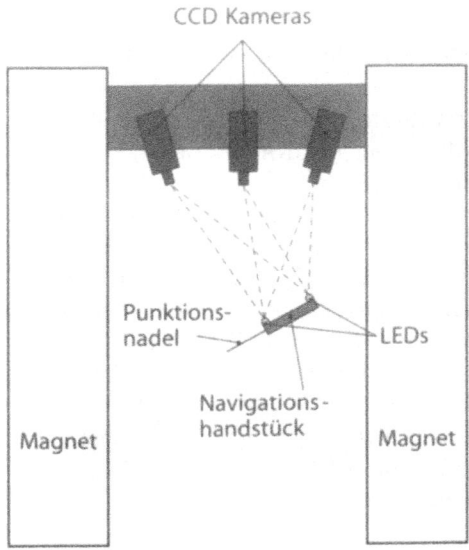

Abb. 22.3. Vorwählbare Bildebenen im Real-time-Modus und ihre räumliche Orientierung zur Punktionsnadel

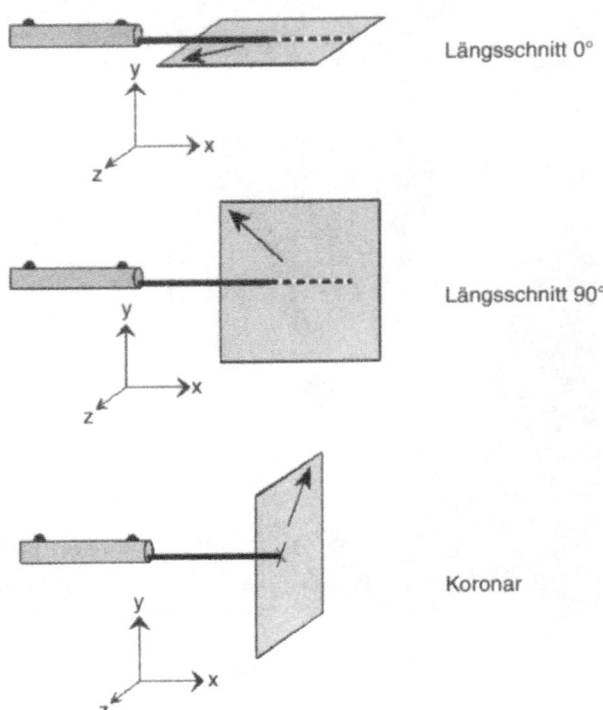

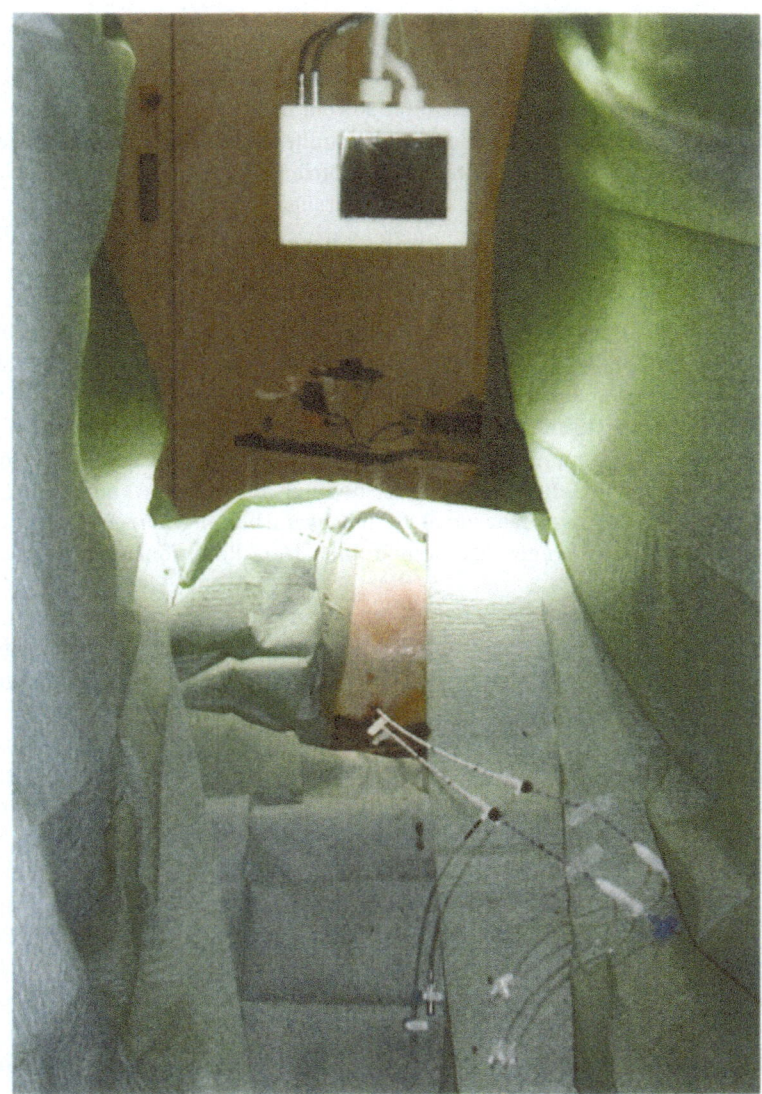

Abb. 22.4. Intraoperativer Zugang zum Patienten im interventionellen Kernspintomographen. Die Position des LCD-Monitors erlaubt die simultane Betrachtung der kernspintomographischen Bilder und des Operationsfeldes, hier mit zwei perkutan im Tumor platzierten Laserapplikatoren

Während der gesamten Therapie hat der Arzt von beiden Seiten wie auch von Kopf- und Fußende jederzeit direkten Zugang zum Patienten (Abb. 22.4). Unter diesen Bedingungen sind Interventionen und Operationen in Vollnarkose problemlos und sicher durchführbar, vorausgesetzt, das erforderliche MR-kompatible Equipment sowie das entsprechende chirurgische Instrumentarium sind vorhanden. Die akquirierten Bilder werden auf LCD-Monitore im Gerät übertragen.

22.2.4
Interventioneller Zugang

Für die exakte Tumorpunktion nutzten wir sowohl den integrierten Real-time-Modus als auch die herkömmliche, aus der CT bekannte Punktionstechnik. Bei letzterer wurde zur Bestätigung der exakten Nadelspitzenposition im dreidimensionalen Raum eine Untersuchung in zwei Ebenen durchgeführt. Falls erforderlich, wurde die Nadel repositioniert. Hierfür nutzten wir eine T_1-gewichtete Gradienten-echo(GRE)-Sequenz [GRE/60°-Flipwinkel; TR 100 ms; TE minimum full (automatische Einstellung 5–8 ms); Bandbreite 12,5 Hz; 256 × 128 Matrix; FOV 280 × 280 mm; Schichtdicke 8 mm]. Der integrierte Real-time-Modus erlaubt unter Verwendung des oben beschriebenen Navigationssystems die interaktive Bildakquisition. Auch hier nutzten wir eine GRE-Sequenz [GRE/60°-Flipwinkel; TR 100 ms; TE minimum full (automatische Einstellung 5–8 ms); Bandbreite 12,5 Hz; 256 × 128 Matrix; FOV 280 × 280 mm; Schichtdicke 10 mm]. Die Bildpräsentation erfolgt um 6 s zeitverzögert. Diese Zeitverzögerung ist bedingt durch eine Akquisitionszeit von 2 s, gefolgt von einer 4 s andauernden Bildnachverarbeitung. Die Punktion erfolgte mit einer 15 bzw. 18 cm langen MR-kompatiblen 16-G-Punktionsnadel mit Mandrin (Somatex, Berlin).

Abbildung 22.5 a–f zeigt die Punktion einer 2,8 cm großen Metastase im 5. Lebersegment. Die gestrichelte Linie markiert den virtuellen Punktionspfad, die aktuelle Nadelspitzenposition befindet sich bei Punktion zwischen den langen und kurzen Strichen. Abbildung 22.5 a–f zeigt die Real-time-Positionskontrolle in koronarer (vgl. Abb. 22.5 a,c,e) und axialer (vgl. Abb. 22.5 b,d,f) Schichtorientierung. Nach initialer Bildgebung (vgl. Abb. 22.5 a,b) wurde die Nadel zweimal repositioniert. Nach zunächst suboptimaler Position (vgl. Abb. 22.5 c,d) wurde die Punktionsnadel schließlich so geführt, dass der virtuelle Stichkanal die Metastase in beiden Ebenen zentral traf (vgl. Abb. 22.5 e,f). Anschließend erfolgte die Punktion. In Seldinger-Technik wurde zunächst über einen Führungsdraht eine 9-Charr-Schleuse eingeführt und anschließend der Applikator im Zielgewebe platziert. Zur Kontrolle der Position des Laserapplikators und als Ausgangsbefund vor LITT wurde die Leber in der MRT in Atemstillstand in axialer, sagittaler und koronarer Schichtorientierung untersucht. Während dieser Messung war ein Magnetitmarker zur exakten Positionskontrolle in den Hüllkatheter eingeführt. Bei korrekter Lage wurde dann der Magnetitmarker entfernt und stattdessen der Lichtleiter in das System eingeführt.

Nach Abschluss der Bestrahlung wurden die Applikationsbestecke vollständig entfernt und die Punktionswege mit Gewebekleber (TISSUCOL, Immuno, Heidelberg) verschlossen.

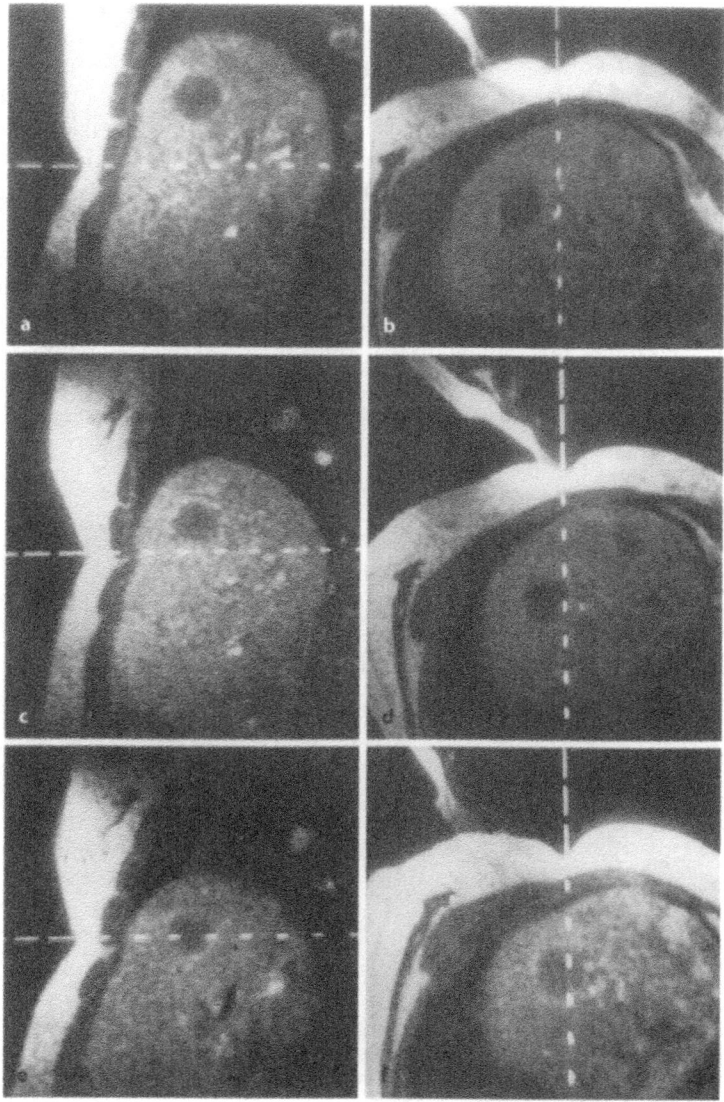

Abb. 22.5 a–f. Real-time-Punktionsplanung einer Lebermetastase mit Darstellung des virtuellen Punktionspfades in koronarer (**a,c,e**) und axialer (**b,d,f**) Schichtorientierung, T$_1$-gewichtet. Schrittweise Zieloptimierung

22.2.5
MRT-Thermometrie

Zur Therapieüberwachung eignen sich temperatursensible T_1-Sequenzen. Die physikalische Grundlage dieses Messverfahrens ist die Temperaturabhängigkeit der longitudinalen T_1-Relaxationszeit des MR-Signals (Jolesz et al. 1988; Dickinson et al. 1990; Parker 1984). Durch die Temperaturerhöhung während der Laserbestrahlung wird die longitudinale T_1-Relaxationszeit um 4–16 ms pro °C erhöht. Daraus resultiert eine proportional abnehmende Signalintensität im T_1-Bild in der Zielregion. Zur Online-Temperaturüberwachung der LITT wurden entweder die Real-time-Bildgebung oder aber konventionelle multiplanare GRE-Sequenzen [2D GRE/60° Flipwinkel, TR 500 ms, TE minimum full (automatische Anpassung 5–8 ms), Bandbreite 12,5 Hz; Matrix 256 × 128, FOV 240 × 240 mm, Schichdicke 5 mm] genutzt. Letztere wurden in 2-min-Zeitintervallen in Atemstillstand durchgeführt. Zur Verbesserung der Visua-

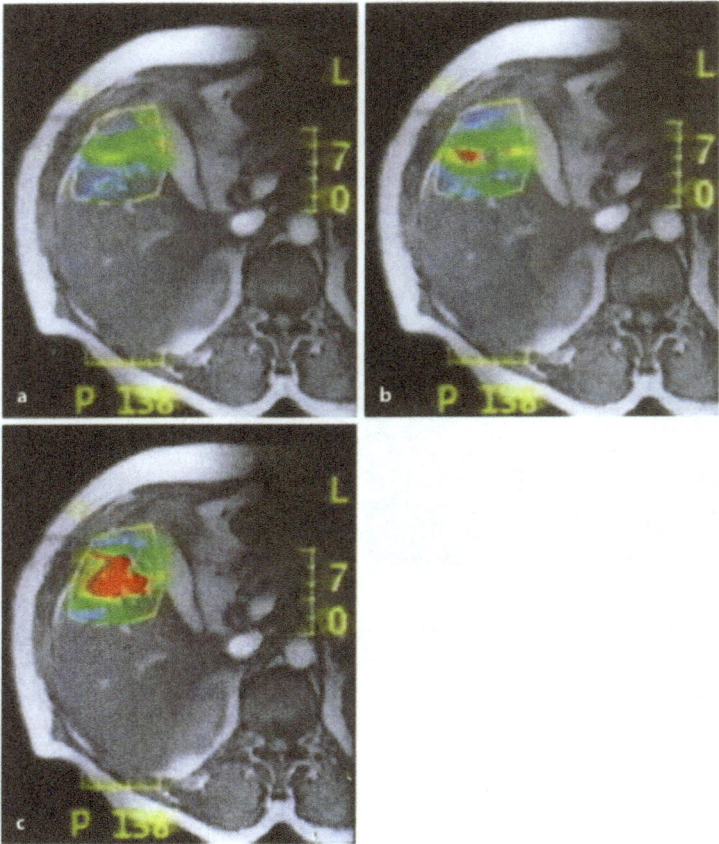

Abb. 22.6 a–c. Farbkodierte Real-time-Temperaturüberwachung. **a** Ausgangssituation zu Beginn der Bestrahlung. **b,c** Temperaturinduzierte Farbveränderungen nach 10 bzw. 20 min

lisierung verfügt das MR-System über eine spezielle Software, die eine farbkodierte Darstellung der Temperaturveränderungen ermöglicht. Die Farbkodierung erfolgte durch Subtraktion der aktuellen Bilder von einem Referenzbild, das vor Beginn der Laserbestrahlung aufgenommen wurde. Die Differenz der Pixel wurde dann in unterschiedlichen Farbnuancen kodiert. Die Farbkodierung ist hierbei frei wählbar, da den Farbintensitäten keine kalibrierten Temperaturwerte zugrunde liegen. Abbildung 22.6 a zeigt die Ausgangssituation vor LITT, Abb. 22.6 b und c die farbkodierte Wärmeverteilung nach 10 und 20 min Bestrahlungszeit.

22.3
Ergebnisse

Die Patienten wurden in 90 LITT-Sitzungen mittels kernspintomographischer LITT in Vollnarkose behandelt. Die Interventionen wurden von allen Patienten gut toleriert. Die Rate therapiebedürftiger Nebenwirkungen war gering. Insbesondere sahen wir keine Verletzung von Lebergefäßen, keine Gallenfistel, keinen Leberinfarkt, keine Abszessbildung oder Tumorzellverschleppung. Die Einzelheiten sind in Tabelle 22.1 zusammengestellt. Die 30-Tage-Mortalität betrug 3 % (zwei Patienten). Beide Todesfälle waren jedoch nicht LITT-assoziiert. Die Todesursache war in einem Fall eine Lungenembolie drei Wochen nach LITT. Der zweite Patient verstarb an einer nicht näher abgeklärten abdominellen Blutung, die jedoch erst vier Wochen nach LITT akut auftrat.

22.4
Kernspintomographisch gesteuerte Punktionstechnik

Die intraoperative Real-time-Bildgebung mit kurzer Akquisitionszeit erwies sich hinsichtlich Ortsauflösung und Signal-Rausch-Verhältnis schlechter als die konventionelle Bildgebung. Darüber hinaus erschwert die oben erwähnte verzögerte Bildpräsentation die räumliche Orientierung bei langen Punktionswegen und schwierig abgrenzbaren kleinen Tumoren. In Kombination mit der intravenösen Kontrastmittelapplikation jedoch eignet sich diese Technik gut für die schnelle und exakte Punktion. Ein weiterer Vorteil ist hierbei die Möglichkeit des schnellen Wechselns der Schichtorientierung.

Tabelle 22.1. Komplikationen der LITT primärer und sekundärer Lebertumoren

Komplikation	n
Nichttherapiebedürftige Komplikationen	
Pleuraerguss	16
Temporäres Fieber	18
Subkapsuläres Hämatom	15
Bauchwandhämatom	2
Therapiebedürftige Komplikationen	
Subkapsuläres Hämatom	3
Pleuraerguss	4

22.4.1
MR-Thermometrie

Die MR-Thermometrie erlaubte bei allen behandelten Tumoren eine kontinuierliche Überwachung der laserinduzierten Gewebeerwärmung. Während der LITT zeigte sich ein radiär um die Laserfaserspitze ein zunehmender MR-Signalverlust. Höchstwahrscheinlich aufgrund unterschiedlicher Perfusions- bzw. Konvektionseigenschaften resultierte häufig eine unregelmäßig begrenzte Signalabsenkung. Die Farbkodierung nach Subtraktionsprinzip ist sehr empfindlich und zeigt bereits geringe Temperaturveränderungen an. Somit ist das Verfahren gut geeignet, um die sich entwickelnden Temperatur-Zeit- Profile räumlich exakt zu überwachen.

22.5
LITT-Bestrahlungsergebnisse

In dieser Studie wurden 72 Patienten mit 182 Tumoren bestrahlt, im Durchschnitt somit 2,5 Tumoren je Patient.

Die Metastasengröße vor LITT und das korrespondierende Nekrosevolumen nach LITT wurden in nativen und kontrastverstärkten T_1-gewichteten Sequenzen (GRE/80, TR 163 ms, TE 4,4 ms, Matrix: 127 × 256, FOV 350 × 350 mm, Schichtdicke 8 mm) im 1,5-Tesla-MRT (Magnetom Vision, Siemens, Erlangen) sowohl rechnerisch ermittelt als auch visuell verglichen. Die Untersuchungen wurden Prä- bzw. drei Tage Post-LITT im Hochfeld-MRT durchgeführt.

Abbildung 22.7 a–f zeigt eine Metastase vor LITT (Abb. 22.7 a,c,e) mit der korrespondierenden Nekrose drei Tage nach Laserbestrahlung (Abb. 22.7 b,d,f). Besonderes Augenmerk bei der Beurteilung der Nekrosen richtete sich auf die kontrastverstärkten dynamischen Serien. Insbesondere diese ermöglichten eine Beurteilung der Nekroseränder und -geometrie. Letztere sind am besten geeignet, residuales Tumorgewebe von gesundem Gewebe zu differenzieren. Die Nekrosegrößen wurden in drei Gruppen unterteilt.

- Eine *totale Tumornekrose* war definiert als eine den ursprünglichen Tumor in allen Raumebenen vollständig überlappende Nekrose.
- Eine *subtotale Nekrose* war definiert als eine nicht sicher in allen Raumebenen den Tumor überragende Läsion bzw. eine nicht eindeutig zu beurteilende Kontrastmittelanreicherung im Nekroserandbereich.
- Bei einer *partiellen Nekrose* hingegen waren noch eindeutige Tumorreste erkennbar.

Alle 182 Tumoren wurden ausgewertet. Eine vollständige Tumornekrose erreichten wir bei 75 % (n=137) der behandelten Tumoren. Eine subtotale bzw. partielle Nekrose wurde in 18 % (n=32) bzw. 7 % (n=13) der Fälle erzielt. Neben dieser qualitativ visuellen Auswertung wurden sowohl die Tumoren als auch die korrespondierenden Nekrosen quantitativ verglichen. Hierzu wurden das jeweilige Volumen (V) mit Hilfe der Elipsoidapproximation wie folgt berechnet:

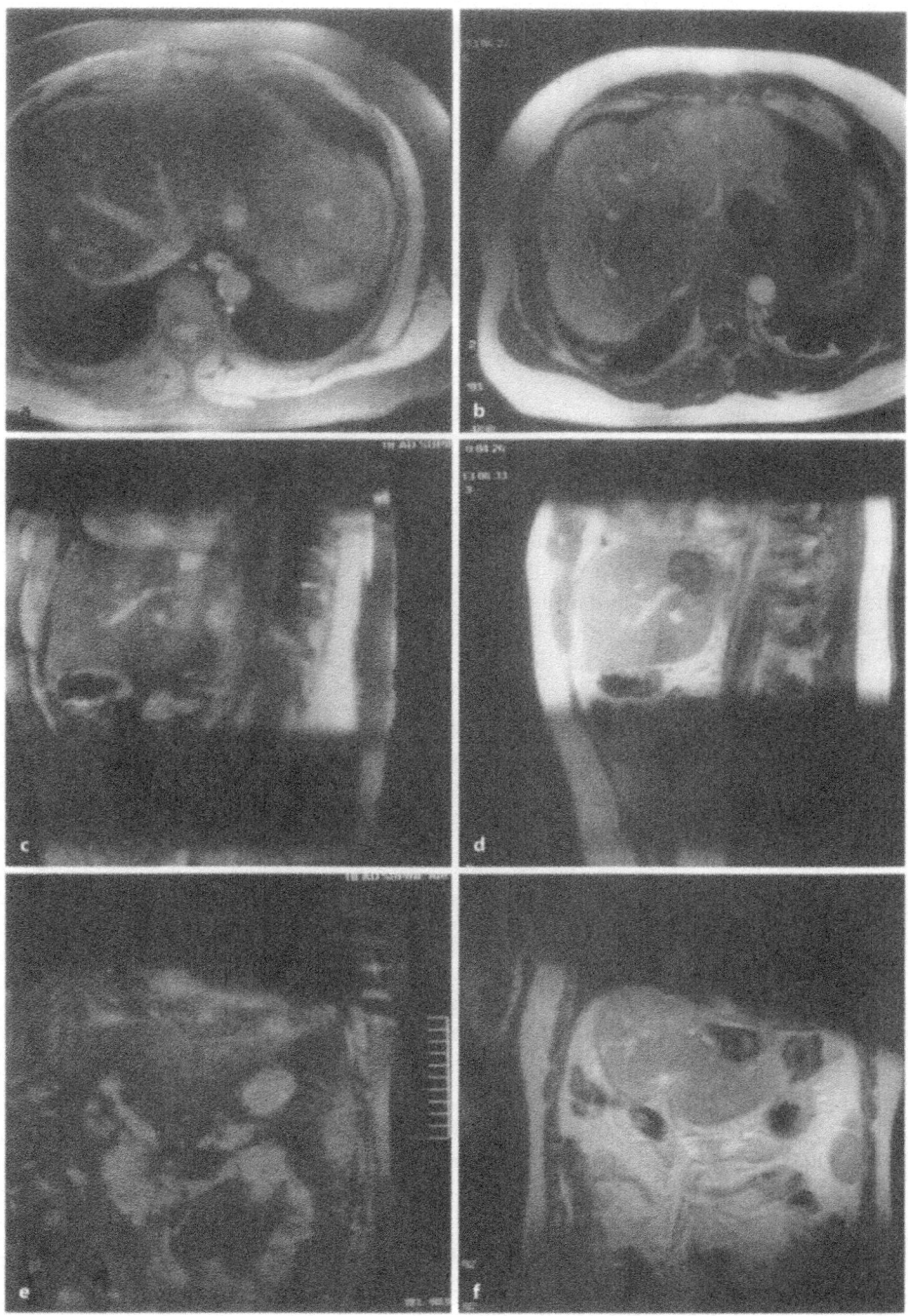

Abb. 22.7 a–f. Zwei subdiaphragmale Metastasen (**a,c,e**) und die korrespondierenden Nekrosen drei Tage nach LITT (**b,d,f**), in axialer (**a,b**), sagittaler (**c,d**) und koronarer (**e,f**) Orientierung. Vollständiger Signalverlust in der Tumorregion

Tabelle 22.2. Metastasenvolumen im Vergleich zum induzierten Nekrosevolumen

Anzahl	Durchmesser	Tumor	Nekrose	N/T
(n)	(d)	(V)	(V)	
51	d <2 cm	2,6 cm^3	14,3 cm^3	5,5
101	2 ≥ d <4 cm	11,9 cm^3	27,4 cm^3	2,3
30	d ≥4 cm	77,8 cm^3	85,6 cm^3	1,1

$$V = \left(\frac{4}{3}\pi \frac{abc}{8} \right).$$

Zusätzlich wurde der mittlere Durchmesser (d) der Tumoren berechnet, analog der Formel:

$$d = 2\sqrt[3]{V\frac{3}{4\pi}}.$$

Die Faktoren a, b und c bezeichnen die gemessenen maximalen axialen, koronaren und sagittalen Tumor- bzw. Nekrosedurchmesser. Die Auswertung erfolgte auf einer PACS-Workstation (MagicView, Siemens, Erlangen). Die korrespondierenden prä- und posttherapeutischen Bildsequenzen konnten somit exakt gegenübergestellt und die digital gemessenen Durchmesserwerte bzw. Volumina verglichen werden. Für 51 der behandelten Tumoren lag der mittlere Durchmesser unter 2 cm, entsprechend einem Tumorvolumen unter 4 cm^3, 101 Tumoren fielen in die Gruppe mit 2–4 cm Durchmesser (4–34 cm^3) und 30 Tumoren hatten einen Durchmesser größer 4 cm (>34 cm^3). Tabelle 22.2 zeigt vergleichend die Volumina der Tumoren und die der korrespondierenden Nekrosen.

22.6
Diskussion

Das kurative Verfahren der Wahl zur Behandlung von Lebertumoren bleibt nach gegenwärtiger Studienlage die chirurgische Resektion. Diese Therapie ist jedoch beispielsweise bei Lebermetastasen kolorektaler Tumoren auf 10–20 % aller Patienten beschränkt (Scheele et al. 1996). Hieraus ergibt sich die Frage nach alternativen Therapieansätzen. Neben der Chemotherapie als systemische Behandlungsmethode finden Therapieverfahren zur lokalen Tumorkontrolle Anwendung. Im klinischen Einsatz befinden sich derzeit die Hochfrequenzkoagulation, die Kryotherapie, die thermische Zerstörung mittels fokussiertem Ultraschall sowie die LITT (Vogl et al. 1998). Solche Therapien sind besonders geeignet für Patienten, die chirurgisch nicht zu behandeln sind. Dies sind beispielsweise Patienten mit Tumormanifestation in beiden Leberlappen, Infiltration großer zentraler Lebergefäße oder aber hepatisch voroperierte Patienten mit ausgedehnten Adhäsionen.

Die Durchführung der LITT im offen konfigurierten MRT ermöglicht sowohl die Tumorpunktion als auch die komplette Laserablation in einem Gerät (Kettenbach et al. 1998). Damit erübrigt sich der Patiententransport vom CT- oder Ultraschall-

Raum zur MRT. Somit entfallen auch die sich hieraus ergebenden Risiken wie beispielsweise reduzierte Sterilitätsbedingungen oder eine Dislokation des Applikationssystems.

In dieser Studie konnte gezeigt werden, dass sowohl die Tumorpunktion als auch die Überwachung der LITT mittels MR-Thermometrie im offenen MRT problemlos und sicher durchführbar sind. Die integrierte Navigationssoftware ermöglicht hierbei eine schnelle und präzise Punktion durch die interaktive Wahl beliebiger Bildebenen im Real-time-Modus. Dies ist insbesondere von Bedeutung bei langen Punktionswegen und Tumoren mit kritischer Lokalisation. Die Möglichkeit der Punktion in Vollnarkose erleichtert ebenfalls einen präzisen Zugang durch Vermeidung von atmungsbedingten Bewegungsartefakten. Letzteres ist auch bei der konventionellen Punktionstechnik eine große Hilfe. Der Vorteil im Vergleich zum Real-time-Modus ist bei letzterer die höhere Bildqualität. Dies ist ein Vorteil bei schlechter Abgrenzbarkeit des Tumors gegenüber normalem Lebergewebe. Die Vollnarkose ermöglicht darüber hinaus eine schmerzfreie Behandlung aller Tumoren in einer Sitzung. Dies ist von besonderer Bedeutung bei Lokalisationen am Zwerchfell oder der Leberkapsel.

Die ersten kernspintomographischen Verlaufskontrollen wurden protokollgemäß innerhalb von 48–72 h nach LITT im 1,5-Tesla-MRT durchgeführt.

Bei postoperativen Kontrollen wiesen 75 % der bestrahlten Tumoren nach radiologischen Kriterien eine totale und 18 % eine subtotale Nekrose auf. Dies entspricht im Wesentlichen den ersten Ergebnissen, die auch von anderen Autoren berichtet wurden (Vogl et al. 1996). Die höheren Raten an totalen Nekrosen in der vorliegenden Studie sind hierbei im Wesentlichen auf die Technik der gekühlten Applikatoren zurückzuführen, die der Arbeitsgruppe um Vogl et al. damals noch nicht zu Verfügung stand. Bei 7 % der Tumoren fand sich lediglich eine partielle Nekrose, gekennzeichnet durch einen eindeutigen Resttumoranteil im Randbereich der Nekrose. Eine mögliche Erklärung ist die Tatsache, dass gerade in enger Nachbarschaft zu großen Gefäßen perfusionsbedingte Kühleffekte auftreten, welche die Therapiewirkung reduzieren (Schwarzmaier et al. 1998).

Die Auswertung der Daten zeigte, dass insbesondere bei großen Tumoren der erforderliche Sicherheitsabstand offensichtlich nicht immer eingehalten werden konnte. So fanden wir bei Tumoren über 4 cm im Durchmesser ein Nekrosevolumen, das im Mittel dem des Tumors entsprach (vgl. Tabelle 22.2). Als Konsequenz ist somit eine deutlich aggressivere LITT größerer Tumoren wünschenswert, beispielweise mit mindestens einer simultanen Vierfachapplikation gekühlter Systeme.

Hinsichtlich des Resttumorgewebes sollte aber an dieser Stelle erwähnt werden, dass die LITT im Gegensatz zur chirurgischen Resektion mehrfach wiederholbar ist und damit ein solches Behandlungsergebnis kein endgültiges Ergebnis darstellt. In diesem Zusammenhang ist zu betonen, dass die semiquantitative Temperaturmessung mit kernspintomographischer Bildgebung keinen direkten Rückschluss auf die induzierte Nekrose erlaubt. Dies ist sicherlich ein Grund dafür, dass bei einigen Tumoren keine Totalnekrose erzielt werden konnte, obwohl die MR-Thermometrie dies suggerierte. Hingegen ist die MR-Thermometrie gut geeignet, die Lokalisation der Wärmeapplikation zeitnah zu verifizieren.

22.7
Schlussfolgerung

Die LITT ermöglicht die minimal-invasive lokale Zerstörung von Tumoren unter Schonung der funktionellen Reservekapazität des gesunden Lebergewebes. Die Durchführung der Therapie im offenen MRT ermöglicht die schnelle und präzise Behandlung von Lebertumoren durch eine bildgestützte Überwachung von Tumorpunktion und wärmeinduzierter Gewebeablation. Ein wesentlicher Vorteil liegt in der beliebigen Wiederholbarkeit der Methode im Fall eines Rezidivs oder neu auftretender Tumoren. Es sind jedoch weitere Studien erforderlich, um den klinischen Stellenwert des Behandlungsverfahrens zu bestimmen.

Literatur

Black PMcL, Moriarty T, Alexander E III et al. (1997) Development and implementation of introperative magnetic resonance imaging and its neurosurgical applications. Neurosurgery 41: 831–842

Bown SG (1983) Phototherapy of tumors. World J Surg 7: 700–709

Castro DJ, Lufkin RB, Saxton RE et al. (1992) Metastatic head and neck malignancies treated using MRI guided interstitial phototherapy: An initial case report. Laryngoscope 102: 26–32

De Poorter J, De Wagner C, De Deene Y, Thomson C, Stahlberg F, Achten E (1994) The proton-resonance-frequency-shift method compared with molecular diffusion for quantitative measurement of two-dimensional time-dependent temperature distribution a phantom. J Magn Reson B 103: 234–241

Dickinson RJ, Hall AS, Hind AJ, Young IR (1990) Measurement of changes in tissue temperature using MR imaging. J Comput Assist Tomogr 14: 430–436

Jolesz FA, Bleier AR, Jakob P, Ruetzel W (1988) MR-imaging of laser tissue interaction. Radiology 168: 249–253

Kahn T, Bettag M, Ulrich F, Schwarzmaier HJ, Schober R, Fürst G, Mödder U (1994) MRI-guided laser-induced interstitial thermotherapy of cerebral neoplasms. J Comput Assist Tomogr 18: 519–532

Kettenbach J, Silverman SG, Hata N et al. (1998) Monitoring and visualization techniques for MR-guided laser ablations in an open MR system. J Magn Reson Imaging 8: 933–943

Le Bihan D, Delannoy J, Levin R (1989) Temperature mapping with MR imaging of molecular diffusion: Application to hyperthermia. Radiology 171: 853–857

Parker DL (1984) Applications of NMR imaging in hyperthermia: An evaluation of the potential for localized tissue heating and non-invasive temperature monitoring. IEEE Trans Biomed Eng 31: 161–167

Roggan A, Müller G (1995) Dosimetry and computer based irradiation planning for laser-induced interstitial thermotherapy (LITT). In: Mueller GJ, Roggan A (eds) Laser-induced interstitial thermotherapy. SPIE, Washington/DC, pp 114–156

Scheele J, Altendorf-Hofmann A, Stangl R, Schmidt K (1996) Surgical resection of colorectal liver metastases: Gold standard for solitary and completely resectable lesions. Swiss Surg Suppl 4: 4–17

Schwarzmaier HJ, Kaufmann R, Kahn T, Ulrich F (1995) Applicators for the laser-induced thermotherapy – basic considerations and new developments. In: Mueller GJ, Roggan A (eds) Laser-induced interstitial thermotherapy. SPIE, Washington/DC, pp 114–156

Schwarzmaier HJ, Yaroslavsky IV, Yaroslavsky AN, Fiedler VU, Ulrich F, Kahn T (1998) Treatment planning for MRI-guided laser-induced interstitial thermotherapy of brain tumors – the role of blood perfusion. J Magn Reson Imaging 8: 115–120

Vogl TJ, Weinhold N, Müller P et al. (1996) Erste klinische Erfahrungen zur MR-gesteuerten laserinduzierten Thermotherapie (LITT) von Lebermetastasen im praeoperativen Einsatz. Rofo Fortschr Geb Rontgenstr Neuen Bildgeb Verfahr 164: 413–421

Vogl TJ, Mack M, Roggan A et al. (1998) Internally cooled power laser for MR-guided interstitial laser-induced thermotherapy of liver lesions: Initial clinical results. Radiology 209: 381–385

Wacker FK, Cholewa D, Roggan A, Schilling A, Waldschmidt J, Wolf KJ (1998) Vascular lesions in children: Percutaneous MRI imaging-guided interstitial Nd:YAG laser therapy – preliminary experience. Radiology 20: 789–794

Weiss L, Grundmann E, Torhorst J et al. (1986) Hemangiomatous metastatic patterns in colonic carcinoma: An analysis in 1541 necropsies. J Pathol 150: 195–203

Perspektiven der interventionellen Magnetresonanztomographie

A. Oppelt

23.1
Einleitung

Weil schonender für den Patienten und wirtschaftlicher für das Gesundheitswesen hat die therapeutische Anwendung minimal-invasiver Eingriffe stetig zugenommen. Bei der Rolle der Bildgebung wird dabei zwischen Führung („guidance") und Überwachung („monitoring") unterschieden (Lewin 1999). Die Überwachung einer therapeutischen Intervention muss nicht unbedingt in Echtzeit erfolgen, Eingriffe wie eine thermische Ablation oder eine chirurgische Resektion können intermittierend verfolgt werden. Hierzu werden diagnostische Geräte mit rekonstruktiver 2D- oder 3D-Bildgewinnung wie Röntgen (Computertomographie/CT) und Magnetresonanztomographie (MRT) mit ihrer hervorragenden Bildqualität schon länger eingesetzt. Für die Führung der Instrumente während eines interventionellen Eingriffs ist jedoch Bildgewinnung in Echtzeit erforderlich. Röntgendurchleuchtung und Ultraschall gelangen hier zur Anwendung. Der erreichte Fortschritt bei der Geschwindigkeit der Datenaufnahme und Bildrekonstruktion bei der CT erlaubt mittlerweile deren Einsatz sowohl für die Führung und als auch die Überwachung von Interventionen. Diese Modalität hat jetzt einen hohen Stellenwert bei minimal-invasiven Eingriffen erreicht.

Doch macht der überlegene Weichteilkontrast und die gute Sichtbarkeit der Gefäße auch die MRT als Bildgebungsmodalität für Interventionen interessant. Weiterhin ist das Fehlen ionisierender Strahlung bei der zunehmenden Kritik an dieser Energieform ein Argument. Deshalb wurden die primär für radiologische Diagnostik entwickelten MR-Geräte schon bald für die Kontrolle interventioneller Eingriffe wie z. B. die Thermoablation von Tumoren eingesetzt. Die magnetischen und elektromagnetischen Felder, auf denen die MRT beruht, bedingen jedoch bei der Intervention Einschränkungen, sowohl die Patientenzugänglichkeit betreffend, als auch die Bildaufnahmegeschwindigkeit und die Verwendung von Instrumenten.

Mittlerweile wurden bereits viele Anwendungen der interventionellen MRT (iMRT) veröffentlicht, teils in Form von Machbarkeitsstudien, teils auch schon für die klinische Routine. Zu speziellen technischen Lösungen existieren zahlreiche Publikationen. Der hier vorliegende Beitrag versucht insbesondere den Trend der technischen Entwicklung zusammenzufassen – ohne Anspruch auf Vollständigkeit. Einen Überblick des aktuellen Standes findet man in Handbüchern (Debatin u. Adam 1998; Grönemeyer u. Lufkin 2000), Spezialausgaben wissenschaftlicher Zeitschriften (Journal of

Magnetic Resonance Imaging 1998; Radiologe 1998; Fortschr Rontgenstrahlen 2000) und Übersichtsartikeln (Lewin 1999).

23.2
Der Magnet

Seit der medizinischen Nutzung der MRT ist die Erzeugung eines gut zugänglichen, möglichst großen Feldhomogenitätsbereiches bzw. Abbildungsfeldes ein Brennpunkt der technischen Entwicklung. Die erforderlichen felderzeugenden Strukturen wie stromdurchflossene Leiter oder Permanentmagnete scheinen dabei immer zu stören. Die homogen magnetisierte Hohlkugel scheidet wegen der Unzugänglichkeit des Kugelinnern als Magnet für die MRT aus, obwohl sie vom physikalischen Standpunkt die einfachste Lösung ist. Für die Praxis muss die Kugel „geöffnet" werden, sodass entweder ein zylinderförmiger Magnet, wie in supraleitender Ausführung für Flussdichten über 0,5 Tesla allgemein im Einsatz, oder ein Helmholtz-Magnet aus zwei oder mehr Einzelspulen entsteht (Abb. 23.1). Letzterer wurde zu den Anfangszeiten der Kernspintomographie mit normalleitenden Luftspulen für Flussdichten bis zu 0,3 Tesla erprobt und in jüngster Zeit wegen der Möglichkeit, zwischen den Spulen stehend direkt am Patienten zu arbeiten, als Spezialmagnet mit supraleitenden Spulen speziell für die Intervention weiterentwickelt.

Da eine stromdurchflossene Spule bezüglich des sie umgebenden Magnetfeldes genau so wie eine ebene magnetisierte Fläche wirkt, lassen sich Magnetfelder für die MRT statt zwischen einem Helmholtz Spulenpaar auch zwischen zwei planen Polplatten erzeugen. Der zwischen den Polschuhen sich ausbildende magnetische Fluss

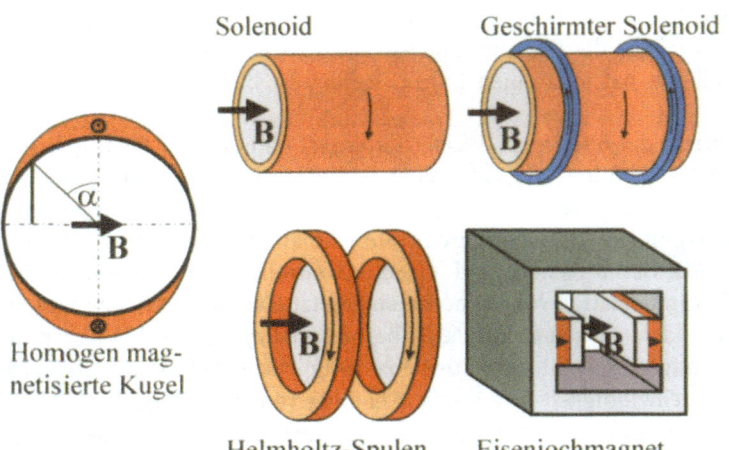

Abb. 23.1. Ausgehend von der physikalischen Idealvorstellung der homogen magnetisierten Kugel ergibt sich entweder der Zylinder- (Solenoid) oder der Helmholtz-Magnet. Mit Zusatzspulen kann das Streufeld des Solenoiden reduziert werden (aktive Schirmung). Ersetzt man die beiden Spulen des Helmholtz-Magneten durch magnetische Polplatten und schließt den magnetischen Fluss durch eine Eisenrückführung, erhält man den Jochmagneten. Meist wird er um 90° gedreht, um einen vertikalen Magnetfeldverlauf zu erhalten

wird durch ein Eisenjoch zurückgeführt und kann entweder durch Spulen oder Permanentmagnete aufrecht erhalten werden. Die magnetische Feldstärke ist dabei grob der Wurzel des Quotienten aus der im Magnet gespeicherten Energie und dem Polplattenabstand proportional. Um Gewicht und, falls mit Widerstandsspulen erregt wird, die elektrische Leistungsaufnahme nicht zu stark ansteigen zu lassen, beschränken sich Jochmagnete in der MRT meist auf Flussdichten von 0,2–0,3 Tesla mit einem Luftspalt zwischen 40 und 50 cm. Der Anatomie des Menschen entsprechen waagrechte Polplatten mit einem vertikalen Feld am besten.

Neben ihrem günstigen Preis als Niederfeldanlage zeichnen sich Jochmagnete durch ihr geringes Streufeld und die fehlende seitliche Beschränkung des Patientenvolumens aus. Indem das Joch säulenartig ausgebildet wird, ergeben sich offene Konstruktionen, die dem Patienten die Platzangst nehmen. Speziell wenn das Joch als C-Bogen ausgeführt wird, ergibt sich zudem eine hervorragende Patientenzugänglichkeit von drei Seiten. Diese Magnete werden deshalb auch oft als „offen" bezeichnet.

Obwohl primär gar nicht für diesen Zweck entworfen, wurden offene Niederfeldanlagen schon bald nach ihrer Markteinführung für die Führung und Kontrolle interventioneller Eingriffe genutzt. Die Anwendung bezog sich z. B. auf diagnostische Biopsien im HNO-Bereich, aber auch der Leber und des Beckenbereichs, Drainagen von Zysten, Abszessen und Hämatomen sowie medikamentöse Schmerztherapie durch Blockade des gereizten Nervs. Tumortherapie mit HF-(Hochfrequenz-) oder Laserablation profitiert insbesondere von der Empfindlichkeit der MR-Bildgebung auf lokale Temperaturveränderungen.

23.3
Interventionelles MR-Zubehör

Interventionelle MRT ist auf MR-kompatible Instrumente und Zubehör angewiesen. Dies bedeutet, dass das Zubehör einerseits die Bildgebung nicht stören darf, d. h. die Homogenität des Grundfeldes nicht beeinflusst und keine HF-Interferenzen verursacht, andererseits aber auch in seiner Funktion durch die magnetischen und HF-Felder des MR-Tomographen nicht beeinträchtigt wird. Es dürfen also keine magnetischen Kräfte auf das Zubehör ausgeübt werden, und Anzeigen, Transformatoren, Relais sowie elektronische Schaltungen müssen auch unmittelbar neben dem Magneten funktionieren. Im Allgemeinen stellt der Hersteller des MR-Tomographen ein entsprechendes Zertifikat aus, wenn ein Zubehörteil MR-kompatibel ist.

Abgesehen von der schon erwähnten Ausnahme des Helmholtz-Systems gibt es noch keine Spezialanlagen für die interventionelle MRT am Markt. Die Industrie hat jedoch Zubehör für die diagnostischen, speziell die offenen Anlagen entwickelt, damit diese für Interventionen besser genutzt werden können. Dies betrifft besonders die Entwicklung einer MR-kompatiblen In-Room-MR-Konsole, die es erlaubt, die MR-Anlage unmittelbar neben dem Magneten zu bedienen und die Bilder zu betrachten, aber auch den Anschluss eines Fußschalters zum Starten und Beenden der Bildgebung, um die Hände für den Eingriff frei zu haben. Darüber hinaus sind eine faseroptische Beleuchtung des Interventionsfeldes, sterile Abdeckungen der Polschuhe und eine Sitz- bzw. Knievorrichtung, um am im Magnet befindlichen Patienten ohne Verkrampfung arbeiten zu können (Abb. 23.2), verfügbar.

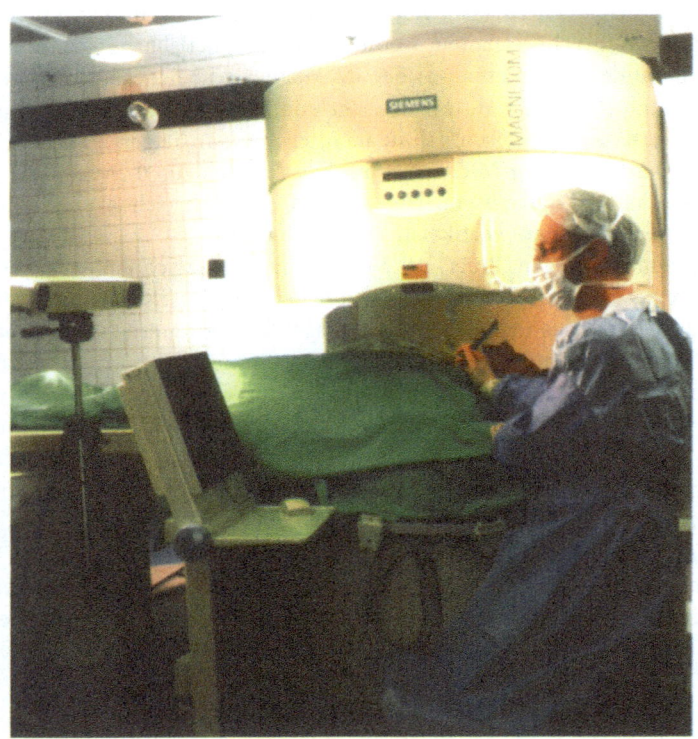

Abb. 23.2. Intervention an einem offenen C-Bogenmagneten mit 0,2 Tesla. An interventionellem Zubehör ist die In-Room-MR-Konsole, der Kniestuhl und der interaktive MR-Localizer zu sehen. (Die Abbildung wurde von Dr. Lewin, Case Western Reserve University, Cleveland zur Verfügung gestellt)

Die Zubehörindustrie bietet bereits ein breites Spektrum MR-kompatibler Instrumente wie Punktionsnadeln, Kanülen, Führungsdrähte und Katheter an. Nadeln werden im MR-Bild aufgrund fehlenden Signals sichtbar, doch wäre allein dieser Effekt für die Lokalisierung einer dünnen Biopsienadel von z. B. 1,2 mm Durchmesser in einer 5 mm dicken Schicht nicht ausreichend. Die vorwiegend aus Titan hergestellten Nadeln sind jedoch im Gegensatz zum diamagnetischen Gewebe paramagnetisch, sodass in der MR-Anlage von der Nadel ein wenn auch schwaches so doch nicht vernachlässigbares Zusatzmagnetfeld ausgeht (Abb. 23.3).

Dieses Zusatzmagnetfeld stört lokal die Homogenität des Grundfeldes und führt zu typischen unübersehbaren Bildartefakten, die allerdings eine ins Gewebe gestochene Nadel erst sichtbar machen. Form und Stärke des Suszeptibilitätsartefakts hängen von der Stärke der verwendeten Gradienten, der Pulssequenz, der Ausrichtung der Nadel zum Magnetfeld und der Richtung des Auslesegradienten in Bezug auf die Nadel ab. Generell gilt, dass der Suszeptibilätsartefakt bei einer Spinecho-(SE-)Sequenz kleiner als bei einer Gradientenecho-(GRE-)Sequenz ist, sich mit der Gradientenstärke reduziert und insbesondere entlang des Auslesegradienten eine Unsicherheit in der Lokalisation der Nadel bedingt.

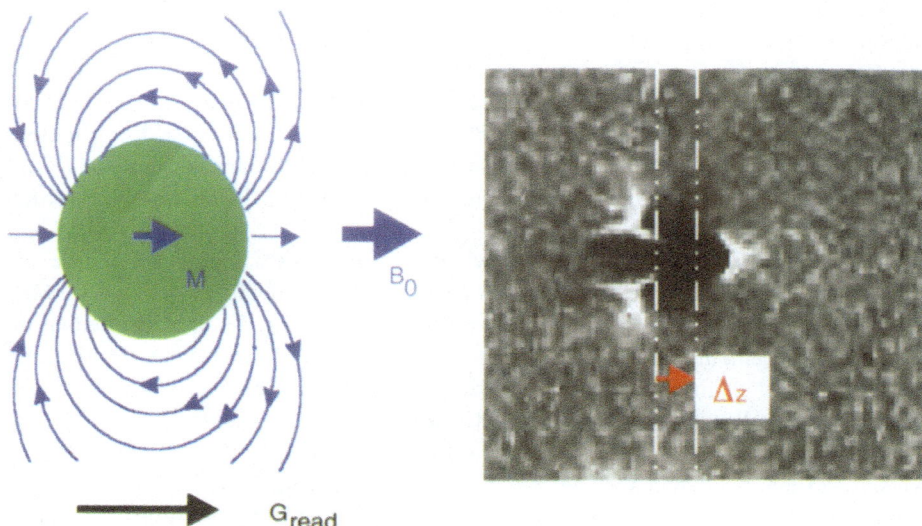

Abb. 23.3. Ein paramagnetischer Zylinder im Magnetfeld, der z. B. eine Biopsienadel modelliert, umgibt sich in einem äußeren Magnetfeld mit einem Zusatzmagnetfeld, das Anlass zu einem typischen Bildartefakt gibt

Bei MR-geführten Biopsien wird die Punktionsstelle meist mit dem Finger markiert und die MR-Schicht solange variiert, bis der Finger im Bild sichtbar wird. Wenn in dieser Schicht dann auch die zu diagnostizierende Läsion dargestellt wird, kann die Nadel unter MR-Sichtkontrolle bis dahin vorgeschoben werden, sonst muss mit dem Finger die Stelle direkt über der Läsion gesucht werden. Auch wenn sich beim Vorschieben der Nadel herausstellt, dass die Trajektorie an der Läsion vorbeiführt, muss u. U. erneut punktiert werden.

Mit dem Hilfsmittel des interaktiven MR-Localizers können Planung und Durchführung von MR-gesteuerten Biopsien erleichtert und beschleunigt werden. Statt mit dem Finger wird die Einstichstelle durch einen speziellen Griffel markiert, an dem mehrere reflektierende Kugeln angebracht sind. Diese Kugeln werden von einem neben dem Magneten stehenden Positionssensor mit infrarotem Licht beleuchtet und die Reflexe von zwei CCD-Chips detektiert, die in definiertem Abstand im Positionssensor angebracht sind. Aus dem stereoskopischen Winkel, unter dem die Kugeln erscheinen, wird die Position und die Ausrichtung des Griffels berechnet. Durch eine kurze automatische und einmalige Eichmessung mit einem MR-sichtbaren Phantom, an dem sich auch reflektierende Markierungen befinden, die vom Positionssensor erkannt werden, werden die Koeffizienten zur Umrechnung der Koordinaten des Sensor- und des Magnetsystems bestimmt. Position und Richtung des Griffels wird automatisch dem MR-Gerät mitgeteilt, das die abzubildende Schicht entlang der Griffelachse positioniert. Die Richtung der Griffelachse wird dabei ins Bild eingetragen, sodass die Trajektorie einer Biopsie geplant werden kann. Dies wird besonders einfach, wenn die Lokalisationskugeln schon direkt an einem Nadelhalter angebracht sind.

Das Verfahren der griffelgesteuerten Schichtauswahl lässt sich ausdehnen auf die interaktive Darstellung einer Schicht aus einem bereits aufgenommenen 3D-Datensatz, wie er bei der Neuronavigation üblich ist. Hierzu braucht der Patient nicht im Magneten zu verbleiben, allerdings muss dann neben der Transformationsmatrix zwischen Sensor und Magnet auch die zwischen Sensor und dem Patienten-Koordinatensystem bekannt sein. Zu diesem Zwecke kann man z. B. Eichmarken („fiducials") am Patienten anbringen, die sowohl im MR-Bild als auch mit dem Griffel markiert werden können.

Die MR-Mammographie hat sich als wichtige Zusatzuntersuchung bei der weiblichen Brust herausgestellt. Allerdings kann letzte Gewissheit über die Art einer im MR-Bild festgestellten Gewebsveränderung nur die Biopsie liefern, die im Allgemeinen im Rahmen eines chirurgischen Eingriffs durchgeführt wird. Damit der Chirurg diese Stelle auch sicher findet, markiert sie der Radiologe mit einem Drahthaken, der unter Bildkontrolle eingeführt wird. Die MR-Mammographie wird im Hochfeld durchgeführt. Es sind stereotaktische Zielvorrichtungen als Zusatz für Zylindermagnete entwickelt worden, bei denen aber der Eingriff außerhalb des Magneten erfolgt; zur Kontrolle, ob die Nadel die richtigen Stelle getroffen hat, muss der Patient erneut in den Magneten gefahren werden. Das ist umständlich und zeitraubend.

Die Zielvorrichtung nach Sittek für offene Magnete erlaubt hingegen die Durchführung von Nadelbiopsien ohne Patientenverschiebung (Sittek et al. 1999; Abb. 23.4). Am Lagerungstisch wird eine Schiene mit einem Schlitten für einen Nadelhalter angebracht. Die Koordinaten der Läsion werden dem MR-Bild entnommen und auf Schlitten und Nadelhalter übertragen. Der Nadelvorschub erfolgt unter direkter Bildkontrolle.

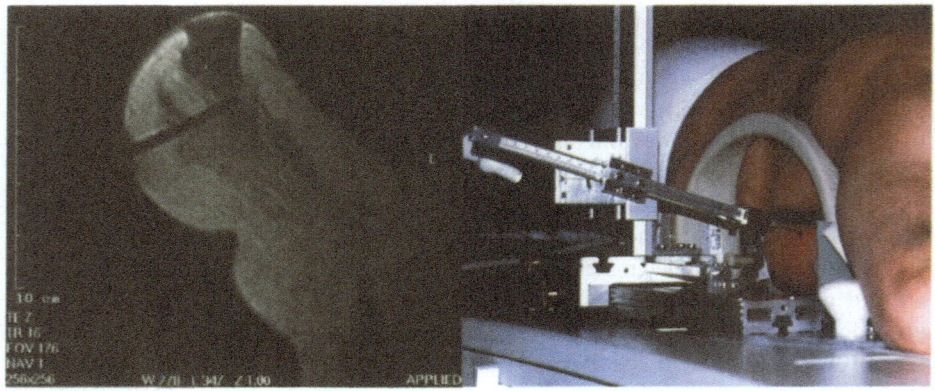

Abb. 23.4. Zielvorrichtung nach Dr. Sittek zur Punktion der Mamma im offenen Magneten. (Die Abbildung wurde von Dr. Sittek, Klinikum Großhadern zur Verfügung gestellt)

23.4
Pulssequenzen

Durch Abbildungssequenzen wie FLASH, FISP, PSIF und TueFISP (TRUFI), die das Spinsystem in einen dynamischen Gleichgewichtszustand („steady state") bringen, wurde die Bildaufnahme- und Darstellungsfrequenz im Niederfeldbereich auf mehr als einem Bild pro Sekunde gesteigert, sodass Instrumente fast in Echtzeit geführt werden können. Eine weitere Steigerung der Bildfrequenz ist durch Reduktion der Aufnahmeschritte für die Rohdaten möglich.

Beim „keyhole imaging" werden immer nur Zeilen im zentralen Teil des Rohdaten- oder k-Raums neu aufgenommen, der den Kontrast im Bild bestimmt. Die Beschleunigung der Datenaufnahme wird jedoch mit Unschärfe der sich bewegenden Nadel senkrecht zur Richtung des Auslesegradienten erkauft. Dieser Nachteil wird vermieden, wenn nicht die Datenaufnahme im k-Raum sondern als „Local-look-Technik" im Ortsraum reduziert wird. Hierbei beschränkt man sich durch spezielle selektive Hochfrequenzpulse darauf, nur das Bildfeld neu zu messen, in dem Änderungen erwartet werden. Weitere Ansätze betreffen die radiale Abtastung des k-Raums in groben Winkelschritten. Obwohl mit diesen Spezialverfahren die Bildfrequenz leicht um einen Faktor 2–4 erhöht werden kann, muss abgewartet werden, ob die damit einhergehende Artefaktanfälligkeit diesen Gewinn rechtfertigt.

Für die MR-geführte Thermoablation mit Hochfrequenzstrom (HF bzw. RF), Laser, hochintensivem fokussiertem Ultraschall (HIFU) oder auch Kryosonden ist neben der Verfolgung des Fortschreitens der Gewebezerstörung im MR-Bild zur bestmöglichen Selektivität eine möglichst quantitative Aussage über die Temperaturverteilung um die Sonde von Interesse. Die temperaturempfindlichen MR-Parameter T_1-Relaxation, Diffusion und Resonanzfrequenz bzw. chemische Verschiebung bieten hier einen Ansatz (Wlodarczyk et al. 1999).

Die den Atomkern umgebenden Molekülelektronen schirmen ein äußeres Magnetfeld geringfügig ab, sodass der Atomkern je nach chemischer Verbindung unterschiedliche Resonanzfrequenzen zeigt. Wegen der thermischen Ausdehnung der Elektronenwolke ist dieser Effekt temperaturabhängig, bei Protonen in Wasser beträgt er allerdings nur 10^{-8}/Kelvin. Eine Temperaturveränderung von 1 K äußert sich bei 0,2 Tesla bei einer GRE-Sequenz mit einer Echozeit von 50 ms in einer Änderung der Phasenlage des Echos um 1,5 Grad. Die Messung der Gewebetemperatur über die Temperaturabhängigkeit der chemischen Verschiebung der Protonenresonanz des Wassers ist interessant, weil sie unabhängig vom Gewebe ist und im Prinzip keiner besonderen Eichung bedarf. Sie benötigt jedoch ein sehr stabiles und möglichst hohes Grundfeld, wie es supraleitende Magnete liefern. Die Methode versagt, wenn die Wassersignale von starken Fettsignalen überlagert sind.

Die Nutzung der Längsrelaxationszeit zur Temperaturbestimmung gelingt mit T_1-empfindlichen Messsequenzen. Man beobachtet eine temperaturproportionale Zunahme von T_1, deren Quantifizierung aber sorgfältiger Eichung bedarf. Treten thermisch bedingte Veränderungen des Gewebes auf, ist keine Aussage mehr über die Temperatur möglich. Aus Zeitgründen wird oft auf eine explizite Bestimmung der Längsrelaxationszeit verzichtet, sondern nur die lokale Grauwertänderung infolge T_1 bzw. Temperaturänderung durch Differenzbildung bestimmt. Auf diese Art hergestellte Temperaturverteilungskarten sind jedoch sehr empfindlich auf Bewegungs-artefakte.

Die Messung der Diffusionskonstanten hat praktische Bedeutung bei Hirnunter-suchungen gefunden, z. B. bei der Infarktdiagnostik. Diffusionsgewichtete Signale sind jedoch meist so klein, dass temperaturbedingte Änderungen im Rauschen unter-gehen. Für die Temperaturmessung mit MRT in vivo hat die Diffusion keine Bedeu-tung erlangt.

Während sich im Hochfeld die chemische Verschiebung von Protonen im Wasser als gut geeigneter Parameter für eine quantitative Temperaturbestimmung zu erweisen scheint, gibt es im Niederfeld für die Intervention noch kein zuverlässiges Verfahren zur Quantifizierung von Temperaturverteilungen. Die Überwachung thermischer Ablationen mit MRT gelingt jedoch bereits durch die Beobachtung der Veränderung des Grauwertes in schnellen T_1-gewichteten Sequenzen in Verbindung mit Erfah-rungswerten für die Dauer der applizierten Energie.

23.5
Intraoperative MRT

In der Neurochirurgie ist es oft außerordentlich schwierig, während der Operation die Grenzen eines Tumors zu erkennen und den Tumor vollständig zu entfernen (Selek-tivität). Hier bietet sich die MRT für die intraoperative Bildgebung an, zumal der Neu-rochirurg von der Neuronavigation her bereits an MR-Bilder gewöhnt ist. Die intra-operative MRT kann auch den prinzipiellen und gravierenden Nachteil der Neuro-navigation – nicht mehr aktuelle Bilddaten wegen Veränderung der anatomischen Verhältnisse durch die Operation – beheben, indem während der Operation aktuelle Bilder gemessen werden.

Bei der intraoperativen MRT werden zwei Konzepte verfolgt: Der Patient wird direkt im Magneten operiert, wobei jederzeit der Operationsfortschritt kontrolliert, ja sogar der Eingriff unter direkter Bildführung vorgenommen werden kann, oder es wird außerhalb des Magneten operiert, und eine Möglichkeit geschaffen, nach Unterbrechung der Operation den Patienten in den Tomographen zu bringen.

Die erstgenannte Möglichkeit bedingt einen Spezialmagnet, wie die schon erwähnte Helmholtz-Anordnung (Black et al. 1997). Nachteilig ist die eingeschränkte Bewe-gungsfreiheit des Chirurgen, der zwischen den Magnetspulen steht, die mangelnde Positioniermöglichkeit des Patienten, der in den Spulen liegt, und die absolute Notwendigkeit der Verwendung nichtmagnetischer Werkzeuge. Auch moderne, navigationsfähige Operationsmikroskope können im Allgemeinen nicht eingesetzt werden.

In Heidelberg und in Erlangen wurde der sog. Twin-OR realisiert, bei dem MRT-Kabine und Operationsraum unmittelbar aneinander grenzen (Tronnier et al. 1997; Steinmeier et al. 1998). Der Patient wird in gewohnter Weise auf einem mobilen Tisch operiert, der auf einem Luftkissen in den MRT-Raum geschoben werden kann, wo die Tischauflage mit dem Patienten von der MR-Anlage übernommen wird. Da der Transport des Patienten mitsamt Narkose- und Überwachungsgeräten in den MR-Tomographen jedoch deutlich mehr als 10 min dauert, wird die intraope-rative Bildgebung meist nur einmal während der Operation angewandt.

Das Konzept direkt neben einem offenen Niederfeldmagnet einen MR-kompatiblen Operationstisch aufzustellen (Wendt et al. 1999), mit dem der Patient in den Magneten geschwenkt werden kann, ist eine attraktive Alternative sowohl zur Operation im Magnet als auch zum Twin-OR: Das Streufeld des Magneten ist bereits soweit abgefallen, dass mit normalen Werkzeugen gearbeitet werden kann; allerdings dürfen keinerlei magnetische Gegenstände am Patienten verbleiben, wenn er zur Untersuchung in den Magneten gedreht wird. In Operationsstellung kann der Tisch motorisch in der Höhe eingestellt und um die Querachse gekippt werden. Der Chirurg kann den Patienten in die für die Operation günstigste Lage bringen und z. B. bei einer plötzlich auftretenden Gehirnschwellung den Kopf anheben. Den Patienten von der Operationsstellung zur Bildgebung zu verbringen, dauert weniger als 2 min (Abb. 23.5).

Bei Kraniotomien ist der Kopf des Patienten fest in einem speziellen Halter eingespannt. Für die intraoperative MRT muss dieser MR-kompatibel sein und die Abbildung des Kopfes mit Hilfe einer sterilen Spule erlauben. Jedoch darf der freie Zugang zum Kopf des Patienten bei der Operation nicht behindert sein. Bei der „Heidelberger Lösung" (Staubert et al. 2000) wurden in den als Kopffixierung dienenden Halbring Spulendrähte integriert, sodass durch Aufstecken eines sterilisierbaren Oberteils mit eingelegten Spulendrähten eine MR-Kopfspule entsteht. Während des operativen Ein-

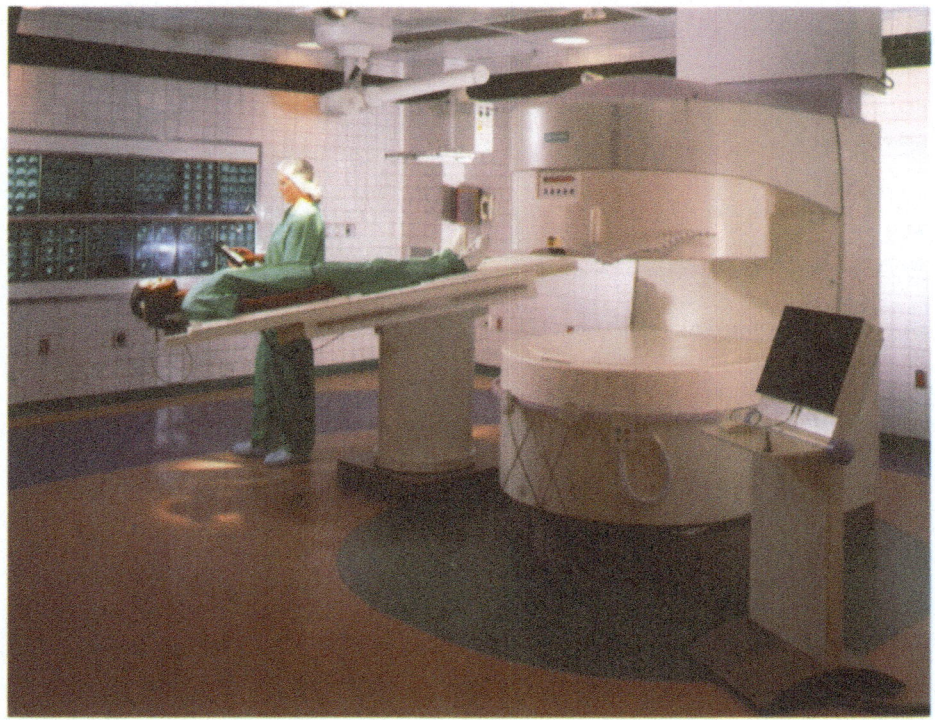

Abb. 23.5. Anlage zur intraoperativen MRT mit offenem Niederfeldmagnet und integriertem Operationstisch. (Die Abbildung wurde von Dr. Lewin, Case Western Reserve University, Cleveland zur Verfügung gestellt)

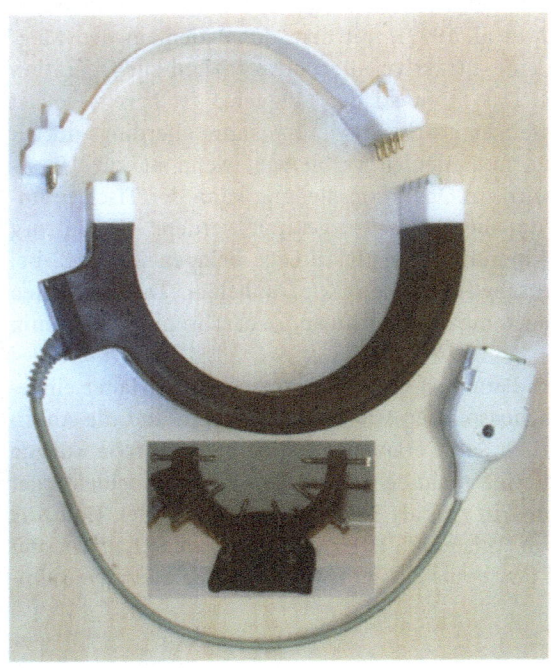

Abb. 23.6. Chirurgischer Kopfhalter mit integrierter Empfangsspule für Niederfeldanlagen mit vertikalem Feld entsprechend der Heidelberger Lösung

griffs ist das Oberteil entfernt, es wird nur für die intraoperative Bildkontrolle aufgesetzt (Abb. 23.6).

23.6
Weitere Entwicklungen

Gegenwärtig beschränkt sich die intraoperative MRT auf neurochirurgische Eingriffe. Es gibt weltweit nur wenige Installationen, doch kann man bereits davon ausgehen, dass in fast jedem Fall die intraoperative Bildgebung den Eingriff beeinflusst, speziell eine vollständigere Tumorresektion ermöglicht. Auch können Operationen in der Nähe von eloquenten Gehirnbereichen durchgeführt werden, die man ohne intraoperative MRT als zu riskant ansieht. Über die längere Überlebensdauer von Patienten wurde berichtet (Wirtz et al. 2000).

Zwar ist die Bildqualität von Niederfeldanlagen für die Resektionskontrolle vollständig ausreichend, doch besteht bei hohen Magnetfeldern die Möglichkeit der funktionellen Bildgebung, also mit Diffusion, Perfusion und dem BOLD-Effekt Aussagen über die Gewebeviabilität und die Organisation des Kortex zu erhalten. Kenntnis hierüber ist für die Durchführung einer Operation entscheidend, weshalb bereits Hochfeldanlagen intraoperativ genutzt werden.

Moderne supraleitende Zylindermagnete mit Flussdichten von 1,5 Tesla haben inzwischen Längen von 160 cm erreicht, sodass die Platzangst des Patienten schwindet und er sogar während der Untersuchung zugänglich wird. Durch aktive Schirmung konnte das magnetische Streufeld stark reduziert werden und greift jetzt auch nicht mehr weiter in den Raum als bei einem Niederfeld-Jochmagneten. Hirnoperationen können am Kopfende des Magneten durchgeführt werden, indem der Patient mit dem Lagerungstisch soweit verschoben wird, dass der Kopf aus dem Magneten herausragt. Für die intraoperative Bildgebung wird der Patient dann wieder ins Zentrum des Magneten gefahren (Hall et al. 1999).

Allerdings übernimmt diese Methode viele Nachteile der Operation direkt im Magneten, wie die Notwendigkeit nichtmagnetischer Werkzeuge und fehlender Positionierbarkeit des Patienten für die Operation, ohne deren Vorteil, die Identität von Bildgebungs- und Operationsfeld. Die Alternative, statt den Patienten in den Magnet zu bringen, ihn auf einem Operationstisch zu belassen und für die intraoperative Bildgebung einen deckengehängten Spezialmagneten über ihn zu fahren (Sutherland et al. 1999), erscheint sehr aufwendig.

Das geringe Streufeld moderner supraleitender Magneten erlaubt einen vollwertigen Operationstisch direkt am Magneten anzuflanschen, der höhenverstellbar ist und gekippt und gekantet werden kann (Oppelt et al. 2000). Es kann wie beim offenen Niederfeldmagneten mit normalem Werkzeug operiert werden. Der manuelle Schwenkvorgang, der den Patienten unmittelbar vor die Magnetöffnung bringt, wird durch ein automatisches Andockmanöver ergänzt, nach dem der Patient mitsamt seiner Liegenplatte in den Magneten gefahren wird. Wie bei den schon im Operationssaal installierten Niederfeldanlagen dauert der gesamte Vorgang auch bei Hochfeldanlagen weniger als 2 min.

Gefäßkrankheiten stellen in den industrialisierten Ländern eine signifikante Beeinträchtigung der Volksgesundheit dar. Die minimal-invasive Rekanalisierung großer Gefäße erfolgt in der Routine unter Röntgenkontrolle. Wegen der zunehmenden Sensibilität bezüglich ionisierender Strahlung wird die MRT als Alternative untersucht. Weitere Vorteile sind der Verzicht auf jodhaltige Kontrastmittel, auf die manche Patienten allergisch reagieren oder die nephrotoxisch sein können, die Möglichkeit der Abbildung der Gefäßwand und der Darstellung der Ablagerungen. Zudem erlaubt die MRT mit Flussmessungen eine unmittelbare Überprüfung, ob die Gefäßintervention erfolgreich war.

Die Aussicht auf MR-gesteuerte Gefäßintervention hat bereits etliche interessante Zusatzentwicklungen angestoßen. Für die Verfolgung von Führungsdrähten und Kathetern in Echtzeit wurden diese mit kleinen Lokalisierungsspülchen versehen, deren Ausdehnung nur wenigen Pixeln entspricht. Ihre Position kann deshalb in wenigen Millisekunden aus drei zueinander senkrechten Projektionen bestimmt werden („tip tracking") und in ein zuvor angefertigtes MR-Übersichtsbild der Gefäße eingetragen werden (Dumoulin et al. 1993). Intraluminale Spulen sind auch vielversprechend zur Abbildung der Gefäßwand und zur Analyse von Plaques. Informationen hierüber geben u. U. Hinweise auf mögliche Restenotierung nach Angioplastie und könnten somit bei der Entscheidung für eine Therapie helfen. Intraluminale elektrische Dipolantennen (Ocali u. Atalar 1997) statt magnetischer Empfangsspulen empfangen MR-Signale längs ihrer gesamten Ausdehnung, wodurch sich das intravasale Bildfeld drastisch vergrößert. Sie zeigen zudem unmittelbar die Lage des mit der linearen Antenne verbundenen Katheters im Gefäß an. Auch wurden schon als Signalspule ausgebildete Stents entwickelt, mit denen sich das Flussvolumen messen lässt.

MR-gesteuerte Gefäßinterventionen im Beckenbereich wurden bereits ohne spezielles Zubehör an modernen diagnostischen 1,5-Tesla-MR-Anlagen durchgeführt, deren kurzer Magnet ausreichenden Zugang zur Leiste des Patienten ermöglicht (Manke et al. 2000). Dabei gelangten handelsübliche nichtmagnetische Führungsdrähte und Katheter zum Einsatz, die sich aufgrund ihrer Suszeptibilitätsartefakte darstellen.

Bei der Einbringung langer leitender Strukturen in die Gefäße, sei es in Form von Führungsdrähten, sei es als Zuführung für intravasale Spulen, besteht jedoch immer die Gefahr, dass diese als Antennen für das elektrische Feld der Sendespule wirken. Speziell wenn der Draht in Resonanz mit dem anregenden Feld ist, können sich hohe Ströme ausbilden, die sich an den Drahtenden in das Gewebe fortsetzen. Bei Phantomexperimenten im Wasserbad wurden Temperaturerhöhungen bis zu 20 K beobachtet (Ladd et al. 1998; Liu et al. 2000).

Im Resonanzfall ist mit dem Finger bei Pulssequenzen mit hoher HF-Leistung an aus einem Phantom herausragenden Drahtende eine deutliche, punktförmige Erhitzung zu verspüren. Zwar lassen sich diese thermischen Effekte durch Anwendung langsamer Pulssequenzen leicht unterbinden, doch bedeutet das dann auch eine Einschränkung bei der Anwendung. Es muss abgewartet werden, ob durch Einfügen von elektrischen Filtern in für intravasale Anwendungen vorgesehene leitende Strukturen das Problem möglicher Erhitzung sicher beherrscht werden kann, oder ob es gelingt, das gesamte Anwendungsspektrum der interventionellen MR-Angiographie (iMRA) komplett mit nichtleitenden Materialien abzudecken.

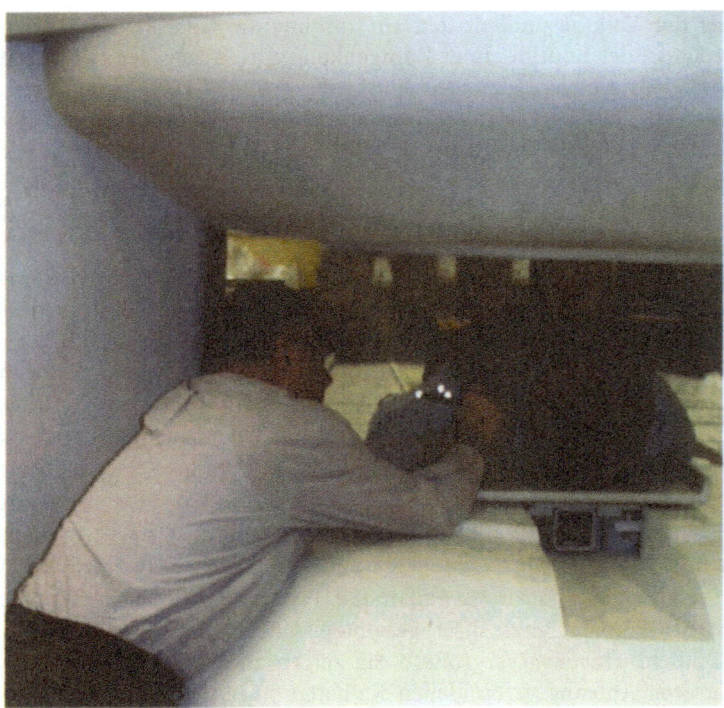

Abb. 23.7. Veranschaulichung einer Intervention am Modell eines offenen 1T-Hochfeldmagneten

Der Erfolg der offenen Niederfeldanlagen hat jetzt Entwicklungen für offene Hochfeldanlagen in Gang gesetzt. Durch Einsatz sehr aufwendiger Technologien ist die Herstellung von offenen 1-Tesla-Anlagen mit vertikalem Feld gelungen, die seitlichen Zugang zum Patienten ermöglichen (Abb. 23.7). Es gelangen supraleitende Spulen zum Einsatz, die Polplatten aus kaltem Eisen erregen. Aus Gewichtsgründen und wegen der Zugänglichkeit wird keine Flussrückführung aus Eisen verwendet, sondern eine aktive Abschirmung mit supraleitenden Spulen. Dennoch ist das Streufeld weiträumiger als bei aktiv geschirmten Zylindermagneten.

23.7
Zusammenfassung und Ausblick

Die interventionelle MRT wurde für praktisch alle Anwendungen demonstriert, die in der Routine sonst mit anderen bildgebenden Verfahren durchgeführt werden. Einfaches und kompliziertes Zubehör wurde entwickelt, das von MR-kompatiblen Nadeln bis zu Biopsierobotern reicht. Abgesehen von der fehlenden ionisierenden Strahlung haben sich aber bisher kaum Vorteile für die iMRT ergeben, die Anlass zum Ersatz der bewährten Prozeduren gäben. Es bleibt abzuwarten, ob die Verfügbarkeit offener Hochfeldmagnete diese Situation ändert.

Allerdings sind die Vorteile der intraoperativen MRT bezüglich besserer Navigation durch Entfallen der Problematik der „brainshift" und der vollständigeren Tumorresektion offensichtlich, doch steht der allgemeinen Einführung noch der erhebliche Aufwand für das Einbringen eines MR-Tomographen in den Operationssaal entgegen: Der Operationssaal muss mit einer HF-Abschirmung versehen werden, und die Ausnutzung der MR-Anlage ist bei der intraoperativen Bildgebung wesentlich geringer als in der Routinediagnostik.

Die interventionelle MR-Angiographie hat erhebliches Potenzial für den breiten Einsatz, wenn es gelingt die versprochenen Vorteile bezüglich Diagnose und Therapie umzusetzen. Mit den von der Gerätetechnik zur Verfügung stehenden Hilfsmitteln sollte dies jetzt möglich sein.

Trotz der hohen wissenschaftlichen, medizinischen und technischen Attraktivität der interventionellen, vaskulären und intraoperativen MRT wird sie sich auf breiter Front nur durchsetzten, wenn es gelingt, Vorteile bei der Patientenversorgung nachzuweisen und zur Einsparung von Gesundheitskosten beizutragen.

Literatur

Black PM, Moriarty T, Alexander E et al. (1997) Development and implementation of intraoperative magnetic resonance imaging and its neurosurgical applications. Neurosurgery 41: 831–845

Debatin JF, Adam G (eds) (1998) Interventional magnetic resonance imaging. Springer, Berlin Heidelberg New York Tokyo

Dumoulin CL, Souza SP, Darrow RD (2000) Real time positioning monitoring of invasive devices using magnetic resonance. Magn Reson Med 29: 411–415

Fortschr Geb Rontgenstr Neuen Bildgeb Verfahr 172 (2000) Interventionelle MRT

Grönemeyer DHW, Lufkin RB (eds) (2000) Open field magnetic resonance imaging. Springer, Berlin Heidelberg New York Tokyo

Hall WA, Martin AJ, Liu H, Nussbaum ES, Maxwell RE, Truwitt CE (1999) Brain biopsy using high-field strength interventional magnetic resonance imaging. Neurosurgery 44: 807–814

J Magn Reson Imaging 8 (1998) Special focus issue: Interventional MRI

Ladd ME, Quick HH, Boesiger P, McKinnon GC (1998) RF heating of actively visualized catheters and guidewires (abstract). Procdings of the ISMRM 6th Scientific Meeting, Sydney, pp 404

Lewin JS (1999) Interventional MR imaging: Concepts, systems, and applications in neuroradiology. Am J Neuroradiol 20: 735–748

Liu CY, Farahani K, Lu DSK, Duckwiler G, Oppelt A (2000) Safety of MRI guided endovascular guidewire applications. J Magn Reson Imaging 12: 75–78

Manke C, Nitz WR, Lenhart M et al. (2000) Stentangioplatie von Beckenarterienstenosen unter MRT-Kontrolle: Erste klinische Ergebnisse. Fortschr Geb Rontgenstr Neuen Bildgeb Verfahr 172: 92–97

Ocali O, Atalar E (1997) Intravascular magnetic resonance imaging using a loopless catheter antenna. Magn Reson Med 37: 112–118

Oppelt A, Distler P, Vetter T, Weiler H (2000) A new concept for intraoperative MR. Eur Radiol 10: C26 (abstract)

Radiologe 38 (1998) Interventionelle Magnetresonanztomographie

Sittek H, Linsmeier HE, Perlet C, Kolem H, Kessler M, Reiser M (1999) Markierung und Biopsie nicht-palpabler Mammaläsionen mit einer Zieleinrichtung am Magnetom Open bei 0,2 T. Fortschr Geb Rontgenstr Neuen Bildgeb Verfahr 170 Suppl: 72 (abstract)

Staubert A, Pastyr O, Echner G et al. (2000) An integrated head-holder/coil for intraoperative MRI in open neurosurgery. J Magn Reson Imaging 11: 564–567

Steinmeier R, Fahlbusch R, Ganslandt O et al. (1998) Intraoperative magnetic resonance imaging with the Magnetom Open scanner: Concepts, neurosurgical indications, and procedures: A preliminary report. Neurosurgery 43: 739–748

Sutherland GR, Kaibara T, Louw D, Saunders J (1999) A mobile high-field resonance imaging system for neurosurgery. Neurosurg Focus 6 (3): 1–8

Tronnier VM, Wirtz CR, Knauth M et al. (1997) Intraoperative diagnostic and interventional magnetic resonance imaging in neurosurgery. Neurosurgery 40: 891–900

Wendt M, Duerk JL, Aschoff AJ, Lewin JS (1999) Intraoperative MR: From the concept to the first patient. Electromedica 67: 58–66

Wirtz CR, Knauth M, Staubert A et al. (2000) Clinical evaluation and follow-up results for intraoperative magnetic resonance imaging in neurosurgery. Neurosurgery 46: 1112–1122

Wlodarczyk W, Hentschel M, Wust P, Noeske R, Hosten N, Rinneberg H, Felix R (1999) Comparison of four magnetic resonance methods for mapping small temperature changes. Phys Med Biol 44: 607–624

Transarterielle Chemoembolisation (TACE) bei sekundären Lebertumoren

S. Zangos, M. G. Mack, R. Straub, K. Eichler, K. Engelmann, D. Woitaschek, J. O. Balzer, T. J. Vogl

Maligne Neoplasien der Leber sind primär hepatisch oder sekundär metastatisch. In den westlichen Ländern überwiegen metastatische Läsionen, während in Asien und Subsahara-Afrika primäre Lebermalignome häufiger gefunden werden.

Jährlich erkranken in den USA 50.000 Patienten neu an Lebermetastasen von kolorektalen Tumoren. Auch in unseren Breitengraden sind Metastasen mit 95–97 % die häufigsten malignen Lebergeschwülste. Bei nahezu allen malignen Tumoren können im Laufe der Erkrankung Lebermetastasen auftreten. Obduktionen zeigten bei Tumorerkrankungen in bis zu 50 % der Fälle einen metastatischen Befall der Leber (Edmondson u. Peters 1987). Nach den Lymphknoten ist die Leber der häufigste Sitz von Metastasen. Der überwiegende Metastasierungsweg führt hämatogen über die V. portae (Pfortadertyp) oder die A. hepatica (Lebertyp).

Der Primärtumor bei Vorliegen von Lebermetastasen ist meist im Bereich des Gastrointestinaltrakts, des Pankreas, der Lunge oder der Mammae zu finden. Die lymphogene Metastasierung über den Leberhilus oder das Wachstum per continuitatem wird bei Tumoren der Gallenwege, des Magens und des Pankreas beobachtet. Klinisch überwiegen Lebermetastasen des kolorektalen Karzinoms oder des Mammakarzinoms.

Die Mehrzahl der Patienten mit malignen Lebertumoren primärer oder sekundärer Genese weisen eine sehr schlechte Prognose auf. Ein wesentlicher Faktor ist dabei der Zeitpunkt der Diagnosestellung. Da diese Tumoren häufig lange Zeit klinisch stumm bleiben, ist bei Detektion der Malignome oft eine kurative Therapie nicht mehr möglich. Hiermit stellt die Lebermetastasierung für zahlreiche Tumoren, insbesondere das kolorektale Karzinom, den überlebensdefinierenden Faktor im Rahmen dieses onkologischen Krankheitsbildes dar.

Die chirurgische Resektion (Teilresektion, Hemihepatektomie, erweiterte Hemihepatektomie) stellt bisher die einzige potenziell kurative therapeutische Möglichkeit zur Behandlung von Lebermetastasen dar. Jedoch sind weniger als 5 % der Patienten mit Lebermetastasen potenziell kurativ resezierbar (Schlag et al. 1999). Daneben können seit einiger Zeit verschiedene minimal-invasive lokal ablative Verfahren, wie die laserinduzierte Thermotherapie (LITT), die Radiofrequenztherapie oder die Kryotherapie zur Behandlung von Lebermetastasen herangezogen werden (Vogl et al. 1999 b). Der Erfolg all dieser Verfahren wird jedoch durch die lokale Ausdehnung und anatomische Lage der Tumoren in der Leber bestimmt. Zur Behandlung chirurgisch nicht kurativ behandelbarer Patienten mit Lebermetastasen stehen neben verschiedenen

Formen der systemischen Chemotherapie die transarterielle Chemoembolisation (TACE) als kombinierte Applikation von Zytostatika und partikulären Embolisaten zur Verfügung (Huppert et al. 1994). Ziel der Chemoembolisation ist, durch eine Desarterialisation mit Einbringen eines mit Embolisaten vermischten Chemotherapeutikums einen möglichst hohen und langwirksamen Spiegel im Tumorgewebe mit resultierender Nekrose zu erzielen. Die Chemoembolisation ist als rein pallative Therapie, ggf. in Kombination mit einer Operation oder einem lokalen Verfahren im Sinne einer Tumorverkleinerung, zu sehen.

24.1
Grundlagen

Während gesundes Leberparenchym zu 75 % portalvenös und nur zu 25 % arteriell mit Blut versorgt wird, erfolgt die Blutversorgung der Lebertumoren abhängig von der Histologie bis zu 95 % über die Leberarterien. Diese Umkehr der Blutversorgung wird bei der Embolisation der Lebertumoren genutzt. Durch die Embolisation der Leberarterien werden ischämische Nekrosen im Tumorgewebe verursacht, während das normale Lebergewebe bei noch ausreichender portalvenöser Perfusion geschont wird. Die TACE basiert auf dem synergistischen Effekt der arteriellen Okklusion und der lokalen Zytostatikatherapie. Hierbei zeigt sich eine partielle Wirkungsverstärkung der Chemotherapeutika bei Hypoxie (Kennedy et al. 1980; Pan et al. 1984) und eine erhöhte Zytostatikakonzentration in der Leber bei langsamer Lebererstpassage. Eine Minimierung der systemischen Zytostatikawirkungen konnte durch die hohe Leberclearance beobachtet werden (Henne 1986). Die höchsten Zytostatikakonzentrationen fanden sich nach Chemoembolisation im Tumorrandgebiet, gefolgt vom Tumorzentrum und dem gesunden Lebergewebe. Aber auch in extrahepatischen Geweben konnten noch geringe Zytostatikamengen nachgewiesen werden (Daniels et al. 1988).

Durch die selektive Applikation der Chemotherapeutika in die Leberarterien werden im Lebergewebe 10- bis 100fach höhere Konzentrationen gegenüber einer systemischen Applikation erreicht.

24.2
Indikationen und Kontraindikationen

Für die Durchführung der TACE wird eine fehlende Resektabilität der Lebertumoren (chirurgisch oder durch minimal-invasive Verfahren wie z. B. die LITT) oder ein Nichtansprechen auf eine systemische Chemotherapie als Indikationen gewertet. Ebenfalls kann die TACE bei der Behandlung nicht beeinflussbarer Kapsel- oder Dehnungsschmerzen, bei der Vorbehandlung einer hepatischen Neoplasie vor Resektion, zur Vermeidung einer Progression vor Lebertransplantation oder postoperativ bei verbliebenen Tumorresten oder bei der Beeinflussung von Rezidiven Anwendung finden.

Jedoch können nicht alle Patienten von einer Chemoembolisation profitieren. Es sollten bei der Patientenselektion die Vorteile gegen mögliche Risiken abgewogen werden. Von einer TACE sollte

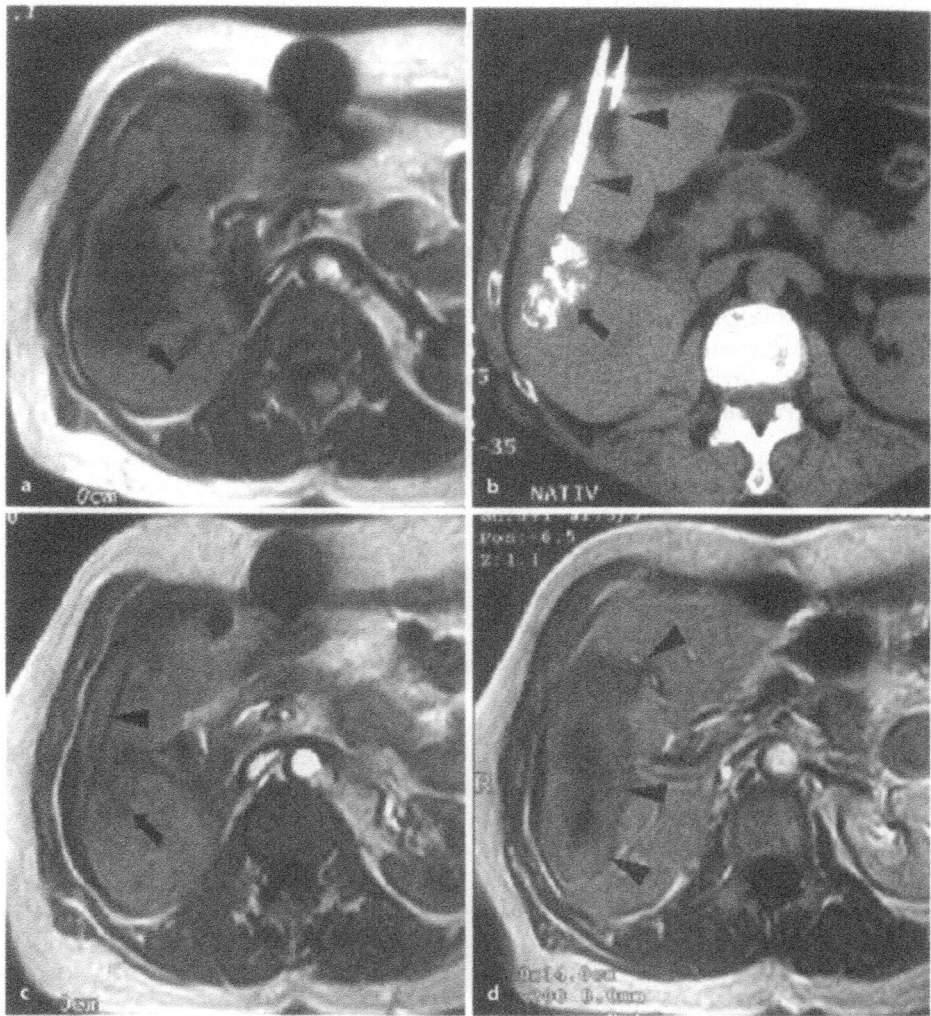

Abb. 24.1. a Natives MRT (FLASH GRE TE/TR=140/12) eines 52-jährigen Patienten mit einer Lebermetastase (*Pfeile*) eines Rektumkarzinoms im Lebersegment 6. **b** CT-gesteuerte Einlage von zwei gespülten Applikatorsystemen (*Pfeilspitzen*) 8 Wochen nach dem 3. Zyklus der Chemoebolisation. Es lässt sich noch eine gute intratumorale Lipiodoleinlagerung (*Pfeil*) nachweisen. **c** Die native FLASH GRE-Abbildung (TE/TR=140/12) der Lebermetastase (*Pfeil*) im Lebersegment 6 zeigt eine Größenreduktion von 50 %. Lokalisation des Hüllkatheters (*Pfeilspitze*) vor der Lasertherapie mit einer Magnetitmarkierung. **d** Dokumentation der laserinduzierten Nekrose mit vollständiger Abtragung des Tumors (*Pfeilspitzen*) in der kontrastmittelverstärkten MRT(FLASH GRE TE/TR=140/12)

- bei einem Tumorbefall der Leber von über 75 %,
- bei einem schlechten Allgemeinzustand des Patienten (Karnofski-Index unter 50 %),
- bei einer nicht ausreichenden Leberfunktion (Quick <40 %, PTT <45 s, Albumin <2 g/dl) sowie
- bei einem Aszites oder einem obstruktiven Ikterus (Billirubin >3,0 mg/dl)

abgesehen werden. Ebenfalls werden eine floride Infektion oder eine Myelodepression (Leukozyten <2.000/ml, Thrombozyten <100.000/µl) als Kontraindikationen angesehen. In zirrhotisch-narbig umgebautem Lebergewebe kann eine Umkehr der Parenchymversorgung mit einer Versorgung von bis zu 90 % über das arterielle System erfolgen. Dies muss bei der Embolisation von Patienten mit zirrhotisch umgebautem Leberparenchym beachtet werden. Bei einem Pfortaderverschluss kann eine Chemoembolisation durchgeführt werden, wenn ein ausreichender venöser Kollateralkreislauf besteht (Pentecost et al. 1993).

Eine kombinierte Therapie mit TACE und LITT (Abb. 24.1 a–d) kann bei nichtresektablen Lebermetastasen mit einem Durchmesser von 50–70 mm durchgeführt werden. Für die Durchführung des kombinierten Therapievorgehens sollten nicht mehr als 5 Metastasen und keine extrahepatische Manifestastionen vorhanden sein, da sonst die zusätzliche Durchführung der LITT keine wesentlichen Überlebensvorteile für die Patienten bringt.

24.3
Material und technisches Vorgehen

Anhand einer kontrastmittelverstärkten Computertomographie (CT) oder Magnetresonanztomographie (MRT) sollte eine Beurteilung der Tumorlokalisation und -ausdehnung erfolgen und mittels der Aufnahmen die Therapie geplant und insbesondere eine Tumorinfiltration in die Pfortader oder eine Gallengangobstruktion erfasst werden.

In vielen Institutionen wird die Embolisation der Leber unter stationären Bedingungen durchgeführt; vorzugsweise kann diese, wie auch in unserer Klinik, ambulant erfolgen. Hierbei sollten die Patienten 6 h vor dem Eingriff eine Nahrungskarenz beachten. Klare Flüssigkeiten oder notwendige Medikamente dürfen bis 2 h vor dem Eingriff eingenommen werden. Vor der Chemoembolisation sollten alle Patienten einen intravenösen Zugang erhalten. Hierüber kann eine Prämedikation mit Applikation eines Opioids sowie eines Antiemetikums erfolgen, um die potenziell hohe Rate von Akutbeschwerden während der TACE – zum größten Teil in Form von Oberbauchschmerzen oder Nausea – zu minimieren. Zusätzlich können auch Glukokortikoide verabreicht werden.

Für die Embolisation sollte eine DSA-Anlage verwendet werden. Durch die sofortige Bildverfügbarkeit wird die Sondierung der Arterien erleichtert.

Die Katheterisierung erfolgt nach vorausgegangener lokaler Infiltrationsanästhesie mittels Seldinger-Technik. In den meisten Fällen wird ein Zugangsweg mit einer 4-F- bis 5-F-Schleuse über die Femoralarterie gewählt, in Ausnahmefällen mit einem Zugang über die A. brachialis.

Es wird primär eine diagnostische Oberbauchaortographie unter Verwendung eines Pigtail-Katheters durchgeführt. Zur Sondierung des Truncus coeliacus oder der A. mesenterica superior eignen sich besonders Sidewinder- oder Kobrakatheter. Hierbei sollten sämtliche tumorversorgende Arterien und mögliche Kollateralen dargestellt und eine indirekte Portographie durchgeführt werden. Anschließend werden unter Durchleuchtung die den Tumor versorgenden Segment-, vor allem aber die Sub- oder Subsubsegmentarterien mittels koaxialer Trackerkatheter, die einen

2-Charr-Durchmesser aufweisen, selektiv oder superselektiv sondiert. Bei der Embolisation sollten immer die Abgänge der A. cystica sowie der A. gastroduodenalis geschont werden (Abb. 24.2 a–c).

Zur Durchführung der TACE von Lebermetastasen stehen eine Vielzahl von Pharmaka und Embolisationsmaterialien zur Verfügung. Bei der Chemoembolisation werden verschiedene Embolisationsmaterialien verwendet. Hierzu zählen Spiralen, Dura mater, Gelatineschaum, Kunststoffpartikel, Gewebekleber sowie mikroverkapseltes Mitomycin C. Diese okkludieren abhängig von ihrer Größe die arteriellen Gefäße zentral oder peripher und können teilweise in Kombination mit Chemotherapeutika

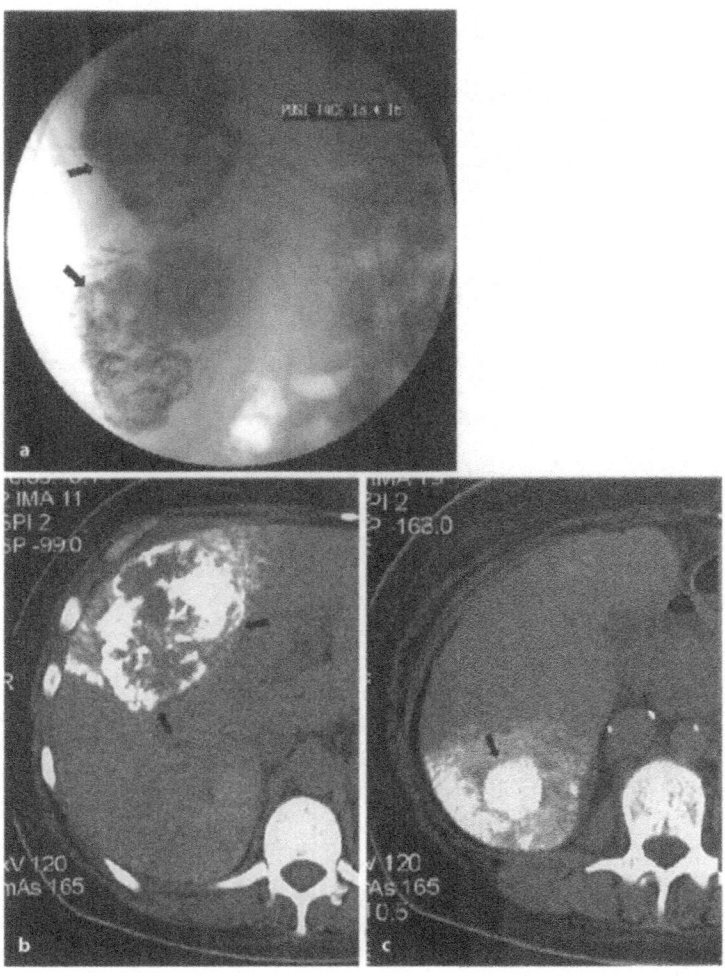

Abb. 24.2. a 41-jährige Patientin mit Lebermetastasen bei Hypernephrom und Tumornephrektomie beidseits: intraarterielle DSA nach superselektiver Chemoembolsation von zwei Metastasen (*Pfeile*) mit Darstellung der Lipiodoleinlagerung in den beiden hypervaskularisierten Lebermetastasen. **b,c** Starke intratumorale Lipiodoleinlagerung in den Metastasen (*Pfeile*) in den Lebersegmenten 4/8 (**b**) und 6 (**c**) unter weitgehender Schonung des Leberparenchyms

Tabelle 24.1. Chemoembolisation von Lebermetastasen

Autor/en	Jahr	Substanzen	Primärtumor	Überleben	Kontrolle
Patt et al.	1981	FUDR/Mito/ Mechanical	Kolorektales Karzinom	15 Mo MÜ	CEA/CT
Wollner et al.	1986	Mito/DSM	Kolorektales Karzinom	7 Mo MÜ	CT
Kobayashi et al.	1987	Adria/Mito/ Lipiodol	Kolorektales Karzinom	K. A.	CT
Starkhammar et al.	1987	Mito/DSM	Kolorektales Karzinom	K. A.	CT
Mavligit et al.	1988	CDDP/PVA	Melanom des Auges	11 Mo MÜ	
Inoue et al.	1989	Adria/Mito	Kolorektales Karzinom	337 Tage	CEA/CT
Taniguchi et al.	1989	A/AM/FAM/ Lipiodol	Kolorektales Karzinom	12.5 Mo MÜ nach 3-maliger Applikation	CEA/CT
Yamashita et al.	1989	FUDR-C8/ Lipiodol	Kolorektales Karzinom	13.7 Mo MÜ	CT
Meakem et al.	1992	CDDP/Adria Mito/Kollag	Kolorektales Karzinom	K. A.	CEA/CT
Kameyama et al.	1993	CDDP/Lipiodol	Kolorektales Karzinom	K. A.	CEA/CT
Therasse et al.	1993	Adria/Lipiodol	Neuroendokriner Tumor	24 Mo MÜ	CT
Lang u. Brown	1993	Adria/Lipiodol	Kolorektales Karzinom	23 Mo MÜ	CEA/CT
Feun et al.	1994	CDDP/Lipiodol	Kolorektales Karzinom	K. A.	CEA/CT
Soulen	1994	CDDP/Adria/ Mito/Lipiodol	Kolorektales Karzinom	1-JÜ 70%	CEA
Tellez et al.	1998	CDDP/Mito/Gel/ Kollag	Kolorektales Karzinom	8,6 Mo MÜ	CEA/CT
Diamandidou et al.	1998	CDDP mikroverkapselt	Neuroendokriner Tumor	K. A.	CT
Falconi et al.	1999	Lipiodol/5-FU/ DCB/DSM	Neuroendokriner Tumor	35,4 Mo MÜ	CT
Leichman et al.	1999	Mito/CDDP/ Doxo/Kollag	Kolorektales Karzinom	14 Mo MÜ	CEA
Dominguez et al.	2000	STZ//Lipiodol/ Gelatine	Neuroendokriner Tumor	K. A.	CT/MRT

FUDR 5-Fluorodeoxyuridine; *A, Adria* Adriamycin; *Doxo* Doxorubicin; *M, Mito* Mitomycin; *F, 5-FU* 5-Fluoruracil; *DSM* Microspheren (Spherex); *Mechanical* mechanische Unterbrechung; *Gel* Gelfoam; *CDDP* Cisplatin; *DCB* Dacarbazine; *STZ* Streptozotocin; *PVA* Polyvinylalkohol; *Kollag* Rinderkollagen; *CEA* karzinoembryonales Antigen; *CT* Computertomographie; *MRT* Magnetresonanztomographie; *K. A.* keine Angaben; *Mo* Monate; *MÜ* medianes Überleben; *JÜ* Jahresüberleben.

appliziert werden. Ein kapillärer Verschluss kann auch durch ölige Substanzen erzielt werden. Des Weiteren kann Lipiodol mit seiner selektiven und diagnostisch verwertbaren Speicherung als Kontrastmittels während der Intervention und zur Erfolgsbeurteilung verwendet werden.

Zur Behandlung von Patienten mit Lebertumoren wird in den meisten Fällen die TACE als kombinierte Applikation von Zytostatika und partikulären Embolisaten durchgeführt (Huppert et al. 1994). In den letzten Jahren findet eine kombinierte Applikation von Lipiodol und Chemotherapeutika verstärkt Anwendung (Pirschel u.

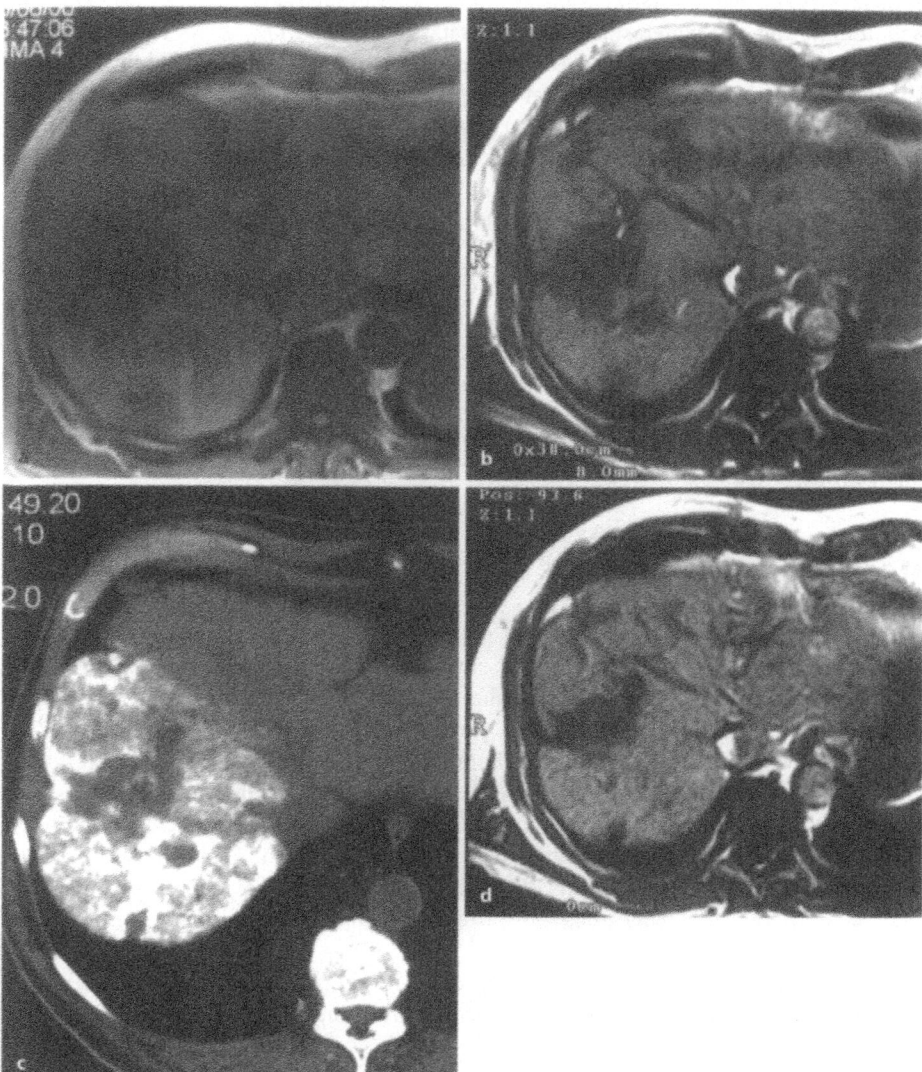

Abb. 24.3. a 54-jähriger Patient mit multipler Lebermetastasierung bei Kolonkarzinom und Nicht-ansprechen auf eine systemische Chemotherapie. MRT (T_1 GRE TE/TR=135/6) vor Beginn der Chemo-embolisation. **b** Nach der 2. Chemoembolisation zeigt sich auf dem FLASH GRE-Bild (TE/TR=140/12) ein gutes Ansprechen auf die Chemoembolisation und eine Größenreduktion von 40 %. **c** Die native Spiral-CT zeigt eine starke Lipiodoleinlagerung im Tumorrandgebiet und umgebenden Leberparen-chym. **d** Eine weitere Größenreduktion der Lebermetastasen von insgesamt 60 % zeigt sich nach dem 4. Zyklus der Chemoembolisation auf dem nativen FLASH GRE-Bild (TE/TR=140/12)

Lauchart 1991). Jedoch hat sich bislang noch kein einheitliches Therapieschema zur Behandlung der Lebermetastasen durchgesetzt (Tabelle 24.1).

In unserem Institut wird die TACE bei Lebertumoren mit einer Mischung aus Mitomycin (medac; Hamburg; maximal 10 mg) und Lipiodol Ultra-Fluid (Guerbet; Sulzbach; maximal 15 ml) durchgeführt. Die Lipidolsuspension kommt während der Röntgendurchleuchtung zur Darstellung, und somit kann während der Intervention eine visuelle Kontrolle der Lipiodolverteilung erfolgen. Anschließend wird Spherex (Pharmacia & Upjohn; Erlangen) zur Okklusion der kleinen Leberarterien über den Katheter injiziert.

Da repetitive Embolisationen längere Überlebenszeiten als einmalige Behandlungen aufweisen, sollte immer eine mehrfache Behandlung angestrebt werden (Huppert et al. 1994; Tellez et al. 1998; Vogl et al. 2000 b). Wir führen die Chemoembolisationen in unserer Abteilung der Regel mehrzeitig mit 2–3 Sitzungen im Abstand von vier Wochen durch.

Bei einem guten Ansprechen auf die TACE ist eine Wiederholbarkeit grundsätzlich nicht limitiert (Abb. 24.3 a–d).

24.4
Follow-up

Zur Beurteilung des Therapieerfolges sowie der Embolisatverteilung eignen sich Schnittbildverfahren, wie die CT und die MRT (Vogl et al. 2000 b), die gegenüber einer Angiographie und Szintigraphie vorzuziehen sind. Hierbei ist vor allem die gute Reproduzierbarkeit und die hohe räumliche Auflösung der beiden Schnittbildverfahren von Vorteil. Auf der nativen Kontroll-CT stellt sich Lipiodol hyperdens dar, sodass die Lipiodolverteilung und -absättigung sichtbar werden. Gleichzeitig können mögliche Embolisatverschleppungen ausgeschlossen werden. Zur exakten Größenbestimmung und zur Beurteilung des Therapieerfolges ist die Durchführung einer MRT anzuraten, da hierbei auch eine dreidimensionale Ausmessung der Läsionen erfolgen kann.

Aber auch die zusätzliche Beurteilung der Perfusion mittels Dopplersonographie kann zur Indikationstellung für weitere Reembolisationen dienen (Steger et al. 1998).

24.5
Komplikationen

Unerwünschte Wirkungen und Komplikationen können zum einen durch technische Probleme bei Punktion, Kathetermanipulation und Applikation der Medikamente, zum anderen lokal im Zielgebiet durch die verwendeten Medikamente und Embolisate verursacht werden. Durch Kathetermanipulation in kleinsten Tumorgefäßen wird als häufigste Komplikation ein Gefäßspasmus verursacht, der in ca. 3 % aller Fälle beobachtet wird. Durch einfaches Zuwarten oder Applikation vasoaktiver Substanzen können diese Probleme in kurzer Zeit überwunden werden.

Alle im Rahmen der lokalen Chemotherapie eingesetzten Medikamente besitzen ein toxisches Potenzial, welches unterschiedlich stark ausgeprägt ist. Die häufigsten

Symptome nach Chemoembolisation werden unter dem Begriff des „Postembolisationssyndroms" zusammengefasst, worunter man einen Symptomkomplex aus Fieber, Abgeschlagenheit, Schmerzen, Übelkeit und Erbrechen versteht. Dieser Symptomkomplex hält oft nur wenige Tage an und kann durch eine orale Therapie mit Antiemetika und Analgetika nach der Embolisation auf ein Minimum reduziert werden.

Im Embolisationsbereich kann sich ein Leberabszess oder auch eine Leber- bzw. Tumornekrose entwickeln. Um das Infektionsrisiko zu minimieren, ist besonders auf eine sterile Untersuchungs- und Embolisationstechnik zu achten.

24.6
Ergebnisse

Im Zeitraum von 01. 01. 1999 bis zum 01. 08. 2000 wurden in unserer Klinik 245 Patienten mittels 702 TACE (Mittelwert: 2,87) behandelt. Im Mittel betrug das Alter der behandelteten Patienten 61,9 Jahre (23,2–88,1 Jahre).

48 Patienten hatten ein hepatozelluläres Karzinom (HCC) und 197 Patienten Metastasen von verschiedenen Primärtumoren. Hierbei stellten bei den Primärtumoren die Patienten mit Metastasen des kolorektalen Karzinoms mit 111 Patienten den Hauptanteil, gefolgt von 41 Patientinnen mit Lebermetastasen bei Mammakarzinom, sowie 46 Patienten mit verschiedenen anderen Primärtumoren (Abb. 24.4). Bei den Patienten mit Lebermetastasen wurden 563 TACE-Behandlungen durchgeführt (Mittelwert: 2,87 TACE/Patient). Hierbei erhielten 129 Patienten drei oder mehr Chemoembolisationen (maximal 9 TACE).

Insgesamt konnte eine mittlere Überlebenszeit von 8,46 Monaten für alle Patienten mit Metastasen nachgewiesen werden. Bei 52 Patienten mit mindestens drei Chemoembolisationsbehandlungen und mindestens 6 Monaten „follow-up" nach der 1. TACE zeigte sich eine Dreimonatsüberlebensrate von 96 % (n=50) und eine Sechsmonats-

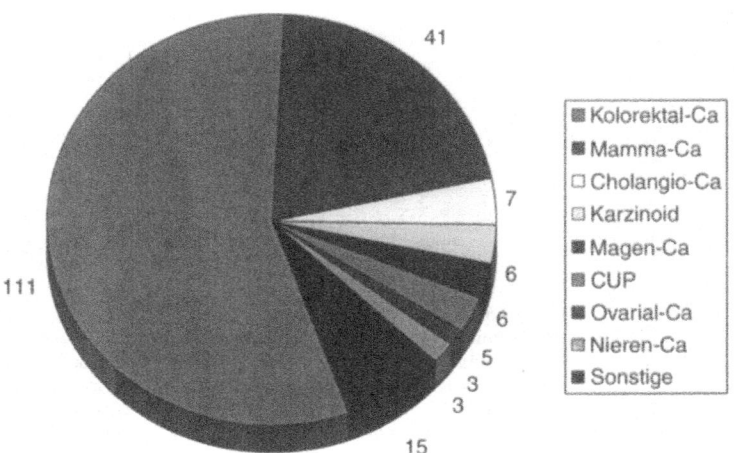

Abb. 24.4. Verteilung der Primärtumoren der Patienten mit Lebermetastasen (n=197)

überlebensrate von 89 % (n=46). Hiermit liegen unsere Werte im Bereich der publizierten Daten (vgl. Tabelle 24.1). Im Anschluss an die TACE konnten von 197 Patienten mit Lebermetastasen 39 Patienten (19,8 %), die primär für eine operative Therapie oder eine lokal ablative Therapie ungeeignet waren, einem lokal ablativen Verfahren (LITT) zugeführt werden. Es wurden hierbei 64 LITT-Behandlungen mit 263 Applikatoren (Mittelwert: 4,1 Applikatoren/LITT) durchgeführt.

In den mittels LITT behandelten Regionen konnte eine vollständige Tumordestruktion und somit eine hohe Ortskontrolle erzielt werden (Abb. 24.5 a–c).

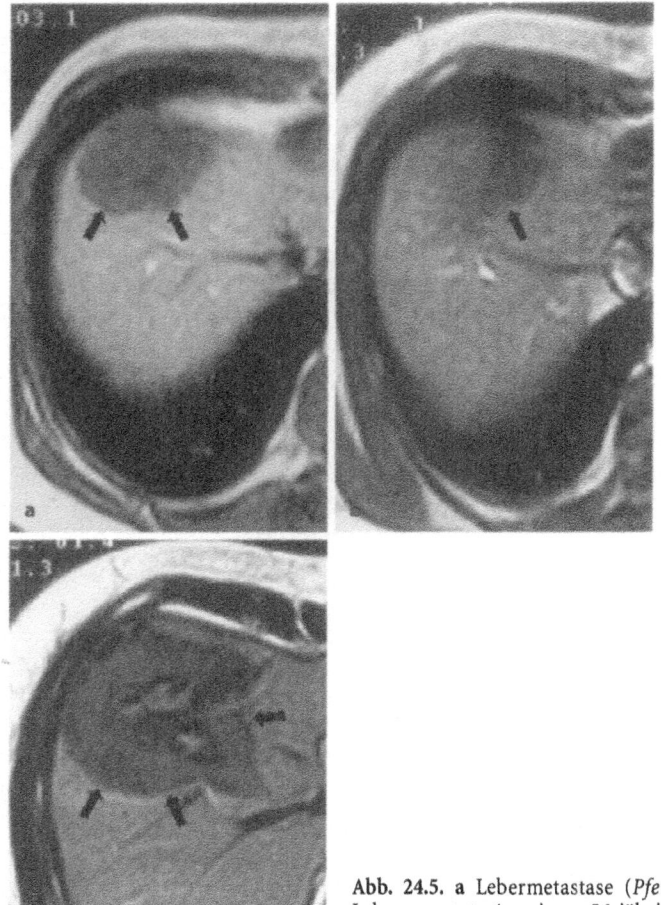

Abb. 24.5. a Lebermetastase (*Pfeile*) bei Mammakarzinom im Lebersegment 4a einer 56-jährigen Patientin. **b** Nach der 3. Chemoembolisation lässt sich eine Größenreduktion der Metastase (*Pfeil*) von 50 % auf den nativen MRT-Aufnahmen (FLASH GRE TE/TR=140/12) dokumentieren. **c** Im Anschluss an die Chemoembolisation wurde nach 4 Wochen die LITT durchgeführt. Auf den Kontrastmittelaufnahmen zeigt sich die Ausbildung einer Nekrose (*Pfeile*) und damit eine vollständige Abtragung der Metastase

Unsere Erfahrungen mit einem ambulanten Therapiemanagment der TACE bei bislang 245 Patienten zeigen keine akuten Komplikationen und im Mittel eine sehr gute Verträglichkeit mit einer geringen Beeinflussung der Lebensqualität der Patienten nach Chemoembolisation durch das Postembolisationssyndrom.

Auch die Kombination der TACE mit der LITT zeigten nur einen minimalen Anstieg der Komplikationen nach der Lasertherapie gegenüber einer Monolasertherapie.

24.7
Diskussion und Schlussfolgerung

Trotz verschiedener Therapieoptionen ist die Prognose nichtresektabler Lebertumoren auch heute immer noch schlecht. Die mittlere Überlebenszeit liegt je nach Größe, Ausbreitung und Lokalisation der Tumoren bei Patienten ohne Therapie zwischen 2–8 Monaten (Pirschel u. Lauchart 1991). Das therapeutische Vorgehen bei Patienten mit inoperablen Lebermetastasen basiert auf der interdiziplinären Evaluierung chirurgischer, onkologischer und interventioneller Therapiekonzepte (Abb. 24.6) und hängt im Wesentlichen von Zahl, Größe und Lokalisation der Metastasen ab.

Da die palliative systemische Polychemotherapie inoperabler maligner Lebertumoren häufig keine befriedigenden Ergebnisse zeigt, werden die Patienten bei einem Nichtansprechen häufig im Anschluss der Chemoembolisation zugeführt. Verschiedene Studien zeigten ein deutlich besseres Ansprechen der regionalen Chemotherapie gegenüber der systemischen Chemotherapie (Kemeny et al. 1999). Gleichzeitig wurde durch die Leberclearance eine deutliche Minimierung der systemischen Zytostatikawirkung nachgewiesen (Henne 1986; Pirschel u. Lauchart 1991).

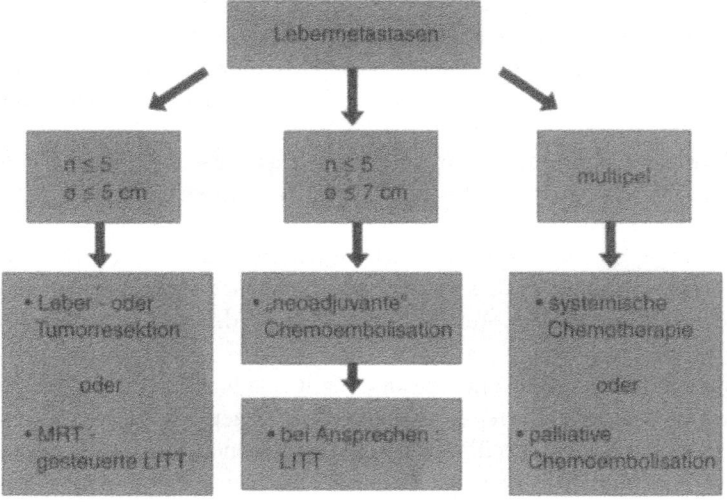

Abb. 24.6. Therapiemöglichkeiten bei Lebermetastasen – therapeutisches Szenario

Bei der TACE handelt es sich um eine wirkungsvolle, minimal-invasive Methode zur palliativen Behandlung von Lebertumoren, wie den Metastasen von verschiedenen Primärkarzinomen, den hepatozellulären Karzinomen oder den neuroendokrinen Tumoren. Je nach Größe, Anzahl und Vaskularisation der Läsionen ist das Therapieergebnis variabel. Eine komplette Tumorzerstörung gelingt jedoch selten. Bei der Behandlung von Patienten mit wiederholten partikulären Embolisationen resultierten längere Überlebenszeiten als nach einmaliger Behandlung (Huppert et al. 1994; Tellez et al. 1998; Vogl et al. 2000 a).

Bei der Behandlung der verschiedenen Lebertumoren kann ein unterschiedlich gutes Ansprechen auf die Chemoembolisation beobachtet werden. Durch unterschiedliche Embolisationstechniken, Embolisationsmaterialien, Auswahlkriterien und verschiedene Vorbehandlungen wird ein Vergleich der Literaturdaten erschwert. Viele Patienten werden erst bei fortgeschrittener Tumorprogression der Chemoembolisation zugeführt. Da sich bei rascher Tumorprogression und inadäquater Blutversorgung eine Spontanregression in Form von zentralen Nekrosen zeigt, bleibt die Beurteilung des Embolisationserfolges in diesen Fällen problematisch.

Bei der Behandlung von Lebermetastasen des kolorektalen Karzinoms mittels der Chemoembolisation wurden verschiedene Ergebnisse veröffentlicht (vgl. Tabelle 24.1). Bei Lebermetastasen konnte ein Zusammenhang zwischen dem Ansprechen auf die Chemoembolisation und der Vaskularisation nachgewiesen werden, wobei die besten Ergebnisse bei einer Hypervaskularisation der Tumoren erzielt wurden. Ebenfalls scheint die Anzahl und Größe der Lebertumoren Einfluss auf das Überleben zu haben (Vogl et al. 2000 b).

Für die Kontrolle des Therapieerfolges können neben den bildgebenden Verfahren auch die Tumormarker (CEA) herangezogen werden, da bei einem Ansprechen auf die Therapie ein Absinken beobachtet wird (Tellez et al. 1998).

Neuroendokrine Tumoren zeigen gute Ansprechraten nach der Behandlung. In 70 % kam es zu einer vollständigen Rückbildung und in 30 % zu einem partiellen Rückgang der Symptome nach der Chemoembolisation (Therasse et al. 1993; Grote et al. 1990; Stokes et al. 1993) Es konnten ein durchschnittlicher Abfall der Hormonausschüttung von 90 % 1–2 Wochen nach der Chemoembolisation beobachtet werden. Hierbei zeigte sich eine mittlere Überlebenszeit von 57 Monaten nach der ersten Flush-Symptomatik und 24 Monate nach der ersten Chemoembolisationsbehandlung (Inoue et al. 1989; Therasse et al. 1993).

Beim hepatisch metastasierten Melanom werden Ansprechraten von bis zu 46 % mit einer mittleren Überlebenszeit von bis zu 12 Monaten angegeben (Mavligit et al. 1988).

Die wesentliche Limitation aller lokalen Therapieverfahren ist die Tumorgröße. Bei einem Durchmessers über 5 cm ist mittels lokaler Verfahren, wie der LITT, keine komplette Abtragung des Tumors möglich. Aus diesem Grunde werden verschiedene neue Therapiekonzepte verfolgt.

Hierbei erscheint ein multimodaler Therapieansatz mit Kombination zweier lokaler Verfahren als sehr vielversprechend. Bei der Behandlung des hepatozellulären Karzinoms findet eine Kombination aus TACE und perkutaner Ethanolinjektion (Lencioni et al. 1998) schon seit längerem Anwendung. Aber auch eine Kombination aus TACE und LITT erscheint nach unseren Beobachtungen sehr vielversprechend. Hierbei können Patienten mit primär nichtresektablen Metastasen bei einem Ansprechen auf die TACE in eine kurative Situation überführt werden. Somit stellt die Kombination der TACE mit der LITT einen möglichen neoadjuvanten Therapieansatz dar, während die alleinige TACE mit palliativer Intention durchgeführt wird.

Ob die Kombination der TACE mit der LITT einen Vorteil gegenüber der Monotherapie für die Patienten bringt, muss jedoch noch anhand größerer Studien evaluiert werden.

Literatur

Daniels JR, Sternlicht M, Daniels AM (1988) Collagen chemoembolization: Pharmacokinetics and tissue tolerance of cis-diamminedichloroplatinum(II) in porcine liver and rabbit kidney. Cancer Res 48: 2446–2450

Diamandidou E, Ajani JA, Yang DJ et al. (1998) Two-phase study of hepatic artery vascular occlusion with microencapsulated cisplatin in patients with liver metastases from neuroendocrine tumors. AJR Am J Roentgenol 170: 339–344

Dominguez S, Denys A, Madeira I et al. (2000) Hepatic arterial chemoembolization with streptozotocin in patients with metastatic digestive endocrine tumours. Gastroenterol Hepatol 12: 151–157

Edmondson HA, Peters RL (1987) Neoplasms of the liver. In: Schiff L, Schiff E (eds) Disease of the liver. Lippincott, Philadelphia, pp 1103–1158

Falconi M, Bassi C, Bonora A et al. (1999) Role of chemoembolization in synchronous liver metastases from pancreatic endocrine tumours. Dig Surg 16: 32–38

Feun LG, Reddy KR, Yrizarry JM et al. (1994) A phase I study of chemoembolization with cisplatin and lipiodol for primary and metastatic liver cancer. Am J Clin Oncol 17: 405–410

Grote R, Schmoll E, Dohring W, Rosenthal H, Reimer P, Dralle H (1990) Chemical embolization of carcinoid metastases in the liver. Fortschr Geb Rontgenstr Neuen Bildgeb Verfahr 153: 595–600

Henne T (1986) Pharmakokinetische und -dynamische Aspekte regionaler Chemotherapie speziell von Lebermetastasen colorectaler Carcinome. In: Hottentrott C, Nagel K, Lorenz M (Hrsg) Regionale Chemotherapie der Leber und Extremitäten, Standortbestimmung. Kehrer, Freiburg, S 32–38

Huppert PE, Geissler F, Duda SH et al. (1994) Chemoembolisation des hepatozellulären Karzinoms: Computertomographische Befunde und klinische Resultate bei prospektiver repetitiver Therapie. Fortschr Roentgenstr 160: 425–432

Inoue H, Kobayashi H, Itoh Y, Shinohara S (1989) Treatment of liver metastases by arterial injection of adriamycin/mitomycin C lipiodol suspension. Acta Radiol 30: 603–608

Kameyama M, Imaoka S, Fukuda I et al. (1993) Delayed washout of intratumor blood flow is associated with good response to intraarterial chemoembolization for liver metastasis of colorectal cancer. Surgery 114: 97–101

Kemeny N, Huang Y, Cohen AM et al. (1999) Hepatic arterial infusion of chemotherapy after resection of hepatic metastases from colorectal cancer. N Engl J Med 341: 2039–2048

Kennedy KA, Rockwell S, Sartorelli AC (1980) Preferential activation of mitomycin C to cytotoxic metabolites by hypoxic tumor cells. Cancer Res 40: 2356–2360

Kobayashi H, Inoue H, Shimada J, Yano T, Maeda T, Oyama T, Shinohara S (1987) Intra-arterial injection of adriamycin/mitomycin C lipiodol suspension in liver metastases. Acta Radiol 28: 275–280

Lang EK, Brown CL Jr (1993) Colorectal metastases to the liver: Selective chemoembolization. Radiology 189: 417–422

Leichman CG, Jacobson JR, Modiano M et al. (1999) Hepatic chemoembolization combined with systemic infusion of 5-fluorouracil and bolus leucovorin for patients with metastatic colorectal carcinoma: A Southwest Oncology Group pilot trial. Cancer 86: 775–781

Lencioni R, Paolicchi A, Moretti M et al. (1998) Combined transcatheter arterial chemoembolization and percutaneous ethanol injection for the treatment of large hepatocellular carcinoma: Local therapeutic effect and long-term survival rate. Eur Radiol 8: 439–444

Mavligit GM, Charnsangavej C, Carrasco CH, Patt YZ, Benjamin RS, Wallace S (1988) Regression of ocular melanoma metastatic to the liver after hepatic arterial chemoembolization with cisplatin and polyvinyl sponge. JAMA 260: 974–976

Meakem TJd, Unger EC, Pond GD, Modiano MR, Alberts DR (1992) CT findings after hepatic chemoembolization. J Comput Assist Tomogr 16: 916–920

Pan SS, Andrews PA, Glover CJ, Bachur NR (1984) Reductive activation of mitomycin C and mitomycin C metabolites catalyzed by NADPH-cytochrome P-450 reductase and xanthine oxidase. J Biol Chem 259: 959–966

Patt YZ, Chuang VP, Wallace S, Hersh EM, Freireich EJ, Mavligit GM (1981) The palliative role of hepatic arterial infusion and arterial occlusion in colorectal carcinoma metastatic to the liver. Lancet 1: 349–350

Pentecost MJ, Daniels JR, Teitelbaum GP, Stanley P (1993) Hepatic chemoembolization: Safety with portal vein thrombosis. J Vasc Interv Radiol 4: 347–351

Pirschel J, Lauchart W (1991) Chemoembolisation primärer Leberkarzinome mit Epirubicin-Lipiodol. Fortschr Roentgenstr 155: 409–415

Schlag PM, Benhidjeb T, Kilpert B (1999) Prinzipien der kurativen Lebermetastasenresektion. Chirurg 70: 123–132

Soulen MC (1994) Chemoembolization of hepatic malignancies. Oncology (Huntingt) 8: 77–84 (discussion 84, 89–90 passim)

Starkhammar H, Hakansson L, Morales O, Svedberg J (1987) Intra-arterial mitomycin C treatment of unresectable liver tumours. Preliminary results on the effect of degradable starch microspheres. Acta Oncol 26: 295–300

Steger W, Vogl TJ, Hosten N, Steger S, Hidajat N, Felix R (1998) Dopplersonographische Verlaufskontrolle der Perfusion hepatozellulärer Karzinome nach arterieller Chemoembolisation. Fortschr Roentgenstr 168: 49–56

Stokes KR, Stuart K, Clouse ME (1993) Hepatic arterial chemoembolization for metastatic endocrine tumors. J Vasc Interv Radiol 4: 341–345

Taniguchi H, Takahashi T, Yamaguchi T, Sawai K (1989) Intraarterial infusion chemotherapy for metastatic liver tumors using multiple anti-cancer agents suspended in a lipid contrast medium. Cancer 64: 2001–2006

Tellez C, Benson AB 3rd, Lyster MT et al. (1998) Phase II trial of chemoembolization for the treatment of metastatic colorectal carcinoma to the liver and review of the literature. Cancer 82: 1250–1259

Therasse E, Breittmayer F, Roche A et al. (1993) Transcatheter chemoembolization of progressive carcinoid liver metastasis. Radiology 189: 541–547

Vogl TJ, Mack MG, Straub R, Engelmann K, Zangos S, Eichler K (1999 a) Interventionelle MR-gesteuerte laserinduzierte Thermotherapie bei onkologischen Fragestellungen. Stand und Ausblick. Der Radiologe 39: 764–771

Vogl TJ, Muller PK, Mack MG, Straub R, Engelmann K, Neuhaus P (1999 b) Liver metastases: Interventional therapeutic techniques and results, state of the art. Eur Radiol 9: 675–684

Vogl TJ, Schroeder H, Trapp M et al. (2000 a) Mulitsequentielle arterielle Chemoembolisation fortgeschrittener hepatozellulärer Karzinome: Computertomographische Verlaufsparameter zur Beurteilung des Ansprechens auf die Therapie. Fortschr Roentgenstr 172: 43–50

Vogl TJ, Trapp M, Schroeder H et al. (2000 b) Transarterial chemoembolization for hepatocellular carcinoma: Volumetric and morphologic CT criteria for assessment of prognosis and therapeutic success-results from a liver transplantation center. Radiology 214: 349–357

Wollner IS, Walker-Andrews SC, Smith JE, Ensminger WD (1986) Phase II study of hepatic arterial degradable starch microspheres and mitomycin. Cancer Drug Deliv 3: 279–284

Yamashita Y, Takahashi M, Bussaka H, Fukushima S, Kawaguchi T, Nakano M (1989) Intraarterial infusion of 5-fluoro-2-deoxyuridine-C8 dissolved in a lymphographic agent in malignant liver tumors. A preliminary report. Cancer 64: 2437–2444

Radiofrequenztherapie maligner Lebertumoren

C. Dereskewitz, M. Hertl, M. Malago, G. Testa, A. Frilling, C. E. Broelsch

25.1
Einleitung

Lebertumoren werden in primär hepatische und sekundär metastatische Tumoren unterschieden.

Das hepatozelluläre Karzinom (HCC) als primärer Lebertumor ist global betrachtet das 7. häufigste Malignom und tritt in Europa mit 3–5 Todesfällen pro 100.000 Einwohner und Jahr in Erscheinung. Etwa 80 % aller HCC sind mit einer Leberzirrhose assoziiert (Caselman et al. 1999). Dabei ist für die Entstehung des HCC neben dem Stadium der Zirrhose auch die zugrundeliegende Erkrankung von Bedeutung. Ein deutlich erhöhtes Risiko findet sich bei viralen und alkoholtoxischen Genesen.

Bei den sekundären Lebertumoren stellt nach kurativer Sanierung des Primarius die Lebermetastasierung den lebenslimitierenden Faktor dar. Für primäre und sekundäre Tumoren bildet die chirurgische Resektion noch immer den Goldstandard und einzig kurativen Therapieansatz.

25.1.1
Grundproblematik der Therapie maligner Lebertumoren

Die Mehrzahl der HCC und häufig auch der Lebermetastasen sind zum Diagnosezeitpunkt aufgrund eingeschränkter Leberfunktion, Lokalisation, Ausdehnung und multifokalen Auftretens nicht mehr resektabel, sodass lokal ablative Verfahren wie Kryotherapie, Alkoholinjektion, laserinduzierte Thermotherapie (LITT) und die Radiofrequenztherapie (RITA) immer mehr an Bedeutung gewinnen.

Insbesondere das zumeist auf dem Boden einer Leberzirrhose entstehende HCC verschließt sich oftmals aufgrund einer zu geringen funktionellen Parenchymreserve einer chirurgischen Intervention. In diesem Zusammenhang ist eine sorgfältige präoperative Beurteilung der Leberfunktionsstörung von vitaler Bedeutung für den Patienten, da auch bei klinisch noch kompensierter Leberzirrhose schon eine Keilexzision der Leber zu einer Dekompensation führen kann. Hierzu eignen sich neben der Child-Pugh-Klassifikation Leberfunktionstests, welche die Zytochrom-P 450-abhängige Metabolisation von intravenös appliziertem Lidocain beurteilen. Ausschlaggebend bleibt jedoch die intraoperative Beurteilung der Leberqualität durch den Chirurgen. Zudem empfiehlt es sich, neben den bildgebenden Standardverfahren eine intraoperative Sonographie durchzuführen. Diese ermöglicht die Festlegung einer parenchymsparenden Resektionslinie und offenbart mitunter bis dahin unbekannte Tumormanifestationen (Makkuchi et al. 1987). Die Fünfjahresrezidivrate nach Resektion des HCC liegt bei 80%, da die Leberzirrhose als Präkanzerose bestehen bleibt (Arri et al. 1992).

25.1.2
Regional ablative Therapieverfahren

Bei den regionalen Verfahren unterscheidet man zwischen den vaskulären und lokal ablativen Verfahren.

Vaskuläre Verfahren
Hierzu gehören neben regionalen Kurzzeitchemotherapien die arteriellen Embolisationsverfahren.

Zu den Embolisationsverfahren gehören die transarterielle Embolisation (TAE) sowie die transarterielle Chemoembolisation (TACE). Während diese Methode für das zumeist gut vaskularisierte HCC einen potenziell kurativen Ansatz darstellt, ist sie bei der Therapie von Lebermetastasen derzeit nur als palliativ einzustufen.

Lokal ablative Verfahren
Bei den lokal ablativen Verfahren unterscheidet man zwischen Thermotherapien und der lokalen Applikation von Medikamenten. Zur letzten Gruppe gehören die Alkoholinjektion und die endotumorale Chemotherapie.

Zu den lokal ablativen Thermotherapieverfahren gehören neben der RITA die Kryotherapie und die LITT.

Sowohl LITT als auch RITA sind minimal-invasive Therapieformen, welche zu einer lokalen Wärmeinduktion im Tumor führen, ohne das umliegende Gewebe zu schädigen. Sie können perkutan oder offen chirurgisch, als alleinige Maßnahme oder in Kombination mit anderen Verfahren zum Einsatz kommen.

■ **Laserinduzierte Thermotherapie (LITT).** Bei der LITT wird über eine Quarzfaser Laserlicht auf das Tumorgewebe übertragen. Durch die Absorption des Lichtes, das gepulst oder kontinuierlich mit einer Leistung von bis zu 1.000 Watt appliziert werden kann, kommt es zur Temperaturerhöhung mit nachfolgender Koagulationsnekrose im Zielgewebe. Durch die Entwicklung gespülter domförmiger Applikationssysteme konnte die Nekrosezone kugelförmig vergrößert werden. Das Therapiemonitoring erfolgt über die Magnetresonanzsonographie (MRT), die neben Aussagen über das Ausmaß der Nekrosezonen über spezielle Sequenzen Informationen über die im Zielgebiet erreichten Temperaturen liefert. Die Ergebnisse einiger spezialisierter Zentren zeigen gute Tumorkontrollraten. Die Fünfjahresüberlebensrate liegt bei 20–34%, bei einer Komplikationsrate von 1–3% (Vogl et al. 2000). Als Nachteil wird der im Vergleich zu anderen lokal ablativen Verfahren große apparative, zeitliche und interventionelle Aufwand angesehen.

■ **Radiofrequenztherapie (RITA).** Bei der RITA werden Radiofrequenzwellen (RF), die von einem Generator erzeugt werden, über eine 16-Gauge-Nadel in den Tumor eingebracht. Der applizierte Wechselstrom fließt über die extern am Körper angebrachte Neutralelektrode und erzeugt durch den Gewebswiderstand Ionenbewegungen im Bereich der Nadelspitze, die in der gewünschten Temperaturerhöhung resultieren. Diese führt über eine Protein- und Kollagendenaturierung zur Koagulationsnekrose und bei >150 °C zur Karbonisierung.

25.2
Radiofrequenztherapie (RITA)

Radiofrequenzwellen wurden Mitte der 90er Jahre erstmals in der Therapie maligner Lebertumoren eingesetzt, wobei ähnliche Verfahren seit gut 35 Jahren bei der Behandlung intrazerebraler Tumoren Anwendung finden. Wichtiges Kriterium für den Einsatz der RITA ist die sichere Punktierbarkeit der Läsionen. Ist dies perkutan nicht möglich, so muss (soweit der Allgemeinzustand des Patienten ein solches Vorgehen erlaubt) über eine Laparotomie ein geeigneter Stichkanal avisiert werden. Im Gegensatz zu den medikamentös ablativen Verfahren wie der TACE ist die RITA weitgehend von den lokalen Gefäßverhältnissen unabhängig, was das Spektrum der Einsetzbarkeit erhöht. Als Therapiemonitoring hat sich neben der Sonographie die Spiral-(Computertomographie-)CT bewährt.

Problematisch bleiben Ultraschallphänomene, die während der Ablation auftreten. Diese korrelieren mit einer Gasbildung im Gewebe und vergrößern das entstehende hyperdense Areal im Ultraschall, ohne dass dieses mit der tatsächlichen Koagulationsnekrose übereinstimmt (Solbiati et al. 1997 a). Auch bei dem postinterventionell durchgeführten Spiral-CT treten mitunter Interpretationsschwierigkeiten auf, da der gelegentlich zu beobachtende kontrastmittelspeichernde perifokale Ring sowohl postnekrotisches Ödem, verbliebenen Resttumor, als auch Neovaskularisation repräsentieren kann. Um dieses Problem zu minimieren, empfiehlt es sich, das Kontroll-CT am 3. bis 4. postinterventionellen Tag durchzuführen, da zu diesem Zeitpunkt eine maximale Nekrose bei noch geringer Neovaskularisation besteht (Rossi et al. 1996 a). Bleibt Unsicherheit in der Interpretation, so kann die MRT oder die Angiographie als invasive Maßnahme weitere Informationen liefern. Eine weitere Kontrollmöglichkeit hinsichtlich der Therapieeffizienz bildet die prä- und postoperative Tumormarkerbestimmung. Studien haben gezeigt, dass solche Patienten, deren Tumormarker sich nach RITA-Therapie nicht normalisiert, früh eine Rekurrenz der Erkrankung zeigen (Curley et al. 1999).

25.2.1
Applikationssysteme- und formen

Die mit Hilfe eines Generators erzeugte Hochfrequenzenergie (ca. 500 kHz) wird über eine Nadelelektrode (Abb. 25.1) in das Tumorgewebe gebracht. Eine extern befestigte Neutralelektrode (bipolares System) schließt den Stromkreis. An der Nadelspitze kommt es zur Ausbildung eines elektrischen Feldes, und die daraus resultierenden

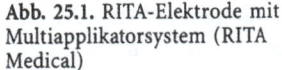

Abb. 25.1. RITA-Elektrode mit Multiapplikatorsystem (RITA Medical)

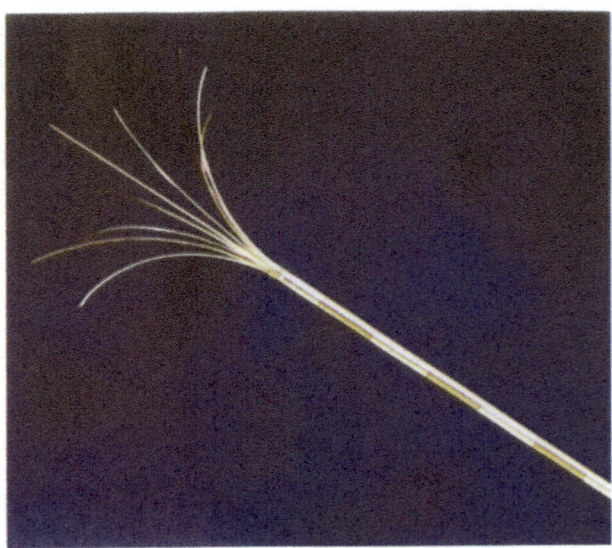

Ionenbewegungen führen zu einer Widerstandserwärmung des Gewebes bis zu max. 100 °C und in der Folge zur Ausbildung einer Koagulationsnekrose. Die eigentliche Wärmeentwicklung erfolgt abseits der Nadelspitze im Gewebe selbst.

Die Nadelapplikatoren sind 15–16 Gauge große und 12–15 cm lange Nadeln, die bis auf das distale Ende teflonisoliert sind. Am häufigsten findet die Le-Veen-Nadel Anwendung. Der Schaft ist dabei so konstruiert, dass eine kontinuierliche Elektrodenperfusion mit Kochsalzlösung erfolgen kann. Dies hat mehrere Vorteile:

Durch die verbesserte elektrolytische Leitfähigkeit wird die Wärmediffusion in das umliegende Gewebe optimiert und der Karbonisationseffekt vermieden. So lassen sich größere Nekroseareale erzeugen. Zudem verhindert es die Elektrodenanhaftung an das umliegende Gewebe. Das distale Nadelende teilt sich in 4–10 krallenförmig ausfahrbare Applikatoren. Durch diese Multiapplikatortechnik lässt sich das Nekroseareal weiter vergrößern. Bei Tumoren kleineren Durchmessers wird die Elektrode in das Zentrum eingebracht, bei Tumoren >4 cm im Durchmesser empfiehlt es sich, die Nadelspitze zunächst im marginalen Tumorgebiet zu platzieren und die Ablation im Sinne einer „Pull-back-Technik" (Rückzug der Nadel um etwa 3 cm) zu wiederholen. Um die potenzielle Gefahr einer Tumorzellverschleppung oder Blutung im Stichkanal zu minimieren, kann die Stromzufuhr während der Elektrodenentfernung aus der Leber aufrechterhalten werden. Die Radiofrequenzgeneratoren (RF 2000, Radio Therapeutics Corp./USA; Elektrom 104 HF – Thermo, Deutschland) erzeugen Hochfrequenzenergie (350–500 kHz) bei einer Leistung bis zu 100 Watt. Sie liefern während der Ablation Informationen über die an den Applikatorspitzen erzielten Temperaturen und Impedanzen.

25.2.2
Indikation zur RITA

⊛ *Potenziell kurativ*: bei der Behandlung von Tumorherden <5 cm und Einhaltung eines Sicherheitssaumes von 1 cm, Koagulationsnekrose im Tumorrandbezirk oder in Kombination mit einer chirurgischen Resektion bei bilobulärem Befallsmuster;
⊛ *palliativ*:
  – zur lokalen Tumorkontrolle bei größeren Läsionen der Leber,
  – zur Tumormassenreduktion vor/nach Chemotherapie;
⊛ *im Rahmen der Lebertransplantation (LTX)*:

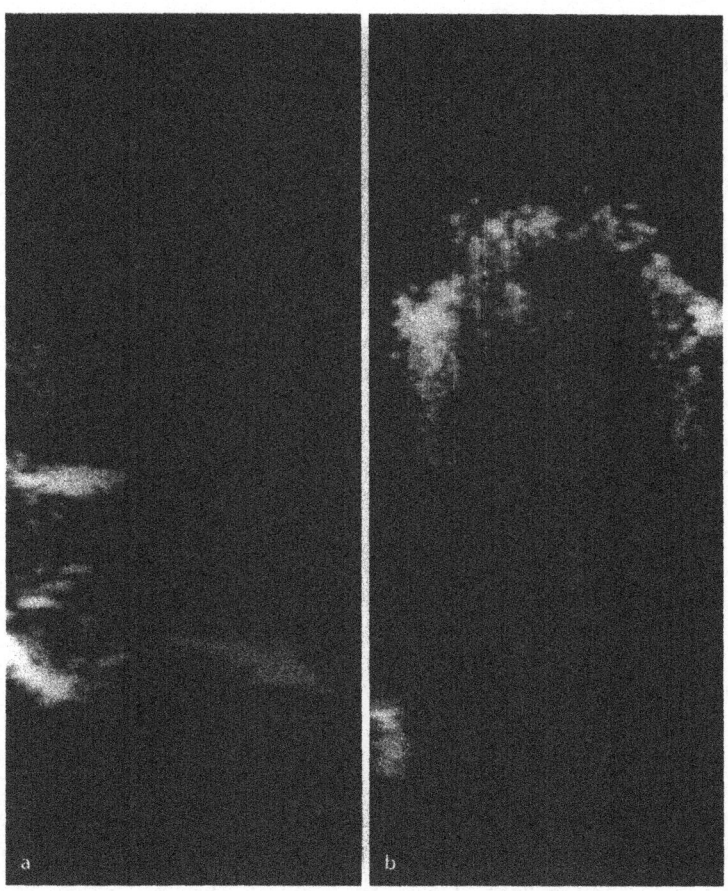

Abb. 25.2. a Platzierte RITA-Sonde mit ausgefahrenen Applikatoren (echogene Strukturen) bei einem Patienten mit einer neuroendokrinen Lebermetastase, der bei erhöhten Serotoninspiegeln unter Durchfall und Flush-Symptomatik litt. **b** Sonographaphisches Korrelat des abladierten Tumorherdes. Der Patient ist bei einer Nachbeobachtungszeit von 19 Monaten bildmorphologisch tumorfrei. Serotonin und Chromogranin A im Serum sind normwertig

- *vor LTX*: zur Überbrückung der Wartezeit bis zu einem Organangebot. Dieser Aspekt gewinnt bei der derzeitigen Organknappheit eine immer größere Bedeutung;
- *nach LTX*: bei Rekurrenz des Tumorleidens im Transplantat;

⚬ *Inaktivierung neuroendokrin aktiver Lebermetastasen* (Abb. 25.2 a,b).

25.2.3
Einschluss-/Ausschlusskriterien für den Einsatz der RITA

⚬ *Relative Ausschlusskriterien*:
- Tumoren >5 cm Durchmesser,
- mehr als 5 einzelne Tumorherde,
- extrahepatischer Tumorbefall,
- gefäßnaher Tumor,
- eingeschränkte Gerinnungsfunktion (<50 % der Norm),
- ausgeprägter Aszites,
- Chemotherapie innerhalb der letzten 2 Wochen;
⚬ Einschlusskriterien:
- histologisch abgeklärte Dignität des Herdes,
- bildmorphologischer Ausschluss disseminierten Leberbefalls,
- sonographische oder computertomographische Darstellbarkeit der Läsion,
- sanierter Primarius,
- schriftliche Einverständniserklärung des Patienten.

Einige Zentren führen als zusätzliche Ausschlusskriterien an:

⚬ Child-C-Zirrhose,
⚬ Lebenserwartung <3 Monate,
⚬ eingeschränkte Nierenfunktion (Kreatinin >2 mg/dl).

25.3
Eigene Daten (Universitätsklinikum Essen)

25.3.1
Material und Methoden

Je nach Tumorgröße wurden für die Punktion 15-Gauge-Elektrodennadeln mit 4 oder 7 Applikatoren eingesetzt (RITA Medical Systems). Die von einem RF-Generator (RITA Medical Systems, Mountain View, California) bei 50 Watt Leistung erzeugten Radiofrequenzwellen (350 kHz) wurden über die mit Kochsalzlösung vorgespülte Elektrode in das Tumorgewebe eingebracht. Dabei wurde das Gewebe zunächst für 3 min auf 80 °C und erst anschließend für weitere 9 min auf 100 °C erhitzt, um den Karbonationeffekt zu vermeiden. Kam es in diesem Zusammenhang zu einer überschießenden Impedanzerhöhung, erfolgte die Spülung der Sonde mit Kochsalzlösung. Auf diese Weise erfolgte ein Wärmetransport in das umliegende Gewebe und wirkte dort wie eine „flüssige Elektrode". Während des 12-minütigen Ablationsvorgangs lieferten Sensoren an den Applikationsspitzen der Elektrode kontinuierlich Informationen über die im Zielgebiet erzielten Temperaturen.

Bei Bedarf wurde der Vorgang wiederholt. Die Punktion erfolgte entweder perkutan oder offen chirurgisch unter sonographischer Kontrolle. Die Tumornekrose wurde sonographisch verifiziert. Nach Beendigung des Ablationsvorganges wurde die Nadel unter Applikation von RF-Wellen aus der Leber zurückgezogen, um so eine Tumorzellverschleppung oder Blutung in den Stichkanal zu vermeiden.

Alle Patienten durchliefen vor und einen Tag nach der Intervention sowie in der 1. und 6. Woche und anschließend in Dreimonatsabständen nach RITA folgendes *Protokoll*:

- klinische Untersuchung,
- Laborparameter,
- sonographische Kontrolle,
- Tumormarker,
- Spiral-CT.

25.3.2
Patientenkollektiv

Wir haben in dem Zeitraum von 4/1999 bis 8/2000 34 Patienten mit einem Durchschnittsalter von 62 Jahren (45–80) mittels RITA behandelt. 70 % waren männlichen, 30 % weiblichen Geschlechts. Bei 24 Patienten lag ein HCC, bei 8 eine kolorektale und bei zwei Patienten eine neuroendokrine Metastastasierung vor. Die durchschnittliche Tumorgröße betrug 3 cm (0,5–7 cm), die durchschnittliche Tumoranzahl pro Patient 1,6 (1–5).

Insgesamt wurden bei den 34 Patienten 46 RITA-Behandlungen durchgeführt. 7 Patienten benötigten eine Zweit- und ein Patient jeweils eine Dritt- und Viertbehandlung. 74 % der Sitzungen wurden perkutan durchgeführt. Die restlichen 26 % erfolgten offen chirurgisch, wobei 11 % in Kombination mit einer Resektion erfolgten und bei 9 % gleichzeitig ein Pringle-Manöver durchgeführt wurde.

25.3.3
Ergebnisse

Ergebnisse bei HCC
Wie aus Abb. 25.3 ersichtlich wird, sind nach einer Nachbeobachtungszeit von drei Monaten mit Ausnahme eines Patienten alle bildmorphologisch tumorfrei. Zwei Patienten sind im Verlauf transplantiert worden, ein Patient ist nach offener RITA an den Folgen einer diffusen Blutung verstorben. 19 Patienten wurden 6 Monate nach Intervention evaluiert. Von dem post interventionem verstorbenen Patienten abgesehen kam es im Rahmen einer Lebertransplantation zu einem weiteren Todesfall. 13 Patienten sind tumorfrei. 12 Monate nach RITA sind neben den drei transplantierten Patienten noch immer 10 tumorfrei.

Abb. 25.3. Verlaufskontrolle von 24 Patienten mit HCC, die mit RITA behandelt wurden

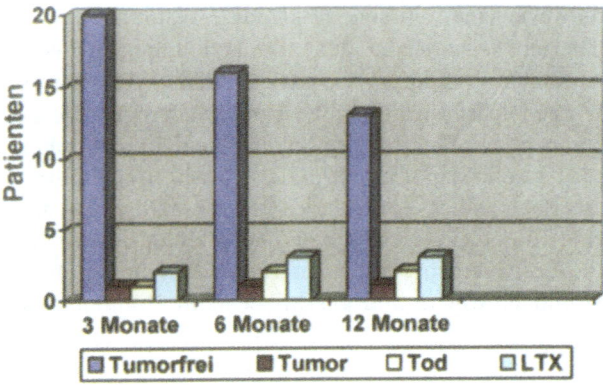

Abb. 25.4. 8 Patienten mit kolorektalen Metastasen, die mit RITA behandelt wurden, sind post interventionem bildmorphologisch tumorfrei

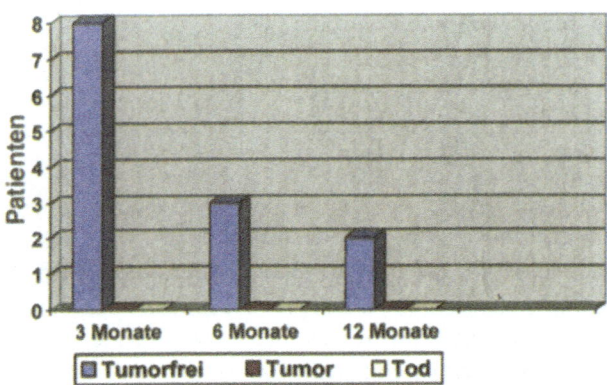

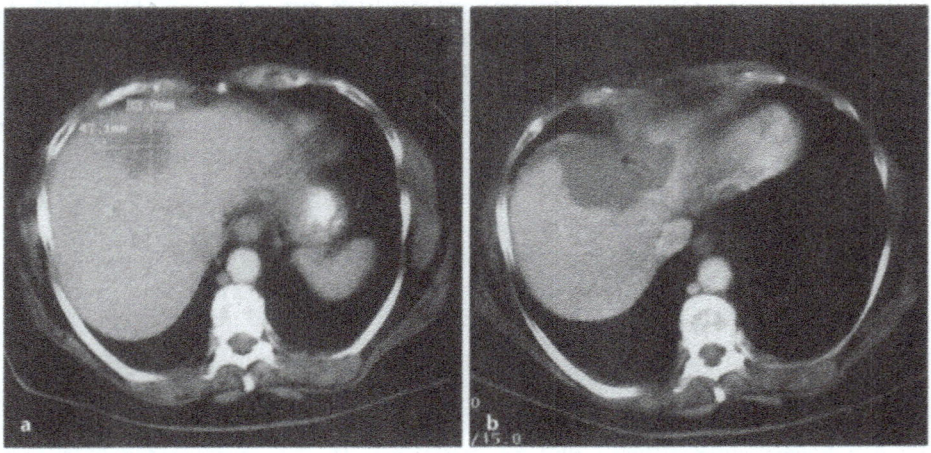

Abb. 25.5. a 75-jährige Patientin mit zentral gelegener, gefäßnaher Lebermetastase bei Zustand nach Adenokarzinom des Colon ascendens. **b** Status 7 Tage nach RITA-Intervention. Diese wurde offen chirurgisch in Intubationsnarkose durchgeführt. Es zeigt sich eine große Nekrosezone von knapp 10 cm Durchmesser, sodass von einem ausreichenden Sicherheitsabstand auszugehen ist. Die Patientin wurde 5 Tage nach Intervention entlassen

Ergebnisse für kolorektale Metastasen

Wie Abb. 25.4 aufzeigt, sind alle 8 Patienten nach RITA bildmorphologisch tumorfrei. Drei dieser Patienten haben ein Follow-up von >6 Monaten und davon zwei >12 Monate. Auch hier findet sich kein Anhalt für ein Tumorrezidiv (Abb. 25.5 a,b).

25.3.4
Komplikationsrate

Bei Patienten mit HCC (n=24) kam es in Abhängigkeit vom Stadium der Leberzirrhose und zugrundeliegenden Begleiterkrankungen zu folgenden Komplikationen bzw. zur Befundverschlechterung der vorbestehenden Symptomatik:

- Enzephalopathie: n=4,
- Temperaturen >38,5 °C: n=7,
- kardiovaskulär: n=3,
- gastrointestinal: n=2,
- Blutung (Tod):   n=1.

Die Komplikationsrate erklärt sich mit dem schlechten Allgemeinzustand der Patienten vor der Intervention. Bei den HCC-Patienten befanden sich 9 im Stadium Child B und weitere 6 im Stadium Child C.

Bei Patienten mit kolorektalen Metastasen traten keinerlei Komplikationen auf.

25.4
Diskussion

Der Einsatz von Radiofrequenzwellen zur Gewebskoagulation wurde erstmals 1911 von W. Clark beschrieben. Neben der Anfang der 50er Jahre etablierten Anwendung in der Neurochirurgie zur Behandlung intrazerebraler Metastasen publizierte McGahan 1993 erstmals Behandlungsversuche bei malignen Lebertumoren (McGahan et al. 1993). Seitdem sind zahlreiche Serien zu diesem Thema veröffentlicht worden (Tabelle 25.1).

Rossi et al. behandelten 1996 11 Patienten mit 13 Metastasen durch perkutane RITA. Alle Tumorherde waren <3,5 cm im Durchmesser groß. Dennoch betrug die Einjahresrezidivrate >55 %. Bessere Ergebnisse erzielte er bei 39 Patienten mit HCC. Hier kam es nur in zwei Fällen zu einem Rezidiv bei einem medianen Überleben von 44 Monaten. Bei keinem der Patienten traten Komplikationen auf (Rossi et al. 1996 b).

Solbiati et al. publizierten 1997 ihre Ergebnisse der Behandlung von 29 Patienten mit 44 Lebermetastasen unterschiedlichster Primarien (Magen/Pankreas/Mamma/kolorektal). Bei einer Tumorgröße von bis zu 5 cm konnte in rund 90 % der Fälle eine bildmorphologisch komplette Tumornekrose erzielt werden. In 66 % der Patienten zeigte sich auch in der Verlaufskontrolle nach 6 Monaten kein Anhalt für ein Rezidiv. Die Überlebensrate betrug nach 18 Monaten noch 86 % (Solbiati et al. 1997 b). Dabei erfolgte die Thermoablation mit gekühlten Elektrodensystemen.

Tabelle 25.1. Literaturangaben zur RITA

Autor/en	Jahr	Patienten (n)	Primärius	Ergebnisse/Besonderheiten
McGahan et al.	1993	3	2 HCC 1 LM	
Rossi et al.	1996 b	50	39 HCC 11 LM	Einjahresrezidivrate: HCC: 10 %, LM: 55 %
Solbiati et al.	1997 b	29	LM	Sechsmonatsrezidivrate: 44 % 18-Monats-Überlebensrate: 86 %
Siperstein et al.	1997	6	NET	Laparoskopisch, klinisch symptomfrei
Livraghi et al.	1997	14	LM	Sechsmonatsrezidivrate: 48 % NaCl-Spülung der Elektrode
Livraghi et al.	1999	86	HCC	RITA gegenüber Alkoholinjektion Komplettnekrose RITA: 90 % Komplettnekrose Alkohol: 80 %
Curley et al.	1999	123	48 HCC 75 LM	15-Monate-Follow-up: Rekurrenz 1,8 % an gleicher, 27,6 % an anderer Lokalisation

LM Lebermetastasen; *NET* neuroendokrine Tumoren; *HCC* hepatozelluläres Karzinom.

1997 beschrieben Siperstein et al. den laparoskopischen Einsatz der RITA bei Behandlung neuroendokriner Lebermetastasen (6 Patienten). Darunter kam es zu einer deutlichen Besserung der klinischen Beschwerden und einem Abfall der Tumormarker (Siperstein et al. 1997). Inwieweit der laparoskopische Ansatz sinnvoll ist oder die Tumorzellverschleppung in den Bauchraum fördert, bleibt zu diskutieren.

Livraghi et al. experimentierten 1997 mit einer simultanen Kochsalzspülung der Nadel, ohne dass sich in einer Serie von 14 Patienten mit Lebermetastasen daraus Vorteile in der lokalen Tumorkontrollrate ergeben hätten (Livraghi et al. 1997). 1999 stellten sie eine vergleichende Studie zwischen der RITA (42 Patienten/52 HCC-Tumorherde) und der Alkoholinjektion (44 Patienten/60 HCC-Tumorherde) vor. Bei weniger Behandlungen (1,2 vs. 4,8) erzielte die RITA eine bildmorphologisch komplette Tumornekrose von 90 vs. 80 % bei der Alkoholinjektion (Livraghi et al. 1999).

Eine weitere große Studie stellten Curley et al. 1999 vor, in der 123 Patienten mit HCC (39 %) und Lebermetastasen (61 %) durch perkutane (35 %) oder offene RITA (75 %) behandelt wurden. Dabei erzielten sie eine bildmorphologische Tumorfreiheit in allen Patienten. Bei einem medianen Follow-up von 15 Monaten kam es in nur 2 % der Fälle zu einem lokalen Rezidiv in dem Ablationsareal, hingegen in 28 % zum Auftreten von Tumorherden anderer Lokalisation. 95 der 123 Patienten wiesen zu Therapiebeginn nur eine solitäre Leberläsion auf (Curley et al. 1999).

Bei insgesamt ermutigenden Ergebnissen ist die Nachbeobachtungsphase bei vielen der Studien zu kurz, um definitive Aussagen über die Anwendbarkeit der Radiofrequenztherapie treffen zu können. Insgesamt scheint die RITA bei der Behandlung von HCC bessere Ergebnisse zu erzielen als bei der von Lebermetastasen. Eine lokale Rekurrenz des Tumorgeschehens tritt zumeist dann auf, wenn der Tumorherd eine Größe von 4–5 cm überschreitet (fehlender Sicherheitssaum) oder in der Nähe der V. cava liegt (Wärmeabtransport). Die Komplikationsraten liegen je nach Studie (perkutanes/offen chirurgisches Vorgehen) zwischen 2,4–8 %.

Die RITA als lokal ablatives Verfahren ist prinzipiell indiziert bei Patienten, die weniger als 5 intrahepatische Läsionen aufweisen oder deren Läsion nicht größer als 5 cm im Durchschnitt ist. Modifizierte RITA-Verfahren mit simultaner Infusion von Kochsalzlösung oder mit gekühlten Elektrodensystemen erweitern die Einsetzbarkeit zunehmend.

Die RITA bietet im Vergleich zu konventionellen oder alternativen ablativen Verfahren Vorteile. Hierzu zählen neben dem geringen apparativen und finanziellen Aufwand die Durchführbarkeit in Lokalanästhesie als ambulante Therapie. Bei niedriger Behandlungsfrequenz (gegenüber Alkoholinjektion) kann sie aufgrund der geringen Patientenbelastung beliebig oft wiederholt werden. Von Vorteil ist auch die sofortige sonographische Erfolgskontrolle, die eine Korrektur der Nadelposition mit erneuter Ablation erlaubt. Einen weiteren Vorteil bildet die gleichzeitige Verödung der den Tumor umgebenden Mikrozirkulation während des Ablationsvorganges, die das schlagartige Freisetzen nekrotischer Zellprodukte und damit Nierenfunktionsstörungen und Tumorlysesyndrome verhindert.

Neue Bedeutung gewinnt die RITA im Rahmen der multidisziplinären Therapiekonzepte. So kann in Einzelfällen ein zunächst nicht resektabler Lebertumor durch Thermoablation größenreduziert und somit resektabel werden. Die Reduktion der Tumormasse wirkt sich auch positiv auf die Ansprechrate einer adjuvanten Chemotherapie aus. Bei bilobulärem Tumorbefall der Leber kann durch Thermoablation solitärer Herde in einem Leberlappen eine Hemihepatektomie der Gegenseite ermöglicht werden. Da häufig nur ein kleines Lebervolumen verbleibt, muss der eigentlichen Resektion mitunter eine Pfortaderligatur vorangehen, um eine Volumenzunahme der Restleber zu erzielen.

Die maximale Schonung des funktionellen Lebergewebes bei gleichzeitiger Tumorablation ist nicht nur bei zugrundeliegender Leberzirrhose von Bedeutung. Die hohe Rezidivrate kolorektaler Lebermetastasen nach Leberteilresektion kann nur begrenzt

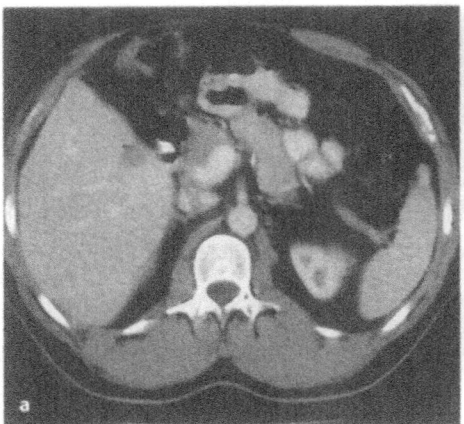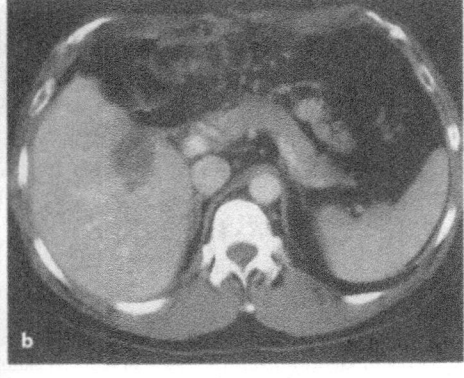

Abb. 25.6. a 50-jähriger Patient mit drei kolorektalen Lebermetastasen und bilobulärem Befallsmuster. In diesem Ausschnitt ist die hilusnahe Metastase sichtbar. Auch hier wurde der offen chirurgische Weg zum Ausschluss einer extrahepatischen Manifestation gewählt. **b** Zustand 7 Tage nach Intervention. Bildmorphologisch ist kein Resttumor nachweisbar. Der Patient konnte bei nur kleinem Rippenbogenrandschnitt vier Tage nach Intervention entlassen werden

wiederholt chirurgisch angegangen werden. Hier kommen immer häufiger perkutane interventionelle Verfahren wie die Radiofrequenztherapie zum Einsatz (Abb. 25.6 a,b). Studien über den Spontanverlauf maligner Lebererkrankungen haben gezeigt, dass Patienten mit hepatischen Filiae eine mediane Überlebenszeit von 7,5 Monaten aufwiesen. Beim symptomatischen HCC beträgt die Prognose ohne Therapie 2–4 Monate, beim asymptomatischen HCC in Abhängigkeit vom histologischen Subtyp ca. 24 Monate. Die Thermoablation maligner Lebertumoren durch Radiofrequenzwellen hat ihre Effizienz hinsichtlich der lokalen Tumordestruktion in zahlreichen Studien bewiesen (vgl. Tabelle 25.1).

Auch wenn die Mehrzahl der Patienten durch die Radiofrequenztherapie nicht langfristig geheilt wird, so rechtfertigen erste Ergebnisse den intensivierten Einsatz dieser Methode zur Behandlung primärer und sekundärer Lebertumoren, wobei definitive Aussagen über ihren Stellenwert im therapeutischen Gesamtkonzept aufgrund der kurzen Nachbeobachtungsphasen noch nicht getroffen werden können. Sicher ist, dass die RITA als minimal-invasives Verfahren den Anforderungen der modernen onkologischen Erfolgskriterien gerecht wird; sie erzielt eine gute lokale Tumorkontrolle unter maximaler Wahrung der Lebensqualität des Patienten.

Literatur

Arri S, Tanaka J, Yamazoe Y et al. (1992) Predictive factors for intrahepatic recurrence of hepatocellular carcinoma after partial hepatectomy. Cancer 69: 139

Caselman WH, et al. (1999) Leitlinien der Deutschen Gesellschaft für Verdauungs- und Stoffwechselkrankheiten zur Diagnostik und Therapie des hepatozellulären Karzinoms. Z Gastroenterol 37: 353–365

Curley S, Izzo F, Delrio P et al. (1999) Radiofrequency ablation of unresectable primary and metastatic hepatic malignancies. Ann Surg 230: 1–8

Livraghi T, Goldberg S, Monti F et al. (1997) Radiofrequency tissue ablation in the treatment of liver metastases. Radiology 202: 205–210

Livraghi Tj, Goldberg N, Lazzaroni S et al. (1999) Small hep. carcinoma treatment with radiofrequency ablation versus ethanol injection. Radiology 210: 655–661

Makkuchi M, Hasegawa H, Yamazaki S et al. (1987) The use of operative ultrasound as an aid to liver resection in patients with HCC. World J Surg 11: 615–621

McGahan JP, Browning PD, Brock JM et al. (1993) Treatment of liver tumors by percutaneous radiofrequency electrocautery, Semin Interv Radiol 10: 143–149

Rossi S, Fornari F, Pathies C et al. (1996 a) Thermal lesions induced by 480KHz localised current field in guinea pig and pig liver. Tumori 76: 54–57

Rossi S, Di Stasi M, Buscarini E et al. (1996 b) Percutaneous radiofrequency – interstitial thermal ablation in the treatment of hepatic cancer. AJR Am J Roentgenol 167: 759–768

Siperstein A, Garland A, Engle K et al. (1997) Laparoscopic thermal ablation of hepatic neuroendocrine metastases. Surgery 122: 1147–1155

Solbiati L, Ierace T, Goldberg SN et al. (1997 a) Percutaneous US guided radiofrequency tissue ablation of liver metastases. Radiology 202: 195–203

Solbiati L, Goldberg SN, Ierace T et al. (1997 b) Percutaneous radiofrequency ablation with cooled tip electrodes. Radiology 205: 367–373

Vogl TJ, Mack M, Straub R et al. (2000) Perkutane interstitielle Thermotherapie maligner Lebertumore. Fortschr Geb Rontgenstr Neuen Bildgeb Verfahr 172: 12–22

Präzisionsbestrahlung von Lebermetastasen

K. K. Herfarth, J. Debus, F. Lohr, M. L. Bahner, M. Wannenmacher

hilipps et al. beschrieben 1954 erstmals den erfolgreichen palliativen Einsatz der Strahlentherapie bei symptomatischer Lebermetastasierung bei metastasierendem Mammakarzinom oder gastrointestinalen Karzinomen (Philipps et al. 1954).

Bei zu hoher Strahlenexposition des normalen Lebergewebes kommt es jedoch zu einer sog. Strahlenhepatitis, weshalb Dosierungen im kurativen Dosisbereich lange Zeit nicht für möglich gehalten wurden. Klinisch äußert sich die Strahlenhepatitis in einem nichtikterischen Aszites mit deutlicher Zunahme des Bauchumfanges und einer Erhöhung der Leberenzyme. Den deutlichsten Anstieg erfährt hierbei die alkalische Phosphatase. Die Toleranzdosis der Leber bei konventioneller fraktionierter Bestrahlungstechnik liegt etwa bei 30 Gy. Als Indikation für eine solche Ganzleberbestrahlung gilt noch heute in palliativer Zielsetzung ein metastatisch bedingter Ikterus, z. B. bei diffuser Lebermetastasierung, sowie ein Kapselspannungsschmerz.

Eble et al. konnten 1993 zeigen, dass mit einer Ganzleberbestrahlung in kurzer Zeit in 70 % der Fälle eine deutlicher Rückgang der Schmerzsymptomatik und bei ca. der Hälfte der Patienten ein Rückgang der Cholestaseparameter zu erzielen ist (Eble et al. 1993).

Weitere Untersuchungen über die Strahlenempfindlichkeit der Leber ergaben, dass die verträgliche Dosis gesteigert werden kann, wenn zugleich Teile der Leber vom Bestrahlungsfeld ausgespart werden. So erhöht sich die TD 5/5 (Toleranzdosis, bei der in 5 % der Fälle innerhalb von 5 Jahren schwere Nebenwirkungen zu erwarten sind) von 30 Gy bei Ganzleberbestahlung auf 35 Gy, wenn ein Drittel der Leber geschont wird, auf schließlich 50 Gy wenn zwei Drittel des Lebervolumens außerhalb des Bestrahlungsfeldes liegen (Emami et al. 1991).

Mit Hilfe der dreidimensionalen Bestrahlungsplanung können somit potenziell kurative Dosiskonzepte angewandt werden, wenn große Teile der Leber von der Bestrahlung ausgeschlossen werden können. Robertson et al. kombinierten die sog. konformierende Bestrahlung mit der Gabe von intraarterieller Chemotherapie bei der Behandlung von kolorektalen Karzinommetastasen in der Leber. Sie erhielten ein objektives Ansprechen in 50 % der Fälle. Allerdings konnte keine langfristige Kontrolle erreicht werden, sodass die statistisch korrigierte Rezidivfreiheit nach einem Jahr bei nur 25 % lag (Roberston et al. 1995). Wegen Lagerungsungenauigkeiten und Atemverschiebung der Leber muss bei einer solchen konformierenden Technik noch immer ein Sicherheitssaum von 1,5–2 cm um den zu bestrahlenden Tumor gefasst werden. Eine weitere Dosiseskalation und damit eine verbesserte lokale Tumorkontrolle ist mit einer verbesserten Lagerungstechnik möglich.

26.1
Lagerung für Präzisionsstrahlentherapie

Verschiedene Arbeiten konnten zeigen, dass mit Hilfe eines individuell angepassten Vakuumkissens und einer abdominalen Kompression eine sehr gut reproduzierbare Lagerung und zugleich eine Reduktion der Atemverschieblichkeit erreicht werden kann (Blomgren et al. 1995; Herfarth et al. 2000; Wulf et al. 2000; Abb. 26.1). Die Atemverschieblichkeit der Leberkuppe variierte beim eigenen Patientenkollektiv zwischen 2 und 13 mm mit einer medianen Atemverschiebung von 7 mm (Herfarth et al. 2000). Blomgren et al. (1995) fanden mit einer vergleichbaren Technik ähnlich Schwankungswerte. Um einen individuellen Bestrahlungsplan zu erstellen, sollte deshalb bei jedem Patienten eine Durchleuchtung unter abdominaler Kompression stattfinden, um bei größerer Restbeweglichkeit das zu bestrahlende Zielvolumen entsprechend anzupassen.

Die Genauigkeit der Reproduzierbarkeit der Lagerung für das knöcherne Skelett erreichte in der Transversalebene bei den in Heidelberg behandelten Patienten $1,9 \pm 0,6$ mm (Mittelwert $\pm$ Standardabweichung) in anterior-posteriorer Richtung, sowie von $2,0 \pm 1,2$ in seitlicher Richtung. Bei der Überprüfung der Lage des Tumorschwerpunktes ergaben sich in den entsprechenden Richtungen Werte von $2,2 \pm 1,8$ mm und $2,2 \pm 1,7$ mm. Durch die restliche Atemverschiebung der Leber lag die Genauigkeit in Körperlängsachse mit $4,0 \pm 2,5$ mm etwas schlechter (Herfarth et al. 2000). Aus den Daten wurde gefolgert, dass in 95 % der Fälle ein Sicherheitssaum von 6 mm in der Transversalebene die Lagerungsungenauigkeiten ausreichend

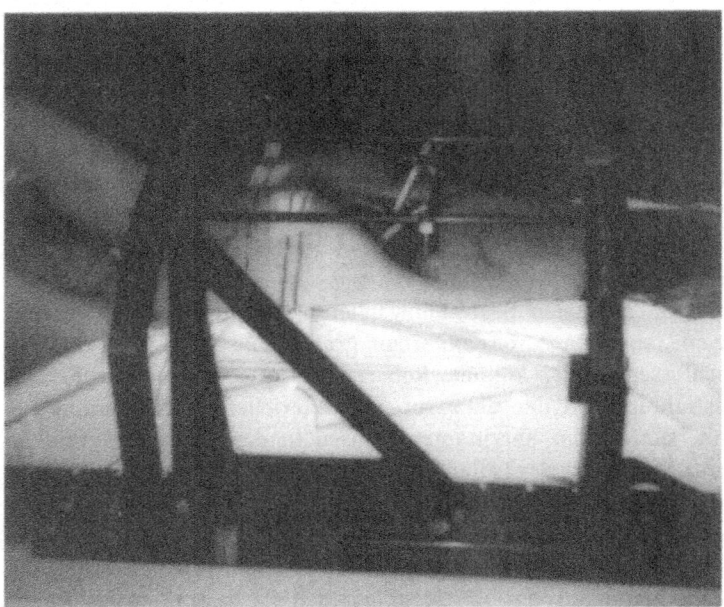

Abb. 26.1. Patient während der Therapieplanung: Lagerung in Vakuumkissen mit Abdominalkompression zur Reduktion der Atemverschiebung der Leber

berücksichtigt. Da allerdings die erzielten Messergebnisse bei über der Hälfte der Behandlungen erst nach kleinen Korrekturen der Patientenlage erzielt wurden, ist vor einer Bestrahlung mit entsprechend geringem Sicherheitssaum ein Lagekontroll-CT zwingend erforderlich (Herfarth et al. 2000). Lässt sich eine solche Präzision der Lagerung erzielen, so ist eine sog. stereotaktische Bestrahlung möglich.

26.2
Stereotaxie

Stereotaktische Navigationsmethoden sind vor allem aus der Neurochirurgie bekannt. Durch eine präzise Lagerung können mit Hilfe eines externen Koordinatensystem jedem Punkt im Körper entsprechende Koordinaten zugewiesen und diese Punkte dementsprechend über die Koordianten auch exakt aufgefunden werden. Leksell entwickelte in den 50er Jahren das sog. Gamma-Knife, mit dem man auch über stereotaktische Koordinaten Hirntumoren oder Metastasen exakt bestrahlen kann (Leksell 1951). Spätere Entwicklungen ergaben auch die Möglichkeit einer stereotaktischen Bestrahlung an einem Linearbeschleuniger. Pirzkall et al. (1998) konnten zeigen, dass mit stereotaktischen Bestrahlungsmethoden eine Bestrahlung von Metastasen im äußerst strahlensensiblen Hirngewebe mit einer hohen lokalen Kontrollwahrscheinlichkeit bei geringer Morbidität durchzuführen ist. Da eine präzise Lagerung des Kopfes jedoch wesentlich einfacher zu erreichen ist als im Körperstammbereich, wurde eine stereotaktische Bestrahlung lange Zeit nur bei der Behandlung von Tumoren oder Metastasen im Kopfbereich angewendet.

Blomgren und Mitarbeiter waren die ersten, die eine stereotaktische Bestrahlung von Zielen im extrakraniellen Bereich publizierten (Blomgren et al. 1995). Zu den Zielen zählten Tumoren der Lunge, des Beckens und auch der Leber.

26.3
Stereotaktische Bestrahlung von Lebermetastasen

Blomgren und Mitarbeiter publizierten erstmals 1995 klinische Ergebnisse einer stereotaktischen Bestrahlung von Lebermetastasen (Blomgren et al. 1995). Sie wählten hierfür ein inhomogenes Dosierungskonzept, welches sie von der radiochirurgischen Behandlung von Hirntumoren übernahmen. Hierbei umschließt die 65 %-Isodose das Zielvolumen. Das vermeintlich radioresistentere Zentrum des Tumors wird hierdurch mit einer wesentlich höheren Dosis behandelt als die Peripherie. Nachdem nach einer einmaligen Behandlung eines sehr großen Lebertumors eine schwere Nebenwirkung aufgetreten war und weitere vier Patienten mit einer einzeitigen Bestrahlung früh ein Rezidiv zeigten, wechselte die schwedische Arbeitsgruppe auf einen hypofraktionierten Therapieansatz mit 2–4 Bestrahlungen.

Ein Update der Daten mit längerem Follow-up und mehr Patienten wurde 1998 publiziert (Blomgren et al. 1998): Bei 17 Patienten wurden 21 Metastasen stereotaktisch behandelt. Tumorumschließend wurden hierbei 10–20 Gy pro Fraktion bei 2–4 Fraktionen appliziert. Bei einer mittleren Nachbeobachtungszeit von 9,6 Monaten wurde lediglich ein lokales Rezidiv festgestellt. Die meisten Metastasen zeigten einen Wachstumsstillstand, und bei vier Metastasen wurde eine radiologisch komplette Remission festgestellt. Die Nebenwirkungen waren gering. Lediglich grippeartige Symptome oder in zwei Fällen Irritationen der Magen- bzw. der Duodenalschleimhaut wurden diagnostiziert.

26.3.1
Eigene Erfahrungen

In Heidelberg wurde in Kooperation der Radiologischen Universitätsklinik und des Deutschen Krebsforschungszentrums im Frühjahr 1997 mit der stereotaktischen Bestrahlung von Lebertumoren begonnen. Auf dem Boden der eigenen Erfahrungen bei der Behandlung von Hirnmetastasen wurde im Rahmen einer Phase-I/II-Studie die Durchführbarkeit und das klinische Ansprechen auf eine einmalige stereotaktische Bestrahlung geprüft. Aufgenommen in die Studie wurden Patienten mit bis zu drei neoplastischen Leberläsionen mit einer maximalen Größe von 5 cm, wenn diese nicht operabel waren. Zusätzlich sollten die Tumoren nicht in unmittelbarer Nachbarschaft zu Magen- oder Darmanteilen liegen.

Bis zum Sommer 2000 wurden insgesamt 71 Metastasen bei 47 Patienten stereotaktisch behandelt. Bei 14 Patienten wurden zwei oder mehr Metastasen synchron bestrahlt, bei vier Patienten erfolgte eine metachrone Behandlung von neu aufgetretenen metastatischen Läsionen. Die meisten Läsionen waren Metastasen von kolorekta-

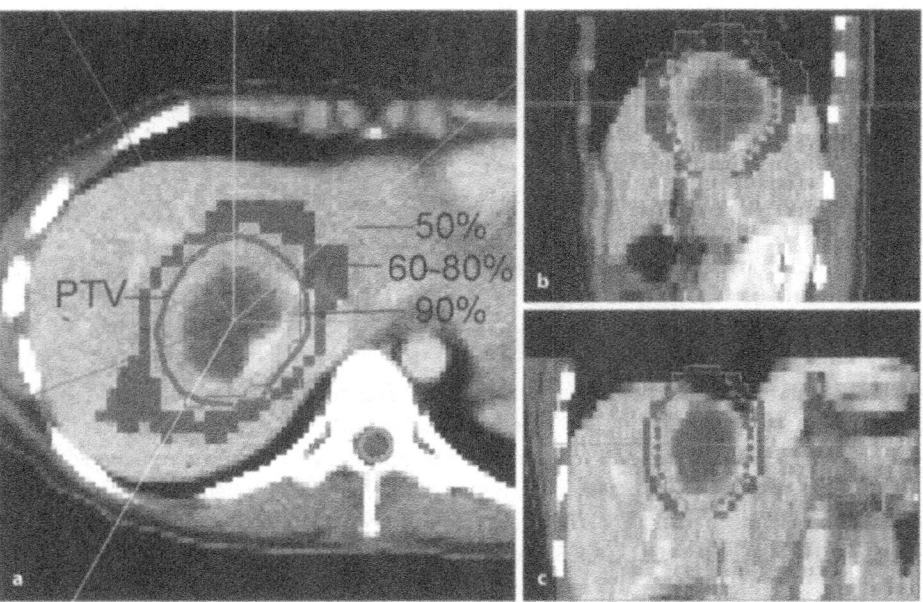

Abb. 26.2 a–c. Dosisverteilung bei der stereotaktischen Bestrahlung einer Mammakarzinommetastase in transversaler (**a**), frontaler (**b**) und sagittaler (**c**) Schnittführung durch das Isozentrum. Das Planungszielvolumen (*PTV*) ist markiert und die Isodosenlinien verdeutlichen einen steilen Dosisgradienten zum umgebenden gesunden Lebergewebe

len Karzinomen (n=36) oder Mammakarzinomen (n=17). Seltenere Primärtumoren umfassten Sarkome, Bronchialkarzinome, Pankreaskarzinome etc. Die Dosis wurde von anfänglich 14 Gy im Isozentrum auf 26 Gy gesteigert, wobei die 80 %-Isodose das Planungszielvolumen umschloss. Die mittlere Isozentrumsdosis bei den in Phase II behandelten Metastasen lag bei 22 ± 2 Gy. Eine einmalige Dosis von 22 Gy entspricht einer fraktionierten Dosis von etwa 130 Gy für das normale Lebergewebe und etwa 60 Gy für das Tumorgewebe, bei Annahme eines α/β-Wertes von zwei für Lebergewebe und von 10 für Tumorgewebe. In Heidelberg wurde im Gegensatz zum Stockholmer Ansatz eine homogene Dosisverteilung im Zielvolumen ohne zentrale Dosiserhöhung angewendet. Eine typische Dosisverteilung bei stereotaktischer Lebermetastasenbestrahlung zeigt Abb. 26.2 a–c.

26.3.2
Lokale Tumorkontrolle

Es zeigte sich nach einem mittleren Follow-up von 10 Monaten, dass nach einer anfänglichen Lernphase und Dosiseskalation (Phase I, vier Patienten mit 5 Metastasen) eine lokale Tumorkontrollwahrscheinlichkeit von etwa 80 % nach 18 Monaten bei den in Phase II behandelten Metastasen (66 Metastasen bei 43 Patienten) erreicht werden konnte (berechnet nach Kaplan-Meier; Abb. 26.3). Die statistische Berücksichtigung einer Chemotherapie, die ein Teil der Patienten während der weiteren Nachsorge wegen multipler weiterer Tumormanifestation erhielten, zeigte keinen signifikanten Einfluss auf die lokale Tumorkontrolle (Herfarth et al. 2001 a, 2001 b). Die absolute lokale Kontrollrate lag bei 88 %.

Von 60 Lebermetastasen mit Follow-up, die in der Phase II behandelt wurden, zeigten alle ein Ansprechen auf die Therapie nach zwei Monaten, wobei über die Hälfte der Metastasen eine mehr als 50 %ige Größenreduktion zu diesem Zeitpunkt aufwiesen [partielle (n=31) und komplette Remission (n=4)]. Die übrigen

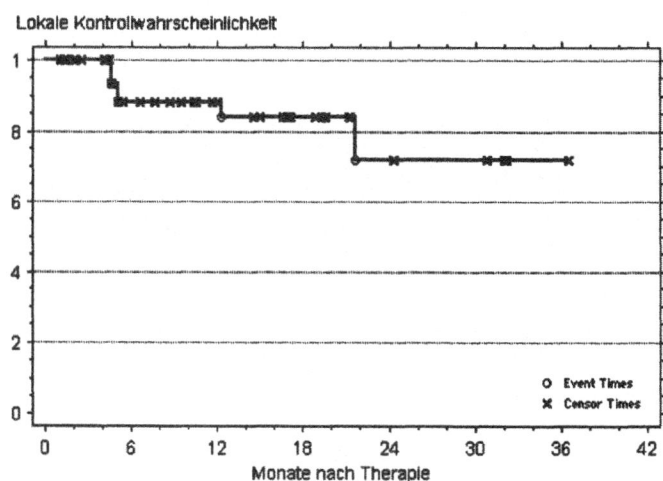

Abb. 26.3. Lokale Kontrollwahrscheinlichkeit nach Kaplan-Meier der in der Phase II behandelten 66 Lebermetastasen

25 Metastasen zeigten einen Wachstumsstillstand oder eine Volumenreduktion von weniger als 50 % des Ursprungsvolumens („stable disease").

Der zeitliche Verlauf des Ansprechens auf die Bestrahlung war variabel. Ein Teil der Metastasen zeigte eine deutliche Größenreduktion innerhalb der ersten zwei Monate nach Bestrahlung, andere hatten erst nahezu unveränderte Volumina während der ersten Nachsorgeuntersuchung, um dann zu einem späteren Zeitpunkt deutlich an Größe abzunehmen. Von 14 Metastasen mit „stable disease" nach zwei Monaten und mindestens 6 Monate Follow-up, zeigten 7 eine partielle Remission (>50 % Volumenreduktion) bei späteren Kontrollen, andere blieben mindestens bis zu 16 Monate unverändert in der Größenausdehnung, ohne auch dann Zeichen eines Rezidivwachstums zu zeigen. Bei drei Metastasen mit langsamem Tumorvolumenrückgang wurde im weiteren Verlauf ein Lokalrezidiv festgestellt, jedoch war insgesamt ein solches verzögertes Ansprechverhalten nicht mit dem Auftreten von Lokalrezidiven korreliert (Herfarth et al. 2001 a). Beispiele für Verläufe nach Strahlentherapie sind in den Abb. 26.4 a,b und 26.5 a–c gezeigt.

Die meisten lokalen Rezidive wurden zwischen dem 4. und 6. Monat nach der Therapie festgestellt. Diese waren wahrscheinlich durch eine zu geringe Randdosis oder durch Satellitenmetastasen verursacht. Bei einem Patienten trat 21 Monate nach Bestrahlung ein erneutes Tumorwachstum im Bestrahlungsgebiet auf. Ob es sich hierbei um ein lokales Rezidiv der bestrahlten Metastase handelte oder um eine De-novo-Metastasierung im Rahmen einer zu diesem Zeitpunkt stattgefundenen multiplen Lebermetastasierung, konnte nicht geklärt werden.

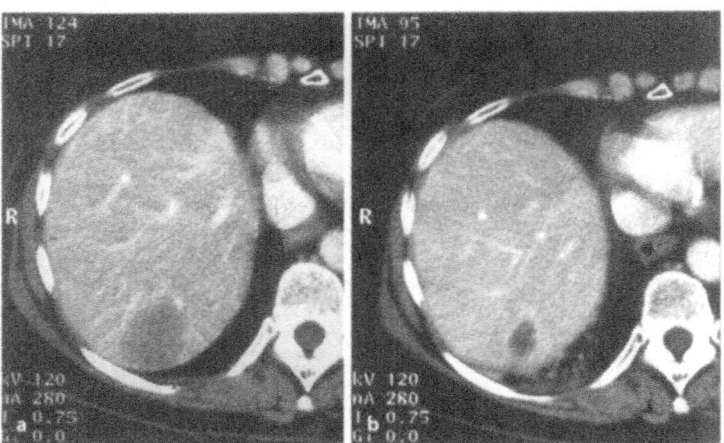

Abb. 26.4 a,b. Verlauf einer von zwei synchron behandelten Lebermetastasen eines Mammakarzinoms. **a** Zur Bestrahlungsplanung. **b** 5 Monate nach Bestrahlung. Die Metastase ist deutlich verkleinert, glatt begrenzt und zeigt eine ausgeprägte Hypodensität

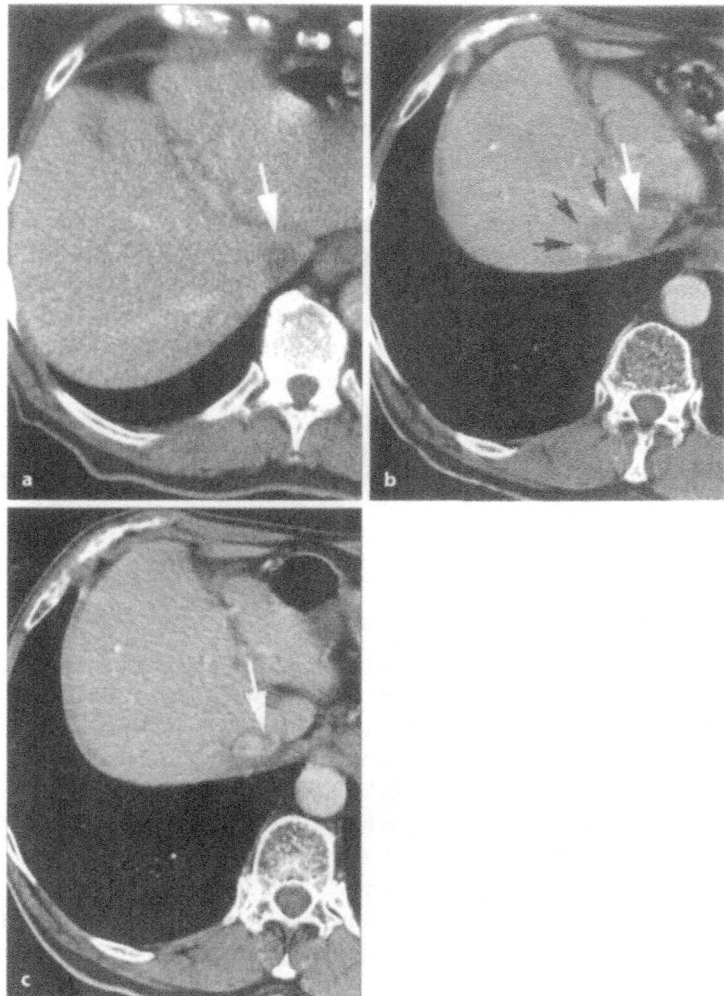

Abb. 26.5 a–c. Verlauf einer von zwei synchron behandelten Lebermetastasen eines Rektumkarzinoms. Zur Bestrahlungsplanung (**a**) wölbt sich die Metastase (*weißer Pfeil*) im Segment 1 in den Verlauf der V. cava, die sich hierdurch nicht abgrenzen lässt (Leber durch Abdominalkompression verkippt). Im weiteren Verlauf (**b**: 2 Monate; **c**: 5 Monate) deutliche Größenreduktion der Metastase (*weißer Pfeil*) und klare Abgrenzung der V. cava ohne Kompression. Nach zwei Monaten sieht man eine scharf begrenzte perifokale Strahlenreaktion (*schwarze Pfeile*), die sich wieder zurückbildet

26.3.3
Nebenwirkungen

Die Therapie wurde insgesamt sehr gut vertragen. Etwa ein Drittel der Patienten berichteten über eine passagere Übelkeit oder Appetitlosigkeit, die allerdings keiner medizinischen Intervention bedurfte. Schluckauf wurde zum Teil bei Zwerchfell-nahen Läsionen beobachtet. Ein Patient zeigte ein kurze Episode von hohem Fieber und Schüttelfrost. Die Ursache hierfür lag wahrscheinlich in einem rasanten nekrotischen Zerfall einer 7 cm großen Lebermetastase. Dieser Patient blieb im weiteren Verlauf über 16 Monate von Seiten der bestrahlten Lebermetastase beschwerdefrei. Radiologisch zeigten die meisten Patienten eine perifokale Strahlenreaktion, die sich scharf zur Umgebung abgrenzte. Diese Reaktion hatte keinen signifikanten Einfluss auf die Leberenzyme. Es wurden lediglich leicht über die Norm erhöhte Leberenzymwerte gesehen. Die Strahlenreaktion bildete sich mit der Zeit zurück und sollte nicht mit einem lokalen Tumorrezidiv verwechselt werden (Bahner et al. 1999). Das klinische Bild einer Strahlenheaptitis wurde bei keinem der behandelten Patienten gefunden.

26.3.4
Überleben

Das aktuarische, d. h. statistisch korrigierte, Einjahres- und Zweijahresüberleben der in der Phase II behandelten Patienten mit Lebermetastasen betrug 76 bzw. 59 %. Allerdings zeigte sich ein signifikanter Unterschied in der Überlebenswahrscheinlichkeit zwischen Patienten, bei denen zum Zeitpunkt der Behandlung weitere extrahepatische Tumormanifestationen vorlagen oder nicht. Patienten ohne extrahepatische Tumormanifestation zum Zeitpunkt der Bestrahlung (n=28) hatten eine Zweijahresüberlebenswahrscheinlichkeit von 87 %. Das aktuarische Überleben der Patienten mit extrahepatischer Tumormanifestation lag nach 18 Monaten bei 24 %, und bei keinem Patient konnte zum Zeitpunkt der Auswertung ein zweijähriges Überleben nachgewiesen werden. Der Unterschied war statistisch hochsignifikant (p=0,001; Herfarth et al. 2001 b).

Die im Rahmen der Studie gewonnenen Daten zeigen, dass neben einer hypofraktionierten Bestrahlung von Lebermetastasen auch eine Einzeitbestrahlung sicher möglich ist und eine hohe lokale Kontrollwahrscheinlichkeit bietet. Eine im Sommer 2000 geplante prospektive und randomisierte Phase-III-Studie soll nun zeigen, ob sich diese beiden Therapieansätze im Ergebnis und der Verträglichkeit unterscheiden.

Mit der stereotaktischen Bestrahlung steht eine nichtinvasive Methode in der Behandlung nichtoperabler Lebermetastasen zur Verfügung, die auch bei zentral sitzenden Lebermetastasen in unmittelbarer Nachbarschaft zu großen Blutgefäßen oder den größeren Gallengängen durchgeführt werden kann. Es wurden exzellente lokale Tumorkontrollraten erzielt, wobei das Überleben der Patienten davon abhängt, ob noch weitere Tumormanifestationen vorhanden sind.

Literatur

Bahner ML, Herfarth KK, Debus J et al. (1999) Effects of stereotactic single dose radiation therapy of liver metastases on normal liver tissue. Eur Radiol 9: 810

Blomgren H, Lax I, Näslund I et al. (1995) Stereotactic high dose fraction radiation therapy of extracranial tumors using an accelerator. Acta Oncol 34: 861–870

Blomgren H, Lax I, Göranson H et al. (1998) Radiosurgery for tumors in the body: Clinical experience using a new method. J Radiosurgery 1: 63–74

Eble MJ, Gademann G, Wannenmacher M (1993) The value of radiotherapy for liver metastases. Strahlenther Onkol 169: 459–468

Emami B, Lyman J, Brown A et al. (1991) Tolerance of normal tissue to therapeutic irradiation. Int J Radiat Oncol Biol Phys 15: 109–122

Herfarth KK, Debus J, Lohr F et al. (2000) Extracranial stereotactic radiation therapy: Set-up accuracy of patients treated for liver metastases. Int J Radiat Oncol Biol Phys 46: 329–335

Herfarth KK, Debus J, Lohr F et al. (2001 a) Stereotactic single dose radiation therapy of liver tumors: Results of a phase I/II trial. J Clin Oncol 19: 164–170

Herfarth KK, Debus J, Lohr F et al. (2001 b) Stereotaktische Bestrahlung von Lebermetastasen. Radiologe 41: 64–68

Leksell L (1951) The stereotactic method and radiosurgery of the brain. Acta Chir Scand 102: 316–319

Phillips R, Karnofsky DA, Hamilton LD et al. (1954) Roentgen therapy of hepatic metastases. Am J Roentgenol Rad Ther Nucl Med 71: 826–834

Pirzkall A, Debus J, Lohr F et al. (1998) Radiosurgery alone or in combination with whole-brain radiotherapy for brain metastases. J Clin Oncol 16: 3563–3569

Robertson JM, Lawrence TS, Walker S et al. (1995) The treatment of colorectal liver metastases with conformal radiation therapy and regional chemotherapy. Int J Radiat Oncol Biol Phys 32: 445–450

Wulf J, Hädinger U, Oppitz U et al. (2000) Stereotactic radiotherapy of extracranial targets: CT-simulation and accuracy of treatment in the stereotactic body frame. Radiother Oncol 57: 225–236

MR-gesteuerte vaskuläre Interventionen an einem DSA-MR-Hybridsystem

J. O. Balzer, M. G. Mack, S. Zangos, G. Bett, A. Oppelt, T. J. Vogl

27.1
Einleitung

Mit dem Einzug von neuen minimal-invasiven, interventionellen Techniken hat das Interesse an MR-(Magnetresonanz-)gesteuerten Prozeduren deutlich zugenommen (Adam et al. 1997, 1998; Gould u. Darzi 1997; Hinks et al. 1998; Jolesz u. Blumenfeld 1994; Kahn et a. 1999; Zhao et al. 2000). Gegenwärtigen werden die meisten MR-gesteuerten Interventionen an einem offenen MR-System, mit Feldstärken von 0,2–0,5 Tesla, durchgeführt. Die bei dieser Feldstärke geringe räumliche und zeitliche Auflösung beschränkt die Anwendung auf einen kleinen Bereich interventioneller Verfahren, wie z.B. Biopsien oder Drainagen (Lufkin et al. 1997; Schenck et al. 1995; Silverman et al. 1997).

Radiologische Hybridsysteme sind im Bereich der interventionellen Radiologie von großem Interesse. In jüngster Zeit haben sich einige Systeme in der klinischen Routine etabliert. Bei der Mehrheit der bisher installierten Hybridsysteme wird ein CT-(Computertomographie-)Gerät mit einem DSA-(digitale Subtraktionsangiographie-)Gerät kombiniert. Diese Kombination eignet sich insbesondere zur Diagnose und Intervention bei Lebertumoren und knöchernen Läsionen (Neuerburg et al. 1998). Darüber hinaus vereinfachen diese Systeme auch die perkutanen Interventionen im Bereich der Wirbelsäule.

Bis zur heute gibt es jedoch kein Hybridsystem, welches aus einer Kombination von einem Hochfeld-MR-Gerät und DSA-Gerät besteht. Diese Kombination bietet jedoch bei zahlreichen klinischen Anforderungen und vaskulären Interventionen entscheidende Vorteile. Mit ihrem verbesserten Weichteilkontrast, der multiplanaren Bildgebung und ihren spezifischen Applikationen im Gefäßbereich ist die Hochfeld-(Magnetresonanztomographie-)MRT die ideale Methode zum Monitoring und zur Steuerung von interventionellen Prozeduren oder eines Interventionserfolges (Bakker et al. 1999; Busch et al. 1998; Fried et al. 1996; Klotz et al. 1997; Lufkin et al. 1990; Melzer et al. 1997; Vogl et al. 1997). Die höhere räumliche Auflösung in Verbindung mit einer Bildgebung in Echtzeit ist der wesentliche Faktor für MR-gesteuerte vaskuläre Interventionen, insbesondere für Gefäßeingriffe wie z.B. perkutane transluminale Angioplastie, Stentimplantation oder arterielle Chemoembolisation.

Die Kombination aus einem Hochfeld-MR-System und einem voll ausgestatteten DSA-Gerät bietet eine optimale Plattform für interventionelle Prozeduren, bei denen hohe räumliche Auflösung und direkter Zugang zum Patienten erforderlich sind.

Das Hybridsystem erhöht die Genauigkeit des Eingriffes und sorgt zugleich für höchste Patientensicherheit. Das hier beschriebene Hybridsystem ist für die Verwendung in zwei verschiedenen Räumen gedacht, so dass jedes der beiden Systeme separat oder als Hybridsystem mit erweiterten Forschungs- und klinischen Funktionen im interventionellen Modus eingesetzt werden kann. Im interventionellen Modus werden die beiden Geräte über einen neu entwickelten Tisch miteinander verbunden, wodurch der Patiententransfer zwischen den Geräten beschleunigt wird.

27.2
Konzeptbeschreibung

Das Hybridsystem besteht aus einer voll ausgestatteten DSA-Anlage (MULTISTAR Plus, Siemens, Erlangen) und einem 1,5-Tesla-MR-Gerät mit Hochleistungsgradienten (MAGNETOM Symphony Quantum, Siemens, Erlangen). Die Geräte stehen in zwei angrenzenden Räumen (Abb. 27.1). Beide Räume sind durch eine Tür miteinander verbunden, die speziell zur Abschirmung der beiden Räume gegen Magnetfeldstrahlung bzw. Röntgenstrahlung entwickelt wurde (vgl. Abb. 27.2 b).

Der neu entwickelte Verbindungstisch hat eine Länge von 2,8 m und kann einfach zwischen den Patiententischen von MR- und DSA-Gerät positioniert werden. Mit Hilfe einer Lagerungsschale aus Kohlefasern kann der Patient innerhalb von 10 s neu positioniert werden (Abb. 27.2 a–c).

Das im Hybridsystem verwendete MR-Gerät (MAGNETOM Symphony mit Quantum-Gradienten, Siemens, Erlangen) mit einer Tunnellänge von 160 cm, einem Bildfeld (FOV) von 50 cm und Gradienten mit 30 mTesla/m je Achse (effektiver Gradient 52 mTesla/m) wurde mit einem abmontierbaren Standard-MR-Tisch und einem In-Room-Monitor mit der Möglichkeit zur vollen optionalen „Real-time-Bildgebung" ausgestattet. Insgesamt beträgt der Arbeitsbereich im MR-Raum 36 m^2.

Auf der dem MR-Bereich gegenüberliegenden Seite wurde eine 1,80 × 2,00 m große Doppeltür eingebaut. Elektrische Messungen ergaben einen erforderlichen Mindestabstand von 6,5 m zwischen dem MR-Gerät und dem DSA-System, damit mögliche Interferenzen zwischen beiden Systemen ausgeschlossen werden können.

Das MR-System mit 1,5 Tesla gestattet den Einsatz der Hochfeld-MR-Funktion in Kombination mit der Real-time-Bildgebung, ohne dass es zu Beeinträchtigungen

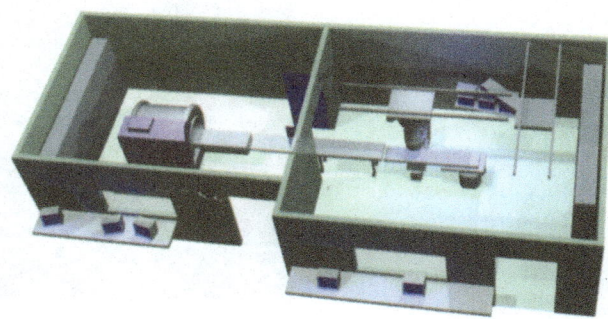

Abb. 27.1. Schematische Darstellung des Hybrid-Systems. Das MRT (links) kann durch einen neu entwickelten Verbindungstisch (Mitte) direkt mit der DSA (rechts) verbunden werden

Abb. 27.2 a–c. Aufnahmen aus dem Interventionszentrum mit Blick in Richtung MRT- (**a**) bzw. in Richtung DSA-Anlage (**b**). Der Verbindungstisch ist in Position gebracht und ermöglicht somit eine rasche Repositionierung des Patienten (**c**). Eine speziell entwickelte Verbindungstür (**b**) ermöglicht auch die getrennte Nutzung beider Anlagen ohne störende Interferenzen

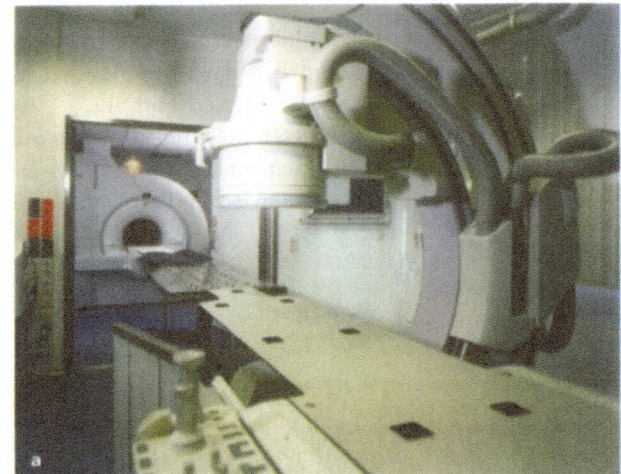

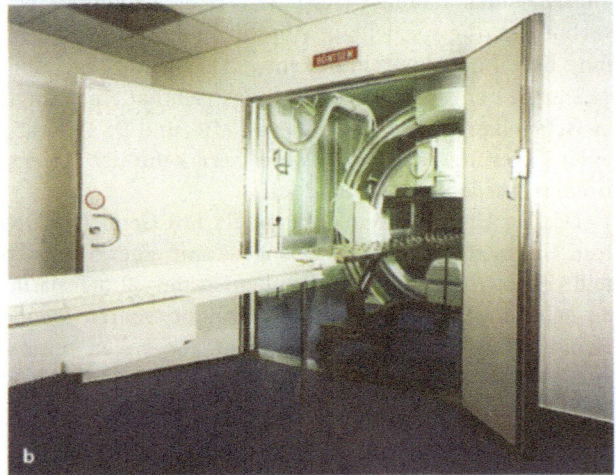

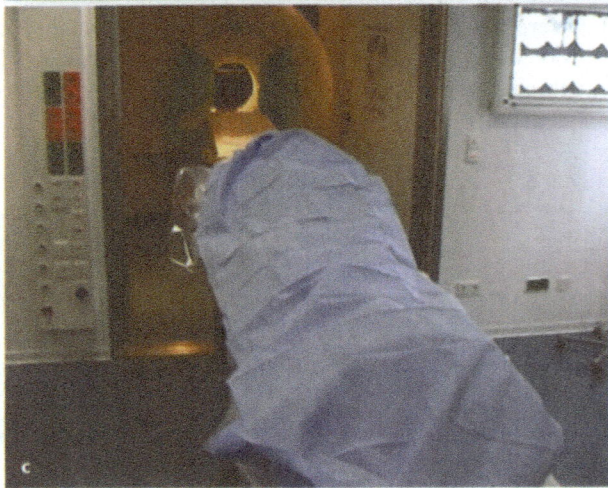

oder Einschränkungen kommt. Die MR-Anlage ist zudem mit interaktiver MRT, In-Room-Monitor und Scankontrolle ausgestattet.

Das Angiographiegerät (MULTISTAR Plus, Siemens, Erlangen) ist ein System mit doppeltem C-Bogen. So ist eine Rotation des gesamten C-Bogens (Röntgenröhre und Bildverstärker) bei Geschwindigkeiten von bis zu 25°/s möglich. Das DSA-Gerät verfügt über spezielle Optionen für Rotationsangiographie, „automated digital subtracted peripheral stepping" und CO_2-Angiographie. Weitere Merkmale sind Techniken zur Reduzierung der Röntgenstrahlenbelastung, wie z. B. gepulste Durchleuchtung, graphikbasierte strahlungsfreie Kollimation beim letzten Standbild und automatisch eingesetzte Spektralfilter zur Reduzierung der Hautdosis. Das System ist mit drei Monitoren ausgestattet: einem für die Untersuchung, einem für die Serienansicht und einem für das Patientenmonitoring. Der Arbeitsbereich im angiographischen Untersuchungsraum beträgt 42 m^2 (vgl. Abb. 27.2 b).

Beide Anlagensysteme sind außer an das PACS-System an eine Workstation zur Bildrekonstruktion und -auswertung angeschlossen (Virtuoso, Siemens, Erlangen), die zur sekundären Bildauswertung, Bildrekonstruktion und Bildfusion verwendet wird. Die Fusion erfolgt mit Hilfe eines Softwareprogramms, das von SCR (Siemens Corporate Research, Princeton, USA) entwickelt wurde und das die Überlappung von Bildern aus beiden Modalitäten ermöglicht. So können noch mehr Informationen gewonnen und die Navigation für MR-geführte Eingriffe verbessert werden (Abb. 27.3).

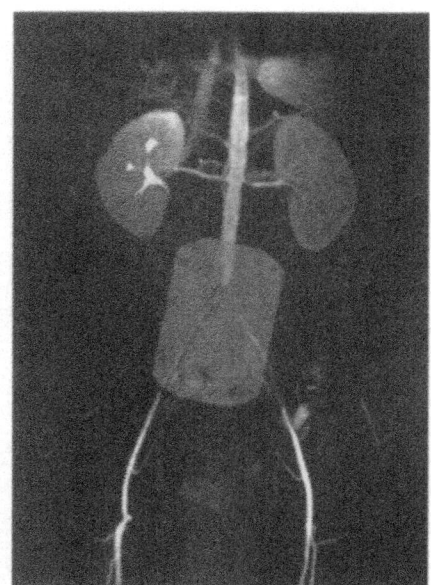

Abb. 27.3. Fusionsbild von MRA und DSA. Die Möglichkeit der interaktiven Bildüberlagerung von MRT- und DSA-Aufnahmen erleichtert die MR-gesteuerte vaskuläre Intervention und ermöglicht eine raschere Navigation und Steuerung des interventionellen Instrumentariums

27.3
Patientenuntersuchung

Das System wurde bisher bei mehreren Patienten zur Planung und Therapiebeobach-tung im Rahmen einer transarteriellen Chemoembolisation von Leberzellkarzinomen und kolorektalen Lebermetastasen eingesetzt. Unter angiographischer Kontrolle wurde ein MR-kompatibler Katheter superselektiv im regionalen Ast der Leberarterie positioniert. Eine mit Gadolinium-DTPA verstärkte dynamische MRT über den Kathe-ter zeigte die regionale Perfusion. Die Therapiebeobachtung führte bei 33 % der Embolisationen, bei denen das Verfahren unter angiographischer Führung durch-geführt wurde, zu einer Neupositionierung der Katheterspitze (Abb. 27.4 a,b). Weitere Indikationen zur Verwendung des Hybridsystems sind Eingriffe an peripheren Gefä-ßen unter MR-Steuerung, wie z.B. PTA (perkutane transluminale Angioplastie) der Becken- und Oberschenkelarterien oder Stentimplantationen. Bei diesen Eingriffen dient die DSA-Einheit als „Back-up-Modalität".

Die mobile Abdeckung ermöglicht bei röntgenangiographischen Verfahren einen reibungslosen Patiententransport innerhalb weniger Sekunden zu einem Arbeits-bereich außerhalb des 5 Gauss starken Feldes.

Besondere Indikationen sind komplexe Eingriffe, bei denen beide Modalitäten gleichzeitig eingesetzt werden. Für die MR-gesteuerte LITT (laserinduzierte Thermo-therapie) werden temperaturempfindliche Gradientenecho-(GRE-)Sequenzen verwen-

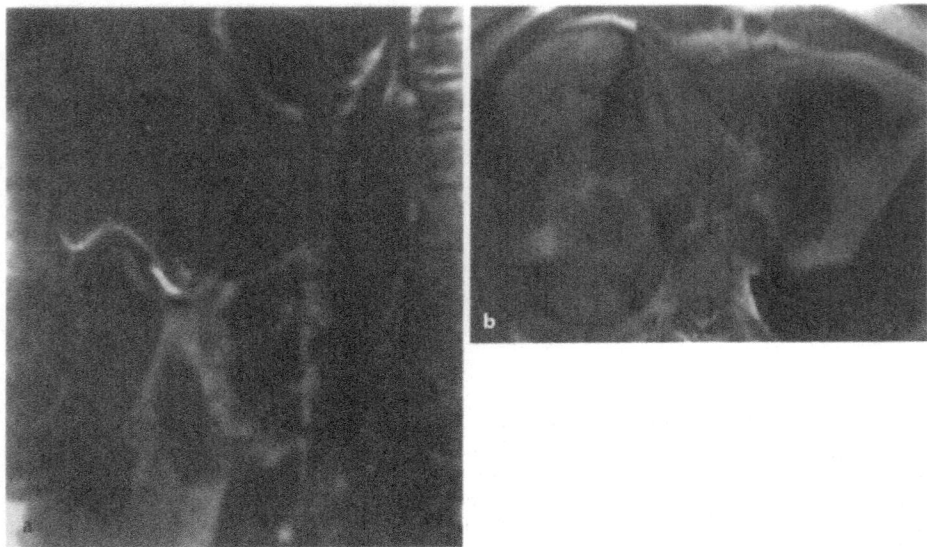

Abb. 27.4 a,b. MR-gesteuerte intraarterielle Chemoembolisation der Leber. Die sagittale Schichtorien-tierung während der intraarteriellen Kontrastmittelgabe (**a**) zeigt den Mikrokatheter in der für die intraarterielle Chemoembolisation richtigen Position. Durch die intraarterielle Applikation von Gado-linium-DTPA kann zudem die regelrechte Perfusion des Gefäßes und des Leberabschnittes vor Thera-pie verifiziert werden. Nach erfolgreicher und komplikationsloser intraarterieller Chemoembolisation (**b**) zeigt sich eine regelrechte Embolisatbelegung

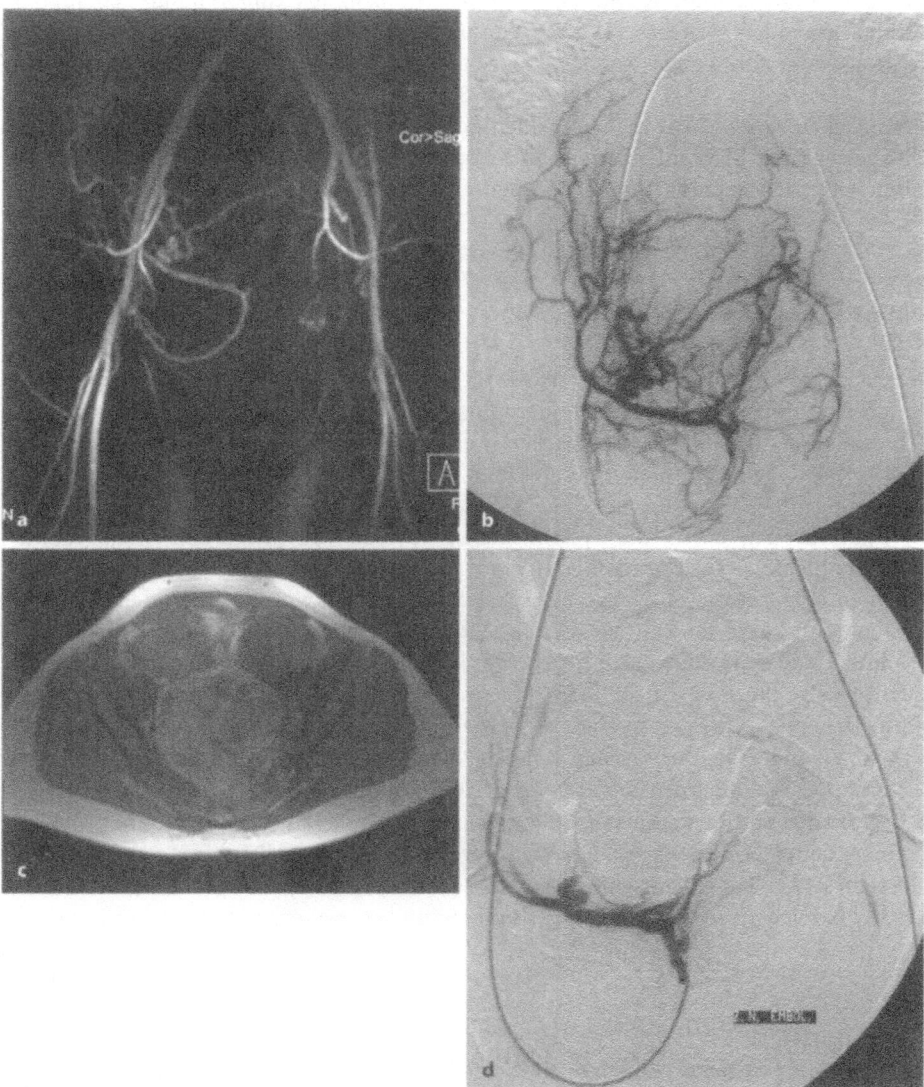

Abb. 27.5 a–d. 43-jährige Patientin mit Uterusmyomen. Die Kontrastmittel-MR-Angiographie (**a**) zeigt die gute Vaskularisation des Tumors aus Ästen der A. iliaca interna rechts. Nach selektiver Sondierung der A. iliaca interna rechts Durchführung der Kontroll-DSA (**b**) zur Verifikation der regelrechten Katheterlage. Hier zeigen sich zudem mehrere kleine Tumorgefäße abgehend von Internaästen. Die Kontoll-MRT (**c**) nach intraarterieller Applikation von Gadolinium-DTPA über den vor Ort platzierten Mikrokatheter verdeutlicht die Perfusionssituation vor Embolisation. Die abschließend angefertigte Kontoll-DSA (**d**) nach intraarterieller Embolisation des Myoms mit Mikropartikeln zeigt eine regelrechte Abnahme der Tumorversorgung mit Gefäßrarifizierung

det, um die wärmeinduzierten Veränderungen in malignen Tumoren und den angrenzenden gesunden Gewebsstrukturen darzustellen. Das Ausmaß der laserinduzierten Nekrose kann durch einen zusätzlichen Gefäßverschluss der zuleitenden Arterien weiter erhöht werden (Vogl et al. 1998 a, 1998 b). So wird das Hybridsystem bei angiographischen ballon- oder medikamenteninduzierten Gefäßokklusionen im Vorfeld der MR-gesteuerten LITT mit Back-up durch eine bestens ausgestattete angiographische Einheit für den Fall von Komplikationen eingesetzt (Abb. 27.5 a–d).

27.4
Diskussion und Ausblick

Nach unserer Kenntnis gibt es noch keine weiteren Publikationen, die sich mit der Kombination von MR- und angiographischen Geräten beschäftigen. Kombinierte CT- und Angiographiegeräte wurden zur Biopsieführung, für Drainageverfahren und selektive Embolisationen beschrieben.

Das eigentliche Ziel bei der oben beschriebenen Konstruktion des Hybridsystems in Frankfurt lag darin, die systemeigenen Vorteile von „High-end-Angiographie" und Hochfeld-MRT zu kombinieren und zugleich beide Modalitäten in getrennten Räumen einzusetzen. So wurde ein spezieller Tisch entwickelt, durch den in beiden Systemen in kürzester Zeit auf den Patienten zugegriffen werden konnte.

Einige Nachteile haben sich bei diesem kombinierten Operationsbereich allerdings auch gezeigt. So müssen für jedes System unabhängige Wandanschlüsse für Sauerstoff, Druck und Vakuum installiert werden, damit beide Betriebsbereiche unabhängig voneinander genutzt werden können. Schließlich müssen sich auch Pflege- und Technikpersonal über die Gefahren des freien Zugangs zu einem Hochfeld-MR-System aus einem Operationsraum mit den verschiedensten Gerätetypen im Klaren sein.

Insgesamt belegen schon die ersten Ergebnisse die Vorteile unseres kombinierten Bereiches. Wir haben nun eine Basis für mehrere weiterführende klinische Studien in den Bereichen interventionelle Radiologie und, vor allem, interventionelle MRT.

27.5
Zusammenfassung

Mit dem hier beschriebenen neuen Hybridsystem sollten interventionelle Gefäßeingriffe mit einem Hochfeld-MR-System und einem voll ausgestatteten interventionellen Gefäßangiographiegerät als Back-up für den Fall von Komplikationen durchgeführt werden. Das vorliegende System ermöglicht insbesondere die rasche Umpositionierung des Patienten in eines der beiden Geräte ohne eine komplette Umlagerung. So können komplementäre diagnostische und therapeutische Verfahren ohne Zeitverlust durchgeführt werden, wodurch verschiedene selektive arterielle und venöse Katheterisierungen sowie Interventionen mit MR-Steuerung möglich werden.

Literatur

Adam G, Neuerburg J, Bucker A et al. (1997) Interventional magnetic resonance. Initial clinical experience with a 1.5-tesla magnetic resonance system combined with c-arm fluoroscopy. Invest Radiol 32: 191-197

Adam G, Bücker A, Glowinski A, Nolte-Ernsting C, Neuerburg J, Günther RW (1998) Interventional MR tomography: Equipment concepts. Radiologe 38: 168-172

Bakker CJ, van der Weide R, Smits HF (1999) Facilities for monitoring blood flow during MR-guided diagnostic and therapeutic interventions. J Magn Reson Imaging 10: 845-850

Busch M, Bornstedt A, Wendt M, Duerk JL, Lewin JS, Gronemeyer D (1998) Fast „real time" imaging with different k-space update strategies for interventional procedures. J Magn Reson Imaging 8: 944-954

Fried MP, Jolesz FA, Morrison PR (1996) Image guidance with laser applications. Otolaryngol Clin North Am 29: 1063-1078

Gould SW, Darzi A (1997) The interventional magnetic resonance unit - the minimal access operating theatre of the future? Br J Radiol 70 Spec No: S89-S97

Hinks RS, Bronskill MJ, Kucharczyk W, Bernstein M, Collick BD, Henkelman RM (1998) MR systems for image-guided therapy. J Magn Reson Imaging 8: 19-25

Jolesz FA, Blumenfeld SM (1994) Interventional use of magnetic resonance imaging. Magn Reson Q 10: 85-96

Kahn T, Schmidt F, Mödder U (1999) MR imaging-guided interventions. Radiologe 39: 741-749

Klotz HP, Flury R, Erhart P, Steiner P, Debatin JF, Uhlschmid G, Largiader F (1997) Magnetic resonance-guided laparoscopic interstitial laser therapy of the liver. Am J Surg 174: 448-451

Lufkin RB, Robinson JD, Castro DJ, Jabour BA, Duckwiler G, Layfield LJ, Hanafee WN (1990) Interventional magnetic resonance imaging in the head and neck. Top Magn Reson Imaging 2: 76-80

Lufkin RB, Gronemeyer DH, Seibel RM (1997) Interventional MRI: Update. Eur Radiol 7 Suppl 5: 187-200

Melzer A, Schmidt A, Kipfmüller K, Grönemeyer D, Seibel R (1997) Technology and principles of tomographic image-guided interventions and surgery. Surg Endosc 11: 946-956

Neuerburg JM, Adam G, Bücker A et al. (1998) MRI-guided biopsy of bone in a hybrid system. J Magn Reson Imaging 8: 85-90

Schenck JF, Jolesz FA, Roemer PB et al. (1995) Superconducting open-configuration MR imaging system for image-guided therapy. Radiology 195: 805-814

Silverman SG, Jolesz FA, Newman RW et al. (1997) Design and implementation of an interventional MR imaging suite. AJR Am J Roentgenol 168: 1465-1471

Vogl TJ, Mack MG, Straub R, Roggan A, Felix R (1997) Percutaneous magnetic-resonance imaging-guided laser-induced thermotherapy for hepatic metastases of colorectal cancer. Lancet 350: 790-791

Vogl TJ, Mack MG, Müller P, Straub R (1998 a). Laser induced thermotherapy of metastases. Br J Cancer 5: 35

Vogl TJ, Mack MG, Roggan A et al. (1998 b) Internally cooled power laser for MR guided laser-induced thermotherapy (LITT): Initial clinical results. Radiology 209: 381-385

Zhao H, Crozier S, Doddrell DM (2000) A hybrid, inverse approach to the design of magnetic resonance imaging magnets. Med Phys 27: 599-607

Sachverzeichnis

The manufacturer's authorised representative in the EU is Springer
Nature Customer Service Centre GmbH, Europaplatz 3, 69115 Heidelberg,
Germany. If you have any concerns regarding our products, please
contact ProductSafety@springernature.com

Printed and bound by CPI Group (UK) Ltd, Croydon, CR0 4YY
27/04/2026
02097636-0002